Antje Piening
Prüfungstrainer Pharmazeutische Praxis und Recht

Antje Piening

Prüfungstrainer Pharmazeutische Praxis und Recht

555 Originalfragen mit Antworten

Herausgegeben von
Antje Piening, Tübingen

Mit Beiträgen von
Andrea Bihlmayer, Tübingen
Kirsten Hagel, Haldenwang
Miriam Heinrich, Tübingen
Kirsten Lennecke, Sprockhövel
Antje Piening, Tübingen

5., vollständig überarbeitete Auflage

Mit 41 Abbildungen, 3 Tabellen und 9 Beratungs-Clips

 Deutscher
Apotheker Verlag

Zuschriften an
Pruefungstrainer@dav-medien.de

Adressen der Autoren

Dr. Andrea Bihlmayer
Eichhaldenstr. 31
72074 Tübingen

Dr. Kirsten Lennecke
Im Osterhöfgen 8
45549 Sprockhövel

Kirsten Hagel
Leonhardstr. 22a
87490 Haldenwang

Antje Piening
Mörikestr. 3
72076 Tübingen

Dr. Miriam Heinrich
Jakobsgasse 4
72070 Tübingen

Bibliografische Information der Deutschen Nationalbibliothek.
Die Deutsche Nationalbibliothek verzeichnet diese Publikation in der Deutschen National-bibliografie; detaillierte bibliografische Daten sind im Internet unter https://portal.dnb.de abrufbar.

5. Auflage 2018
ISBN 978-3-7692-6976-5

© 2018 Deutscher Apotheker Verlag
Birkenwaldstraße 44, 70191 Stuttgart
www.deutscher-apotheker-verlag.de
Printed in Germany

Satz: primustype Hurler GmbH, Notzingen
Indexer: Walter Greulich, Publishing and more
Druck und Bindung: Druckerei Kohlhammer, Stuttgart
Umschlagabbildung: STUDIO GRAND OUEST
Umschlaggestaltung: deblik, Berlin

Vorwort

Jedes Jahr absolvieren fast 2000 Pharmazeuten im Praktikum das 3. Staatsexamen. Fast 2000 Mal eine ganz persönliche, beeindruckende Hürde, die ihren Schatten auf eine mehr oder weniger mühevolle Vorbereitungszeit wirft. Ist aber jede Prüfung einzigartig? Sind die Fragen unkalkulierbar, weil alles gefragt werden kann?

Praktikanten profitieren von den Erfahrungen ihrer Vorgänger: Bei der Auswertung von Originalprüfungsprotokollen hat sich gezeigt, dass immer wieder gleiche Fragen an unterschiedlichsten Prüfungsorten gestellt werden (sie sind im Buch mit einem * gekennzeichnet). Darüber hinaus wurden Fragen aufgenommen, die in den ausgewerteten Protokollen nur einmal aufzufinden waren, die aber einen guten Eindruck geben, in welcher Breite wie tief gefragt wird.

Ausbildungsapotheker können anhand der alltagsgerechten Aufgabenstellungen sinnvoll Beratungssituationen mit ihren Praktikanten trainieren und organisatorisches Knowhow vermitteln.

Die Änderungen von Rechtsvorschriften, aber auch die Einführung neuer Arzneistoffe, Applikationssysteme, Leitlinien etc. haben eine vollständige Überarbeitung notwendig gemacht. Die neu eingefügten Beratungs-Clips sind mithilfe eines QR-Code-Readers über das Smartphone zu öffnen. Sie sind für die Beratung der Patienten gedacht, geben aber natürlich auch Ihnen, als Beratenden, einen genauen Eindruck von der Handhabung der Darreichungsformen.

Unser herzlicher Dank geht an den Deutschen Apotheker Verlag, insbesondere an Frau Luise Keller vom Lektorat Pharmazie, die mit wachem Blick die Entstehung begleitet hat.

Herbst 2017   Die Autorinnen

Inhaltsverzeichnis

TEIL A   APOTHEKENPRAXIS

TEIL B SPEZIELLE RECHTSGEBIETE

Abkürzungsverzeichnis

*	Frage wurde von unterschiedlichen Prüfern gestellt

A

ABDA	Bundesvereinigung Deutscher Apothekerverbände e. V.
ADP	Adenosindiphosphat
AMG	Arzneimittelgesetz
AM-HandelsV	Arzneimittelhandelsverordnung
AMK	Arzneimittelkommission der Deutschen Apotheker
AMPreisV	Arzneimittelpreisverordnung
AntiDopG	Anti-Doping-Gesetz
ApBetrO	Apothekenbetriebsordnung
ApoG	Apothekengesetz
APV	Arbeitsgemeinschaft für Pharmazeutische Verfahrenstechnik
ARR	Absolute Risikoreduktion
ASS	Acetylsalicylsäure

B

BAK	Bundesapothekerkammer
BApO	Bundes-Apothekerordnung
BfArM	Bundesinstitut für Arzneimittel und Medizinprodukte
BfR	Bundesinstitut für Risikobewertung
BMEL	Bundesministeriums für Ernährung und Landwirtschaft
BMG	Bundesministerium für Gesundheit
BOT	basalinsulinunterstützte orale Therapie
BPH	benigne Prostatahyperplasie
BtM	Betäubungsmittel
BtMVV	Betäubungsmittelverschreibungsverordnung
BVL	Bundesinstitut für Verbraucherschutz und Lebensmittelsicherheit
BZgA	Bundeszentrale für gesundheitliche Aufklärung

C

cGMP	zyklisches Guanosinmonophosphat
CLP-Verordnung	classification, labelling and packaging of substances and mixtures
COMOD®-System	Continuous-mono-dose-system
COPD	chronisch obstruktive Lungenerkrankung
CSII	kontinuierliche subkutane Insulininjektion

D

d	Tag
DAB	Deutsches Arzneibuch
DAC	Deutscher Arzneimittel-Codex
DAV	Deutscher Apothekerverband
DEGAM	Deutsche Gesellschaft für Allgemeinmedizin und Familienmedizin
DGE	Deutsche Gesellschaft für Ernährung
DiätV	Diätverordnung
DIMDI	Deutsches Institut für Medizinische Dokumentation und Information
DIN	Deutsche Industrie Norm
dl	Deziliter
DOAK	direkte orale Antikoagulanzien
DPhG	Deutsche Pharmazeutische Gesellschaft
DPP-4	Dipeptidylpeptidase 4

E

EDO	Einzeldosis, Ein-Dosis-Ophtiole
EMA	European Medicines Agency, Europäische Arzneimittelagentur
EPAR	European Public Assessment Report
EPO	Erythropoetin
ESCOP	European Scientific Cooperative on Phytotherapy
EWR	europäischerWirtschaftsraum

F

FDA	Food and Drug Administration

G

GCP	Good Clinical Practice
GefStoffV	Gefahrstoffverordnung
GHS	Globally Harmonized System
GIP	Glucose-dependent insulinotropic polypeptide
GLP-1	Glucagon-like-peptide 1
GMP	Good Manufacturing Practice

H

h	Stunde
HDL	high density lipoproteins
HIT	heparininduzierte Thrombozytopenie
HMPC	Committee on Herbal Medicinal Products
HWG	Heilmittelwerbegesetz

I

IE	Internationale Einheit
INCB	Internationaler Suchtstoffkontrollrat
IQWiG	Institut für Qualität und Wirtschaftlichkeit im Gesundheitswesen
i. v.	intravenös
IVD	In-vitro-Diagnostika

K

kcal	Kilokalorie
kg	Kilogramm
KG	Körpergewicht

L

LAK	Landesapothekerkammer
LAV	Landesapothekerverbände/-vereine
LDL	low density lipoproteins
LeiKa	Leistungskatalog
LFGB	Lebensmittel-, Bedarfsgegenstände- und Futtermittelgesetzbuch

M

mg	Milligramm
ml	Milliliter
MPAV	Verordnung zur Regelung der Abgabe von Medizinprodukten
MPG	Medizinproduktegesetz
MRP	Mutual Recognition Procedure

N

NEM	Nahrungsergänzungsmittel
NNRTI	nicht nukleosidische Reverse-Transkriptase-Inhibitoren
NNT	Number needed to treat
NO	Stickstoffmonoxid

NPS	neue psychoaktive Stoffe
NpSG	Neue-Psychoaktive-Stoffe-Gesetz
NRF	Neues Rezeptur-Formularium
NRTI	nukleosidische Reverse-Transkriptase-Inhibitoren
NVL	Nationale VersorgungsLeitlinie
NYHA	New York Heart Association

P

PDE-5	Phosphodiesterase 5
PEI	Paul-Ehrlich-Institut
Ph. Eur.	Pharmacopoea Europaea, Europäisches Arzneibuch
PI	Protease-Inhibitoren
POR	Point of Reordering oder Point of Replacement
POS	Point of Sale
PPI	Protonenpumpeninhibitor, Protonenpumpenhemmer
PSA	Prostata-spezifisches Antigen

R

REACH	Registration, Evaluation, Authorisation and Restriction of Chemicals
RKI	Robert Koch-Institut

S

SAA	Standard Association of Australia
s. c.	subkutan
sec	Sekunde
SERM	selektive Estrogen-Rezeptor-Modulatoren
SGLT 2	sodium dependent glucose transporter 2
SIT	supplementäre Insulintherapie
SPF	Sun Protection Factor
STIKO	Ständige Impfkommission

U

UWG	Gesetz gegen den unlauteren Wettbewerb

P

VLDL	very low density lipoproteins
Vol.-%	Volumenprozent

Z

ZL	Zentrallaboratorium Deutscher Apotheker

Einführung

Herzlichen Glückwunsch! Sie haben das 2. Pharmazeutische Staatsexamen bestanden: Vor Ihnen liegt ein Jahr ohne weitere Prüfungen! Nutzen Sie dennoch die Zeit während des Praktikums, um in Sachen Apothekenpraxis fit zu werden. Bilden Sie z. B. eine Lerngruppe mit anderen Praktikanten, die sich regelmäßig – vielleicht wöchentlich – trifft, um konkrete Praxisfragen zu besprechen. Gemeinsam macht das Lernen mehr Spaß und Sie gewinnen durch gegenseitiges Befragen Sicherheit für das 3. Examen.

Meist werden zwei Praktikanten gleichzeitig geprüft. Wenn Sie einen Wunschpartner für die Prüfung angeben, achten Sie darauf, dass Sie einen ähnlichen Wissensstand haben. Extreme Unterschiede können die Prüfungsatmosphäre nachteilig beeinflussen. In der Prüfung sitzen Sie mehreren Prüfern gegenüber. Wer genau Ihnen gegenüber sitzen wird, erfahren Sie – wenn überhaupt – dann meist erst kurzfristig. Nehmen Sie sich Zeit für die Begrüßung, unter Umständen gelingt es Ihnen bereits jetzt, eine nette, lockere Prüfungsatmosphäre zu schaffen.

Die Prüfung läuft getrennt nach den einzelnen Gebieten ab, jeder Prüfer hat dabei ein bestimmtes Zeitkontingent zur Verfügung. Am häufigsten werden Sie mit sogenannten offenen Fragen konfrontiert. Antworten Sie strukturiert und flüssig. Bieten Sie aktiv Wissen an, ohne sich in unwichtigen Details zu verlieren. Schneiden Sie im Schlusssatz eine neue Problematik an, bei der Sie sich sicher fühlen. Unter Umständen geht der Prüfer im Anschluss auf das neue Thema ein oder er fragt noch einmal gezielt nach und erhöht dabei meist den Schwierigkeitsgrad. Er tastet sich so an Ihre Wissensgrenzen heran.

Nutzen Sie die vorliegende Fragensammlung als Prüfungstrainer: Was wird gefragt? Wie tief wird gefragt? Lassen Sie sich durch die angegebenen Antworten nicht entmutigen, in der Prüfung kann auch eine abweichende Antwort oder ein Antworten auf Nachfragen mit sehr gut bewertet werden. Seien Sie kreativ: Welches Wissen würden Sie Ihrem Prüfer auf diese Frage hin zusätzlich anbieten? Wie Sie dem Buch entnehmen können, wird oft von Fallbeispielen ausgehend gefragt. Fragen Sie nach den Inhaltsstoffen, wenn Sie ein Fertigarzneimittel nicht kennen. Niemand erwartet von Ihnen, dass Ihnen alle Präparate bekannt sind. Beliebt sind außerdem aktuelle Fragen, z. B. nach neuen Arzneistoffen, aktuellen politischen Themen (Standespolitik und Gesundheitspolitik) oder Gesetzesänderungen. Halten Sie sich unbedingt mithilfe der Fachzeitungen Deutsche Apotheker Zeitung und Pharmazeutische Zeitung auf dem Stand!

Zur Einarbeitung in die Thematik ist ein Standardwerk wie „Schäfer, Allgemeinpharmazie" empfehlenswert. Speziell für die Bedürfnisse der PhiPs konzipiert sind die Titel der Reihe „TOP 60" des Deutschen Apotheker Verlags, z. B. „Hendschler, TOP 60 Arzneistoffe Rx" und „Lennecke, TOP 60 Arzneimittel OTC". Sehr praxisnah sind die Karteikästen „Lennecke/Hagel, HV-Trainer" und „Lennecke et al., Rezept-Trainer 1 und 2". Darüber hinaus ist bei jeder Antwort des Prüfungstrainers weiterführende Literatur angegeben.

Teil A
Apothekenpraxis

1 Allergie

1.1 **Eine Mutter reicht Ihnen folgendes Rezept:**
Welche Beschwerden hat der Patient? Wie stark wirksam ist die
Rezeptur? Um welche Grundlage handelt es sich?

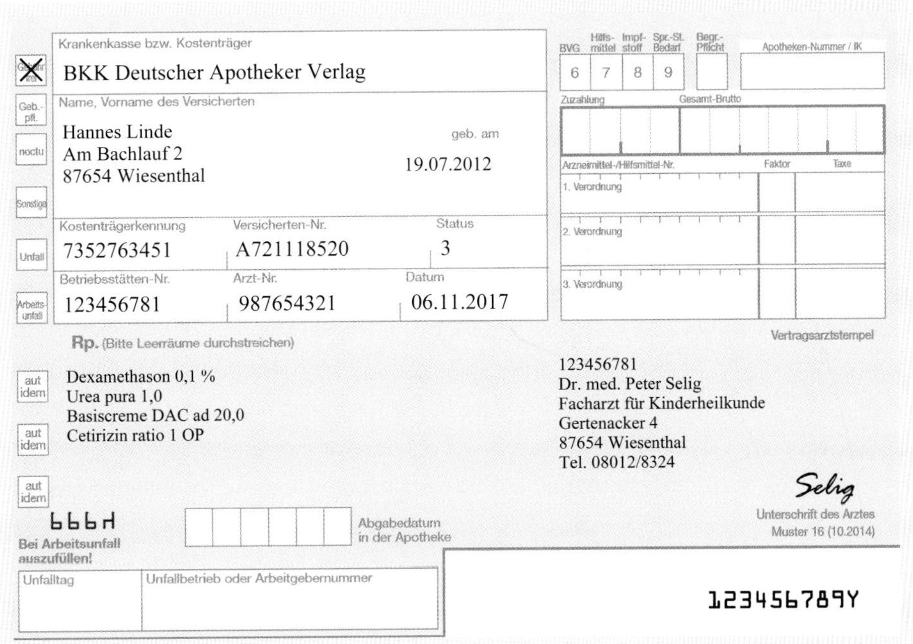

Krankenkasse bzw. Kostenträger		
☒ BKK Deutscher Apotheker Verlag		

Hilfs- Impf- Spr.-St. Begr.
BVG mittel stoff Bedarf Pflicht   Apotheken-Nummer / IK
6 7 8 9

Name, Vorname des Versicherten

Hannes Linde   geb. am
Am Bachlauf 2   19.07.2012
87654 Wiesenthal

Zuzahlung   Gesamt-Brutto

Arzneimittel-/Hilfsmittel-Nr.   Faktor   Taxe
1. Verordnung

Kostenträgerkennung	Versicherten-Nr.	Status
7352763451	A721118520	3

2. Verordnung

Betriebsstätten-Nr.	Arzt-Nr.	Datum
123456781	987654321	06.11.2017

3. Verordnung

Vertragsarztstempel

Rp. (Bitte Leerräume durchstreichen)

aut idem
Dexamethason 0,1 %
Urea pura 1,0
Basiscreme DAC ad 20,0
Cetirizin ratio 1 OP

123456781
Dr. med. Peter Selig
Facharzt für Kinderheilkunde
Gertenacker 4
87654 Wiesenthal
Tel. 08012/8324

Selig
Unterschrift des Arztes
Muster 16 (10.2014)

bb6d

Abgabedatum
in der Apotheke

Bei Arbeitsunfall
auszufüllen!

Unfalltag   Unfallbetrieb oder Arbeitgebernummer

1234567B9Y

○ **Abb. 1.1** Rezeptur mit Dexamethason

Stichworte

- Akute allergische Hauterkrankung
- Dexamethason: schwach wirksames Corticoid
- Urea pura: Befeuchtung der Haut
- Basiscreme DAC: ambiphile Creme
- Cetirizin: Antiallergikum

Antwort

Es handelt sich vermutlich um eine **akute allergische Hauterkrankung**. Die Rezeptur kann nach den Anforderungen der ApBetrO angefertigt werden. Plausibilität ist gegeben.

Dexamethason gilt als schwaches externes Glucocorticoid. Es wirkt gut antiallergisch und juckreizstillend. **Urea pura**, Harnstoff, dient in Konzentrationen von 3–10 % der Befeuchtung der Haut.

Basiscreme DAC ist eine ambiphile Creme. In diesem Fall liegt ein O/W-System vor, da keine lipophilen Substanzen eingearbeitet werden. O/W-Cremes sind indiziert bei akuten Dermatosen.

Cetirizin (7 Tabletten) ist ein H_1-Antiallergikum. Der Wirkstoff blockiert selektiv die H_1-Rezeptoren. Die sedierende Wirkung ist im Vergleich zu den Antihistaminika der 1. Generation (z. B. Diphenhydramin) vernachlässigbar, da die 2. Generation weniger lipophil ist und somit die ZNS-Gängigkeit geringer ausgeprägt als bei den Vertretern der 1. Generation. Dennoch sollte auch bei Cetirizin 1 Tablette abends genommen werden.

Fazit: Die Kombination aus externer Therapie mit Corticoid und oralem Antiallergikum ist sinnvoll zur raschen Linderung der Beschwerden. Wichtig ist auch, auf die Vermeidung eines weiteren Kontakts mit den Allergie auslösenden Substanzen hinzuweisen.

Literatur

Hunnius. Pharmazeutisches Wörterbuch
Mutschler et al. Arzneimittelwirkungen

1.2 Ihre Kundin leidet unter Heuschnupfen: Welche Medikamente werden ihr helfen? Welche Hinweise geben Sie ihr außerdem? *

Stichworte

- Akutbehandlung mit H_1-Antihistaminika
- Lokale Behandlung
- Systemische Behandlung
- Zusatzhinweise

Antwort

Heuschnupfen ist eine Überempfindlichkeitsreaktion auf Allergene wie Pollen. Meist treten ein allergischer Schnupfen und eine Konjunktivitis auf, in manchen Fällen kann es auch zu einer Beteiligung der Bronchien kommen (allergisches Asthma). Sie empfehlen der Kundin eine lokale oder systemische **Akutbehandlung mit H_1-Antihistaminika.**

Lokale Behandlung: Lokale H_1-Antihistaminika: Azelastin (Allergodil® akut Nasenspray/Augentropfen, Vividrin® akut Azelastin) oder Levocabastin (Livocab® direkt Nasenspray/Augentropfen) 2-mal täglich anwenden, bis zum Abklingen der Beschwerden, jedoch nicht länger als 6 Monate ohne Unterbrechung. Achtung: Livocab® liegt als Suspension vor, vor Gebrauch schütteln!

Mastzellstabilisatoren wie Cromoglicinsäure (Vividrin® Nasenspray/antiallergische Augentropfen) wirken erst nach einer Latenzzeit von 48 h und müssen regelmäßig angewendet werden, sie sind vor allem zur Prophylaxe geeignet. Ihre Bedeutung in der Therapie des Heuschnupfens hat in den letzten Jahren stark abgenommen.

Kurzfristig kann bei sehr starken Schnupfenproblemen ein α_1-Sympathomimetikum dazu gegeben werden, z. B. Xylometazolin (Otriven®) als Nasenspray zur Linderung, das gilt ebenso für die intranasale Anwendung von Beclometason (Ratioallerg® Heuschnupfenspray), wobei Beclometason intranasal kein Akutmedikament ist. Sinnvoll ist hier die kurzfristige Anwendung von einem α_1-Sympathomimetikum und einem lokal wirksamem Corticoid. Nach ein paar Tagen greift das lokale Corticoid, das schleimhautabschwellende Nasenspray kann weggelassen werden. Oft wird das lokale Corticoid mit einem systemischen H_1-Antihistaminikum kombiniert (s. u.)

Systemische Behandlung: Die 1-mal tägliche Einnahme der nicht sedierenden H_1-Antihistaminika ist für viele Patienten Mittel der Wahl, vor allem, wenn Auge und Nase betroffen sind, z. B. Loratadin (Lorano® akut Tabletten), Cetirizin (Zyrtec® Tabletten). Die Wirkunterschiede zwischen beiden Wirkstoffen sind in der Praxis gering, bei besonderen Patientengruppen sollte aber differenziert werden.

Cetirizin hat eine HWZ von ca. 10 Stunden und wird eher über die Nieren ausgeschieden, daher ist eine Dosisanpassung im Alter bzw. bei Nierenfunktionsstörungen notwendig. Es wird schnell resorbiert und nur wenig metabolisiert, Wechselwirkungen sind daher selten. Maximale Plasmakonzentrationen werden nach 1 bis 1,5 h erreicht. Für Schwangere und Stillende ist es nur bedingt geeignet. Es darf bei Kindern ab 2 Jahren angewendet werden. Cetirizin ist in den Darreichungsformen Tabletten, Saft und Tropfen verfügbar.

Die Halbwertszeit von Loratadin beträgt zwischen 12 und 15 Stunden. Der Wirkstoff hat einen hohen First-Pass-Effekt, wird über CYP 2D6 und CYP 3A4 metabolisiert. Wechselwirkungen sind hier vorprogrammiert. Maximale Plasmakonzentrationen werden nach 1 bis 1,5 h erreicht. Eine Dosisanpassung bei Leberschäden ist notwendig, da Loratadin vorwiegend über die Leber ausgeschieden wird. Loratadin ist für Kinder ab 2 Jahren bzw. für Kinder mit einem Körpergewicht von mehr als 30 kg geeignet. Der Wirkstoff geht in die Muttermilch über, in Schwangerschaft und Stillzeit ist Vorsicht geboten. Die verschreibungspflichtige Form Desloratadin ist in flüssiger Form als Saft und als Schmelztabletten erhältlich.

Zusatzhinweise: Allergenkontakt reduzieren (Pollenkalender), kühle Kompressen für die Augen zur Linderung, Augen- und Nasenspülungen mit physiologischer Kochsalzlösung, Haare abends waschen, in den Morgenstunden kurz lüften.

Literatur

Fachinformationen der AM

Lennecke et al. Selbstmedikation für die Kitteltasche

Ruß et al. Arzneimittel pocket plus

1.3   Wie werden Allergien behandelt?   *

Stichworte

- Allergenkarenz
- Anaphylaktischer Schock, Allergie-Notfallset
- Desensibilisierung, Hyposensibilisierung
- Glucocorticoide
- H_1-Antihistaminika
- Zusatzempfehlungen

Antwort

- **Allergenkarenz**, wenn nötig. **Desensibilisierung** bzw. **Hyposensibilisierung** ist möglich, wenn das Antigen genau bekannt ist. Das Antigen wird in steigenden Dosen subkutan injiziert oder sublingual verabreicht.
- Der **anaphylaktische Schock** ist eine lebensbedrohliche Maximalreaktion auf Allergene. Bei Patienten, bei denen das Allergen bekannt ist, sollte wenn möglich eine De- oder Hyposensibilisierung erfolgen. Symptome der Anaphylaxie können je nach Ausprägung z. B. Haut, Schleimhäute, Respirationstrakt oder Herz-Kreislauf-System betreffen. Ein **Allergie-Notfallset** sollten Allergiker immer dabei haben. Es besteht aus einem Glucocorticoid und einem H_1-Antihistaminikum in schnell verfügbarer Darreichungsform möglichst flüssig als abschwellende Mittel und einem Kreislauf stabilisierenden Medikament als Fertigspritze (Fastject®, Anapen®) mit dem Wirkstoff Adrenalin. Adrenalin stabilisiert in kürzester Zeit den Kreislauf und sollte über Injektion mit Druck in den seitlichen Oberschenkel als erstes Mittel verabreicht werden. Genügend Druck bei der Injektion ist vor allem bei übergewichtigen Menschen wichtig.
- **Glucocorticoide** lindern fast alle Erscheinungsformen der Allergie. Topische Formen wie Hydrocortison in niedriger Dosierung als Creme oder Beclometason und Mometason als Nasenspray stehen für die Selbstmedikation zur Verfügung. Beim anaphylaktischen Schock werden u. a. Glucocorticoide oral oder i. v. zusammen mit Adrenalin und Noradrenalin verabreicht.
- **H_1-Antihistaminika** wirken als spezifische Histaminantagonisten und sind Mittel der Wahl bei Heuschnupfen, in Kombination mit Corticoiden bei Hautallergien, nicht aber beim allergischen Asthma.
- **Zusatzempfehlungen:** Vaseline wirkt als Pollenschutzcreme für die Nasenschleimhaut. Heuschnupfenmittel DHU ist eine homöopathische Alternative. Je nach Ausprägung der Beschwerden können auch homöopathische Einzelmittel wie Euphrasia, Galphimia glauca oder Sabadilla versucht werden. Heuschnupfenspray Weleda® mit Zitrone (adstringierend) und Quitte (unterstützt die Schleimhaut) für die Nase und Euphrasia-Augentropfen von Weleda® oder Wala® sind die anthroposophischen Alternativen zu den lokalen H_1-Antihistaminika. Nasenduschen spülen Keime und Pollen von den Nasenschleimhäuten.

Literatur

Aktories et al. Allgemeine und spezielle Pharmakologie und Toxikologie

Lennecke et al. Selbstmedikation für die Kitteltasche

Mutschler et al. Arzneimittelwirkungen

Schäfer. TOP 60 Hilfsmittel und Medizinprodukte

Wiesenauer, Kerckhoff. Homöopathie für die ganze Familie

1.4 Wie kann sich eine Arzneimittelallergie äußern?

Stichworte
- Individuelle Unverträglichkeiten
- Auftreten sofort bis zu einigen Wochen danach
- Auswirkungen einer Arzneimittelallergie

Antwort
Überempfindlichkeitsreaktionen auf Arzneimittel sind **individuelle Unverträglichkeiten**, die nicht durch die pharmakologische Wirkung des Medikaments zu erklären sind. Bei den allergischen Nebenwirkungen wirkt das Arzneimittel als Allergen. Die allergische Reaktion kann **sofort oder auch erst bis zu mehreren Wochen nach** Beginn einer Behandlung auftreten. Tritt eine Reaktion auf ein neues Arzneimittel auf, so ist in der Regel schon eine Behandlung mit diesem oder einem ähnlichen Arzneistoff vorausgegangen. Bei lokaler Applikation treten Arzneimittelallergien am häufigsten auf.

Mögliche **Auswirkungen einer Arzneimittelallergie sind:**

- Auf der Haut lokal begrenzte Kontaktdermatitiden. Hautreaktionen wie Urtikaria, Quincke-Ödem, Stevens-Johnson-Syndrom, Lyell-Syndrom können ebenfalls nach der Einnahme oder dem Auftragen auftreten.
- Asthma-Anfall.
- Arzneimittelfieber.
- Vaskulitiden.
- Hämatologische Auswirkungen wie Agranulozytose (Metamizol) oder Thrombozytopenien.
- Arzneimittelinduzierte Autoimmunerkrankungen wie systemischer Lupus erythematodes.
- Anaphylaktischer Schock, akute generalisierte Reaktion unmittelbar auf das Allergen. Anaphylaktische Reaktionen auf Arzneimittel sind relativ häufig.

Literatur
Aktories et al. Allgemeine und spezielle Pharmakologie und Toxikologie
Mutschler et al. Arzneimittelwirkungen
Schäfer. Allgemeinpharmazie

1.5 Was bedeutet HA bei Säuglingsnahrung?
Was sollte bei allergischen Säuglingen noch beachtet werden?

Stichworte
- Hypoallergene Nahrung
- Stillen über mindestens 6 Monate
- Langsame Einführung der Beikost
- Baumwolle bevorzugen

Antwort

HA-Nahrungen, **hypoallergene Nahrungen**, sind als ausschließliche Nahrung für Säuglinge in den ersten 6 Lebensmonaten gedacht, die Allergien auf Kuhmilcheiweiß haben oder allergiegefährdet sind, z. B. durch Allergiker in der Familie. Das Kuhmilcheiweiß in diesen Nahrungen ist stark hydrolysiert, sodass der Organismus des Babys die Eiweißbausteine als weniger fremd empfindet. Die Hydrolysierung führt zu einem veränderten, leicht bitteren Geschmack der Nahrung. Die Fütterung von HA-Nahrung ab dem Alter von 6 Monaten kann bei Bedarf fortgesetzt werden, wenn der Verdacht auf Kuhmilchallergie oder -unverträglichkeit besteht.

Weitere Beratungshinweise bei allergiegefährdeten Säuglingen:

- Möglichst lange, am besten **6 Monate lang stillen** bzw. HA-Nahrung geben (z. B. Nestle® Beba Pro HA Pre, Hipp® HA Combiotik Anfangsnahrung), das kann die Allergieentwicklung abschwächen oder den Ausbruch verzögern.
- Bei **Einführung der Beikost** allergenarme Nahrungsmittel bevorzugen, jede Woche immer nur einen neuen Nahrungsbestandteil dazugeben. Im ersten Lebensjahr keine unverdünnte Kuhmilch geben.
- Wolle, Schaffelle meiden, **Baumwolle bevorzugen.**
- Allergenkarenz, wenn der Allergieauslöser gefunden ist.

Literatur

Deutsche Gesellschaft für Ernährung. Update Säuglingsernährung
Hompepages der Hersteller Hipp®, Nestle®

2 Arteriosklerose

2.1 Wie entsteht eine Arteriosklerose? *

Stichworte
- „Arterienverkalkung"
- Risikofaktoren für Arteriosklerose
- Folgekrankheiten: koronare Herzkrankheit, periphere arterielle Verschlusskrankheit

Antwort

Arteriosklerose (Syn. Atherosklerose) wird auch „**Arterienverkalkung**" genannt. Es handelt sich dabei um eine entzündliche Veränderung der Arterien, die zum Verlust der Elastizität der Arterienwände führt. **Risikofaktoren für Arteriosklerose** sind u. a. Hypertonie, Hyperlipidämie (HDL-Konzentration < 35 mg/dl, erhöhte Cholesterolspiegel, ▶ Frage 15.2), Diabetes mellitus, Rauchen, männliches Geschlecht, positive Familienanamnese und höheres Alter. Diese führen zu Veränderungen der Fließeigenschaften des Blutes und leichten Läsionen des Endothels. An diesen Läsionen können Low-Density-Lipoproteine (LDL) in die Gefäßwand einwandern und dort zu ox-LDL oxidiert werden. In der weiteren Folge phagozytieren Makrophagen ox-LDL und verwandeln sich in Schaumzellen, den Kern einer arteriosklerotischen Ablagerung in der Gefäßwand (Plaque). Im Endzustand kann es zum Verschluss des Gefäßes kommen.

Je nach betroffenen Gefäßen zeigt sich die Arteriosklerose als **koronare Herzkrankheit, periphere arterielle Verschlusskrankheit,** viszerale oder periphere Durchblutungsstörungen.

Literatur

Lennecke et al. Therapie-Profile für die Kitteltasche
Mutschler et al. Arzneimittelwirkungen
Pschyrembel. Klinisches Wörterbuch

3 Asthma

3.1 Erklären Sie die Anwendung eines Dosieraerosols, eines Novolizers und eines Turbohalers! *

Stichworte

- Dosieraerosol: Druckgas-Dosierinhalator
- Anwendung des Dosieraerosols
- Novolizer®: wiederbeladbarer Pulverinhalator, Mehrdosisbehältnis
- Anwendung eines Novolizers
- Turbohaler®: nicht wiederbeladbarer Pulverinhalator
- Anwendung eines Turbohalers

Antwort

Ein **Dosieraerosol** ist ein **Druckgas-Dosierinhalator.** Die Wirkstoffe liegen meist suspendiert vor, bei Betätigung des Druckknopfs wird ein definiertes Volumen freigegeben. Beispiele: Cromoglicinsäure und Reproterol (Aarane® N), Salbutamol (Sultanol®). Als Treibmittel werden FCKW-freie Treibgase wie Hydrofluoralkan (HFA), Norfluran oder Apafluran verwendet.

Die **Anwendung des Dosieraerosols** erklären Sie folgendermaßen (○ Abb. 3.1, ○ Abb. 3.2):

1. Schutzkappe (a) vom Mundstück abziehen.
2. Dose zwischen Daumen und Zeigefinger so halten, dass sich das Mundstück unten am Daumen befindet. Kräftig schütteln, da die Suspension mit dem Treibgas vermischt werden soll. Bei Wirkstoffen, die in gelöster Form vorliegen, entfällt das Schütteln. Beispiele hierfür sind: Berotec® N, Ventolair®.
3. Aufrecht stehen oder sitzen, Kopf leicht in den Nacken legen zur Begradigung der Luftwege. Tief ausatmen, das Mundstück mit den Lippen umschließen. Langsam und tief durch das Mundstück einatmen, dabei unmittelbar nach Beginn der Einatmung den Wirkstoffbehälter herunterdrücken, das Ventil öffnet sich, das Arzneimittel strömt in die Luftwege.
4. Anschließend den Atem 5–10 sec anhalten, ohne Mundstück langsam durch die Nase ausatmen. Jede weitere erforderliche Inhalation frühestens nach 30 sec anschließen.

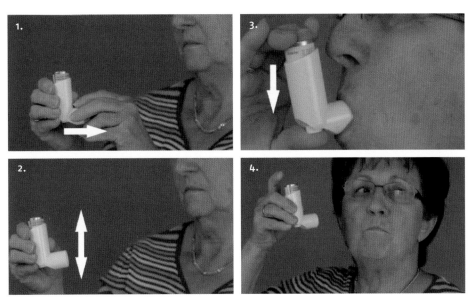

○ **Abb. 3.1** Anwendung eines Dosieraerosols. 1–4 siehe Text.

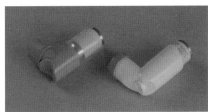

○ **Abb. 3.2** Beratungs-Clip, Dosieraerosol

Schutzkappe aufsetzen, das Mundstück einmal wöchentlich unter fließendem Wasser reinigen.

- Zur Vermeidung unerwünschter lokaler Nebenwirkungen im Mund-Rachen-Raum wird empfohlen, nach der Inhalation den Mund mit Wasser gut auszuspülen und dieses anschließend auszuspucken. Danach etwas essen, z. B. ein Stückchen Brot. Dies gilt besonders für die corticoidhaltigen Sprays.
- Als Applikationshilfen gibt es Mundstückverlängerungen und Spacer.

Ein **Novolizer**® ist ein atemzuggesteuerter, **wiederbeladbarer Pulverinhalator** mit Einzeldosen im Mehrdosenbehältnis. Durch ein Klickgeräusch und das Umschalten des Inhalators von grün auf rot wird sicht- und hörbar signalisiert, dass die Wirkstoffabgabe korrekt erfolgt ist. Beispiele: Salbutamol (Ventilastin® Novolizer®), Budesonid (Novopulmon® 200 Novolizer®), Formoterol (Formatris® 6 oder 12 μg Novolizer®).

Die **Anwendung eines Novolizers** erklären Sie folgendermaßen (○ Abb. 3.3, ○ Abb. 3.4):

1. Gerät mit der Pulverpatrone beladen, indem die obere Kappe durch nach hinten schieben geöffnet wird, Patrone mit Zahlenfenster in Richtung Mundstück einlegen, schließen.
2. Schutzkappe abziehen.

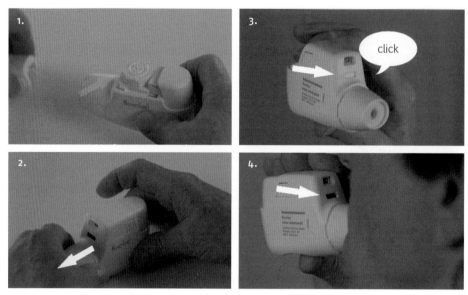

○ **Abb. 3.3** Anwendung eines Novolizers®. 1–4 siehe Text.

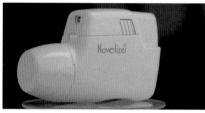

○ **Abb. 3.4** Beratungs-Clip Novolizer®

3. Gerät waagrecht halten. Farbige Taste drücken, es ertönt ein Klicken, das Farbfenster springt von rot auf grün. Der Inhalator ist bereit.
4. Tief ausatmen. Das Mundstück mit den Lippen umschließen, die Pulverdosis mit einem tiefen Atemzug einsaugen. Ein Klicken und das Umspringen des Farbfensters von grün auf rot signalisiert eine erfolgreiche Inhalation mit ausreichender Atemstromstärke. Den Atem 5 sec anhalten, außerhalb des Inhalators langsam ausatmen.
▪ Schutzkappe wieder aufstecken. Das Gerät vor Feuchtigkeit schützen.
▪ Ein Zählwerk zeigt die noch verbleibende Anzahl der Inhalationen an. Beim Patronenwechsel den Novolizer® mit einem trockenen, fusselfreien Tuch reinigen.

Ein **Turbohaler®** ist ein **nicht wiederbeladbarer Pulverinhalator** mit einer hohen Zahl von Einzeldosen im Mehrdosenbehältnis. Die Atemstromstärke beeinflusst die Wirkstoffabgabe. Beispiele: Terbutalin (Aerodur® Turbohaler®); Formoterol (Oxis® Turbohaler®); Budesonid (Pulmicort® Turbohaler®).

Die **Anwendung eines Turbohalers** erklären Sie folgendermaßen (○ Abb. 3.5):

1. Verschlusskappe abnehmen.
2. Gerät senkrecht nach oben halten. Dosierknopf einmal vor- und zurückdrehen, das Pulver wird abgemessen und in den Luftkanal gebracht. Jetzt darf das Gerät nicht mehr geschüttelt werden, um das Pulveragglomerat nicht zu zerstören.

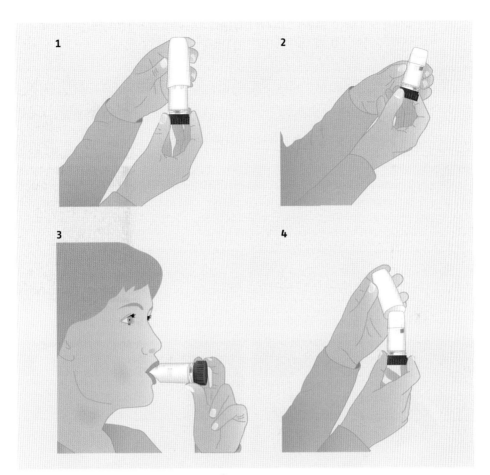

o Abb. 3.5 Anwendung eines Turbohalers®. 1–4 siehe Text.

3. Zur Inhalation wird das Gerät waagrecht gehalten. Vollständig ausatmen, dann das Mundstück mit den Lippen umschließen und durch das Gerät kräftig und möglichst tief einatmen. Hier ist ein Atemzug pro Dosis nötig. Anschließend den Atem 5–10 sec anhalten, ohne Mundstück mit normaler Geschwindigkeit ausatmen.
4. Nach Gebrauch die Schutzkappe gleich wieder aufschrauben. Das Mundstück darf nur trocken gereinigt werden. Die Entleerung des Geräts wird durch eine rote Markierung im Fenster angezeigt, ähnlich wie beim Reservetank eines Autos.

Zur Vermeidung unerwünschter lokaler Nebenwirkungen im Mund-Rachen-Raum wird empfohlen, nach der Inhalation den Mund mit Wasser gut auszuspülen und dieses anschließend auszuspucken. Danach etwas essen, z. B. ein Stückchen Brot. Dies gilt besonders für corticoidhaltige Inhalationen.

Literatur

Deutsche Atemwegsliga e. V. www.atemwegsliga.de
Kircher. Arzneiformen richtig anwenden

3.2 **Erklären Sie wie man einen Diskus anwendet und zeigen Sie Unterschiede im Vergleich zum Handihaler®!**   *

Stichworte

- Diskus®: atemzuggesteuerter Pulverinhalator, Inhalator mit Einzeldosen, nicht wiederbeladbar
- Anwendung eines Diskus
- HandiHaler®: wiederbeladbar, feuchtigkeitsempfindlich

Antwort

Ein **Diskus®** ist ein **atemzuggesteuerter Pulverinhalator** mit **Einzeldosen, nicht wiederbeladbar.** Das Gerät enthält 60 einzeldosierte Blisternäpfe in einem Streifen. Pro Inhalationsvorgang wird nur eine Dosis abgegeben, sodass ein Schutz vor Überdosierung besteht. Beispiele: Fluticason (Flutide® Diskus®), Salmeterol (Serevent® Diskus®).

Die **Anwendung eines Diskus** erklären Sie so (○ Abb. 3.6, ○ Abb. 3.7):

1. Das scheibenförmige Gerät (Diskus®) ist zur Hälfte mit einer Plastikabdeckung versehen, die man durch Drehen um 180 Grad öffnet. Das Mundstück und der Spannhebel liegen frei. Das Gerät wird waagrecht gehalten, der Spannhebel betätigt. Durch ein hörbares Klicken öffnet sich ein Blisternapf. Der Inhalator ist bereit.

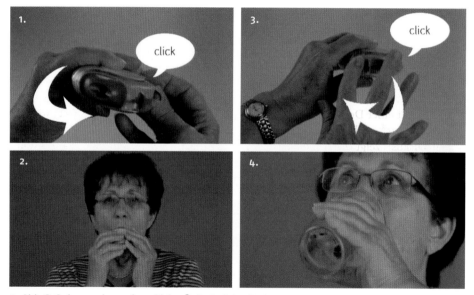

○ **Abb. 3.6** Anwendung eines Diskus®. 1–4 siehe Text.

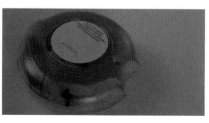

○ **Abb. 3.7** Beratungs-Clip Diskus®

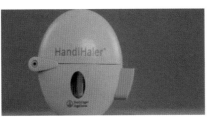

⊙ Abb. 3.8 Beratungs-
Clip HandiHaler®

2. Zur Inhalation wird das Gerät waagrecht gehalten. Vollständig ausatmen, dann das Mundstück mit den Lippen umschließen und durch das Gerät mit normaler Geschwindigkeit tief einatmen. Hier ist – im Gegensatz zu den wiederbeladbaren Pulverinhalatoren – nur ein Atemzug pro Dosis nötig. Anschließend den Atem 5–10 sec anhalten, ohne Mundstück mit normaler Geschwindigkeit ausatmen.
3. Das Mundstück wird gereinigt. Schließen der Plastikabdeckung drückt den Spannhebel wieder in die Ausgangsposition zurück. Die restlichen Einzeldosen werden angezeigt.
4. Zur Vermeidung unerwünschter lokaler Nebenwirkungen im Mund-Rachen-Raum wird empfohlen, nach der Inhalation den Mund mit Wasser gut auszuspülen und dieses anschließend auszuspucken. Danach etwas essen, z. B. ein Stückchen Brot. Dies gilt besonders für corticoidhaltige Inhalationen.

Unterschied zwischen Diskus® und HandiHaler® (⊙ Abb. 3.8):

- Diskus® und HandiHaler® sind Pulverinhalatoren mit einzeln verpackten Dosen. Im Unterschied zum Diskus® ist der Handihaler® **wiederbeladbar.**
- Der HandiHaler® (Spiriva®) ist **feuchtigkeitsempfindlicher**, da die einzelnen Dosen nicht verblistert sind.
- Der Inhalt einer Dosis muss beim HandiHaler® in zwei Atemzügen inhaliert werden, beim Diskus® reicht ein Atemzug.
- Der Diskus® zeigt die verbleibenden Einzeldosen an, der HandiHaler® kann immer nur mit sechs Einzeldosen bestückt werden.

Beide Geräte sind atemzuggesteuert.

Literatur
Deutsche Atemwegsliga e. V. www.atemwegsliga.de
Kircher. Arzneiformen richtig anwenden

3.3   Was ist der Unterschied zwischen einem Pulverinhalator und einem Dosieraerosol? Wie werden sie angewandt? *

Stichworte
- Dosieraerosol: Treibgas, Kältereiz
- Pulverinhalator: Einfluss der Atemstromstärke

Antwort

Hier sind die wichtigsten Unterschiede zwischen Pulverinhalator und Dosieraerosol aufgelistet:

- Ein Pulverinhalator ist atemzuggesteuert, die freigesetzte Wirkstoffmenge kann variieren, während ein Dosieraerosol immer eine konstante Menge freisetzt. Es gibt mit dem Autohaler® und dem Easybreathe-System zwei atemzuggesteuerte Dosieraerosole, die nur eine geringe Atemstromstärke benötigen (○ Abb. 3.9).
- Pulverinhalatoren sind treibgasfrei, Dosieraerosole enthalten FCKW-freie **Treibgase**.
- Dosieraerosole haben keine Restmengenanzeige.
- Für Dosieraerosole gibt es Vorschaltkammern (z. B. AeroChamber® für Kinder, Jetspacer® für Budiair® 0,2 mg).
- Bei einigen Dosieraerosolen ist die Inhalation im Rachen durch die Verdunstungskälte des Treibgases spürbar. Dieser **Kältereiz** fehlt beim Pulverinhalator.
- Kinder haben wegen der benötigten **Atemstromstärke** oft Probleme mit den Pulverinhalatoren. Sie sind deshalb erst ab ca. 5 Jahren zu empfehlen. Auch die zeitliche Koordination von Einatmen und Betätigen des Druckknopfs beim Dosieraerosol kann Kindern Probleme bereiten.
- Bei Pulverinhalatoren ist auf absolute Trockenheit des Inhalators bzw. Mundstücks zu achten.
- Bei Dosieraerosolen ist auf langsames Einatmen zu achten, während Pulverinhalatoren einen höheren Atemfluss brauchen, um das Pulver freizusetzen.

Zur Anwendung eines Dosieraerosols, eines Novolizers oder eines Turbohalers siehe ▸ Frage 3.1, zur Anwendung eines Diskus oder HandiHalers siehe ▸ Frage 3.2.

 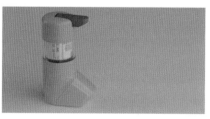

○ **Abb. 3.9** Beratungs–Clip Autohaler®

Literatur

Deutsche Atemwegsliga e. V. www.atemwegsliga.de
Kircher. Arzneiformen richtig anwenden

3.4   Was sind die Vorteile der Inhalatoren Respimat® und Breezhaler®!

Stichworte

- Respimat®: Inhalation eines Spühnebels, ähnlich eines Dosieraerosols ohne Treibgase
- Breezhaler®: Pulverinhalator mit Einzeldosen in Kapselform

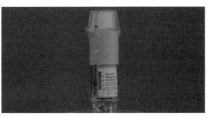

○ **Abb. 3.10** Beratungs-Clip Respimat®

Antwort

Ein **Respimat**® Soft Inhaler ist ein Gerät, das ähnlich wie ein Dosieraerosol eine Koordination von Einatmen und gleichzeitigem Auslösen des Sprühstoßes erfordert. Die Uniblockdüse erzeugt einen feinen wässrigen **Sprühnebel,** der langsamer ausströmt als bei Inhalatoren, die Treibgas enthalten. Vorteil ist, dass die Sprühwolke länger zum Einatmen zur Verfügung steht (○ Abb. 3.10).

Der **Breezhaler**® ist ein Pulverinhalator mit Einzeldosen in Kapselform. Vorteil ist hier, dass jede Kapsel einzeln eingesetzt wird und bis zum Gebrauch in der Blisterfolie geschützt verbleibt.

Literatur

Deutsche Atemwegsliga e. V. www.atemwegsliga.de
Kircher. Arzneiformen richtig anwenden

3

3.5 Welche Arzneistoffe werden bei der Asthmatherapie verwendet? Welche Nebenwirkungen treten auf? *

Stichworte

- Monoklonaler Antikörper Omalizumab
- Kurz wirksame β_2-Sympathomimetika
- Lang wirksame β_2-Sympathomimetika
- Inhalative Parasympatholytika
- Inhalative Glucocorticoide
- Leukotrienantagonisten

Antwort

Die Asthmatherapie richtet sich nach dem Verlauf der Erkrankung. Für den Einsatz der Arzneistoffe ist der Grad der Asthmakontrolle und die Risikominimierung entscheidend (s. Stufentherapie nach GINA, ▶ Frage 3.8).

Pharmakologisch kann man die Arzneistoffe in Bronchospasmolytika wie lang und kurz wirksame β_2-Sympathomimetika und Theophyllin, sowie entzündungshemmende Wirkstoffe wie Glucocorticoide und Leukotrienantagonisten einteilen. Der **monoklonale Antikörper Omalizumab** (Xolair®) sollte nur von erfahrenen Ärzten bei schwerem IgE-vermitteltem allergischem Asthma für Kinder über 6 Jahren und Erwachsene bei entsprechender Indikation eingesetzt werden.

Inhalative Bronchospasmolytika

Kurz wirksame inhalative β_2-Sympathomimetika: Sie sorgen als Reliever im Bedarfsfall für eine Erweiterung der Bronchien. Sie wirken in Minutenschnelle, die Wirkung hält einige Stunden an.

Beispiele: Salbutamol (Sultanol®), Fenoterol (Berotec® N 100 µg), Terbutalin (Aerodur®).
    Nebenwirkungen: Unruhe, Schlaflosigkeit bei Überdosierung, Tremor oft zu Beginn der Behandlung, der nach den ersten Wochen nachlässt, Tachykardie.

Lang wirksame inhalative β_2-Sympathomimetika: Sie werden als Controller zur Erweiterung der Bronchialmuskulatur eingesetzt. Die Wirkung setzt nach ca. 15 Minuten ein und hält einige Stunden an.

Beispiele: Salmeterol (Serevent®), Formoterol (Oxis®).
    Nebenwirkungen: Im Prinzip treten die gleichen Nebenwirkungen wie bei den kurz wirksamen β_2-Sympathomimetika auf: Unruhe, Schlaflosigkeit bei Überdosierung, Tremor oft zu Beginn der Behandlung, der nach den ersten Wochen nachlässt, Tachykardie.

Inhalative Parasympatholytika: Sie wirken als kompetitive Antagonisten des Acetylcholins und wirken bronchospasmolytisch als Reliever. Sie werden eingesetzt, wenn z.B. β_2-Sympathomimetika nicht vertragen werden. Ihre Wirkung ist schwächer als die der β_2-Sympathomimetika, deshalb spielen sie in der Therapie nur noch eine Rolle bei Kindern und Jugendlichen.

Beispiel: Ipratropiumbromid (Atrovent®).
    Nebenwirkungen: Mundtrockenheit, Husten.

Inhalative Entzündungshemmer

Inhalative Glucocorticoide: Sie wirken antiallergisch und entzündungshemmend, die bronchiale Hyperreagibilität wird herabgesetzt, die Schleimbildung vermindert. Sie werden als Controller eingesetzt.

Beispiele: Fluticason (Flutide®), Budesonid (Pulmicort®).
    Nebenwirkungen: Systemische Nebenwirkungen spielen bei inhalativer Gabe kaum eine Rolle, aber Heiserkeit, reversible Mundtrockenheit und eine orale Candidose können auftreten, die durch gründliches Spülen des Mundes und Essen, z.B. eines Brotstücks, vermeidbar sind.

Leukotrienantagonisten: Sie wirken schwach bronchodilatierend und antiallergisch, die bronchiale Hyperreagibilität wird herabgesetzt. Sie können in Kombination mit Corticoiden angewandt werden. Ersetzt werden können Corticoide durch Leukotrienantagonisten jedoch nicht.

Beispiel: Montelukast (Singulair®).

Literatur

Global Initiative for Asthma. www.ginasthma.org
Lennecke et al. Therapie-Profile für die Kitteltasche
Rote Liste®

3.6 Wozu und wie werden Spacer (Vorschaltkammern) angewandt?

Stichworte
- Inhalierhilfe für Dosieraerosole
- Sedimentation der Partikel
- Anwendung
- Vortex® und AeroChamber®

Antwort
Spacer dienen als **Inhalierhilfe** für Personen, die Probleme haben mit der zeitlichen Koordination von Betätigen des Sprühknopfs und Einatmen des Dosieraerosols, z. B. für Babys, Kinder, ältere Menschen. Sie reduzieren die Deposition des Wirkstoffs im Mund-Rachen-Raum und können die Deposition in den Bronchien verbessern. Bei Glucocorticoiden sollten sie möglichst immer benutzt werden, bei Lösungsaerosolen mit geringer oropharyngealer Deposition (z. B. Ventolair®) kann auf einen Spacer verzichtet werden.

Die meist birnenförmigen Gebilde können Volumina zwischen 50 und 900 ml aufweisen. Durch den Spacer verdunstet das Treibmittel weit schneller als durch ein übliches Mundstück, die Partikel trennen sich besser in lungengängige, die in der Luft bleiben, und größere Partikel, die schnell im Spacer **sedimentieren.**

Probleme der Spacer sind die elektrostatischen Aufladungen an der Behälterwand, die einen Teil des Wirkstoffs adsorbieren können. Spülen mit Spülmittel kann diesen Effekt reduzieren. Hier empfiehlt es sich, die Bedienungsanleitungen des jeweiligen Produkts zu Rate zu ziehen.

Anwendung: Der Spacer wird auf das Mundstück des Dosieraerosols aufgesteckt und waagrecht gehalten. Der Sprühstoß wird in den Spacer appliziert, dann wird am anderen Ende die Verschlusskappe des Spacers entfernt, das Medikament wird sofort aus dem Spacer inhaliert – langsam und möglichst mit einem Atemzug. Es gelten die Richtlinien wie zur Inhalation ohne Spacer (▶ Frage 3.1). Kleine Kinder können den Spacer auch in mehreren Atemzügen leeratmen. Ventile dienen dazu, dass die Ausatemluft bei mehreren Inhalierzügen nicht in den Spacer gerät. Masken erleichtern kleinen Kindern die Inhalation. Wichtig ist, darauf hinzuweisen, dass nur für das jeweilige Medikament zugelassene Spacer verwendet werden dürfen, um einen optimalen Effekt zu erreichen.

Es gibt unterschiedliche Inhalierhilfen, die je nach Indikation verordnungsfähig sind, z. B. **Vortex®** und **AeroChamber®** (◉ Abb. 3.11).

Vortex®, antistatische Inhalierhilfe mit Aluminiumkammer nach dem Zyklon-Wirbel-Prinzip, Einhandbedienhilfe. Durch die unterschiedlichen Masken, die angeboten werden, ist dieser Spacer für jedes Alter geeignet. Ab 4 Jahren sollte mit dem Mundstück inhaliert werden. Die Ventile sind so konstruiert, dass ohne Absetzen des Spacers ein- und ausgeatmet werden kann.

AeroChamber®, antistatische Inhalierhilfe aus transparentem Material. Der Flow-Vu-Indikator ermöglicht eine optische Kontrolle der Atemzüge. Ein Signal der Flow-Signalpfeife ertönt dann, wenn zu schnell geatmet wird. Es gibt je nach Alter unterschiedliche Formen des AeroChambers®.

Literatur
Kircher. Arzneiformen richtig anwenden
Schäfer. TOP 60 Hilfsmittel und Medizinprodukte

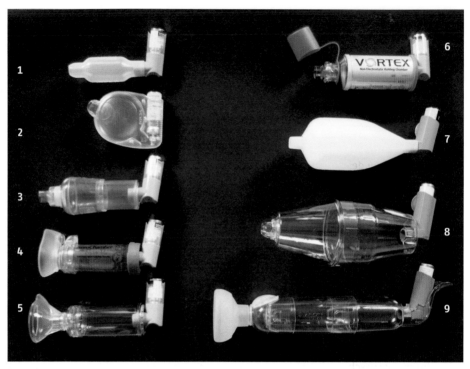

o Abb. 3.11 Applikationshilfen für Dosieraerosole (Auswahl von Spacern). 1 Allergospasmin® N Inhalierhilfe, 2 Jetspacer®, 3 A2A Spacer Bos, 4 AeroChamber® Plus Flow-Vu, 5 RC-Compact Space Chamber plus®, 6 Vortex® Holding Chamber, 7 Inhalierhilfe-ratiopharm® N, 8 Volumatic® Inhalationsgerät, 9 Babyhaler® Inhalationshilfe

3.7   Erklären Sie die Anwendung eines Peak-Flow-Meters!   *

Stichworte
- Überprüfung der Lungenfunktion
- Asthma, chronische Bronchitis
- Maximale Atemstromstärke
- Gerät und Durchführung
- Persönlicher Bestwert
- Ampelsystem

Antwort
Das Peak-Flow-Meter ist ein Hilfsmittel zur **Überprüfung der Lungenfunktion** bei obstruktiven Atemwegserkrankungen wie **Asthma** oder **chronischer Bronchitis** und wird auch als Atemwiderstandsmessgerät bezeichnet.

Eine Verengung des Querschnitts der Atemwege bewirkt eine verminderte Luftströmung, die durch Messungen mit dem Peak-Flow-Meter erfasst werden kann. Sie dient zur Verlaufskontrolle bei obstruktiven Atemwegserkrankungen. Gemessen wird die **maximale Atemstromstärke** (peak expiratory flow) in Litern pro Minute. Das Gerät ist zur

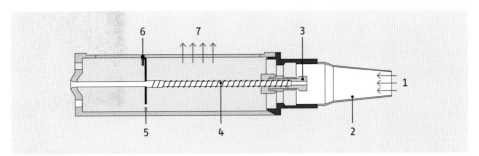

⊙ Abb. 3.12 Aufbau des Mini-Wright Peak-Flow-Meters. **1** Ausatmungsluft, **2** abnehmbares Mundstück, **3** Rändelschraube, **4** Zugfeder, **5** Membran, **6** Schleppzeiger, **7** durch Zeigerschlitz entweichende Luft

Selbstkontrolle geeignet, die Werte werden in ein Asthmatagebuch eingetragen und dienen der Ermittlung des persönlichen Bestwertes (s. u.).

Gerät: Das Gerät ist eine offene Röhre, in der eine Membran durch einen Federmechanismus gestützt wird. Die Membran wird durch den Atem ausgelenkt und bleibt in der jeweiligen Position stehen. Über einen Zeiger können die Werte auf einer Skala mit der Einteilung Liter pro Minute (l/min) abgelesen werden (⊙ Abb. 3.12).

Durchführung: Der Patient soll in aufrechter Haltung zuerst ganz normal einatmen und dann kräftig und anhaltend ausatmen. Es wird die maximale Atemstromstärke, die maximale Strömungsgeschwindigkeit des Atems in Liter pro Minute (l/min), erfasst. Der Messwert wird am Zeiger abgelesen. Es wird dreimal hintereinander gemessen, der höchste Wert wird ins Asthmatagebuch eingetragen. Empfohlen wird dreimal am Tag zu messen. Es gibt Peak-Flow-Normwerte, mit denen die Messung verglichen werden kann. Mundstück und Gerät können nach Bedarf mit warmem Wasser gereinigt werden, gut trocknen lassen.

Ermittlung des **persönlichen Bestwertes:** Es ist der bestmögliche, vom Patienten selbst gemessene morgendliche Peak-Flow-Wert in stabiler Krankheitsphase und nach erfolgter Broncholyse. Das Peak-Flow-Meter (⊙ Abb. 3.12) ist ein Indikator für den Therapieerfolg und wird mit dem **Ampelsystem** zusammen eingesetzt (⊙ Abb. 3.13).

Literatur

Martin. Der Asthma-Patient in der Apotheke

Schäfer. TOP 60 Hilfsmittel und Medizinprodukte

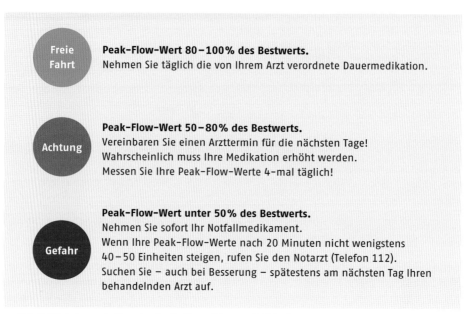

Freie Fahrt

Peak-Flow-Wert 80–100% des Bestwerts.
Nehmen Sie täglich die von Ihrem Arzt verordnete Dauermedikation.

Achtung

Peak-Flow-Wert 50–80% des Bestwerts.
Vereinbaren Sie einen Arzttermin für die nächsten Tage!
Wahrscheinlich muss Ihre Medikation erhöht werden.
Messen Sie Ihre Peak-Flow-Werte 4-mal täglich!

Gefahr

Peak-Flow-Wert unter 50% des Bestwerts.
Nehmen Sie sofort Ihr Notfallmedikament.
Wenn Ihre Peak-Flow-Werte nach 20 Minuten nicht wenigstens
40–50 Einheiten steigen, rufen Sie den Notarzt (Telefon 112).
Suchen Sie – auch bei Besserung – spätestens am nächsten Tag Ihren
behandelnden Arzt auf.

○ **Abb. 3.13** Interpretation der Peak-Flow-Werte mithilfe des Ampelsystems. Nach Deutsche Atemwegsliga 2012

3.8   Wie sind die Empfehlungen bei der Stufentherapie von Asthma bronchiale? *

Stichworte
- Leitsymptome
- Stufentherapie
- Reliever
- Controller
- Peak-Flow-Meter
- Ampelschema der Deutschen Atemwegsliga e. V.

Antwort
Asthma zählt zu den Volkskrankheiten der westlichen Welt. Es erscheint als entzündliche Atemwegserkrankung mit Hyperreaktivität der Bronchien und Obstruktion der Atemwege. Die Bronchialwand ist geschwollen, es wird ein glasiges, zähes Sputum produziert.

Leitsymptome sind: anfallsartige Atemnot, Husten, Auswurf und eine starke Überempfindlichkeit auf inhalative Reize.

Ziel der Asthmatherapie ist die Symptomkontrolle und die Risikominimierung. Dabei ist es wesentlich, den Zustand „kontrolliertes Asthma" zu erreichen, d. h. Symptomfreiheit, keine Exazerbationen, normale Lungenfunktion. Die Global Initiative for Asthma (GINA) gibt die neuesten Leitlinien zur Behandlung des Asthmas heraus.

Bei der **Stufentherapie** unterscheidet man zwischen **Relievern** für die symptomatische Therapie zur raschen Bronchospasmolyse und **Controllern**, die die zugrunde liegende Entzündung unterdrücken und dadurch die Häufigkeit der Asthmaanfälle verringern

◻ Tab. 3.1 Stufentherapie des Asthma bronchiale. Nach Global Initiative for Asthma (GINA)

	Stufe vor Therapiebeginn	Medikation
1	Intermittierend	Reliever: kurz wirksames β_2-Sympathomimetikum, inhalativ, bedarfsorientiert
2	Leicht persistierend	Reliever: kurz wirksames β_2-Sympathomimetikum, inhalativ, bedarfsorientiert + Controller: inhalatives Glucocorticoid (niedrigdosiert) oder Leukotrienantagonist
3	Moderat persistierend	Reliever: kurz wirksames β_2-Sympathomimetikum, inhalativ, bedarfsorientiert + Controller: inhalatives Glucocorticoid (mittel- bis hochdosiert) oder inhalatives Glucocorticoid (niedrig dosiert) plus lang wirksames β_2-Sympathomimetikum
4	Ernsthaft persistierend	Reliever: kurz wirksames β_2-Sympathomimetikum, inhalativ, bedarfsorientiert + Controller: inhalatives Glucocorticoid mittel- bis hochdosiert und lang wirksames β_2-Sympathomimetikum ggf. plus Leukotrienantagonist ggf. plus Parasympatholytikum
5	Ernsthaft persistierend trotz Behandlung auf Stufe 4	Zusätzlich zu Stufe 4: orales Glucocorticoid ggf. bei IgE-vermittelter Pathogenese: monoklonaler Anti-IgE-Antikörper

(◻ Tab. 3.1). Es ist wichtig, den Patienten darauf hinzuweisen, dass Corticoide zur Grundtherapie des Asthmas gehören und auf keinen Fall reduziert oder weggelassen werden dürfen. Die Therapie wird intensiviert, wenn das Therapieziel noch nicht erreicht ist, und reduziert, wenn Symptomfreiheit das ermöglicht.

Eine nichtmedikamentöse Basistherapie mit Asthmaschulung ist die Grundlage der Asthmatherapie. Bei allergischem Asthma ist Allergenkarenz die Therapie der Wahl. Wenn das nicht möglich ist, wird ein kontrollierter Umgang mit den Allergieauslösern empfohlen.

Die Messung der maximalen Atemstromstärke mit dem **Peak-Flow-Meter** und das **Ampelschema der deutschen Atemwegsliga** (▸ Frage 3.7) dienen als Hilfen für die Beurteilung des Schweregrades.

Literatur

Global Initiative for Asthma. www.ginasthma.org

Lennecke et al. Therapie-Profile für die Kitteltasche

Mutschler et al. Arzneimittelwirkungen

Pschyrembel. Handbuch Therapie

3.9   Was sind die Vor- und Nachteile einer inhalativen Applikation?

Stichworte
- Vorteile überwiegen
- Nachteile bei guter Schulung vermeidbar

Antwort

Vorteile der inhalativen Applikation von Medikamenten
- Eine geringe Wirkstoffbelastung des Körpers.
- Lokale Wirkung direkt am Wirkort.
- Geringe systemische Nebenwirkungen.
- Schnellerer Wirkungseintritt als bei oraler Applikation.
- Je schlechter die orale Bioverfügbarkeit ist, desto besser verträglich ist der zu inhalierende Wirkstoff.
- Die maximale Konzentration des Wirkstoffs am Wirkort wird nach Inhalation schnell erreicht.
- Die inhalative Gabe ist oft in der Schwangerschaft möglich.

Nachteile der inhalativen Applikation von Medikamenten
- Die Deposition des Wirkstoffs am Zielort ist von vielen Faktoren abhängig, wie der Atemstromstärke, der Anatomie des Respirationstrakts, der Inhalationstechnik, der Arzneiform oder der Partikelgröße des Wirkstoffs.
- Nebenwirkungen sind Heiserkeit, Mundtrockenheit, Husten oder die vermeidbare orale Candidose bei Glucocorticoiden.

Die Vorteile einer inhalativen Applikation überwiegen deutlich, die meisten Nachteile sind bei guter Schulung des Patienten und bei guter Compliance vermeidbar.

Literatur
Kircher. Arzneiformen richtig anwenden
Lennecke et al. Therapie-Profile für die Kitteltasche
Mutschler et al. Arzneimittelwirkungen

3.10   Welche Nebenwirkungen hat die inhalative Gabe eines Glucocorticoids? Wie lassen sich die Nebenwirkungen verringern?   *

Stichworte
- Wenig systemische Nebenwirkungen
- Kontaktzeit in den Bronchien
- Heiserkeit, Mundtrockenheit, orale Candidose

Antwort

Inhalative Glucocorticoide sind bei vielen Bronchialerkrankungen wie Asthma oder COPD angezeigt. Steroide zur Inhalation sollten eine schlechte orale Bioverfügbarkeit haben oder eine hohe systemische Clearance aufweisen, damit möglichst **wenig systemische Nebenwirkungen** auftreten. Die **Kontaktzeit in den Bronchien** ist ein wichtiges Maß für die Wirksamkeit, sie ist bei Fluticason (Flutide®) sehr hoch und geringer bei Beclometason (Ventolair®).

Die Nebenwirkungen der inhalativen Glucocorticoide sind sehr gering, die Therapie ist im Allgemeinen gut verträglich. Nebenwirkungen der oralen Glucocorticoide sind **Heiserkeit und Mundtrockenheit,** die durch reichlich Trinken und gelegentliches Lutschen von Halspastillen, z. B. Emser® Pastillen, zu lindern sind. Die **orale Candidose** (Mundsoor) als Nebenwirkung ist vermeidbar durch konsequentes Mundspülen, Essen eines Stückchen Brotes und durch eine gründliche Mundhygiene nach der Inhalation. Eine schon vorhandene Candidose lässt sich gut mit Nystatin (Candio Hermal® Softpaste oder Mundgel) therapieren.

Literatur
Lennecke et al. Therapie-Profile für die Kitteltasche

Mutschler et al. Arzneimittelwirkungen

3.11 Wie beurteilen Sie Kombinationsarzneimittel in der Asthmatherapie?

Stichworte
- Verbesserung der Compliance
- Nebenwirkungen vergleichbar

3

Antwort
Fixe Arzneimittelkombinationen können in der Asthmatherapie die **Compliance verbessern,** wenn die Wirkstoffe aufeinander abgestimmt sind, die Einzelbestandteile sinnvoll dosiert sind und die Anwendung einfach ist.

Wenn Sie sich das Kombinationsarzneimittel Salmeterol plus Fluticason (Viani® Diskus oder Dosieraerosol) anschauen, so werden Sie feststellen, beide Arzneistoffe sind Controller und werden nach einem festen Dosierschema gegeben. Die Inhalation erfolgt meist zweimal täglich. Durch die Erleichterung für den Patienten – er muss nur mit einem Spray/Diskus inhalieren – wird die Compliance erhöht.

Das Gleiche gilt für die Kombination von Indacaterol als lang wirksamem β_2-Sympathomimetikum mit dem lang wirksamen Anticholinergikum Glycopyrroniumbromid (Ultibro® Breezhaler® 85 µg/43 µg). Für die bronchialerweiternde Erhaltungstherapie zur Symptomlinderung bei COPD kann diese Kombination geeignet sein und die Compliance erhöhen.

Die **Nebenwirkungen** der Kombinationsarzneimittel sind die gleichen wie bei den Einzelwirkstoffen.

Literatur
Hendschler. TOP 60 Arzneistoffe Rx

Mutschler et al. Arzneimittelwirkungen

Rote Liste®

3.12   Methylprednisolon: Welche Nebenwirkungen können auftreten? Wann sollte es im Idealfall eingenommen werden? *

Stichworte
- Orales Glucocorticoid
- Nebenwirkungen nach längerer Anwendung
- Zirkadianer Cortisolrhythmus

Antwort
Methylprednisolon (Urbason® Tabletten) kann als **orales Glucocorticoid** in der Asthmatherapie nach Stufenplan der Global Initiative for Asthma bei Stufe 5 eingenommen werden. Die Nebenwirkungen entsprechen denen aller oralen Glucocorticoide. Sie treten erst bei **längerfristiger Anwendung** auf und sind unter anderem:

- Osteoporose,
- Ödembildung durch Natrium- und Wasserretention,
- verminderte Glucosetoleranz, Diabetes,
- Gewichtszunahme, Fettverteilungsstörungen,
- Immunsuppression.

Dosierung: Die Erhaltungsdosis sollte wegen des **zirkadianen Cortisolrhythmus** vorzugsweise morgens genommen werden, da hier die körpereigene Cortisolausschüttung am höchsten ist und die zusätzliche Medikation für den Körper so am wenigsten belastend ist. Beim Absetzen sollten Steroide immer ausschleichend dosiert werden.

Literatur
Global Initiative for Asthma. www.ginasthma.org
Mutschler et al. Arzneimittelwirkungen
Rote Liste®

4 Augenprobleme, Sehstörungen

4.1 Eine Kontaktlinsenträgerin möchte Augentropfen: Was ist zu beachten? *

Stichworte
- Konservierungsmittel
- Weiche Linsen
- Einmaldosen oder COMOD-System
- Harte Kontaktlinsen

Antwort
Kontaktlinsen sind in der Regel aus Kunststoff gefertigt, sie schwimmen auf der Hornhaut. Man unterscheidet harte und weiche Kontaktlinsen. Allgemein ist in der Beratung von Kontaktlinsenträgern die Interaktion zwischen Arzneistoff, **Konservierungsmittel** und den Linsen zu beachten. Problematisch sind hier die **weichen Linsen.**

Empfehlungen für Träger von Kontaktlinsen, die Augentropfen benötigen:

- Sollen die Augentropfen als Ersatz von Tränenflüssigkeit dienen, so greifen Sie zu Tränenflüssigkeitsersatz in nichtkonservierten **Einmaldosen**, z. B. Hypromellose und Povidon (in Lacrisic® SE Augentropfen) oder Polyvinylalkohol und Povidon (in Lacrimal® O. K.).
- Alternativ steht Tränenflüssigkeitsersatz im **COMOD-System** zur Verfügung (▸ Frage 4.3). Bei diesen geschlossenen Mehrdosenbehältnissen wird auf ein Konservierungsmittel verzichtet. Sie können somit auch von Kontaktlinsenträgern verwendet werden.
- Sind wirkstoffhaltige Augentropfen verordnet oder werden sie nachgefragt, so sollten die Kontaktlinsen während der Behandlung nicht getragen werden, es könnten sich Arzneistoffe bzw. Konservierungsstoffe ins Linsenmaterial einlagern. **Harte Kontaktlinsen** können frühestens 15 Minuten nach der Applikation wieder eingesetzt werden.

Literatur
Lennecke et al. Selbstmedikation für die Kitteltasche

4.2   Welche Arzneimittel verursachen Sehstörungen?

Stichworte
- Neuroleptika: Pigmentablagerungen
- Herzglykoside: gestörtes Farbsehen
- PDE-5-Hemmer: gestörtes Farbsehen
- Mydriatika: Akkomodationsstörungen
- Biperiden: Mydriasis
- Trizyklische Antidepressiva: Akkomodationsstörungen
- Antiepileptika: Tunnelsehen
- Augensalben: Fettschleier

Antwort
Sehstörungen als Arzneimittelnebenwirkung können bei einer Vielzahl von Arzneimittelgruppen auftreten.

Neuroleptika: Vor allem starke oder sehr starke Neuroleptika wie Fluspirilen (Imap®) können Sehstörungen verursachen durch Pigmentablagerungen in Cornea und Linse. Dies gilt für die Langzeittherapie in hohen Dosen.

Herzglykoside wie Digitoxin (Digimerck®): Kopfschmerzen und Störungen des Farbensehens im Grün-Gelb-Bereich sind meist Ausdruck einer Überdosierung.

PDE-5-Hemmer wie Sildenafil (Viagra®): Abhängig von der Dosis kann sich das Farbsehen verändern, gelegentlich treten blaue Schleier vor den Augen auf.

Mydriatika wie Atropin (Atropin-POS® Augentropfen) führen häufig zu Akkomodationsstörungen.

Biperiden (Akineton®) als Antiparkinsonmittel: Es kann zu Mydriasis mit Lichtempfindlichkeit kommen.

Trizyklische Antidepressiva wie Amitriptylin (Amineurin®): Es können Akkomodationsstörungen auftreten.

Antiepileptika: Vigabatrin (Sabril®) kann zu bleibenden Gesichtsfeldeinengungen, auch Tunnelsehen genannt, führen. Es ist jedes halbe Jahr eine augenärztliche Kontrolle notwendig. Lamotrigin (Lamictal®) kann ebenfalls Sehstörungen verursachen.

Augensalben auf fetthaltiger Basis: Die Sehstörungen werden durch den Fettschleier erzeugt, der einige Zeit vor der Linse liegt (z. B. Bepanthen® Augensalbe).

Literatur
Hendschler. TOP 60 Arzneistoffe Rx
Lennecke et al. Therapie-Profile für die Kitteltasche
Rote Liste®

4.3   Welche Unterschiede gibt es zwischen normalen Augentropfflaschen und dem COMOD®-System?   *

Stichworte
- Mehrdosenbehältnis offen/geschlossen
- Konservierungsmittel
- Airless-Pumpe

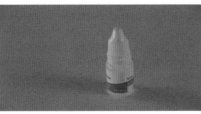

⊙ Abb. 4.1 Beratungs-Clip
Augentropfen

Antwort

Augentropfen sind sterile Arzneimittel, die in den Bindehautsack des Auges eingebracht werden (⊙ Abb. 4.1). Sind Augentropfen in Einzeldosisbehältnissen (EDO) verpackt, ist eine Konservierung nicht notwendig. Die klassischen, **offenen Mehrdosenbehältnisse** enthalten konservierte Augentropfen und dürfen nach Anbruch maximal 4 Wochen lang verwendet werden. Danach ist die Wirkung des Konservierungsmittels erschöpft und die Keimfreiheit nicht mehr gewährleistet.

Das COMOD®-System ist ein **geschlossenes Mehrdosenbehältnis**, das den Einsatz von **Konservierungsmitteln** bei Augentropfen überflüssig macht. COMOD®-System heißt: Continuous-mono-dose-system. Die hier verwendete **Airless-Pumpe** verhindert das Zurückströmen von Luft in die Augentropfflüssigkeit und somit die bakterielle Kontamination. Eine Anwendung über einen Zeitraum von bis zu 6 Monaten ist möglich. Das System garantiert bei korrekter Handhabung die Abgabe exakt gleicher Applikationsmengen.

Wichtig zu wissen: Der Pumpmechanismus wird durch Druck auf den Flaschenboden ausgelöst. Die Flasche wird mit der Öffnung nach unten zwischen Daumen, Zeigefinger und Mittelfinger gehalten.

Literatur

Kircher. Arzneiformen richtig anwenden

4.4 Was empfehlen Sie einer Patientin, die mit einem Gerstenkorn in die Apotheke kommt?

Stichworte

- Trockene Wärmeanwendung
- Bibrocathol-Augensalbe
- Prophylaxe

Antwort

Das Gerstenkorn, auch Hordeolum genannt, ist eine akute eitrige Entzündung von Drüsen am Rand des Augenlids (⊙ Abb. 4.2). Tritt das Gerstenkorn einmalig auf und ist das Auge nicht stark in Mitleidenschaft gezogen, so können Sie bei leichten Beschwerden eine **trockene Wärmeanwendung** z. B. in Form von Rotlicht empfehlen, um den Abszess schneller reifen zu lassen. Sind die Schmerzen stärker und das Gerstenkorn schon dick, so werden Sie zu einer desinfizierenden Augensalbe mit dem Wirkstoff **Bibrocathol** (Posiformin® Augensalbe) greifen, damit die Entzündung zurückgeht. Zur **Prophylaxe** können Sie eine Augensalbe mit neutralem Wirkstoff auf Basis von Vaseline empfehlen, z. B. Dexpanthenol (Bepanthen® Augensalbe), die den Lidrand geschmeidig hält.

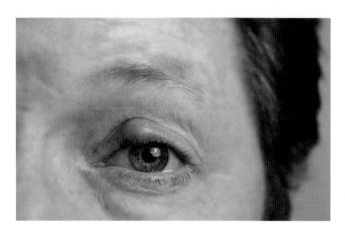

○ Abb.4.2 Gerstenkorn

Literatur
Lennecke et al. Selbstmedikation für die Kitteltasche

4.5　Ein Glaukompatient kommt in die Apotheke und klagt über brennende Augen: Was kann die Ursache dafür sein?

Stichworte
- Lokale Sympathomimetika: Nebenwirkung Augenbrennen
- Empfehlung: Wechsel des Präparats

Antwort
Das Glaukom entsteht durch einen erhöhten Augeninnendruck. Die auch als grüner Star bezeichnete Erkrankung führt unbehandelt zu einer Schädigung des Sehnervs mit Gesichtsfeldausfällen.

Ein Glaukom wird in der Regel primär medikamentös behandelt, es gibt auch chirurgische Maßnahmen. Ziel ist, den Druck des Kammerwassers zwischen Iris und Hornhaut zu normalisieren.

Sie fragen den Patienten, welche Augentropfen er verwendet. Vor allem **lokale Sympathomimetika** weisen **Augenbrennen als Nebenwirkung** auf: Clonidin (Clonid-Ophtal®) wirkt als α_2-Agonist und senkt die Kammerwasserproduktion. Apraclonidin (Iopidine®) und Brimonidin (Alphagan®) sind Clonidinanaloga. Auch der Carboanhydrasehemmer Dorzolamid (Trusopt®) kann Augenbrennen verursachen.

β-Rezeptorenblocker wie Timolol (Tim-ophthal®) oder Levobunolol (Vistagan®) können zu lokalen Reizungen am Auge führen.

In diesem Fall raten Sie Ihrem Kunden, den Augenarzt zu konsultieren und mit ihm einen **Wechsel des Präparats** zu besprechen. Sie können zur sofortigen Linderung der Beschwerden Bepanthen® Augensalbe empfehlen.

Literatur
Mutschler et al. Arzneimittelwirkungen
Mutschler et al. Pharmakologie kompakt
Rote Liste®

5 Benigne Prostatahyperplasie

5.1 Was versteht man unter einer benignen Prostatahyperplasie?

Stichworte
- Gutartige Vergrößerung der Prostata
- Stadium I: Phytotherapeutika
- Stadium II: α-Rezeptorenblocker, 5α-Reduktasehemmer
- Stadium III: Katheterisierung, dann evtl. Operation

Antwort
Im höheren Alter von Männern, meist über 65 Jahren, kommt es zu einer **gutartigen Vergrößerung der Prostata.** Beschwerden können sein: abgeschwächter Urinstrahl, häufiges Wasserlassen, in späterem Stadium Restharnbildung verbunden mit häufigen bakteriellen Infekten. Man unterscheidet zwischen obstruktiven und irritativen Symptomen. Zur Differentialdiagnose zwischen BPH und Prostatakrebs wird oft auch der Parameter PSA (Prostata-spezifisches Antigen) mit herangezogen.

Stadium I: Reizstadium ohne Restharnbildung. Die aktuellen Leitlinien raten zu kontrolliertem Zuwarten, wenn kein oder kaum Leidensdruck empfunden wird. Die Datenlage über die pflanzlichen Mittel ist noch nicht sehr umfassend, eine Langzeittherapie kann bei höherem Leidensdruck versucht werden. Zur Behandlung stehen **Phytotherapeutika** wie Kürbissamen (Granufink® Prosta); Phytosterol (Azuprostat® Sandoz); Sägepalme (Prostess® Uno) zur Verfügung.

Stadium II: Restharnstadium. Verstärkung der Beschwerden, Restharnbildung. Medikamentöse Behandlung mit **α-Rezeptorenblockern,** die die Muskulatur am Blasenhals und in der Prostata entspannen und so das Wasserlassen erleichtern, z. B. Doxazosin (Diblocin® PP, Doxazosin Stada® 4 mg), Tamsulosin (Alna® Ocas 0,4 mg), Alfuzosin (Uroxatral®), Terazosin (Flotrin®, Heitrin®). Ein Vorteil dieser Wirkstoffgruppe ist der schnelle Wirkungseintritt nach ein paar Tagen. **5α-Reduktasehemmer** wie Finasterid (Proscar®), Dutasterid (Avodart®) hemmen den Einfluss von Testosteron auf die Prostata und verkleinern sie so. Beide Wirkstoffgruppen kombiniert können der Monotherapie überlegen sein (Duodart®).

Stadium III: Dekompensationsstadium. Die Beschwerden werden so stark, dass der obere Harntrakt gestaut wird, es kann kaum mehr Urin abfließen. Es wird ein **Katheter** gelegt, dann wird entschieden, ob medikamentös oder operativ therapiert wird.

Literatur

Arbeitsgemeinschaft der Wissenschaftlichen Medizinischen Fachgesellschaften e. V. www.awmf.org
 (Leitlinie Urologie, Therapie der benignen Prostatahyperplasie)
Hendschler. TOP 60 Arzneistoffe Rx
Mutschler et al. Pharmakologie kompakt
Pschyrembel. Therapeutisches Wörterbuch
Rote Liste®
Schäfer. Allgemeinpharmazie

5.2 Ein älterer Mann bekommt von seinem Arzt die folgenden Medikamente verordnet. Welche Beschwerden hat der Patient? Welche Behandlungsmöglichkeiten gibt es?

Stichworte

- Harninkontinenz
- Bakterieller Harnwegsinfekt
- Postoperative Blasenatonie

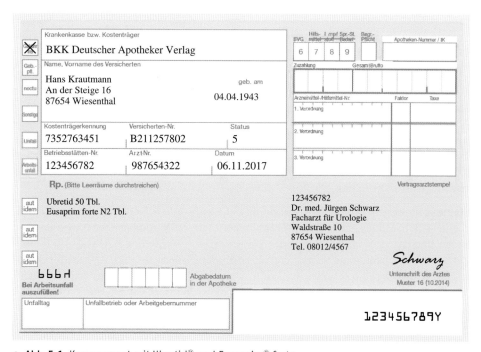

o Abb. 5.1 Kassenrezept mit Ubretid® und Eusaprim® forte

Antwort

Die Medikation deutet darauf hin, dass eine **Harninkontinenz** vorliegt, die mit dem indirekten Parasympathomimetikum Distigminbromid (Ubretid®) behandelt wird. Weiterhin liegt ein **bakterieller Harnwegsinfekt** vor, gegen den Cotrimoxazol (Eusaprim® forte) verordnet wurde. Es könnte sich auch um eine Prostatitis handeln, die ebenfalls mit Cotrimoxazol behandelt wird. Die Leitlinie „Harnwegsinfekt" ist 2017 in Überarbeitung, aber die Empfehlungen deuten eher auf Fosfomycin für Frauen bzw. Nitrofurantoin für Männer hin, das ja schon jetzt bei unkomplizierten Harnwegsinfekten als Mittel der Wahl eingesetzt wird. Cotrimoxazol ist möglich, eventuell wurden in der Vergangenheit bei dem Patienten schon andere Antibiotika erfolglos eingesetzt.

Fazit: Ihr Patient könnte aufgrund einer Operation seiner Prostatahyperplasie eine **postoperative Blasenatonie** entwickelt haben, dagegen erhält er Ubretid®. Durch die postoperative Dauerkatheterisierung über einige Tage entwickelte sich eine bakterielle Infektion im Bereich der ableitenden Harnwege, die mit Cotrimoxazol behandelt wird.

Literatur

Arbeitsgemeinschaft der Wissenschaftlichen Medizinischen Fachgesellschaften e. V. www.awmf.org
    (Leitlinie Harnweginfekt in Überarbeitung)
Pschyrembel. Therapeutisches Wörterbuch
Rote Liste®
Schäfer. Allgemeinpharmazie

5

6 Betriebswirtschaft

6.1 Welche Steuerarten gibt es? *

Stichworte

- Wirtschaftliche Einteilung: Verkehrsteuer, Ertragsteuer, Verbrauchsteuer
- Einteilung nach Hoheitsträger: Bundessteuer, Landessteuer, Gemeindesteuer, Kirchensteuer

Antwort

Steuern sind öffentliche Abgaben, die von Bund, Ländern, Gemeinden oder Kirchenbehörden erhoben werden, um Einnahmen zur Erfüllung ihrer Aufgaben zu erzielen. Steuern lassen sich nach unterschiedlichen Gesichtspunkten einteilen.

Einteilung nach wirtschaftlichen Gesichtspunkten:

- Verkehrsteuer, z. B. Mehrwertsteuer, Versicherungssteuer,
- Ertragsteuer, z. B. Einkommensteuer, Lohnsteuer,
- Verbrauchsteuer, z. B. Mineralölsteuer, Branntweinsteuer,
- Zölle, z. B. Einfuhrzölle.

Eine andere **Einteilung** richtet sich **nach den Hoheitsträgern,** denen die Steuern zufließen:

- Bundessteuern,
- Landessteuern,
- Gemeindesteuern,
- Kirchensteuern.

Literatur

Wikipedia. https://de.wikipedia.org/wiki/Steuer

6.2   Um welche Steuer handelt es sich bei der Mehrwertsteuer?

Stichworte
- Verkehrsteuer
- Steuersatz 19 %, ermäßigt 7 %
- Vorsteuer

Antwort
Die Mehrwertsteuer ist eine **Verkehrsteuer**. Sie besteuert den Wirtschaftsverkehr im Inland, d. h. den Austausch von Leistungen, die im Inland erbracht werden. Dazu gehören sowohl Warenlieferungen als auch alle sonstigen Leistungen, die gegen Entgelt ausgeführt werden. Sie wird prozentual auf den Erlös berechnet, den ein Unternehmer erzielt, und beträgt **19 %**. Ein ermäßigter Steuersatz von 7 % gilt z. B. für Lebensmittel, Zeitschriften oder Bücher. Wegen dieser unterschiedlichen Steuersätze muss auf Rechnungen angegeben sein, welcher Steuersatz gilt.

Die Mehrwertsteuer gilt als durchlaufender Posten: Unternehmen, z. B. Apotheken, können die von ihnen bezahlte Mehrwertsteuer als **Vorsteuer** beim Finanzamt geltend machen. Sie hat also betriebswirtschaftlich keine Auswirkungen. Steuerbelastender Preisbestandteil wird sie erst für den Endverbraucher, den Kunden.

Literatur
Gebler, Kindl. Pharmazie für die Praxis

6.3   Welche Arten von Nachlässen können Apotheken nutzen?   *

Stichworte
- Rabatte: Barrabatt, Naturalrabatt, Großhandelsrabatt
- Zahlungsvorteile: Valuta, Skonto
- Sonstige Vorteile: Proben, Werbematerialien etc.

Antwort
Während früher **Rabatte**, v. a. die Großhandelsrabatte, einen großen Teil des Vorsteuereinkommens der Apotheken ausmachten, ist der Vorteil, den Apotheker heute aus ihnen ziehen können, wesentlich geringer.

Barrabatte sind Rabatte, die im Direktgeschäft von den pharmazeutischen Herstellern gewährt werden. Sie sollten deutlich höher als die Großhandelskonditionen liegen, weil durch die größere Bestellmenge u. U. Nachteile entstehen, wenn nicht alle Ware abgesetzt werden kann.

Naturalrabatte bezeichnen Angebote von Unternehmen, die z. B. 10 + 2 lauten: Bezahle 10 Artikel, geliefert werden 12. Mit Inkrafttreten des Arzneimittelversorgungs-Wirtschaftlichkeitsgesetzes (AVWG) im Jahr 2006 wurden diese Rabatte im apothekenpflichtigen Segment verboten. Sie gelten nur noch bei freiverkäuflichen Arzneimitteln, bei Medizinprodukten und im Nichtarzneimittelbereich.

Großhandelsrabatte spielten früher eine große Rolle bei den Gewinnen der Apotheke. Heute ist die Vergütung des Großhandels auf eine gesetzliche Großhandelsmarge (3,15 % auf den Herstellerpreis) mit einer nicht mehr rabattfähigen Fixkomponente (0,70 €) festgelegt. Rabatte können nur noch in sehr engen Grenzen mit klaren Abnahmeverpflichtungen hinsichtlich Umsatz und Packungsanzahl ausgehandelt werden.

Des Weiteren kann der Apotheker **Zahlungsvorteile** vereinbaren. Valutagewährung bedeutet einen Zahlungsaufschub um einige Wochen bis hin zu einem halben Jahr. Der Vorteil liegt darin, dass die Ware bestenfalls schon abverkauft ist, wenn die Zahlung ansteht. Skonto ist ein Preisnachlass für zeitnahe Bezahlung, z. B. in einem Zeitraum von 1–2 Wochen.

Sonstige Vorteilsgewährungen wie Werbematerialien oder Proben können gut genutzt wertvoller sein als Rabatte. Ist es mit ihrer Hilfe möglich den Absatz anzukurbeln, ist mehr gewonnen, als wenn mit Rabatt eingekaufte Ware im Regal liegen bleibt.

Literatur
Herzog. CheckAp Kennzahlen in der Apotheke

6.4   Was bedeutet Disagio?

Stichworte
▪ Differenz zwischen Nominalbetrag und Rückzahlungsbetrag

Antwort
Disagio bezeichnet die Differenz zwischen dem **Nominalbetrag** (Auszahlungsbetrag) und dem **Rückzahlungsbetrag** eines Darlehens – üblicherweise 5–10 % des Darlehens. Liegt zum Beispiel die Summe, die ein Apotheker als Kreditauszahlung (z. B. 60 000 €) von der Bank erhält, unter der Summe, die er als Rückzahlungsbetrag aufwenden muss (z. B. 65 000 €), handelt es sich um ein Disagio (in diesem Fall von 5000 €). Die auf die komplette Laufzeit berechneten Effektivzinsen werden auf den Rückzahlungsbetrag berechnet, also auf eine Summe, die der Apotheker gar nicht erhalten hat. Die Bank gleicht diesen Nachteil durch eine Senkung der Nominalzinsen aus. Für die Zeit der Zinsfestschreibung profitiert der Apotheker also von einer geringeren monatlichen Belastung als bei einem Darlehen ohne Disagio.

Für Kapitalanleger ist diese Variante interessant, da sie im Unterschied zu Eigennutzern das Disagio in voller Höhe sofort steuerlich geltend machen können.

Literatur
Gebler, Kindl. Pharmazie für die Praxis

6.5   Was versteht man unter Wareneinsatz, Handelsspanne, Rohertrag, Umsatz?   *

Stichworte
▪ Wareneinsatz in % = (Wareneinsatz absolut ÷ Nettoumsatz) × 100 %
▪ Handelsspanne = 100 % – prozentualer Wareneinsatz
▪ Rohertrag = Handelsspanne – sonstige umsatz- und auftragsabhängige Kosten
▪ Umsatz = Summe des Verkaufswerts der verkauften Waren

Antwort

Diese betriebswirtschaftlichen Kennzahlen werden jeweils auf ein Geschäftsjahr bezogen. Der **Wareneinsatz** bezeichnet den Warenbestand am Anfang des Geschäftsjahres addiert um die Einkaufssumme im laufenden Jahr minus Warenbestand am Jahresende. Gültig ist die effektive Einkaufssumme, d. h. Rabatte werden abgezogen, sonstige Nebenkosten der Beschaffung dazu addiert. Dieser absolute Wareneinsatz geteilt durch den Nettoumsatz mal 100 % ergibt den Wareneinsatz in %.

Die **Handelsspanne**, auch Bruttoaufschlag oder Verkaufsspanne genannt, errechnet sich wiederum aus 100 % minus prozentualem Wareneinsatz. Sie bildet das Entgelt für die vom Handel erbrachten Leistungen. Sie soll die Kosten decken und das Erwirtschaften eines angemessenen Gewinns ermöglichen. Die Handelsspanne der Apotheken sinkt seit einigen Jahren kontinuierlich, sie beträgt im Augenblick durchschnittlich nur noch etwa 22 % des Umsatzes.

Der **Rohertrag**, auch Rohgewinn genannt, berechnet sich aus der Handelsspanne sowie sonstigen umsatz- und auftragsabhängigen Kosten. Ob dieser Gewinn tatsächlich der Apotheke zufließen wird, ist nicht zu garantieren, da verdorbene oder aus anderen Gründen unverkäufliche Ware hier nicht berücksichtigt wird. Vereinfacht betrachtet ergibt sich folgender Zusammenhang: Ein niedriger Wareneinsatz bedeutet eine hohe Handelsspanne und einen hohen Rohertrag, d. h. bei gleichen Kosten höhere Gewinne – und umgekehrt.

Als **Umsatz** wird die Summe der in einem bestimmten Zeitraum verkauften Waren bezeichnet. In Apothekenverkaufsinseraten wird mit der Abkürzung NU der Nettoumsatz der angebotenen Apotheke angegeben. Beim Nettoumsatz ist im Gegensatz zum Bruttoumsatz die Mehrwertsteuer abgezogen und eventuelle Erlösminderungen wie z. B. Rabatte auf Freiwahlartikel berücksichtigt. Die typische Apotheke hat einen Nettoumsatz von etwas über 1,2 Millionen Euro. Werden alle Apotheken, also auch die außergewöhnlich umsatzstarken, großen Apotheken eingerechnet, ergibt sich für die Durchschnittsapotheke ein Nettoumsatz von etwa 2 Millionen Euro.

Literatur

Gebler, Kindl. Pharmazie für die Praxis
Herzog. CheckAp Kennzahlen in der Apotheke

6

7 Blasenstörungen

7.1 Ein Kunde fragt nach der folgenden Teemischung: Wogegen wird sie angewendet? *

Birkenblätter, Orthosiphonblätter, Mateblätter, Schachtelhalmkraut, Bärentraubenblätter

Stichworte
■ Blasen- und Nierentee
■ Harntreibende Wirkung, Harndesinfiziens

Antwort
Alle Teedrogen außer den Mateblättern haben eine Monographie im Europäischen Arzneibuch.

Birkenblätter, Betulae folium: Die Droge hat eine harntreibende Wirkung und besitzt eine HMPC-Monographie als traditionelles pflanzliches Arzneimittel sowie eine Positivmonographie der ESCOP (European Scientific Cooperative on Phytotherapy).

Orthosiphonblätter, Orthosiphonis folium: Die Droge wird ebenfalls zur Durchspülungstherapie verwendet, hat aber neben dem aquaretischen Effekt noch eine NaCl-ausscheidende Wirkung. Orthosiphonblätter wurden vom HMPC als traditionelles Arzneimittel eingestuft, sie besitzen eine Positivmonographie der Kommission E und der ESCOP.

Mateblätter, Mate folium: Mate ist in dieser Teemischung als Geschmacksverbesserer eingesetzt. Mate besitzt darüber hinaus eine, von der Kommission E positiv monographierte, anregende Wirkung, außerdem enthält es Coffein, das harntreibend wirken kann. Beide Wirkungen sind auch vom HMPC in einer Monographie aufgeführt.

Schachtelhalmkraut, Equiseti herba: Als Tee wirkt Schachtelhalm aquaretisch, er dient laut HMPC, der Kommission E und der ESCOP zur Durchspülungstherapie.

Bärentraubenblätter, Uvae ursi folium: Bärentraubenblätter wirken als **Harndesinfiziens** bei leichteren entzündlichen Erkrankungen der ableitenden Harnwege und der Blase. Einen optimalen Arbutingehalt bei wenig Gerbstoffgehalt erzielt Ihr Kunde bei Zubereitung eines Kaltaufgusses (anschließend Aufguss aufkochen!). Geben Sie unter

Umständen die Bärentraubenblätter getrennt ab und erklären Sie die unterschiedliche Zubereitungsweise. Der Einsatz zur Behandlung von Symptomen wiederkehrender Blasenentzündungen findet sich in Monographien vom HMPC, der ESCOP und der Kommission E.

Die Teerezeptur ist für die unterstützende Behandlung bei leichten Blasenentzündungen gedacht. Ein solcher **Blasen- und Nierentee** hat eine **harntreibende Wirkung,** damit Keime ausgeschwemmt werden oder erst gar nicht aufsteigen können.

Literatur
Blaschek. Wichtl Teedrogen und Phytopharmaka
Europäisches Arzneibuch.
Lennecke et al. Selbstmedikation für die Kitteltasche

7.2 Welche Formen der Harninkontinenz gibt es? Wie können diese behandelt werden?

Stichworte
- Belastungsinkontinenz, Dranginkontinenz, Reflexinkontinenz, Überlaufinkontinenz
- Beckenbodentraining
- Cholinesteraseblocker
- Parasympatholytika
- Miktionsprotokoll

Antwort
Harninkontinenz ist jeder unwillkürliche Abgang von Urin. Es gibt unterschiedliche Formen der Harninkontinenz, wobei auch Mischformen vorliegen können:

Belastungsinkontinenz liegt vor, wenn der Beckenboden seine stabilisierende Funktion nicht mehr ganz erfüllen kann. Beim Niesen, schwerem Tragen oder Husten kann es durch den Druckanstieg im Bauchraum zu Urinabgang kommen. Bei Männern kann es auch nach Prostataoperationen zu einer Belastungsinkontinenz kommen, wenn die Muskulatur im Bereich der Harnröhre in Mitleidenschaft gezogen wurde.

Dranginkontinenz entsteht durch eine Überaktivität der Blasenmuskulatur, z. B. infolge von Infektionen, Blasensteinen oder psychischer Anspannung. Es entsteht ein starker Harndrang mit Abgang von Urin, auch dann, wenn die Blase nur wenig gefüllt ist.

Eine **Reflexinkontinenz** ist neurogen bedingt, es liegt eine gestörte spinale Reflexaktivität vor, z. B. bei Querschnittslähmungen.

Von **Überlaufinkontinenz** spricht man bei Behinderungen der Blasenentleerung, z. B. bei Überdehnung der Blasenwand.

Behandelt wird eine Harninkontinenz in Abhängigkeit vom Leidensdruck des Patienten. Nichtmedikamentöse Therapiemaßnahmen stehen im Vordergrund: Physiotherapie, operative Therapie oder/und Psychotherapie werden angewandt. Die Versorgung mit entsprechenden Inkontinenzeinlagen erleichtert die Teilnahme am Leben. Medikamente, die eingesetzt werden können, sind unter anderem Cholinesteraseblocker, Noradrenalin-Serotonin-Wiederaufnahmehemmer und Parasympatholytika.

7

Beckenbodentraining unter physiotherapeutischer Anleitung hilft bei Belastungsinkontinenz. Medikamentös kann die Behandlung der Belastungsinkontinenz durch **Cholinesteraseblocker** wie Distigminbromid (Ubretid®) unterstützt werden. Neu ist der kombinierte Serotonin- und Noradrenalin-Reuptake-Hemmer Duloxetin (Yentreve®) zur Therapie der Belastungsinkontinenz.

Liegt eine Blaseninfektion vor, z. B. bei Dranginkontinenz, so wird mit Antibiotika therapiert (▸ Frage 7.5). Anticholinergika, auch **Parasympatholytika** genannt, wirken spasmolytisch auf die glatte Muskulatur der Blase: Oxybutynin (Dridase®), Trospiumchlorid (Spasmex®), Propiverin (Mictonorm®), Flavoxat (Spasuret®) und Tolterodin (Detrusitol®).

Parasympatholytika, die bei Dranginkontinenz verabreicht werden, können eine Belastungsinkontinenz verstärken.

In der Beratung in der Apotheke ist es wichtig, das Ausmaß der Inkontinenz zu erfragen, d. h. ist es ein Harntröpfeln, wie viel und wann geht Urin ab, sind Unterbauchschmerzen vorhanden, liegt ein Harnwegsinfekt vor? Ein **Miktionsprotokoll** ist wichtig, um die Menge und Größe der Inkontinenzvorlagen abschätzen zu können, die benötigt werden.

Literatur

Arbeitsgemeinschaft der Wissenschaftlichen Medizinischen Fachgesellschaften e. V. www.awmf.org
(Leitlinie Harninkontinenz bei geriatrischen Patienten)
Mutschler et al. Arzneimittelwirkungen
Mutschler et al. Pharmakologie kompakt
Pschyrembel. Therapeutisches Wörterbuch
Rote Liste®

7.3   Was raten Sie einer älteren Dame, die unter Inkontinenz leidet, aber nicht zum Arzt möchte?

Stichworte

- Vorlagen
- Absorber
- Stabilisierung des Beckenbodens
- Unterstützende medikamentöse Therapie

Antwort

Sie können in der Apotheke die Art der Inkontinenz nicht sicher abklären. Bedingt durch Schwangerschaften oder Estrogenmangel im Klimakterium kann eine Belastungsinkontinenz vorliegen, bedingt durch psychischen Stress, Infektionen oder einen leichten Schlaganfall kann eine Drang- oder Reflexinkontinenz entstanden sein.

Empfehlen Sie saugfähige, dünne **Vorlagen** gegen leichte Inkontinenz, die die Teilnahme am Leben sehr erleichtern, z. B. Tena® Lady Einlagen. Diese Vorlagen enthalten **Absorber,** die sehr saugfähig sind und eine hohe Rückhaltekapazität für Urin besitzen. Geben Sie, sofern vorhanden, eine Broschüre mit Übungen zur **Stabilisierung des Beckenbodens** mit. Zur **unterstützenden medikamentösen Therapie** für die Blase empfehlen Sie Kürbissamen in verschiedenen Darreichungsformen (in Granufink® Blase Kürbiskern-Kapseln, in Granufink® femina), sie haben eine leicht blasenstärkende Wirkung. Goldrutenkraut (in Solidagoren® mono) wirkt leicht spasmolytisch.

Raten Sie Ihrer Kundin genug zu trinken, um Infektionen der Blase zu vermeiden. Sollte sich die Problematik verstärken, ist ein Arztbesuch notwendig.

Die Versorgung mit Inkontinenzeinlagen bei mittlerer bis schwerer Inkontinenz kann je nach Indikation auch auf Rezept zu Lasten der gesetzlichen Krankenkassen erfolgen.

Um Hilfsmittel zu Lasten der gesetzlichen Krankenkassen beliefern zu können, ist eine Präqualifizierung durch die Apotheke notwendig. Diese stellt sicher, dass die Voraussetzungen zur fachgerechten Belieferung gegeben sind. Wenn die Apotheke oder ein Dachverband einen Hilfsmittelliefervertrag mit der Krankenkasse des Patienten über eine Inkontinenzversorgung abgeschlossen hat, dann kann die monatliche Inkontinenzversorgung auf Kassenrezept abgerechnet werden. Hierzu schließt die Apotheke mit dem Patienten einen Belieferungsvertrag. Der Patient reicht der Apotheke ein Hilfsmittelrezept ein, auf dem z. B. stehen kann „Inkontinenzversorgung für 12 Monate, Diagnose: mittelschwere Inkontinenz."

Der Patient erfährt in einem Beratungserstgespräch alles Wichtige über seine Versorgung. Die optimalen Inkontinenzprodukte und die Handhabung werden besprochen. Die Apotheke beliefert den Patienten monatlich und reicht dafür jeden Monat ein vom Patienten unterschriebenes Rezept über die Inkontinenzversorgung ein. Die Kassen bezahlen eine Monatspauschale, mit der eine ausreichende Versorgung möglich sein soll.

Literatur

ABDA. Hilfsmittelversorgung

Gebler, Kindl. Pharmazie für die Praxis

Lennecke et al. Selbstmedikation für die Kitteltasche

Schäfer. TOP 60 Hilfsmittel und Medizinprodukte

7.4   Eine Mutter möchte ein Rezept für ihren 4-jährigen Sohn einlösen   *

Paracetamol 500 mg Supp.	N1
Cotrimoxazol Tbl.	N1
Echinacin® Liquidum Madaus	100 ml

Stichworte

- Harnwegsinfekt
- Paracetamol: Dosierung, Lebertoxizität
- Cotrimoxazol: Darreichungsform
- Immunstimulation
- Grenzen der Selbstmedikation

Antwort

Während man bei Erwachsenen unkomplizierte Harnwegsinfektionen mit bekannten Beschwerden, die nicht häufig auftreten, in der Selbstmedikation behandeln kann, so ist bei einem Kind der Arztbesuch unabdingbar.

Der Junge hat wahrscheinlich einen schmerzhaften **Harnwegsinfekt**, der antibiotisch behandelt werden soll.

Paracetamol wurde gegen Fieber und Schmerzen verordnet. Die Zäpfchen sind für ein 4-jähriges Kind allerdings zu hoch dosiert. Es müssen Paracetamol 250 mg Suppositorien abgegeben werden. Weisen Sie die Mutter auf die korrekte **Dosierung** hin: Einzeldosis 1 Zäpfchen, Maximaldosis in 24 Stunden 4 Zäpfchen, d. h. max. alle 6 Stunden ein Zäpfchen. Wegen der **Lebertoxizität** sollte diese Dosierung nicht überschritten werden.

Cotrimoxazol ist bei den meisten unkomplizierten Harnwegsinfekten wirksam. Für ein 4-jähriges Kind ist die **Darreichungsform** eines Safts besser geeignet als Tabletten, Dosierung: 2-mal täglich ein Messlöffel Saft (5 ml), z. B. Cotrim K ratiopharm®. Sollten es, nach Rücksprache mit dem Arzt, doch die Tabletten sein, so würde der 4-jährige Junge morgens und abends je ½ Tablette bekommen, z. B. Cotrimstada®.

Zur **Immunstimulation** ist die Gabe des pflanzlichen Mittels Echinacin® Liquidum Madaus sinnvoll. Die Dosierung für Kinder ab 4 Jahren lautet: 3-mal täglich 1,25 ml.

Zusatzhinweise: Weisen Sie die Mutter darauf hin, dass das Kind viel trinken soll, um die Bakterien auszuschwemmen. Ein Blasen- und Nierentee mit aquaretisch wirkenden Teedrogen wie Schachtelhalm, Goldrute, Brennnessel unterstützt die Therapie. Das Antibiotikum muss lange genug gegeben werden, mindestens 5 Tage oder 2 Tage länger als die Beschwerden andauern.

Grenzen der Selbstmedikation: Bei Kindern, Schwangeren, Diabetikern und Männern mit bekannter Prostatahyperplasie ist keine Selbstmedikation möglich. Bei Erwachsenen, die die Beschwerden kennen, kein Blut im Urin und kein Fieber haben, kann eine Selbstmedikation begonnen werden. Die Grenzen sind hier hohes Fieber, Blut im Urin, Dauer über 5 Tage sowie chronisch-rezidivierende Beschwerden.

Therapie von unkomplizierten Harnwegsinfekten in der Selbstmedikation: Aquaretika zur Durchspülungstherapie sind die wichtigste Maßnahme. Goldrutenkraut (z. B. Urol® Flux Brausetabletten) hat sowohl aquaretische wie auch spasmolytische Wirkungen und ist Mittel der Wahl. Die Wahl der Darreichungsform Brausetabletten liefert zusätzlich die zur Durchspülung geforderte Flüssigkeit.

Literatur

Lauer-Taxe

Lennecke et al. Therapie-Profile für die Kitteltasche

Rote Liste®

7.5 ## Sie erhalten ein Rezept über Ciprofloxacin 250 mg, 14 Tabletten, N1, ausgestellt von einem Facharzt für Innere Medizin: Was ist zu bedenken?

Stichworte

- Gyrasehemmer
- Harnwegsinfektion
- Wechselwirkungen: Chelatbildung
- Schwerwiegende Nebenwirkungen: Sehnenruptur
- Rabattverträge: Pharmazeutische Bedenken, Akutversorgung

Antwort

Es handelt sich um ein Kassenrezept eines Facharztes für Innere Medizin über eine Verordnung eines Antibiotikums. Bei dem Wirkstoff Ciprofloxacin handelt es sich chemisch gesehen um ein Fluorchinolon, pharmakologisch gesehen um einen Hemmstoff der DNA-Gyrase, um einen sog. **Gyrasehemmer**. Aufgrund des Wirkungsmechanismus wirkt es bakterizid.

Die Indikation für Ciprofloxacin sind **Infektionen der Harnwege**, aber auch bakterielle Infektionen der Atemwege, des Darmtrakts, der Haut und der Weichteile. Auf Nachfrage von Ihnen äußert der Patient Harnwegsbeschwerden. Es gibt Ciprofloxacin Tabletten in Dosierungen von 100, 250 und 500 mg. Die 250 mg Dosierung in Packungsgrößen von 6, 10 (N1), 12 (N1), 14 (N1), 20 (N2) und 28 Tabletten (N3).

Fragen Sie den Patienten, welche Dosierung und welche Behandlungsdauer der Arzt verordnet hat. Die Dosierung ist üblicherweise 2 × täglich (im Abstand von 12 Stunden) je eine Einnahme, bei der Verordnung von 14 Tabletten ist die Behandlungsdauer wahrscheinlich eine Woche.

Die Einnahme sollte mit einem großen Glas Leitungswasser erfolgen. Es sollte nicht gemeinsam mit Milch oder Milchprodukten oder mineralstoffreichen Getränken (Kalium, Magnesium, Aluminium, Eisen) eingenommen werden, weil der Wirkstoff mit Kationen **Chelatkomplexe** bildet, die nicht resorbiert werden und die antibiotische Wirkung dadurch nicht zustande kommt. Wie bei fast allen Antibiotika kann es unter der Einnahme häufig (1:10 bis 1:100) zu Magen-Darm-Beschwerden als Nebenwirkung kommen. Gelegentlich (1:100 bis 1:1000) auftretende unerwünschte Arzneimittelwirkungen sind u. a. Schmerzen der Skelettmuskulatur (der Extremitäten, des Rückens) und der Gelenke. Sehr selten (mit einer Häufigkeit < 1:10 000) kann es zu der schwerwiegenden Nebenwirkung einer Sehnenentzündung kommen bis hin zur **Sehnenruptur**, meist des Risses der Achillessehne.

Zur Unterstützung der Wirkung sollte der Patient im Laufe des Tages viel trinken, d. h. ca. 2 Liter Flüssigkeit, um die Blase zu spülen. Geeignet sind hierfür z. B. Blasen- und Nierentees.

Bei diesem Rezept sind wahrscheinlich **Rabattverträge** zu beachten. Manche Verträge sehen einen Austausch der verordneten 14 Tabletten durch eine andere, ebenfalls als N1 eingestufte Packung mit 10 oder 12 Tabletten vor. Hier ist nach Rücksprache mit dem Patienten oder dem verschreibenden Arzt Rücksprache zu halten, ob eine Therapie über 5 oder 6 Tage medizinisch ausreichend ist. Wenn eine Therapie über 7 Tage, d. h. die Abgabe von 14 Tabletten erforderlich ist, wird das Rezept mit einer entsprechenden Packung beliefert. Zusätzlich zur Pharmazentralnummer der abgegebenen Packung ist das Sonderkennzeichen „**Pharmazeutische Bedenken**" (6) zu drucken, der Grund für das Abweichen vom Rabattvertrag „Therapie über 7 Tage nach Rücksprache medizinisch erforderlich" auf dem Rezept zu vermerken und die handschriftliche Ergänzung durch ein Namenszeichen zu autorisieren.

Bei der Belieferung von Antibiotika liegt meist eine dringende Indikation vor, so dass im Einzelfall eine **Akutversorgung** geltend gemacht werden kann, wenn der Rabattvertrag nicht erfüllt werden kann.

Literatur

Hendschler. TOP 60 Arzneistoffe Rx

Mutschler et al. Arzneimittelwirkungen

8 Blutgerinnungshemmung

8.1 Welche Möglichkeiten der Blutgerinnungshemmung kennen Sie? *

Stichworte
- Primäre Hämostase: Thrombozytenaggregationshemmer
- Sekundäre Hämostase: Antikoagulanzien

Antwort
Physiologisch läuft die Blutgerinnung in zwei Schritten ab: Sofort nach der Verletzung heften sich Thrombozyten an die Wundränder und erzeugen einen reversiblen Thrombus. Der Vorgang dauert in der Regel 2–3 Minuten und wird als **primäre Hämostase** bezeichnet. Die eigentliche Gerinnung läuft durch Aktivierung der Gerinnungsfaktoren ab und wird gleich nach der Verletzung des Gewebes in Gang gesetzt. Dieser Vorgang wird als **sekundäre Hämostase** bezeichnet und bildet den dauerhaften Wundverschluss.

Thrombozytenaggregationshemmer greifen in die primäre Hämostase ein. Arterielle Thrombosen entstehen aufgrund arteriosklerotischer Veränderungen in den Gefäßen meist durch Plättchenthromben, sodass die Thrombozytenaggregationshemmung eine sinnvolle Prophylaxe darstellt.

Gebräuchlich sind Cyclooxygenasehemmstoffe wie Acetylsalicylsäure (ASS, Aspirin®) in niedriger Dosierung, wobei bedacht werden muss, dass die irreversible Hemmung der Cyclooxygenase auch die Synthese des blutgerinnungshemmenden Prostacyclins beeinflusst.

Irreversible ADP-Hemmstoffe wie Clopidogrel (Plavix®), Prasugrel (Efient®) oder Ticlopidin (Tiklyd®) werden meist bei Unverträglichkeiten gegen ASS eingesetzt. Hier wird die Vernetzung der Thrombozyten, die durch ADP vermittelt wird, verhindert. Diese Stoffe liegen als Prodrugs vor, die im Körper zum aktiven Metaboliten umgewandelt werden müssen. Im Gegensatz dazu ist Ticagrelor (Brilique®) ein reversibler ADP-Hemmstoff.

Ein neues Wirkprinzip wurde mit den Glykoprotein-IIb/IIIa-Antagonisten entwickelt, die die Thrombozytenaggregation unabhängig vom Auslöser hemmen. Beispiele sind Abciximab (ReoPro®) ein Fragment eines monoklonalen Antikörpers, Eptifibatid (Integrilin®), ein zyklisches Heptapeptid, und das niedermolekulare Tirofiban (Aggrastat®), die alle i. v. appliziert werden müssen. Die Präparate werden zur Behandlung von Restenosierungen nach Herzkatheterbehandlung eingesetzt.

Dipyridamol (zusammen mit ASS in Aggrenox®) verstärkt die aggregationshemmende Wirkung von Adenosin und Prostaglandin E_2 und hemmt die Phosphodiesterase der Thrombozyten. Es wird meist zusammen mit anderen Antikoagulanzien eingesetzt. Cilostazol (Pletal®), das bei Claudicatio intermittens eingesetzt wird, hat neben der Phosphodiesterasehemmung noch gefäßerweiternde Wirkung.

Antikoagulanzien wie Heparin, Antithrombin III, Hirudine, Cumarine und die neueren Thrombin-/Faktor Xa-Inhibitoren (DOAK/NOAK) wie Dabigatran greifen in die sekundäre Hämostase ein. Sie hemmen Gerinnungsfaktoren, sodass die Gerinnungskaskade nicht mehr vollständig ablaufen kann.

Heparin verhindert als direktes Antikoagulans die Blutgerinnung durch Angriff an verschiedenen Stellen der Gerinnungskaskade, ebenso aktiviert es Antithrombin und verhindert so die Thrombinbildung und Thrombinwirkung. Wegen seines großen Molekulargewichts kann Heparin nur parenteral (i. v., s. c.) appliziert werden. Vorteil ist der sofortige Wirkeintritt.

Neben den Standardheparinen wie Heparin-Calcium ratiopharm® gibt es niedermolekulare Heparine mit längerer Halbwertszeit wie Enoxaparin (Clexane®), Reviparin (Clivarin®) oder Certoparin (Mono-Embolex®). Indikationen für Heparine sind u. a. die prä- und postoperative Thrombose- und Lungenembolieprophylaxe. Fondaparinux (Arixtra®) ist ein synthetisierter Wirkstoff, der vergleichbare Wirkungen wie die niedermolekularen Heparine hat.

Wenn als Nebenwirkung die heparininduzierte Thrombozytopenie (HIT) auftritt, so können Heparinoide verabreicht werden, die eine vergleichbare Wirkung ohne diese Nebenwirkung aufweisen, z. B. Danaparoid-Natrium (Orgaran®). Nachteil ist die intravenöse Gabe, während Heparine subkutan verabreicht werden können.

Bivalirudin (Angiox®), das intravenös gegeben werden muss, wirkt als direkter Thrombinhemmer.

Antithrombin III ist der wichtigste physiologische Inhibitor der Blutgerinnung. Er kann z. B. bei erblich bedingtem Mangel oder bei Hämodialyse substituiert werden. Handelspräparate sind AT III NF 500/1000, Atenativ® Antithrombin 500.

Die Cumarine Phenprocoumon (Marcumar®) und Warfarin (Coumadin®) sind Vitamin-K-Antagonisten und hemmen indirekt die Synthese von Gerinnungsfaktoren, indem sie das dazu notwendige Vitamin K antagonisieren. Sie sind indirekte Antikoagulanzien. Sie eignen sich zur Prophylaxe und Therapie von thromboembolischen Erkrankungen und sind vor allem gut zur Langzeittherapie geeignet.

Als direkte orale Antikoagulanzien (DOAK) wirken der Thrombininhibitor Dabigatranetexilat (Pradaxa®) und die Faktor-Xa-Hemmer Rivaroxaban (Xarelto®), Edoxaban (Lixiana®) und Apixaban (Eliquis®).

Literatur

Mutschler et al. Arzneimittelwirkungen
Mutschler et al. Pharmakologie kompakt
Rote Liste®

8.2 Gibt es unterschiedliche Heparine? Wie werden sie angewendet?

Stichworte
- Standardheparine
- Niedermolekulare Heparine
- Heparinoide

Antwort

Standardheparin, auch unfraktioniertes Heparin genannt, differiert sehr in der Zusammensetzung des Molekulargewichts. Es hat eine kurze Halbwertszeit und muss in der Regel 2–3-mal am Tag verabreicht werden. **Niedermolekulare Heparine** sind Heparine mit einem in Grenzen definierten Molekulargewicht. Sie besitzen eine höhere Halbwertszeit, was die einmal tägliche Gabe möglich macht. Sie sind um einiges teurer als Standardheparin (▶ Frage 8.3).

Bei der Anwendung der Heparine besteht weder in der Applikation noch in der Indikation ein Unterschied. Beide Formen werden i. v. oder s. c. appliziert.

Indikationen können sein:

- Prophylaxe von postoperativen Thrombosen als Low-Dose-Heparinisierung,
- Therapie der Thrombose, um ein weiteres Wachstum des Thrombus zu verhindern, als High-Dose-Heparinisierung,
- gesteigerte intravasale Gerinnung, sogenannte Verbrauchskoagulopathie,
- Embolien,
- als Salbenform zum Auftragen auf die Haut gegen Schwellungen und Hämatome.

Heparinoide sind Präparate mit heparinartiger Wirkung. Sie werden verwendet, wenn Heparin kontraindiziert ist, z. B. Danaparoid (Orgaran®) bei Patienten mit heparininduzierter Thrombozytopenie zur Thromboseprophylaxe.

Literatur
Mutschler et al. Arzneimittelwirkungen
Mutschler et al. Pharmakologie kompakt
Rote Liste®

8.3 Ihr Kunde bekommt Clexane® 40 mg verordnet. Welche Anwendungshinweise geben Sie ihm?

Stichworte
- Niedermolekulares Heparin
- Applikationstechnik: subkutane Injektion
- Hämatome
- Nebenwirkungen
- Kontraindikationen
- Wechselwirkungen

Antwort

Enoxaparin-Natrium (Clexane®) ist ein **niedermolekulares Heparin**, das meist zur Thromboseprophylaxe gegeben wird (▸ Frage 8.2).

Applikationstechnik: Das Präparat wird **subkutan** gespritzt. Applikationsorte sind der Bauch vorne seitlich oder die Außenseiten der Oberschenkel. Wichtig ist, die Applikationsstelle jedes Mal zu wechseln. Der Patient sollte möglichst liegen. Dann nimmt er sich eine Hautfalte zwischen zwei Finger, hebt sie leicht an und sticht senkrecht zur Körperachse ein. Während der Applikation wird die Hautfalte nicht losgelassen. Sind vor dem Einstich Tropfen an der Nadel zu sehen, so sollen diese abgeschüttelt werden, da es sonst zu unschönen **Hämatomen** um die Einstichstelle herum kommen kann. Die Spritzen sind mit einem Sicherheitssystem ausgerüstet, das nach dem Durchdrücken des Stempels ausgelöst wird. Die Nadel ist nach der Injektion so umhüllt, dass keine Verletzungsgefahr mehr besteht.

Als **Nebenwirkungen** sind vorübergehende Thrombozytopenien, Haut- und Schleimhautblutungen und allergische Reaktionen zu nennen.

Kontraindikationen sind Magen-Darm-Ulcera, Blutungsneigungen sowie schwere Leber-, Nieren- und Pankreaserkrankungen.

Wechselwirkungen: Weisen Sie Ihren Patienten darauf hin, dass er während der Behandlung mit Clexane® auf ASS als Schmerzmittel verzichten sollte. Auch orale Antihistaminika (Heuschnupfenmittel) sind während der Therapie mit Clexane® für ihn nicht geeignet, da eine Abschwächung der Heparinwirkung möglich ist.

Wenn Sie Ihrem Kunden noch eine Packung Alkoholtupfer empfehlen, um vor dem Einstich die Injektionsstelle zu desinfizieren, fühlt er sich sicher gut beraten.

Literatur

Framm et al. Arzneimittelprofile für die Kitteltasche
Rote Liste®

8.4 Wie wird Ginkgo-Extrakt angewendet?

Stichworte

- Trockenextrakt
- Durchblutungsfördernde Wirkung

Antwort

Ginkgoblätter-Trockenextrakt (Tebonin®) hat eine **durchblutungsfördernde Wirkung** vor allem im Bereich der Mikrozirkulation. Der Extrakt ist zugelassen

- bei Hirnleistungsstörungen und Gedächtnisverlust als Antidementivum bzw. Nootropikum,
- bei peripherer arterieller Verschlusskrankheit zur Verlängerung der Gehstrecke,
- bei Tinnitus und Vertigo als durchblutungsförderndes Mittel.

Es ist zu beachten, dass Interaktionen mit gerinnungshemmenden Medikamenten möglich sind.

Literatur
Lennecke et al. Selbstmedikation für die Kitteltasche
Lennecke et al. Therapie-Profile für die Kitteltasche
Mutschler et al. Arzneimittelwirkungen

9 Depressive Verstimmung

9.1 Welche Wechselwirkungen sind bei einer Therapie mit Johanniskraut zu erwarten? *

Stichworte
- Abgeschwächte Wirkung: Antikoagulanzien
- Gesenkte Plasmaspiegel: Digoxin, Antidepressiva, Theophyllin, Proteaseinhibitoren
- Zwischenblutungen: Kontrazeptiva
- Verstärkte serotonerge Wirkung: Nefazodon, Paroxetin, Sertralin

Antwort
Johanniskraut wird bei leichten bis mittelgradigen Depressionen und depressiven Verstimmungen, Nervosität und Angst eingesetzt. Bei mittelgradigen Depressionen ist Johanniskraut rezeptpflichtig. Es interagiert als Induktor von CYP 3A4 und P-Glykoprotein mit vielen Arzneistoffen:

- Es kann die **Wirkung** der Antikoagulanzien vom Cumarintyp (Phenprocoumon, Warfarin) und von Ciclosporin **abschwächen.**
- Die **Plasmaspiegel** von Digoxin, von Antidepressiva wie Amitriptylin, Nortriptylin, von Theophyllin können **absinken.** Das gilt auch für Indinavir und andere Proteaseinhibitoren bei der HIV-Behandlung.
- Bei gleichzeitiger Einnahme von Kontrazeptiva kann es zu **Zwischenblutungen** kommen.
- Bei gleichzeitiger Einnahme von Nefazodon, Paroxetin, Sertralin kann es zu einer **Wirkungsverstärkung der serotonergen Wirkungen** kommen, wie z. B. Übelkeit, Erbrechen, Angst.

9

Literatur
Lennecke et al. Therapie-Profile für die Kitteltasche
Mutschler et al. Arzneimittelwirkungen

9.2 Bei welchen Indikationen wird Johanniskraut angewendet? Welche Inhaltsstoffe sind für die Wirkung verantwortlich?

Stichworte

- Indikation: Depressionen
- Hohe Dosierung
- Photosensibilität

Antwort

Indikationen von Johanniskrautpräparaten (z. B. Jarsin®) sind leichte bis mittelgradige **Depressionen** und depressive Verstimmungen, Nervosität und Angst. Depressionen sind keine Erkrankungen, die mit niedrigdosierten Präparaten in der Selbstmedikation behandelt werden können. Die Selbstmedikation ist den leichteren Beschwerden vorbehalten, wie niedergedrückter Stimmung mit ersichtlicher Ursache z. B. der leichten Verstimmung vor der Menstruation.

Es ist noch nicht eindeutig geklärt, welche Inhaltsstoffe für die Wirkung verantwortlich sind. Als wirksame Bestandteile werden neben Hyperforin auch Hypericin, Flavonoide und Biflavone angegeben. Wichtig ist, den Johanniskrautextrakt in **ausreichend hoher Dosierung,** mindestens 900 mg Extrakt/Tag, lange genug einzunehmen. Die Wirkung setzt nach vier Wochen voll ein.

Wichtigste Nebenwirkung ist die mögliche **Photosensibilität** besonders von hellhäutigen Patienten. Dies gilt vor allem bei Überdosierungen.

Als Gegenanzeigen sind zu nennen: bekannte Lichtüberempfindlichkeit der Haut, schwere depressive Störungen, gleichzeitige Gabe von Ciclosporin oder Proteaseinhibitoren bei AIDS.

Literatur

Lennecke et al. Therapie-Profile für die Kitteltasche
Mutschler et al. Arzneimittelwirkungen
Rote Liste®

10 Diabetes mellitus

10.1 Wie kann der Blutzucker gemessen werden? Wie sind die Normalwerte? *

Stichworte
- Colorimetrische Messung
- Messung aus Serum (Blutglucose), Plasma (Plasmaglucose) oder Kapillarblut
- Nüchternblutzucker: < 110 mg/dl bzw. < 126 mg/dl
- Postprandialwert und Gelegenheitsblutzucker: < 160 mg/dl bzw. < 200 mg/dl

Antwort

Die Messung des Blutzuckers erfolgt meist **colorimetrisch** durch Auswertung der GOD-POD-Reaktion (Glucoseoxidase-Peroxidase-Reaktion).

Zu Screeningzwecken wird meist **Kapillarblut** verwendet. In der Diagnostik wird zwischen **Blutglucose** (aus Vollblut, Serum) und **Plasmaglucose** unterschieden. Die Plasmaglucosewerte, die in medizinischen Labors ermittelt werden, liegen etwas höher als die Werte aus Vollblut oder Kapillarblut, die mit Patientengeräten (z. B. Omnitest®, Accu-Check®) bestimmt werden. Die Normalwerte des **Nüchternblutzuckers** liegen z. B. aus Vollblut unter 110 mg/dl (6,1 mmol/l) und aus Plasma unter 126 mg/dl (7,0 mmol/l).

Der **Postprandialwert** ist der Blutzuckerwert, der ca. zwei Stunden nach einer Hauptmahlzeit gemessen wird. Er sollte bei stoffwechselgesunden Menschen unter 160 mg/dl (Blutglucose) bzw. unter 200 mg/dl (Plasmaglucose) liegen. Für den **Gelegenheitsblutzucker**, der zufällig gemessen wird ohne zeitlichen Bezug zu Mahlzeiten, gelten dieselben Grenzwerte wie beim Postprandialwert.

Bei einem Blutzuckerspiegel oberhalb von 160–180 mg/dl wird die Nierenschwelle überschritten und Glucose lässt sich im Urin nachweisen (Glucosurie). Ein positiver Uringlucosetest gibt also einen Hinweis auf einen Blutzuckerspiegel oberhalb dieser Nierenschwelle.

10

Literatur

Gebler, Kindl. Pharmazie für die Praxis

Jaehde et al. Klinische Pharmazie

Lennecke et al. Therapie-Profile für die Kitteltasche

10.2   Was sagt der HbA$_{1C}$-Wert aus?   *

Stichworte
- Glucosyliertes Hämoglobin
- Langzeitblutzucker

Antwort
Hämoglobin wird in einer nicht enzymatischen Reaktion glucosyliert. Die Reaktion ist abhängig von der vorhandenen Menge an Glucose im Blut. Sie ist nicht reversibel, sondern bleibt über die Lebensdauer der Erythrozyten, nämlich 8–12 Wochen, bestehen.

Der HbA$_{1C}$-Wert beschreibt die Menge des **glucosylierten Hämoglobinanteils.** Er gilt als Goldstandard zur Kontrolle der Blutzuckereinstellung, des **Langzeitblutzuckers,** weil er den mittleren Blutglucosewert wiederspiegelt.

Ein HbA$_{1C}$-Wert von 10 entspricht z. B. einem mittleren Blutglucosewert von 230 mg/dl, bedeutet also eine schlechte Blutzuckereinstellung. Ein Wert von 8 entspricht einer mittleren Blutglucose von 170 mg/dl und gilt als tolerabel, ein Wert von unter 6,5 entspricht einer mittleren Blutglucose von 126 mg/dl und gilt als gut.

Der HbA$_{1C}$-Wert wird zur Diagnosestellung genutzt: ab einem Wert von ≥ 6,5 liegt eine Diabetes-Erkrankung vor. Als Zielwert zur Diabeteskontrolle wird nach den Nationalen VersorgungsLeitlinien meist ein Zielkorridor von 6,5–7,5 angestrebt.

Stark schwankende Werte können einen niedrigen HbA$_{1C}$-Wert ergeben und damit eine gute Blutzuckereinstellung vorgaukeln.

Literatur
Deutsche Diabetes Gesellschaft. www.deutsche-diabetes-gesellschaft.de

Leitlinien.de. www.leitlinien.de (VersorgungsLeitlinien/Diabetes/Therapie)

Lennecke et al. Therapie-Profile für die Kitteltasche

10.3   Was ist eine Berechnungseinheit?
Was ist ein glykämischer Index?

Stichworte
- Berechnungseinheit
- Blutzuckerwirksame Kohlenhydrate
- Glykämischer Index
- Tagesbedarf an Berechnungseinheiten

Antwort
Eine **Berechnungseinheit** (früher Broteinheit) wurde als Hilfsrecheneinheit zur Abschätzung der blutzuckerwirksamen Kohlenhydrate in der Ernährung eingeführt. Eine Berechnungseinheit entspricht 10–12 g **blutzuckerwirksamen Kohlenhydraten** aus der Nahrung, also ungefähr der Menge aus einer Scheibe Brot. Die Einschätzung ist wichtig für die Anpassung der Insulindosis im Rahmen einer Basis-Bolus-Therapie.

Kohlenhydrate aus der Nahrung gehen – je nach Zusammensetzung des Nahrungsmittels – unterschiedlich schnell ins Blut über, sind also unterschiedlich blutzuckerwirksam. Ein Maß für die Blutzuckerwirksamkeit ist der **glykämische Index.** Setzt man die Blutzuckcrwirksamkeit des freien Traubenzuckers gleich 100, so ist z. B. der glykämische Index für Weißbrot ca. 70, für Nudeln ca. 50, für Äpfel ca. 40 und für Hülsenfrüchte ca. 30. Der **Tagesbedarf an Berechnungseinheiten** ist abhängig vom Energiebedarf des Patienten. Der Energiebedarf setzt sich aus Grundumsatz (1 kcal/kg KG/h) plus Energiebedarf für körperliche Tätigkeit zusammen. Bei einem Körpergewicht von 70 kg und leichter körperlicher Tätigkeit kommt man zu einem Energiebedarf von ca. 2200 kcal/d. Der Kohlenhydratanteil der Nahrung sollte 45–55 % betragen, bei 50 % werden also 1100 kcal aus Kohlenhydraten geliefert. 1 g Kohlenhydrate liefern 4 kcal, also benötigt der Patient 275 g Kohlenhydrate = 23 Berechnungseinheiten.

Literatur

Fink. Ernährung und Diätetik für die Kitteltasche

Kasper. Ernährungsmedizin und Diätetik

10.4 Welche Insuline gibt es? *

Stichworte

- Humaninsulin, Schweineinsulin, Insulinanaloga
- Altinsulin, Normalinsulin, Bolusinsulin
- Insulinanaloga: Insulin lispro, Insulin aspart, Insulin glulisin
- Verzögerungsinsulin, Basalinsulin, Depotinsulin, NPH-Insulin, Isophan-Insulin
- Langzeitinsulin: Insulin glargin, Insulin detemir
- Mischinsulin

Antwort

Insulin ist ein Polypeptid bestehend aus zwei Peptidketten, der A-Kette mit 21 und der B-Kette mit 30 Aminosäuren. Beide Ketten sind über zwei Disufidbrücken miteinander verbunden. Eine orale Therapie ist wegen der Eiweißverdauung wirkungslos. Bislang muss Insulin subkutan injiziert werden; eine inhalative Anwendung (Exubera®) ist wegen geringer Bioverfügbarkeit und stark schwankender Wirkstoffspiegel bei der Anwendung während Atemwegserkrankungen wieder aus dem Handel genommen worden.

Zur Diabetesbehandlung stehen **Humaninsulin**, das früher partialsynthetisch aus **Schweineinsulin**, heute gentechnologisch aus *E.-coli*-Bakterien gewonnen wird, und gentechnologisch abgewandelte Insuline, **Insulinanaloga**, zur Verfügung.

Spritzt man das physiologische Insulinmolekül (**Altinsulin, Normalinsulin, Bolusinsulin**), bilden sich subkutan zunächst Hexamere, aus denen die einzelnen Insulinmoleküle bald resorbiert werden. Der Wirkungseintritt erfolgt nach 10–30 Minuten, das Wirkmaximum liegt bei 1–3 Stunden und die Wirkdauer des Altinsulins bei 5–8 Stunden nach Injektion (Actrapid®, Insuman rapid®). Sie gelten als schnell wirksame Insuline, die zur Neueinstellung von Diabetikern, zur Bestimmung des Insulinbedarfs und zur Bolusgabe bei der intensivierten Insulintherapie Anwendung finden (▶ Frage 10.8). Sie sollen wegen der leicht verzögerten Freisetzung 15–30 Minuten vor den Mahlzeiten gespritzt werden.

Besonders rasch wirken die Insulinanaloga **Insulin lispro** (Humalog®), **Insulin aspart** (Novorapid®) und **Insulin glulisin** (Apidra®). Durch den Austausch einzelner Aminosäuren ist die Bildung von Hexameren im Subkutangewebe erschwert. Die Resorptionsge-

10

schwindigkeiten sind deutlich erhöht, weshalb kein Spritz-Ess-Abstand eingehalten werden muss. Der klinische Zusatznutzen scheint jedoch vernachlässigbar gering.

Um gleichmäßigere Insulinspiegel aufzubauen gibt es **Verzögerungsinsuline (Basalinsuline, Depotinsuline)**. Humaninsulin oder schnellwirksame Insulinanaloga werden dafür mit galenischen Maßnahmen an basische Eiweißkörper gebunden, insbesondere an das neutrale Protamin Hagedorn (sogenannte NPH- oder Isophan-Insuline in Actraphane®, Protaphan®, Insuman® basal). Ihr Wirkeintritt erfolgt erst nach ca. 1 Stunde, dafür liegt ihre Wirkdauer bei 12–24 Stunden (Intermediärinsuline).

Durch andere gentechnologische Veränderungen erhält man **Insulin glargin** (Lantus®) und **Insulin detemir** (Levemir®), die über 24 Stunden gleich bleibende Insulinspiegel aufbauen und dadurch den Basalbedarf decken können (**Langzeitinsuline**).

Mischinsuline enthalten ein Gemisch aus einem rasch wirkenden und einem verzögert wirkenden Insulin (z. B. Actraphane® 30, Insuman® comb 15, 25 oder 50). Verwendet werden können Altinsulin, NPH-Insuline und Insulinanaloga. Die Zahlen geben den Anteil an schnell wirksamem Insulin bzw. das Verhältnis zwischen schnell und langsam wirksamem Insulin an.

Literatur

Fachinformationen

Mutschler et al. Arzneimittelwirkungen

10.5   Welchen Vorteil hat Insulin lispro (Humalog®)? Wie wirkt es?   *

Stichworte

- Insulinarten: Altinsulin und Insulinanalogon
- Spritz-Ess-Abstand

Antwort

Altinsulin bildet nach der Injektion ins Subkutangewebe zunächst Hexamere, aus denen nach und nach Insulin resorbiert wird. Das bewirkt einen leicht verzögerten Wirkungseintritt von 10–30 Minuten nach Injektion. Deshalb muss hier ein Spritz-Ess-Abstand von ca. 15–30 Minuten eingehalten werden (▸ Frage 10.4).

Insulin lispro (Humalog®, Liprolog®) ist ein **Insulinanalogon**. Durch gentechnologische Veränderung des Insulinmoleküls wird die Hexamerenbildung herabgesetzt und die Resorptionsgeschwindigkeit deutlich erhöht. Der Wirkungseintritt liegt bei wenigen Minuten, das Wirkoptimum wird bereits nach 30–45 Minuten erreicht und die Wirkdauer liegt bei 2–3 Stunden. Bei der Behandlung muss kein **Spritz-Ess-Abstand** eingehalten werden.

Die klinische Überlegenheit der kurz wirksamen Analoga gegenüber Normalinsulin ist nach einer Bewertung des Instituts für Qualität und Wirtschaftlichkeit im Gesundheitswesen (IQWiG) jedoch nicht belegt. Entsprechende Arzneimittel bleiben für erwachsene Diabetiker nur dann erstattungsfähig, wenn sie nicht teurer sind als ein vergleichbares Normalinsulin, denn es gibt keinen Zusatznutzen, der einen höheren Preis rechtfertigt. Für Kinder < 18 J. sind Insulinanaloga weiterhin erstattungsfähig.

Literatur

Mutschler et al. Arzneimittelwirkungen

Welchen Vorteil hat Insulin glargin (Lantus®)?

Stichworte
- Insulinanalogon
- Depotinsulin (Basalinsulin, Intermediärinsulin)

Antwort
Insulin glargin (Lantus®, Abasaglar®, Toujeo®) ist ein **Insulinanalogon.** Es wird durch gentechnologische Veränderung des Insulinmoleküls hergestellt. Es entsteht ein lang wirksames Insulinanalogon, das ohne weiteren Zusatz von Retardierungsfaktoren über 24 Stunden wirkt.

Mit dieser Wirkkinetik imitiert es die Basalsekretion des Insulins und kann entsprechend als **Basalinsulin** (Depotinsulin, Intermediärinsulin) vor allem bei **Typ-2-Diabetikern** in Kombination mit oralen Antidiabetika im Rahmen eines sog. BOT-Schemas (basalinsulinunterstützte orale Therapie) eingesetzt werden.

Das Fertigarzneimittel Toujeo® ist nicht bioäquivalent zu den anderen Insulin-glargin-Präparaten. Es enthält 300 IE/ml statt 100 IE/ml wie die anderen Präparate. Entsprechend geringere Mengen an Injektionslösung sind s. c. zu spritzen. Aus den kleineren Flüssigkeitsdepots scheint das Insulin schneller zur Wirkung zu kommen und vor allem aufgrund der kleineren Resorptionsoberfläche langsamer resorbiert zu werden und entsprechend länger zu wirken. Bei regelmäßiger einmal täglicher Anwendung stellt sich nach wenigen Tagen wie bei den anderen auch ein Steady-State-Zustand ein.

Die klinische Überlegenheit der lang wirksamen Insulinanaloga gegenüber NPH-Insulinen ist nach einer Bewertung des Instituts für Qualität und Wirtschaftlichkeit im Gesundheitswesen (IQWiG) jedoch nicht belegt, sodass auch hier eine Einschränkung der Erstattungsfähigkeit vorauszusehen ist.

Literatur
Fachinformationen
Mutschler et al. Arzneimittelwirkungen

Was bedeutet die Zahl 30 bei Insulin Actraphane®?

Stichworte
- Insulinarten: Altinsulin, Depotinsulin, Mischinsulin
- Konventionelle Insulintherapie (CI oder CT)

Antwort
Actraphane® ist ein **Mischinsulin**, eine Mischung aus einem Anteil **Altinsulin,** der schnell und kurz wirkt, und einem Anteil **Depotinsulin** (NPH-Insulin), der über längere Zeit den Insulinspiegel aufrechterhält (▶ Frage 10.4).

Die Zahl steht für den Anteil des Altinsulins in Prozent zum Verzögerungsinsulin. Es enthält 30 % Altinsulin und 70 % Depotinsulin.

Es wird in der **konventionellen Insulintherapie** (CI oder CT) verwendet (▶ Frage 10.8).

10

Literatur

Lennecke et al. Therapie-Profile für die Kitteltasche

Mutschler et al. Arzneimittelwirkungen

10.8   Diabetes mellitus Typ 1: Wie funktioniert eine Insulintherapie? *

Stichworte

- Insulinbedarf: Basalbedarf, Bolusbedarf
- Konventionelle Insulintherapie
- Intensivierte konventionelle Insulintherapie
- Pumpentherapie (CSII)

Antwort

Bei der Behandlung des Diabetes mellitus wird mithilfe der Insulinsubstitution versucht, die physiologischen Verhältnisse nachzuahmen. Dabei muss auf der einen Seite die Basalrate der Insulinausschüttung, der **Basalbedarf**, mithilfe lang wirksamer Insuline, und auf der anderen Seite die mahlzeitenabhängige Insulinsekretion, der **Bolusbedarf**, mithilfe kurz wirksamer Insuline imitiert werden.

Der **Gesamtinsulinbedarf** beträgt zwischen 0,5 und 1,0 IE/kg KG/Tag. Davon sind 40–60 % für den Basalbedarf notwendig (ca. 0,35 IE/kg KG/Tag).

Es sind verschiedene Therapieschemata entwickelt worden.

Bei der **konventionellen Insulintherapie** (CI oder CT) werden in der Regel zwei Insulininjektionen durchgeführt und zwar vor dem Frühstück und vor dem Abendessen. Verwendet werden Mischinsuline, meist im Verhältnis Altinsulin zu Verzögerungsinsulin 30:70. Die Dosisverteilung ist häufig ⅔ der Insulineinheiten morgens und ⅓ abends. Bei unselbstständigen, älteren Diabetikern hat diese Therapie den Vorteil, dass sie einfach ist und keine eigenen Therapie- und Dosisentscheidungen erfordert. Der Nachteil dieses Therapieregimes ist, dass der Diabetiker ein starres Mahlzeitenregime einhalten muss, damit die festgelegten Dosierungen zu seinem Bolusinsulinbedarf passen.

Die **intensivierte konventionelle Insulintherapie** (ICI oder ICT) funktioniert nach dem Basis-Bolus-Konzept. Für den Basalspiegel erfolgen (1 bis) 2 Injektionen (morgens und abends) eines Verzögerungsinsulins mit fester Dosierung. Für den Bolusbedarf werden direkt vor den Mahlzeiten die notwendigen Einheiten eines kurz wirksamen Insulins gespritzt. Die Dosierung erfolgt unter Berücksichtigung des aktuellen Blutzuckerspiegels und dem Kohlenhydratgehalt der geplanten Mahlzeit. 1 IE Insulin senkt den Blutzuckerspiegel um etwa 40 mg/dl. Für den Bolusbedarf werden 1,5–2 IE pro Berechnungseinheit der geplanten Mahlzeit veranschlagt. Vorteil dieser Therapie ist eine flexible Mahlzeitenplanung und die Möglichkeit einer guten individuellen Abstimmung.

Die **Pumpentherapie** wird kontinuierliche subkutane Insulininjektion (CSII) genannt. Externe Insulinpumpen (ca. 100 g schwer) injizieren über einen Kunststoffkatheter Insulin in die vordere Bauchwand. Zur Bolusinjektion stellt der Patient abhängig vom aktuellen Blutzucker und dem Kohlenhydratgehalt der geplanten Mahlzeit die entsprechende Bolusdosis ein. Der Vorteil dieser Therapie ist eine optimale Nachahmung der physiologischen Insulinsekretion und eine schnelle Korrekturmöglichkeit bei abweichenden Blutzuckerwerten.

Literatur

Lennecke et al. Therapie-Profile für die Kitteltasche

Mutschler et al. Arzneimittelwirkungen

10.9 Eine insulinpflichtige Diabetikerin bekommt erstmalig einen Insulin-Pen verschrieben. Welche Hinweise zur Handhabung geben Sie ihr? *

Stichworte

- Beladen
- Pen-Nadel aufsetzen
- Homogenisieren
- Einstellen der Insulindosis
- Injektion

Antwort

Ein Insulin-Pen ist ein Hilfsmittel zur Insulininjektion, in dem das Insulin in Form einer Patrone in einen Pen analog einer Tintenpatrone in einen Füllfederhalter eingelegt ist.

Es gibt zahlreiche Pen-Modelle, die sich jeweils in der Handhabung und Bedienung unterscheiden. Vor dem ersten Gebrauch sollte sich der Patient mit der Handhabung des Pens vertraut machen.

Zum **Beladen** wird der Pen aufgeschraubt und die Insulinpatrone eingelegt. Dieser Schritt entfällt bei sogenannten Fertig-Pens, bei denen die Insulinpatrone nicht gewechselt werden kann. Auf die Spitze des Pens wird eine geeignete **Pen-Nadel aufgeschraubt** bzw. aufgesteckt. Die Nadeln müssen auf den Pen-Typ abgestimmt sein. Vor jeder Injektion sollte die Nadel gewechselt werden. Zum **Homogenisieren** von Insulinsuspensionen ist der Pen vor jedem Gebrauch 15–20-mal zu kippen. Das **Einstellen der Insulindosis** erfolgt durch schrittweises Drehen des Dosierknopfs bzw. der oberen Pen-Hülse, wobei jeder Drehschritt hörbar und sichtbar mitverfolgt werden kann. Wurde versehentlich eine zu hohe Insulindosis eingestellt, muss bei einigen Gerätetypen diese Insulindosis verworfen werden.

Die **Injektion** erfolgt nach einem Einstich in das Unterhautfettgewebe durch Drücken des Auslöseknopfs. Die Nadel muss bei allen Pen-Modellen noch 5–10 Sekunden in der Subkutis verbleiben, weil die Arzneimittelabgabe aus dem Pen verzögert erfolgt.

Eine Insulinpatrone enthält 300 Einheiten Insulin (Ausnahme: eine Patrone Toujeo® 300 IE/ml enthält 450 Einheiten), das entspricht einem Bedarf von ca. ein bis zwei Wochen. Der in Verwendung befindliche Pen wird bei Raumtemperatur aufbewahrt und ist bis zu sechs Wochen verwendbar. Vorratspatronen sind bis zur Verwendung im Kühlschrank zu lagern.

Bei der Anwendung verschiedener Insuline sind jeweils getrennte Pens am besten in unterschiedlicher Farbe zu verwenden, um eine Verwechslung auszuschließen.

Die meisten Insulin-Pens sehen tatsächlich wie ein Füllfederhalter aus. Eine Ausnahme ist das InnoLet® System der Firma Novo Nordisc (● Abb. 10.1, Buchstabe B). Hier erfolgt das Einstellen der zu spritzenden Insulineinheiten nicht an einem kleinen Rädchen wie bei anderen, sondern an einem großen Rad mit einem Durchmesser von ca. 10 cm, das

10

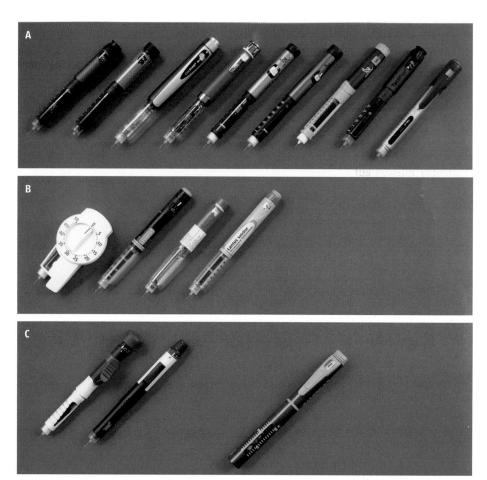

○ **Abb. 10.1** Nicht motorbetriebene Insulinpens (Auswahl). **A** Wiederbefüllbare Pens ohne Federmechanik: BerliPen® aero 2, BerliPen® Junior, ClikSTAR®, HumaPen® Luxura, NovoPen® 4/5, NovoPen Echo®, NovoPen Junior (a. H.), JuniorStar®/TactiPen®, Ypsopen®, **B** Einmalpens: InnoLet®, Flexpen®, KwikPen, SoloStar®, **C** halb- und vollautomatische Pens: Autopen®, Berli-Pen® 302, Diapen® 3.2

aussieht wie ein Kurzzeitwecker. Dadurch ist dieses System besonders geeignet für Menschen, die in ihrer Fingerfertigkeit und Sehkraft eingeschränkt sind.

Eine Übersicht über verschiedene Insulin-Pens bietet ○ Abb. 10.1. Eine Übersicht über Pens und ihr Zubehör liefert ein Übersichtsposter des DeutschenApothekenPortals. Bei präparatebedingten Fragen der Patienten gibt die Fachinformation oder die Packungsbeilage gezielte Antworten. Zu fast allen Applikationssystemen gibt es ein YouTube-Video.

Literatur

DeutschesApothekenPortal. www.deutschesapothekenportal.de

Fachinformationen

Kircher. Arzneiformen richtig anwenden

10.10 Was ist bei der Insulintherapie auf Fernreisen zu beachten?   *

Stichworte
- Ausreichende Bevorratung mit Arznei- und Hilfsmitteln
- Lagerung des Insulins
- Ärztliches Diabetikerattest für die Flugsicherheit
- Zeitverschiebung

Antwort
Diabetiker müssen auf eine **ausreichende Bevorratung** mit allen notwendigen Gegenständen achten. Für die Selbstkontrolle benötigen sie ihr Blutzuckertestgerät, evtl. Ersatzbatterien, Blutzuckerteststreifen, Lanzetten und ihr Diabetikertagebuch. Für die Therapie ausreichend Insulin, entsprechende Anzahl an Spritzen und Kanülen, bei der Verwendung eines Pens, Ersatzspritzen (100 U-Spritzen) und Kanülen. Für die Ernährung benötigen sie für lange Flüge Notproviant mit komplexen Kohlenhydraten. Für Notfallsituationen Traubenzucker, Glucagonspritze, Diabetikerausweis und einen Sprachführer.

Lagerung des Insulins: Im Flugzeug darf das Insulin nicht in den Frachtraum, weil es bei niedrigen Temperaturen ($<2\,°C$) denaturiert würde, es muss ins Handgepäck. Es sollte zur Vermeidung von zu hohen Temperaturen in einer Kühltasche aufbewahrt werden. Im Winterurlaub wird Insulin am Körper getragen, um es vor Frost zu schützen. Auch für die Blutzuckermessung sind konstante Temperaturen notwendig, optimal sind $20\,°C$.

Die verschärften Sicherheitsbedingungen im Flugverkehr haben dazu geführt, dass Spritzen und Lanzetten als potenzielles Risiko für die anderen Fluggäste gelten. Wenn Spritzen im Handgepäck befördert werden (z. B. Glucagon-Notfallset), muss der Patient ein **schriftliches Attest eines Arztes** bei sich tragen.

Bei Langstreckenflügen muss die **Zeitverschiebung** im Therapieplan berücksichtigt werden. Die Insulinmenge wird je nach Blutzuckerselbstkontrolle angepasst. Meist wird mit Altinsulin korrigiert.

Bei langen Autofahrten sollten häufige Pausen, häufiges Blutzuckermessen und häufige kohlenhydrathaltige Zwischenmahlzeiten eingeplant werden, um Hypoglykämien zu vermeiden.

Literatur
Diabetes-World. www.diabetes-world.net
Jaehde et al. Klinische Pharmazie

10

10.11 Bewerten Sie das folgende Rezept *

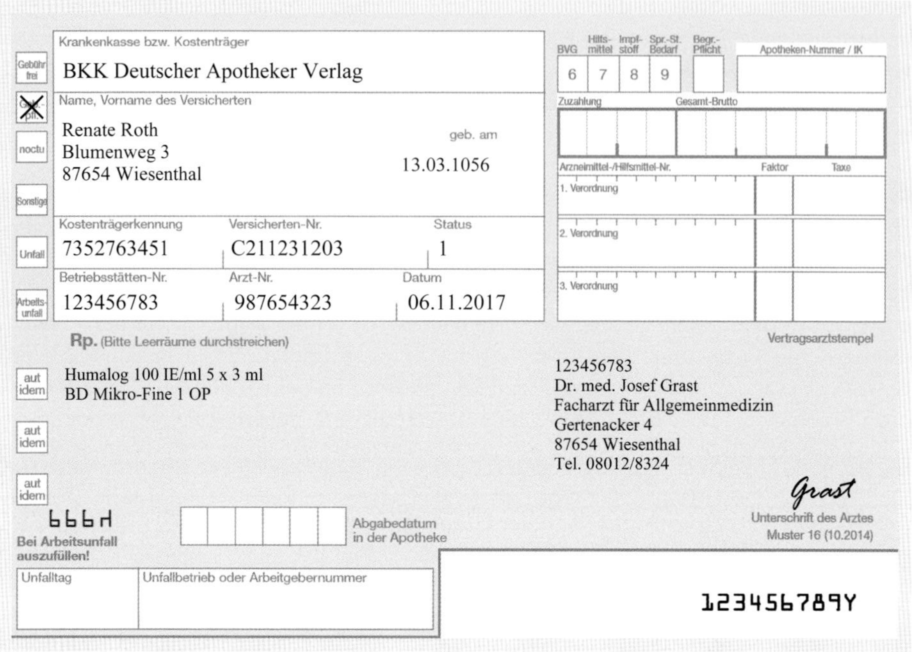
Krankenkasse bzw. Kostenträger
BKK Deutscher Apotheker Verlag
Gebühr frei
Geb.-pfl. [X]
noctu
Sonstige
Unfall
Arbeits-unfall
Name, Vorname des Versicherten
Renate Roth
Blumenweg 3
87654 Wiesenthal
geb. am
13.03.1056
Kostenträgerkennung 7352763451
Versicherten-Nr. C211231203
Status 1
Betriebsstätten-Nr. 123456783
Arzt-Nr. 987654323
Datum 06.11.2017
BVG | Hilfs-mittel | Impf-stoff | Spr.-St. Bedarf | Begr.-Pflicht | Apotheken-Nummer / IK
6 | 7 | 8 | 9
Zuzahlung | Gesamt-Brutto
Arzneimittel-/Hilfsmittel-Nr. | Faktor | Taxe
1. Verordnung
2. Verordnung
3. Verordnung
Rp. (Bitte Leerräume durchstreichen)
aut idem
Humalog 100 IE/ml 5 x 3 ml
BD Mikro-Fine 1 OP
aut idem
aut idem
Vertragsarztstempel
123456783
Dr. med. Josef Grast
Facharzt für Allgemeinmedizin
Gertenacker 4
87654 Wiesenthal
Tel. 08012/8324
Grast
Unterschrift des Arztes
Muster 16 (10.2014)
6664
Bei Arbeitsunfall auszufüllen!
Abgabedatum in der Apotheke
Unfalltag | Unfallbetrieb oder Arbeitgebernummer
123456789Y

○ Abb. 10.2 Rezept mit Humalog®

Stichworte

- U 100: Pen-Insuline
- U 40: Insulinampullen

Antwort

Humalog® ist ein Insulinanalogon, das in Patronen im Handel ist, die üblicherweise mit einem Pen zusammen verwendet werden. Für den Notfall sollte jeder Diabetiker Spritzen und Nadeln vorrätig halten, um sein Insulin auch bei defektem Pen injizieren zu können.

Humalog® enthält – wie die meisten **Pen-Insuline** – 100 IE/ml **(U 100)**. Insulinampullen, die mit **Spritzen** injiziert werden, enthalten hingegen 40 IE/ml **(U 40)**.

Zur korrekten Dosierung des Insulins ist es wichtig, die Spritzen zu verwenden, die der Konzentration des Insulins angemessen sind. Bei BD-Micro-Fine® ist darauf zu achten, dass U 100-Spritzen abgegeben werden, die zur Injektion des Humalog® geeignet sind.

Literatur

Hinneburg. Diabetes mellitus – Beratungspraxis

10.12 Diabetes mellitus Typ 2: Mit welchen Wirkstoffgruppen wird therapiert? *

Stichworte
- Biguanid: Metformin
- α-Glucosidasehemmer: Acarbose
- SGLT-2-Hemmer: Dapagliflozin, Empagliflozin
- Sulfonylharnstoffe: z. B. Glibenclamid
- Glinide: z. B. Repaglinid, Nateglinid
- Glitazone: Pioglitazon
- DPP-4-Inhibitoren: z. B. Sitagliptin
- GLP-1-Rezeptoragonisten bzw. Inkretinmimetika: z. B. Exenatid
- Insulin, basalinsulinunterstützte orale Therapie (BOT)

Antwort
Metformin (Glucophage®) senkt den Blutzuckerspiegel durch eine verringerte Gluconeogenese in der Leber und durch eine verbesserte Glucoseverwertung in den peripheren Geweben, dem Fettgewebe und der Skelettmuskulatur. Es ist das Mittel der ersten Wahl nach der Nationalen VersorgungsLeitlinie (NVL) „Therapie des Typ-II-Diabetes", wenn eine Änderung des Lebensstils innerhalb von drei bis sechs Monaten keinen ausreichenden blutzuckersenkenden Effekt bewirkt hat. Es ist kontraindiziert bei Patienten mit Niereninsuffizienz, schwerer Herzinsuffizienz und Leberschädigungen, weil hier die Gefahr einer lebensbedrohlichen Lactatazidose (Stoffwechselentgleisung mit vermehrtem anaeroben Glucoseabbau zu Milchsäure und nachfolgender Azidose) gegeben ist. Ein hypoglykämischer Effekt ist selten.

Der **α-Glucosidasehemmer Acarbose** (Glucobay®) hemmt die enzymatische Spaltung von Oligo- und Disacchariden im Dünndarm. Dadurch werden Kohlenhydrate verzögert resorbiert, postprandiale Blutzuckerspitzen lassen sich vermeiden. Er wird in der NVL nur noch als Reservemittel bei Kontraindikationen gegen Metformin aufgeführt. Wegen des Wirkungsmechanismus muss bei einer drohenden Hypoglykämie in Kombinationstherapien zwingend Glucose verwendet werden.

Selektive SGLT-2-Hemmer, z. B. **Dapagliflozin** (Forxiga®) und **Empagliflozin** (Jardiance®), hemmen die natriumabhängige Glucoseresorption in der Niere. Bei bestehender Hyperglykämie erfolgt eine verstärkte Ausscheidung von Glucose über den Urin.

Sulfonylharnstoffe, wie z. B. **Glibenclamid** (Euglucon®), senken den Blutzucker durch Stimulation der Freisetzung von Insulin aus B-Zellen der Bauchspeicheldrüse. Das heißt, sie sind nur wirksam, so lange die körpereigene Insulinproduktion noch erhalten ist. Sie sind indiziert bei Diabetikern des Typs 2a, normal- oder untergewichtigen Diabetikern mit relativem Insulinmangel, aber nicht im Anfangsstadium eines Typ-2-Diabetes, weil Sulfonylharnstoffe die Hyperinsulinämie noch verstärken.

Glinide, z. B. **Repaglinid** (Novonorm®) und **Nateglinid** (Starlix®) sind zwar chemisch keine Sulfonylharnstoffderivate, besitzen jedoch den identischen Wirkungsmechanismus. Sie verfügen über eine geringfügig raschere Resorptionsrate als Sulfonylharnstoffe.

Das **Glitazon Pioglitazon** (Actos®) senkt den Insulinspiegel durch Beeinflussung der Genexpression und wird deshalb auch Insulin-Sensitizer genannt. Rosiglitazon wurde 2010 wegen einem erhöhten Risiko für kardiovaskuläre Ereignisse vom Markt genommen. Glitazone führen zu vermehrten Knochenbrüchen, d. h. sie erhöhen das Frakturrisiko des Patienten.

10

DPP-4-Inhibitoren, wie **Sitagliptin** (Januvia®, Velmetia®) und Saxagliptin (Onglyza®), hemmen das Enzym Dipeptidylpeptidase 4 (DPP-4), das geschwindigkeitsbestimmende Schlüsselenzym für den Abbau der Inkretinhormone Glucagon-like-peptide 1 (GLP-1), Glucose-dependent insulinotropic polypeptide (GIP) und anderer regulatorischer Peptide. Durch DPP-4-Hemmung werden die endogenen Konzentrationen dieser Peptide erhöht und damit deren Wirkung verstärkt. Hier spielt vor allem das GLP-1 eine Rolle. Es stimuliert glucoseabhängig nur unter Glykämiebedingungen die Insulinsekretion. Deshalb weisen die DPP-4-Inhibitoren kein Hypoglykämierisiko auf. Sie sind in Kombination mit Metformin, Sulfonylharnstoffen oder Pioglitazon indiziert, wenn eine Monotherapie mit diesen Mitteln nicht ausreicht.

GLP-1-Rezeptoragonisten heißen auch **Inkretinmimetika**. Zur Verfügung stehen **Exenatid** (Byetta®), Liraglutid (Victoza®) und Dulaglutid (Trulicity®). Sie stimulieren wie die körpereigene Substanz Glucagon-like-peptide I (GLP-I) glucoseabhängig die Insulinsekretion, senken die postprandiale Glucagonkonzentration, verlangsamen die Magenentleerung, reduzieren den Appetit und fördern den Energieumsatz. Sie werden s. c. injiziert und sind für Patienten zugelassen, die nicht ausreichend mit Metformin und/oder Sulfonylharnstoffen bzw. Pioglitazon behandelbar sind.

Bei Metformin-Unverträglichkeit oder nicht ausreichender Blutzuckereinstellung unter oraler Diabetestherapie wird möglichst frühzeitig eine **Insulintherapie** begonnen. Es stehen fünf Formen der Insulintherapie zur Wahl. Häufig wird ein BOT-Schema (**basalinsulinunterstützte orale Therapie**) eingesetzt. Hier ergänzt ein Basalinsulin (z. B. Lantus®) vor dem Schlafengehen die Therapie mit oralen Antidiabetika. Möglich ist auch eine BOT mit einem GLP-1-Rezeptoragonisten statt des Basalinsulins. In manchen Fällen wird die orale Therapie mit präprandialen Injektionen von kurzwirksamem Insulin (ohne Basalinsulin) ergänzt. Hierfür ist der Name SIT (supplementäre Insulintherapie) geprägt. Weitere Möglichkeiten sind die konventionelle (CT) mit ein bis zwei Injektionen eines Mischinsulins oder die intensivierte konventionelle Insulintherapie (ICT) mit Basalinsulin plus präprandialen Injektionen eines Normalinsulins (▶Frage 10.4).

Literatur

Deutsche Diabetes Gesellschaft. www.deutsche-diabetes-gesellschaft.de

Leitlinien.de. www.leitlinien.de (VersorgungsLeitlinien/Diabetes/Therapie)

Lennecke et al. Therapie-Profile für die Kitteltasche

Mutschler et al. Arzneimittelwirkungen

Schäfer. Allgemeinpharmazie

10.13 Welche oralen Antidiabetika gibt es? Welche Beratungshinweise sind wichtig?   *

Stichworte

- Hinweise zur Ernährung, zur regelmäßigen Einnahme, zum Alkoholverzicht
- Metformin: Magen-Darm-Beschwerden
- α-Glucosidasehemmer: einschleichende Dosierung, Blähungen, Glucose im Notfall
- SGLT-2-Hemmer: Hypoglykämierisiko, Harnwegsinfektionen
- Sulfonylharnstoffe: Einnahme vor der Mahlzeit, Hypoglykämierisiko, Disulfirameffekt mit Alkohol
- Glinide: Einnahme zur Mahlzeit, geringes Hypoglykämierisiko

■ Glitazone: Flüssigkeitsretention, Gewichtszunahme
■ DPP-4-Hemmstoffe: Kopfschmerzen, Schwindel

Antwort

Allgemeine Hinweise: Zu allen oralen Antidiabetika gehört der Hinweis auf das Einhalten einer gesunden **Ernährung**. Patienten mit Übergewicht (Typ-2b-Diabetiker) sollten angehalten werden, ihr Gewicht zu senken. Alle oralen Antidiabetika müssen **regelmäßig eingenommen** werden, entweder zum oder vor dem Essen. Die Dosierung erfolgt meist einschleichend nach Verordnung des Arztes. Alle Diabetiker sollten **Alkohol** meiden. Nach dem Genuss großer Mengen Alkohol kommt es zu einem starken Abfall des Blutzuckers mit der Gefahr eines hypoglykämischen Schocks.

Metformin (Glucophage®) wird gleichmäßig über den Tag verteilt eingenommen, meist 3 × 500–850 mg zu den Mahlzeiten. In der Einstellungsphase treten häufig Magen-Darm-Beschwerden auf, die aber schnell reversibel sind. Die Gefahr einer Lactatazidose ist bei Einhalten der Kontraindikationen so gering, dass ein Hinweis darauf entfällt. Die Nebenwirkungen Appetithemmung und Gewichtsreduktion werden oft gewünscht.

α-Glucosidasehemmer, wie Acarbose (Glucobay®), müssen unbedingt einschleichend dosiert werden, um Blähungen, Durchfall und Bauchschmerzen zu vermeiden. Unter α-Glucosidasehemmern allein kommt es nicht zu Hypoglykämien, nur in Kombination mit Sulfonylharnstoffen: Hier ist im Fall der drohenden Unterzuckerung unbedingt **Glucose** einzusetzen!

SGLT-2-Hemmer, z. B. Dapagliflozin (Forxiga®), werden einmal täglich zu jeder beliebigen Tageszeit und unabhängig von einer Mahlzeit eingenommen. Das Hypoglykämierisiko in Kombination mit Sulfonylharnstoffen oder Insulin ist hoch. Häufige Nebenwirkungen sind Infektionen des Urogenitalbereichs.

Sulfonylharnstoffe, z. B. Glibenclamid (Euglucon®), werden üblicherweise morgens und abends, am besten ½ Stunde vor den Mahlzeiten eingenommen. Hypoglykämien sind relativ häufig: Der Patient muss immer Traubenzucker bei sich tragen, um bei ersten Anzeichen einer Unterzuckerung (Schwindel, Zittern, Schweißausbrüche) Glucose zu sich nehmen zu können. Bei Alkoholgenuss und Einnahme zahlreicher Arzneimittel (u. a. ASS bei Tagesdosen > 1,5 g) steigt der Sulfonylharnstoffspiegel und damit die Gefahr der Hypoglykämie. Auf Alkohol wirken Sulfonylharnstoffe disulfiramartig, sie hemmen die Metabolisierung, Alkohol wird also schlechter vertragen und sollte unter der Therapie ganz gemieden werden. Sulfonylharnstoffe bewirken eine Gewichtszunahme, also sollte der Patient umso genauer seine Ernährungsregeln beachten.

Glinide, z. B. Repaglinid (Novonorm®), können wegen ihrer schnelleren Resorption zu den Mahlzeiten eingenommen werden. Die Gefahr einer Hypoglykämie scheint niedriger zu sein, dennoch sollten die Patienten darüber aufgeklärt werden.

Glitazone, z. B. Pioglitazon (Actos®), können zu Flüssigkeitsretention und Gewichtszunahme führen.

Der **DPP-4-Hemmstoff** Sitagliptin (Januvia®) wird einmal täglich eingenommen. Als Nebenwirkungen können Kopfschmerzen und Schwindel auftreten.

Literatur

Fachinformationen

Framm et al. Arzneimittelprofile für die Kitteltasche

Lennecke et al. Therapie-Profile für die Kitteltasche

Mutschler et al. Arzneimittelwirkungen

10

10.14 Sie erhalten das folgende Rezept für eine über 70 Jahre alte Patientin: Beschreiben Sie das Insulin und beurteilen Sie die Therapie!

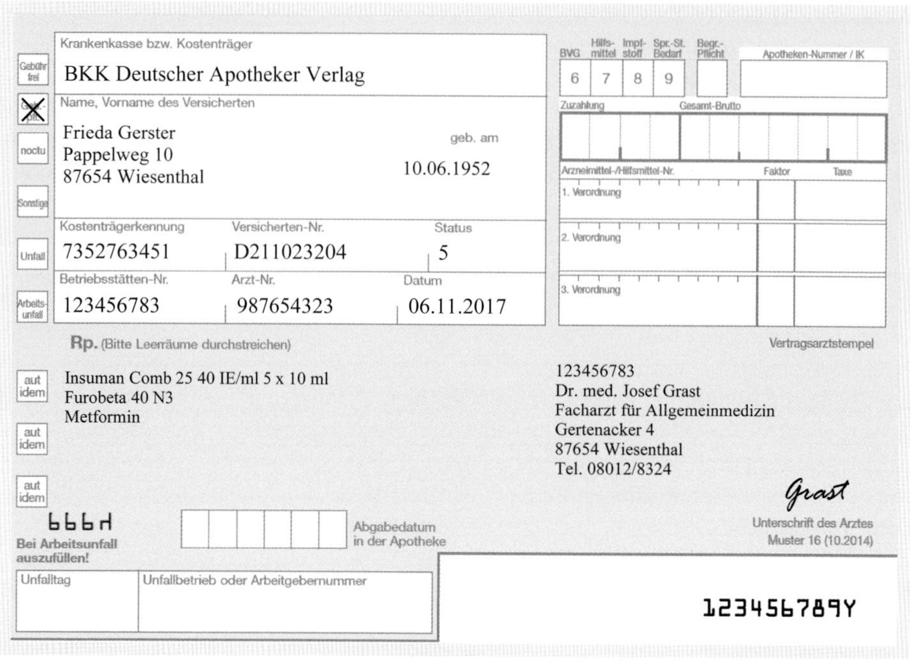

Krankenkasse bzw. Kostenträger				Hilfs- mittel	Impf- stoff	Spr.-St. Bedarf	Begr.- Pflicht	Apotheken-Nummer / IK	
BKK Deutscher Apotheker Verlag			BVG	6	7	8	9		
Name, Vorname des Versicherten				Zuzahlung		Gesamt-Brutto			
Frieda Gerster		geb. am							
Pappelweg 10		10.06.1952		Arzneimittel-/Hilfsmittel-Nr.		Faktor		Taxe	
87654 Wiesenthal				1. Verordnung					
Kostenträgerkennung	Versicherten-Nr.	Status		2. Verordnung					
7352763451	D211023204	5							
Betriebsstätten-Nr.	Arzt-Nr.	Datum		3. Verordnung					
123456783	987654323	06.11.2017							

Geböhr frei

☒

noctu

Sonstige

Unfall

Arbeits-unfall

Rp. (Bitte Leerräume durchstreichen)

Vertragsarztstempel

aut idem

Insuman Comb 25 40 IE/ml 5 x 10 ml
Furobeta 40 N3
Metformin

aut idem

aut idem

123456783
Dr. med. Josef Grast
Facharzt für Allgemeinmedizin
Gertenacker 4
87654 Wiesenthal
Tel. 08012/8324

Grast

ԑԑԑ⊣

Bei Arbeitsunfall
auszufüllen!

Abgabedatum
in der Apotheke

Unterschrift des Arztes
Muster 16 (10.2014)

Unfalltag	Unfallbetrieb oder Arbeitgebernummer

123456789Y

○ **Abb. 10.3** Rezept mit Insuman® und Metformin®

Stichworte
- Insulinarten: Mischinsulin
- Konventionelle Insulintherapie
- Kombination von Insulin mit oralen Antidiabetika

Antwort
Die Verordnung von Metformin ohne Angabe einer Stärke und einer Packungsgröße ist unvollständig. Klären Sie ab, ob die Patientin für ihre Therapie Metformin in der Stärke 500 mg, 850 mg oder 1000 mg benötigt und welche Packungsgröße abgegeben werden soll. Wenn nicht die niedrigste Stärke in der kleinsten Packungsgröße abgegeben werden soll, muss der Arzt das Rezept ändern und seine Änderungen gegenzeichnen.

Bei Insuman® Comb handelt es sich um ein **Mischinsulin**, bestehend aus 25 % schnell wirksamem Altinsulin und 75 % Verzögerungsinsulin (▸ Frage 10.4). Die Patientin wendet eine **konventionelle Insulintherapie** an (▸ Frage 10.8) und spritzt ihr Insulin mit einer U 40-Spritze – nicht mit einem Pen.

Die **Kombination von oralen Antidiabetika mit Insulin** kann auf jeder Stufe der Diabetes-Typ-2-Therapie notwendig werden. Meist wird mit einem Verzögerungsinsulin zur Nacht begonnen (BOT). Wenn mehr als 20 IE benötigt werden, wird meist auf Insulin in der Monotherapie umgestiegen.

Die Kombination eines Mischinsulins mit einem oralen Antidiabetikum ist eher ungewöhnlich, wird aber in den Leitlinien erwähnt. Die blutzuckersenkende Wirkung von Metformin fällt neben der konventionellen Insulintherapie nicht mehr ins Gewicht. Allerdings kann durch den Einsatz von Metformin manchmal eine Gewichtszunahme verhindert werden. Mit der Insulintherapie bei der Behandlung des Typ-2b-Diabetes wird so lange wie möglich gewartet, weil Insulin die Gewichtszunahme fördert und das Risiko für Hypoglykämien steigt.

Die gleichzeitig verordneten Furosemid-Tabletten (Furobeta® 40) können einen Hinweis auf eine bestehende koronare Herzkrankheit geben, vielleicht als Folgeerkrankung eines schlecht behandelten Diabetes mellitus.

Literatur

Leitlinien.de. www.leitlinien.de (VersorgungsLeitlinien/Diabetes/Therapie)

Lennecke et al. Therapie-Profile für die Kitteltasche

10.15 Ein Diabetes-Patient Ihrer Apotheke leidet ebenfalls an zu hohem Blutdruck. Welches Medikament bietet sich zur Therapie an?

Stichworte

- Zielblutdruck: 130:80 mmHg
- β-Rezeptorenblocker kontraindiziert
- ACE-Hemmer: nephroprotektiv

Antwort

Diabetiker haben ein höheres Risiko für Herz-Kreislauf-Komplikationen; deswegen gelten engere Grenzwerte für die Blutdrucktherapie. Nach der Nationalen VersorgungsLeitlinie Diabetes gilt ein **Zielblutdruck von 130:80 mmHg**.

Die Behandlung erfolgt im Prinzip nach den Leitlinien zur Behandlung der arteriellen Hypertonie der Deutschen Hochdruckliga e.V. **Kontraindiziert** sind allerdings β-**Rezeptorenblocker**, z.B. Metoprolol (Beloc-Zok®) oder Atenolol (Tenormin®). Sie erhöhen das Risiko einer Hypoglykämie und verschleiern die Frühwarnzeichen einer drohenden Unterzuckerung.

Empfehlenswert sind für den Patienten **ACE-Hemmer**, z.B. Lisinopril (Acerbon®) oder Enalapril (Xanef®). Sie wirken **nephroprotektiv**. Im Gegensatz zu β-Rezeptorenblockern und Saluretika gibt es unter ACE-Hemmung auch keine Verschlechterung der Glucosetoleranz.

Weiterhin möglich sind Sartane, z.B. Losartan (Lorzaar®), Valsartan (Diovan®, Provas®) oder Eprosartan (Teveten®), die das Risiko von kardiovaskulären Ereignissen verringern können.

Diuretika, z.B. Hydrochlorothiazid (Dytide® H), können eine bestehende Insulinresistenz verstärken und sind deshalb nicht Mittel der ersten Wahl. Sie eignen sich vor allem bei älteren Typ-2-Diabetikern mit zusätzlichen Indikationen wie Herzinsuffizienz oder koronare Herzkrankheit, da in niedrigen Dosierungen die metabolischen Nebenwirkungen zu vernachlässigen sind. Bei den Calciumantagonisten sind Verapamil (Isoptin®) und

10

Diltiazem (Dilzem®) zu bevorzugen; unter Dihydropyridinen, z. B. Nifedipin (Adalat®), kommt es gelegentlich zu einer Verschlechterung der Proteinurie.

Literatur

Deutsche Hochdruckliga e. V. www.hochdruckliga.de (Leitlinien zur Behandlung der arteriellen Hypertonie

Hinneburg. Diabetes mellitus – Beratungspraxis

Leitlinien.de. www.leitlinien.de (VersorgungsLeitlinien/Diabetes/Therapie)

Lennecke et al. Therapie-Profile für die Kitteltasche

10.16 Ist für einen Typ-2-Diabetiker schon der Verlust weniger Kilogramm Körpergewicht eine gesundheitliche Verbesserung oder zeigt sich ein Effekt erst bei Erreichen des Normalgewichts?

Stichworte

- Normalgewicht
- Insulinresistenz

Antwort

Die Beurteilung des Gewichts erfolgt z. B. mit dem Body-Mass-Index:

$$BMI = \frac{Körpergewicht\ in\ kg}{Körperlänge\ in\ m^2}$$

Der Normalwert liegt zwischen 20 und 25 kg/m^2, von Adipositas im engeren Sinn spricht man bei Werten über 30 kg/m^2. Bei adipösen Patienten ist die Insulinsekretion zunächst ständig erhöht, es besteht eine Hyperinsulinämie. Diese führt zu einer Down-Regulation der Insulinrezeptoren und damit zu einer verminderten Empfindlichkeit der peripheren Gewebe, zu einer **Insulinresistenz**. In der Folge bleibt es bei einer vermehrten Ausschüttung von Insulin. Erst bei fortschreitender Erkrankung gehen die Plasmaspiegel auf Normwerte zurück, gleichzeitig steigt der Blutglucosespiegel an. In den ersten Jahren der Diabetes-Erkrankung kann durch eine Gewichtsabnahme und vor allem durch eine Steigerung der Bewegung die Insulinresistenz positiv beeinflusst werden. Der Effekt zeigt sich mit zunehmender Gewichtsabnahme schon bei geringem Gewichtsverlust. Die Leitlinien empfehlen für übergewichtige Menschen mit Diabetes eine initiale Gewichtsreduktion von 5 bis 10 %. Dabei bewirkt jede noch so geringe Reduktion des Gewichts bereits einen Vorteil für die Stoffwechseleinstellung. Bei drastischem Gewichtsverlust bis hin zum **Normalgewicht** kann sich die Stoffwechsellage eines Typ-2-Diabetikers wieder normalisieren.

Literatur

Leitlinien.de. www.leitlinien.de (VersorgungsLeitlinien/Diabetes/Therapie)

Mutschler et al. Arzneimittelwirkungen

10.17 Was versteht man unter dem Begriff „Metabolisches Syndrom"?   *

Stichworte
- Tödliches Quartett: Adipositas, Diabetes mellitus Typ 2, Fettstoffwechselstörungen, Hypertonie

Antwort
Unter dem Begriff „Metabolisches Syndrom" versteht man den Symptomenkomplex aus **Adipositas, Diabetes mellitus, Fettstoffwechselstörungen** und **Hypertonie**.

Bei andauernder Überernährung und entsprechender genetischer Veranlagung kommt es neben zunehmendem Übergewicht, bis hin zur Adipositas, zu einer Hyperinsulinämie und schließlich zur Insulinresistenz. Daraus ergibt sich eine gestörte Glucosetoleranz, eine Veränderung des Fettstoffwechsels mit Erhöhung der VLDL und einer Erniedrigung der HDL sowie Entwicklung einer arteriellen Hypertonie. Begleitend kommt es meist zu einer Verschlechterung des Harnstoffwechsels bis hin zu den Symptomen der Gicht.

Durch alle einzelnen Symptome kommt es zu einer Schädigung der Gefäße; eine Arteriosklerose ist fast immer die Folge – mit dem hohen Risiko von Folgeerkrankungen, wie Herzinfarkt und Schlaganfall! Deshalb wird das metabolische Syndrom auch **tödliches Quartett** genannt.

Literatur
Lennecke et al. Therapie-Profile für die Kitteltasche
Mutschler et al. Arzneimittelwirkungen

10.18 Welche diabetischen Folgeerkrankungen kennen Sie? Welche Diabetes-Spätschäden kennen Sie?

Stichworte
- Makroangiopathie – Mikroangiopathie
- Arteriosklerose
- Koronare Herzkrankheit
- Periphere arterielle Verschlusskrankheit
- Herzinfarkt, Schlaganfall
- Niereninsuffizienz
- Retinopathie, Erblindung
- Polyneuropathie
- Diabetischer Fuß
- Hauterkrankungen

10

Antwort
Diabetische Spätschäden treten auf, weil sich durch den erhöhten Blutzuckerspiegel Stoffwechselregulationen verändern. Die Schäden treten v. a. an den Gefäßen auf, man unterscheidet unspezifische Schäden, **Makroangiopathien**, und organspezifische Schäden, **Mikroangiopathien**.

Durch anhaltende Hyperglykämie kommt es z. B. zu Fettstoffwechselstörungen und damit zu **arteriosklerotischen Veränderungen** der Gefäße bis hin zu koronaren, peripheren und zerebralen Durchblutungsstörungen, also z. B. zu **koronarer Herzkrankheit, peripherer arterieller Verschlusskrankheit** oder vaskulärer Demenz. Diabetiker haben ein vierfach erhöhtes Risiko, einen **Herzinfarkt** oder **Schlaganfall** zu erleiden, im Vergleich zu Stoffwechsel-Gesunden.

Anhaltende Hyperglykämie führt zu nichtenzymatischer Glucosylierung von Proteinen, u. a. zu einer Verdickung der Basalmembran und der Gefäßintima in Kapillaren. Hier kommt es zu **Niereninsuffizienz** und **Retinopathien** bis hin zu **Erblindung**. 7000 Patienten pro Jahr werden aus diesem Grund dialysepflichtig, 9000 Patienten erblinden als Folge eines schlecht eingestellten Diabetes.

Bei der peripheren **Polyneuropathie** treten Taubheitsgefühl, Kribbeln und nächtliche Schmerzen meist an den Beinen auf. Sie tritt bei 60–90 % aller Diabetiker auf. Neuropathien des vegetativen Nervensystems führen zu einer verzögerten Magenentleerung, orthostatischer Dysregulation, Herzrhythmusstörungen und Impotenz.

Folge der Sensibilitätsstörungen und schlechten peripheren Durchblutung ist der **diabetische Fuß**. Hierbei handelt es sich um eine Spätkomplikation von leichten Verletzungen der Zehen oder des Fußes, die sich atrophisch, geschwürig, entzündlich verändern und dazu führen können, dass der Fuß amputiert werden muss. Ca. 28 000 Amputationen pro Jahr lassen sich darauf zurückführen.

Infolge der Gefäßschäden und Polyneuropathien können zudem vielfältige **Hauterkrankungen** auftreten, z. B. Ekzeme, bakterielle Infektionen, Pilzinfektionen.

Literatur

Lennecke et al. Therapie-Profile für die Kitteltasche

Mutschler et al. Arzneimittelwirkungen

10.19 Wie behandelt man die diabetische Polyneuropathie?   *

Stichworte

- Blutzuckereinstellung
- Paracetamol, Metamizol
- Trizyklische Antidepressiva

Antwort

Die Basistherapie besteht in einer guten **Blutzuckereinstellung**, d. h. Anpassen der Lebensgewohnheiten, Einhalten einer geeigneten Therapie und regelmäßiges Screening, um ein Voranschreiten der Polyneuropathie zu vermeiden.

In den Leitlinien zur Behandlung der Polyneuropathie ist der Schwerpunkt auf die symptomatische Behandlung der neuropathischen Schmerzen gelegt. Als Mittel der ersten Wahl gelten **Paracetamol** oder **Metamizol**. Bei nicht ausreichender Wirkung werden **trizyklische Antidepressiva**, z. B. Amitriptylin (Saroten®) oder Clomipramin (Anafranil®), Duloxetin (Cymbalta®, Yentreve®), Pregabalin (Lyrica®) oder Tramadol (Tramal®) entweder in Monotherapie oder Kombinationen eingesetzt.

Vegetative Symptome werden symptomatisch behandelt: Prokinetika bei Magenentleerungsstörungen, Mittel gegen erektile Dysfunktion bei Impotenz.

Behandlungsmöglichkeiten mit α-Liponsäure (Thioctsäure, Thioctacid®), Vitamin B$_1$ (Thiamin) und Cannabinoiden werden in der Nationalen VersorgungsLeitlinie ausdrücklich nicht empfohlen.

Literatur

Deutsche Diabetes Gesellschaft. www.deutsche-diabetes-gesellschaft.de

Leitlinien.de. www.leitlinien.de (VersorgungsLeitlinien/Diabetes/Neuropathie)

Lennecke et al. Therapie-Profile für die Kitteltasche

10.20 Was ist bei der Körperpflege von Diabetikern besonders wichtig?

Stichworte

- Sensibilitätstörungen, Wundheilungsstörungen
- Diabetischer Fuß
- Fußpflege
- Selbstkontrolle

Antwort

Beim Diabetiker mit Polyneuropathie kommen **Sensibilitätsstörungen** und **Wundheilungsstörungen** zusammen. Kleine Verletzungen des Fußes können so zu großflächigen Entzündungen und Geschwüren führen, dem sogenannten **diabetischen Fuß**.

Deshalb müssen Diabetiker besonders auf die Pflege ihrer Füße achten. Zur Prophylaxe des diabetischen Fußes muss der Diabetiker die Füße immer trocken und sauber halten, regelmäßig einfetten, um Risse zu vermeiden, Nägel gerade und nicht zu kurz schneiden, Verletzungen der Füße vermeiden, geeignetes, bequemes Schuhwerk tragen. Empfehlenswert ist es, eine **professionelle Fußpflege** in Anspruch zu nehmen.

Zur **Selbstkontrolle** sollte der Patient einen Spiegel zu Hilfe nehmen, um auch schlecht zugängliche Stellen inspizieren zu können. Sobald der Patient bei einer solchen Selbstkontrolle Veränderungen der Füße entdeckt, wie z. B. Anzeichen einer Entzündung, eingewachsene Fußnägel oder verfärbte Fußnägel ist ihm ein baldiger Besuch beim Arzt anzuraten.

Literatur

Hinneburg. Diabetes mellitus – Beratungspraxis

10

11 Doping

11.1 Wie kann die Erythrozytenzahl im Blut gesteigert werden?   *

Stichworte
- Erythropoetin (EPO)
- Höhentraining

Antwort
Durch die Gabe von **Erythropoetin (EPO)** kann die Erythrozytenzahl im Blut gesteigert werden. EPO wird physiologischerweise in peritubulären Zellen des distalen Tubulus der Niere gebildet. Der auslösende Reiz ist eine Hypoxie. Es ist ein Peptidhormon, das durch Bindung an die Oberfläche von Erythrozytenvorläuferzellen die Transkription aktiviert und über mehrere Schritte zu einer Steigerung der Erythrozytenmenge führt.

Innerhalb von 2–6 Wochen führt die Gabe von EPO zu einem Anstieg der Erythrozytenzahl und damit zu einer Verbesserung der Sauerstoffversorgung des Gewebes. Es wird verwendet bei renaler Anämie, bei Anämien in Folge von Chemotherapie, bei viralen Erkrankungen oder Tumorerkrankungen und zur Vorbereitung einer Eigenblutspende. Therapeutisch eingesetzt werden rekombinante Erythropoetine, z. B. Epoetin alfa (Erypo®) oder Epoetin beta (NeoRecormon®).

Leistungssportler mit normalem Hämatokritwert können EPO missbräuchlich verwenden, um ihre körperliche Ausdauerleistung zu erhöhen (Doping mit endogen vorkommenden Substanzen). Ein stark erhöhter Hämatokritwert ist dabei ein Zeichen für die missbräuchliche Verwendung von Epoetin; normal ist ein Hämatokritwert von 40–45 % für Frauen und 40–55 % für Männer. Neue Analyseverfahren erlauben in der Zwischenzeit eine eindeutige Unterscheidung zwischen körpereigener Substanz und rekombinantem Epoetin.

Physiologisch kann die Erythrozytenbildung durch **Höhentraining** stimuliert werden.

Literatur
Mutschler et al. Arzneimittelwirkungen

11.2 Welche apothekenüblichen Arzneistoffe können zu Dopingzwecken missbraucht werden? *

Stichworte
- Anabolika
- Hormone und verwandte Substanzen
- Hormonantagonisten und -modulatoren
- β_2-Sympathomimetika
- Diuretika und andere Maskierungsmittel
- Stimulanzien, Opioide, Cannabinoide
- Glucocorticoide
- Alkohol, Betablocker

Antwort

Sowohl sportrechtlich als auch arzneimittelrechtlich sind hierfür die Listen der Nationalen Anti-Doping Agentur Deutschland (NADA-Verbotsliste) und der Welt Anti-Doping Agentur (WADA-Verbotsliste) maßgeblich. Sie unterscheiden Wirkstoffe und Methoden, die in und außerhalb von Wettkämpfen verboten sind, die ausschließlich im Wettkampf verboten sind und die bei bestimmten Sportarten verboten sind.

Bei Doping denken Sie sicherlich zuerst an die Gruppe der **Anabolika**, nämlich Testosteronderivate, z. B. Nandrolon oder Testosteron (Testoviron®), die zum schnellen Aufbau von Muskelmasse vor allem bei Bodybuildern missbräuchlich eingesetzt werden.

Die größte Rolle spielen heute **Hormone und verwandte Wirkstoffe**, z. B. Erythropoetin (▶ Frage 11.1) sowie Wachstumshormon (hGH), Somatomedin, Gonadotropine bei Männern und auch Insulin.

Ebenfalls auf der Dopingliste stehen **Hormonantagonisten**, wie Tamoxifen (Nolvadex®), und Aromatasehemmer Anastrozol (Arimidex®) und Exemestan (Aromasin®), selektive **Estrogen-Rezeptor-Modulatoren** (SERM), wie Raloxifen (Evista®), und Antiestrogene, wie Clomifen.

Anabolisch wirken auch β_2-**Sympathomimetika**, die zur Bronchialerweiterung bei chronisch-obstruktiven Lungenerkrankungen verordnet werden. Beispiele für verbotene Substanzen sind Clenbuterol (Spiropent®), Fenoterol (Berotec®), Salbutamol (Sultanol®), Terbutalin (Bricanyl®). Hochleistungssportler, die Asthmatiker sind, brauchen ein schriftliches Attest (therapeutic use exemption, TUE) zur Vorlage bei der zuständigen medizinischen Kommission, um β_2-Sympathomimetika zur Inhalation verwenden zu dürfen.

Alle **Diuretika**, wie Furosemid (Lasix®), Chlortalidon (Hygroton®), Piretanid (Arelix®), Xipamid (Aquaphor®), gehören zu den verbotenen Substanzen. Sie können missbräuchlich verwendet werden, um bei Sportarten mit Gewichtsklassen einen schnellen Gewichtsverlust zu erzielen. Außerdem werden sie genau wie Plasmaexpander (Dextran, HES) verwendet, um Urinproben zu manipulieren. Durch die Anwendung verringert sich die Konzentration aller Stoffe im Harn mit dem Ziel, die Konzentration verbotener Substanzen unter die Nachweisgrenze zu senken.

α-Reduktasehemmer wie Finasterid (Proscar®, Propecia®) gelten auch als **Maskierungsmittel** und sind ebenfalls im Wettkampf verboten. Sie erschweren den Nachweis von Steroiden im Rahmen der Dopinganalytik.

11

Mit **Stimulanzien**, wie Amphetaminen, und zentralwirksamen schmerzbeeinflussenden Stoffen, wie **Opioiden**, und **Cannabinoiden,** können Sportler hohe Ausdauerleistungen erreichen, die sie weit in die körperliche Erschöpfung hineinbringen und damit gesundheitlich gefährden. Sie gehören zu den im Wettkampf verbotenen Substanzen. Dazu zählen Ephedrin (in Wick MediNait), Pseudoephedrin (in Aspirin® complex) bzw. Norpseudoephedrin (Cathin) in Appetitzüglern (Alvalin® Tropfen), Phenylpropanolamin (in Wick DayMed Erkältungskapseln, Antiadipositum Riemser®), der MAO-B-Hemmer Selegilin (Antiparkin®) und das ADHS-Medikament Methylphenidat (Ritalin®). Nicht als Dopingmittel gelten lokal applizierte Imidazol-Derivate, z. B. Xylometazolin (Otriven® Nasenspray) oder Tetryzolin (Berberil® N Augentropfen). Bei den Opioiden ist an Tramadol und Tilidin als Analgetika, aber auch an Codein (Codipront®) in Hustenmitteln zu denken. Bei den Cannabinoiden ist neben der missbräuchlichen Verwendung (Haschisch, Marihuana, „Spice") auch der medizinische Einsatz von Cannabisblüten, Nabilon (Canemes®) oder Cannabisextrakt (Sativex® Spray) verboten.

Die Anwendung von **Glucocorticosteroiden** ist generell bei oraler, rektaler, i. v. oder i. m. Applikation verboten. Für inhalative und dermale Anwendung gibt es Ausnahmeregelungen.

Bei bestimmten Sportarten verbotene Wirkstoffe sind **Alkohol** (z. B. bei Bogenschießen und Motorsport) und **Betablocker** (z. B. bei Bogenschießen, Skifahren, Ringen).

Literatur

Nationale Anti Doping Agentur Deutschland. www.nada.de
Rote Liste®

12 EDV

12.1 Was unterscheidet das POR-System vom POS-System?

Stichworte
- Warenwirtschaftssysteme
- POR: Erfassung der Bestellung, mit ABDA-Kärtchen, niedrigere Kosten, kein aktueller Lagerbestand
- POS: Erfassung des Abverkaufs ohne ABDA-Kärtchen, höhere Kosten, stets aktueller Lagerbestand

Antwort
Die Abkürzungen POR- und POS-System stehen für unterschiedliche Arbeitsweisen von **Warenwirtschaftssystemen.**

POR steht für Point of Reordering oder Point of Replacement. Der Zeitpunkt der Wiederbestellung ist hier für die Datenerfassung maßgeblich. Bei diesem System entscheidet der Mitarbeiter bei der Entnahme eines Arzneimittels aus der Schublade, ob die Mindestlagermenge erreicht und das Arzneimittel nachbestellt werden muss. Er zieht gegebenenfalls das weiße ABDA-Kärtchen, das nach dem Verkaufsvorgang in den Computer eingelesen wird und eine Bestellung auslöst. Zur besseren Beurteilung der nötigen Bestellmenge wird auf der Rückseite der ABDA-Kärtchen eine Statistik geführt und auf der Vorderseite die Mindestlagermenge vermerkt, was eine exakte Pflege der Kärtchen voraussetzt! Dieses System ist sehr stabil, da bei einem Computerausfall die Kärtchen gesammelt und später eingelesen werden können. Da der Mitarbeiter für den Zeitpunkt der Bestellung und die Pflege der Kärtchen verantwortlich ist, fordert dieses System erfahrene Mitarbeiter oder eine Apotheke mit geringen Änderungen und konstantem Verschreibungsverhalten der umliegenden Ärzte.

Beim **POS**-Verfahren (Point of Sale), das das POR-System weitgehend abgelöst hat, erfolgt die Datenerfassung im Moment des Abverkaufs durch das Scannen der Strichcodes auf dem Umkarton. Der Computer errechnet automatisch den aktuellen Lagerbestand und die Höhe einer eventuell notwendig werdenden Nachbestellung. Es entfällt die Pflege der Kärtchen, da sie lediglich noch den Standort des Arzneimittels markieren. Von Vorteil ist der gute Überblick über den tatsächlichen Lagerbestand und eine flexible

12

Anpassung der Bestellmengen, dem höhere Gerätekosten und die Verwaltung immenser Datenmengen gegenüberstehen.

Literatur
Gebler, Kindl. Pharmazie für die Praxis

12.2   Was bedeutet der Aufdruck N1, N2 und N3 auf Packungen von Fertigarzneimitteln?

Stichworte
- Therapiegerechte Packungsgrößen
- Austauschbarkeit von Fertigarzneimitteln

Antwort
Arzneimittelhersteller sind verpflichtet auf dem Umkarton der Fertigarzneimittel, die von der GKV erstattet werden, die in der Packungsgrößenverordnung festgelegten **therapiegerechten Packungsgrößen** N1 (kleine Packungsgröße), N2 (mittlere Packungsgröße) oder N3 (große Packungsgröße) anzugeben. Packungen, die größer sind als die größte in der Verordnung vorgesehene Normgröße, werden nicht von der gesetzlichen Krankenkasse erstattet.

Packungen für eine Behandlungsdauer bis zu 10 Tagen werden dabei als N1 klassifiziert. N2 soll für maximal 30 Tage reichen und N3 für 100 Tage. Es gelten keine festen Grenzen, sondern die Hersteller müssen sich dabei an Spannen orientieren: N1-Packungen dürfen bis zu 20 % größer oder kleiner sein als für den Behandlungszeitraum notwendig, N2 darf um 10 % abweichen und bei N3 ist nur eine Abweichung nach unten um bis zu 5 % erlaubt. Bei Kombinationspackungen wird zunächst für jedes einzelne der in der Packung enthaltenen Arzneimittel bzw. Darreichungsformen die N-Größe ermittelt. Maßgeblich für die N-Größe auf dem Umkarton ist die größere der beiden. Falls nur für eines der enthaltenen Mittel eine N-Größe ermittelt werden kann, weil die andere sich z. B. außerhalb der Spannen bewegt, ist diese maßgeblich.

Die **Austauschbarkeit** ist dann gegeben, wenn die Wirkstärke, die N-Größe und mindestens ein Anwendungsgebiet wirkstoffgleicher Präparate identisch sind sowie die Präparate die gleiche oder eine austauschbare Darreichungsform besitzen. Ein verordnetes Arzneimittel mit 95 Tabletten muss also bei Vorliegen eines Rabattvertrags z. B. in eine rabattierte Packung zu 100 Stück ausgetauscht werden. Komplizierter wird es, wenn der Arzt eine Packung verordnet, die außerhalb der N-Korridore liegt. Dann muss eine Packung identischer Größe abgeben werden. Wird die Messzahl der N3-Größe überschritten, handelt es sich um eine sogenannte Jumbopackung, die von der Erstattung durch die GKV ausgeschlossen sind. Es muss stattdessen eine Packung der maximal zulässigen Größe abgegeben werden.

Grundsätzlich müssen eventuelle Unklarheiten vor der Abgabe mit dem Verordner geklärt werden.

Literatur
Packungsgrößenverordnung

12.3 Wer wird von der Zuzahlungspflicht befreit? Gibt es Arzneimittel, die zuzahlungsfrei sind?

Stichworte

- Zuzahlungsverordnung
- Befreiung von der Zuzahlung
- Befreiung von den Mehrkosten
- Zuzahlungsfreie Arzneimittel

Antwort

Laut **Zuzahlungsverordnung** (Verordnung über die Zuzahlung bei der Abgabe von Arznei- und Verbandmitteln in der vertragsärztlichen Versorgung) wird von den Versicherten eine zehnprozentige Zuzahlung vom Abgabepreis bei rezeptpflichtigen Arzneimitteln, Hilfsmitteln und Medizinprodukten erhoben, die mindestens 5 Euro und höchstens 10 Euro betragen soll und die Kosten des Präparats nicht übersteigen darf. Liegt der Verkaufspreis unter 5 Euro zahlt der Patient das Arzneimittel, Hilfsmittel oder Medizinprodukt komplett, auf dem Rezept wird als Bruttobetrag „0" taxiert. Für spezielle Hilfsmittel, die zum Verbrauch bestimmt sind (z. B. Kanülen), muss eine Zuzahlung von 10 % geleistet werden, monatlich höchstens 10 Euro pro Indikation.

Befreit von der Zuzahlung sind Kinder und Jugendliche unter 18 Jahren, Medikamente in Zusammenhang mit Schwangerschaft und Entbindung, Rezepte zulasten von Berufsgenossenschaften, Bundeswehr, Freie Heilfürsorge der Polizei, Landesversicherungsanstalten, Leistungen nach Bundesversorgungsgesetz und Pro Familia. Der Arzt kreuzt bei diesen Patienten das Feld „Gebühr frei" auf dem Rezept an. Angaben hierzu sind in den Arzneilieferverträgen festgelegt.

Für alle GKV-Versicherten gibt es eine maximale Belastungsgrenze von 2 % des Bruttoeinkommens, für chronisch Kranke von 1 % des Bruttoentgelts. Sozialhilfeempfänger werden in den ersten drei Monaten über das Sozialamt versichert, danach sind sie Mitglieder der GKV. Ihre Sozialhilfe wird als Bruttoeinkommen gewertet, es gelten die gleichen Belastungsgrenzen.

Seit 1. Januar 1989 wurden für Arzneimittel sogenannte Festbeträge eingeführt. Der Festbetrag nennt den Höchstbetrag, bis zu dem die Krankenkasse die Kosten für das Arzneimittel übernimmt. Die Differenz zwischen Festbetrag und dem höheren Betrag des Arzneimittels wird als Mehrkosten bezeichnet, die vom Patienten selbst getragen werden müssen. **Befreit von den Mehrkosten** sind lediglich Mitglieder der Postbeamtenkasse, Bundeswehr, Freien Heilfürsorge der Polizei, Landesversicherungsanstalten und Ämter für Wiedergutmachung.

Mit der Einführung des Arzneimittelverordnungs-Wirtschaftlichkeitsgesetzes (AVWG) sind seit 01.07.2006 bestimmte **Arzneimittel von der Zuzahlung befreit**. Darunter fallen Arzneimittel, die zugehörig zu 79 der insgesamt 350 Festbetragsgruppen sind, wenn ihr Preis mindestens 30 % unter dem Festbetrag (bezogen auf den Apothekeneinkaufspreis) liegt.

Literatur

Gebler, Kindl. Pharmazie für die Praxis

12

13 Erektionsstörungen

13.1 Welche Behandlungsmöglichkeiten gibt es für die erektile Dysfunktion? *

Stichworte
- Testosteron
- Yohimbin
- Alprostadil
- Phosphodiesterasehemmer

Antwort
Es gibt vier Behandlungsmöglichkeiten:

- Pharmakotherapie (s. u.).
- Operation (Schwellkörperimplantate als letzte Alternative zeigen gegenüber anderen Operationen die größere Erfolgsrate).
- Psychotherapie (wenn organische Störungen ausgeschlossen sind, evtl. Paartherapie).
- Mechanische Hilfen: Basierend auf Vakuumsystemen mit Pumpe wird ein Druck auf den Penis erzeugt und so Blut in die Schwellkörper gesaugt. Ein Ring an der Peniswurzel verhindert das schnelle Zurückfließen des Blutes.

Pharmakotherapie: Bei Testosteronmangel wird eine **Testosteron-Substitution** (z. B. Testosteron Depot-Rotexmedica®) durchgeführt. Testosteron ist in unterschiedlichen Darreichungsformen wie Ampullen, Pflastern, Gel sowie in Tablettenform verfügbar.

Yohimbin (Yocon Glenwood®) bewirkt als α-Rezeptorenblocker durch eine Gefäßerweiterung eine gesteigerte Blutzufuhr in den Penis. Als Nebenwirkungen können Steigerung der Herzfrequenz, Herzklopfen und Zittern auftreten.

Alprostadil (Prostaglandin E_1) bewirkt eine gesteigerte Blutzufuhr in den Penis durch eine Erschlaffung der glatten Muskulatur im Corpus cavernosum (Schwellkörper). Die Anwendung erfolgt durch intrakavernöse Applikation (Muse®) oder mithilfe einer kleinen Spritze direkt in den Schwellkörper als SKAT, Schwellkörper-Autoinjektions-Therapie (Caverject®, Viridal®). Die Therapie ist ziemlich belastend für die Patienten.

Die **Phosphodiesterasehemmer** Sildenafil (Viagra®), Vardenafil (Levitra®), Avanafil (Spedra®) und Tadalafil (Cialis®) verlängern die physiologische Wirkung des cGMP, das in der Erektionsbildung eine zentrale Rolle spielt. Sie werden 20 Minuten bis eine Stunde vor dem gewünschten Verkehr eingenommen. Nebenwirkungen sind Kopfschmerzen, Dyspepsie, Sehstörungen, Schwindel. Kontraindikation besteht bei der gleichzeitigen Anwendung anderer NO-Pharmaka, wie Glyceroltrinitrat (Nitrolingual®), Isosorbid-mono- und -dinitrate (Ismo®, Isoket®) und Molsidomin (Corvaton®). Sie wirken im Gegensatz zu allen anderen Therapien nur bei gleichzeitiger sexueller Stimulation des Mannes.

Literatur
Fachinformationen
Mutschler et al. Arzneimittelwirkungen
Pschyrembel. Therapeutisches Wörterbuch

13.2 Wie ist der Wirkmechanismus von Sildenafil (Viagra®)? Welche speziellen Hinweise zur Anwendung sind notwendig und welche Vor- oder Nachteile besitzen Tadalafil (Cialis®) und Vardenafil (Levitra®)?

Stichworte
- Phosphodiesterasehemmer
- Mechanismus einer Erektion
- Einnahmezeitpunkt
- Kontraindikation: NO-Pharmaka

Antwort
Der **Mechanismus einer Erektion** verläuft wie folgt: Bei sexueller Stimulation wird lokal im Penis NO freigesetzt. Dieses aktiviert eine Guanylatcyclase, die die Bildung von zyklischem GMP (cGMP) katalysiert. cGMP wiederum löst eine Reaktion an der glatten Muskulatur im Corpus cavernosum aus, wodurch sich der Bluteinstrom in den Penis erhöht. Die Phosphodiesterase baut das cGMP ab; durch eine **Hemmung der Phosphodiesterase** wird dieser Abbau gehemmt und die Wirkung des cGMP intensiviert. Die glatte Muskulatur wird entspannt, Blut strömt vermehrt in das Penisgewebe ein, die Erektion wird hervorgerufen.

Die verschiedenen Phosphodiesterasehemmer unterscheiden sich vor allem in ihrer Kinetik und dadurch in ihrem **Einnahmezeitpunkt**. Sildenafil (Viagra®) wird ca. eine Stunde vor dem gewünschten Verkehr eingenommen, Vardenafil (Levitra®) und Tadalafil (Cialis®) haben den Vorteil, schneller und länger zu wirken, und dadurch ein breites Zeitfenster für den Geschlechtsverkehr offen zu halten. Bei Bedarf sind sie 25–60 min vor dem Geschlechtsverkehr einzunehmen.

Häufige Nebenwirkungen sind Kopfschmerzen und Dyspepsie. Dosisabhängig traten auch Veränderungen des Farbsehens auf (Augenprobleme, Sehstörungen ▸ Frage 4.2), Phosphodiesterasen spielen auch bei der Phototransduktion in der Retina eine Rolle. **Kontraindikation** besteht bei der gleichzeitigen Anwendung anderer **NO-Pharmaka**, wie Glyceroltrinitrat (Nitrolingual®), Isosorbidmono- und -dinitrate (Ismo®, Isoket®) und Molsidomin (Corvaton®). Hier kann eine lebensbedrohliche Potenzierung der blutdrucksenkenden Wirkung auftreten. Bei anderen Blutdrucksenkern addieren sich die

Effekte lediglich. Patienten nach einem kürzlich erlittenen Schlaganfall oder Herzinfarkt dürfen solche Mittel nicht einnehmen.

Literatur
Mutschler et al. Arzneimittelwirkungen
Rote Liste®

14 Erkältung, Grippe

14.1 Ein Patient mit einer Bronchitis fragt in der Apotheke nach Gelomyrtol® und Silomat®: Ist diese Kombination sinnvoll? *

Stichworte

- Husten
- Expektorans
- Antitussivum

Antwort

Der Patient hat **Husten**. Der Inhaltsstoff Myrtol (Gelomyrtol®) wirkt als pflanzliches **Expektorans** schleimlösend und erleichtert so das Abhusten. Für Erwachsene wird bei akuten Beschwerden 3–4-mal täglich eine Kapsel Gelomyrtol® forte empfohlen bis Besserung eintritt.

Dextromethorphan (Silomat® DMP) wirkt als **Antitussivum** und unterdrückt den Hustenreiz, es kann kurzfristig über 2–3 Tage eingenommen werden. Sobald sich der Husten löst, ist die Einnahme des Antitussivums kontraproduktiv. Durch die Kombination mit Expektoranzien kann es eventuell zu einem Sekretstau kommen.

Wenn der Hustenreiz nachts sehr störend ist, kann dem Patienten empfohlen werden, eine Stunde vor dem Schlafengehen 1–3 Pastillen Silomat® DMP im Mund zergehen zu lassen oder eine Hartkapsel Silomat® DMP intensiv einnehmen.

Obwohl die Leitlinie „Akuter Husten" die Gabe von Expektoranzien nicht als sinnvoll erachtet und die Gabe von Antitussiva nur in Ausnahmefällen gutheißt, wird in der Praxis in der Apotheke ein Expektorans für den Tag und ein Hustenstiller zur Nacht als unterstützende Maßnahmen oft nachgefragt.

Literatur

Arbeitsgemeinschaft der Wissenschaftlichen Medizinischen Fachgesellschaften e. V. www.awmf.org (Leitlinie akuter Husten)
Lennecke et al. Selbstmedikation für die Kitteltasche

14.2   Wie bewerten Sie die unterschiedlichen Farben des Sputums? *

Stichworte
- Sputum
- Speichel

Antwort

Sputum ist der Auswurf des Bronchialbaumes, der durch den Hustenreflex in die oberen Luftwege befördert wird, und ist nicht zu verwechseln mit **Speichel**. Bei Lungen- und Bronchialerkrankungen kann sich die durchsichtige Sputumfarbe ändern. Dies muss auf jeden Fall vom Arzt abgeklärt werden. Hier einige Beispiele:

- Weißlich-schleimiges Sputum bei Pertussis.
- Blutiges, rotbraunes Sputum: Bei Erkrankungen wie z. B. Lungentuberkulose, Pneumonie, bei Lungentumoren oder Lungeninfarkt kann es zum Abhusten von Blut kommen.
- Gelblich-grünliches, eitriges Sputum bei akuter Bronchitis, Lungenabszessen, Bronchopneumonie, Asthma bronchiale.

Literatur
Pschyrembel. Klinisches Wörterbuch

14.3   Welche Schnupfenmittel sind zu empfehlen?   *

Stichworte
- α-Sympathomimetika
- Schleimhautschutz
- Kochsalzlösungen
- Sekretolytika
- Inhalationen

Antwort

Akute Schnupfenbeschwerden, die nicht länger als zwei Wochen andauern, kann man gut durch Selbstmedikation behandeln. Das ideale Schnupfenmittel gibt es nicht, je nach Symptomen und Patient wird das passende Mittel ausgewählt.

Fließschnupfen: Es wird viel Sekret gebildet. Stockschnupfen: Die Nasenschleimhaut ist geschwollen, die Nase wirkt verstopft, es fließt aber kaum Sekret.

α-**Sympathomimetika** werden lokal zum Abschwellen der Nasenschleimhaut und zur Verbesserung des Sekretabflusses als Nasentropfen, -sprays oder -salben angewandt, z. B. Xylometazolin (Olynth®), Oxymetazolin (Nasivin®). Bei Fließschnupfen sind sie nur kurzfristig anzuwenden, da sonst ein Rebound möglich ist. Sinnvoll ist als Schleimhautschutz der Zusatz von Dexpanthenol (Bepanthen® Nasensalbe) zur **Pflege der Nasenschleimhaut**. Günstig ist auch die Kombination von Xylometazolin und Dexpanthenol (Nasic®). Die systemische Anwendung von α-Sympathomimetika ist in Kombination mit Antihistaminika nur bedingt empfehlenswert (Pseudoephedrin-HCl und Triprolidin in Rhinopront® Kombi). Die lokale Anwendung ist vorzuziehen.

Kochsalzlösungen bzw. Meerwasserlösungen sind zur Pflege der Nasenschleimhaut und zur Erleichterung der Nasenatmung immer zu empfehlen. Steriles, isotonisiertes Meerwasser (Rhinomer®), isotonische NaCl-Lösung (Olynth® salin), isotonisiertes Meerwasser und Dexpanthenol (Mar® plus).

Die Anwendung von **Sekretolytika** zum Schleimlösen und zur Sinusitisprophylaxe und -therapie ist in Kombination mit einem abschwellenden Nasenspray sinnvoll, damit das Sekret gut abfließen kann. Beispiele: gepulverte Drogen wie Schlüsselblumen etc. (Sinupret® forte), Trockenextrakte in Sinupret® extrakt, Myrtol (in Gelomyrtol® forte), Acetylcystein (ACC®). Homöopathisch interessierten Kunden können Sie das homöopathische Komplexmittel Sinusitis Hevert® empfehlen, um den Schleim in den Nasennebenhöhlen zu lösen und der Entzündung in Stirnhöhlen und Nasennebenhöhlen entgegenzuwirken.

Dampfinhalationen mit ätherischen Ölen wie Kamille, Kamillenextrakt (Kamillosan®) oder anderen pflanzlichen Kombinationen (Pinimenthol® Erkältungsbalsam) wirken schleimlösend und befeuchten die Nasennebenhöhlen. Das heiße Wasser lässt die Schleimhäute reflektorisch anschwellen, deshalb ist vor der Inhalation die Gabe eines schleimhautabschwellenden Nasensprays sinnvoll.

Wichtig ist die Abgrenzung von Fließschnupfen zum allergischen Schnupfen. Ist eine Allergie bekannt, herrscht Pollenflug, ist der Schnupfen begleitet von juckenden Augen oder treten die Beschwerden häufiger auf, so ist ein allergischer Schnupfen wahrscheinlich. Zur antiallergischen Behandlung eines Heuschnupfens siehe Allergie, ▸ Frage 1.2 und ▸ Frage 1.3. Kurzfristig können jedoch auch bei Heuschnupfen α-Sympathomimetika und Kochsalzlösungen zum Einsatz kommen.

Literatur
Lennecke et al. Selbstmedikation für die Kitteltasche

14.4   Eine Schwangere hat eine starke Erkältung, was würden Sie ihr empfehlen?   *

Stichworte
- Arzneimittelauswahl sehr begrenzt
- Arztbesuch
- Ruhe

Antwort
In der Schwangerschaft ist die **Arzneimittelauswahl sehr begrenzt**. Wichtig ist, dass Sie ihr zum **Arztbesuch** raten, damit abgeklärt wird, ob der Infekt harmlos ist für Mutter und Kind.

Symptomatisch können Sie ihr für die Schnupfenbeschwerden ein Meerwasserdosierspray (Rhinomer®) evtl. mit Dexpanthenolzusatz (Mar® plus) empfehlen. Fieber und Schmerzen könnte sie, wenn nötig mit Paracetamol (Ben-u-ron®) oder je nach Schwangerschaftswoche mit Ibuprofen (bis zur 28. Woche) behandeln. Lauwarme Wadenwickel wirken ebenfalls fiebersenkend. Gegen Halsschmerzen empfiehlt die Deutsche Gesellschaft für Allgemeinmedizin und Familienmedizin (DEGAM) das Lutschen von Salbeibonbons und das Gurgeln mit Salzwasser oder Salbeitee. Von Halsschmerztabletten,

Rachensprays oder Gurgellösungen rät sie ab. Die Leitlinie wird zurzeit überarbeitet. Zur Linderung eines quälenden Hustens kann Dextromethorphan in allen Phasen der Schwangerschaft eingesetzt werden. Zur Hustenlösung kann Ambroxol (Mucosolvan®), wenn notwendig, ab dem 2. Trimenon gegeben werden (bitte jeweils Rücksprache mit dem Arzt). Für pflanzliche Hustenmittel wie Efeu oder Thymian ist die Datenlage wenig aussagekräftig, sodass sie in der Datenbank des Pharmakovigilanz- und Beratungszentrums für Embryonaltoxikologie der Charité in Berlin (www.embryotox.de) nicht empfohlen werden.

Alle Empfehlungen, die gegeben werden können, lindern nur die Symptome der Erkältung, bekämpfen muss sie das Immunsystem. Schonung und **Ruhe** ist das Wichtigste, was eine kranke schwangere Frau braucht.

Literatur

Arbeitsgemeinschaft der Wissenschaftlichen Medizinischen Fachgesellschaften e. V. DEGAM-Leitlinie Halsschmerzen (2017 in Aktualisierung)
Embryotox. www.embryotox.de

14.5   Wie wirken ACC, Ambroxol und Bromhexin?   *

Stichworte

- Expektoranzien
- Antidot bei Paracetamol-Vergiftungen
- Stimulation von Surfactant

Antwort

Alle drei Arzneistoffe wirken als **Expektoranzien**, sie verflüssigen den zähen Schleim. Der therapeutische Stellenwert der Expektoranzien bei Husten ist umstritten (s. awmf-Leitlinie akuter Husten).

N-Acetylcystein (ACC®, Fluimucil®) bzw. der aktive Metabolit Cystein verflüssigt zähes Bronchialsekret, indem in den Mucoproteiden vorhandene Disulfidbrücken gespalten werden. Dadurch wird die Viskosität des Schleims reduziert und das Abhusten erleichtert. (*N*-Acetylcystein wird auch als **Antidot bei Vergiftung mit Paracetamol** eingesetzt.) Es ist zu beachten, dass manche Antibiotika durch ACC inaktiviert werden können (z. B. Penicilline, Tetracycline, Cephalosporine, Aminoglykoside). Hier ist bei der Einnahme auf einen zeitlichen Abstand von mindestens zwei Stunden zu achten.

Ambroxol (Mucosolvan®) und Bromhexin (Bromhexin® Krewel) regen seröse Drüsenzellen zur Schleimbildung an, dadurch wird der vorhandene zähe Schleim verdünnt. Ebenso werden hydrolytisch wirksame Enzyme aktiviert, die Mucopolysaccharide spalten und so das Sekret weiter verflüssigen.

Ambroxol, als biologisch aktiver Metabolit von Bromhexin, senkt zusätzlich die Oberflächenspannung in den Bronchien durch die **Stimulation von Surfactant**. Surfactant ist oberflächenaktiv und verhindert die Adhäsion des Schleims an die Bronchialschleimhaut.

Literatur

Mutschler et al. Arzneimittelwirkungen
Mutschler et al. Pharmakologie kompakt

14.6 Ein Kunde möchte von Ihnen den folgenden Hustentee gemischt bekommen: Wie gehen Sie vor?

Fenchel, Thymian, Eibisch, Süßholz, Bärentraubenblätter, Isländisches Moos

Stichworte

- Anstoßen
- Mischen
- Kaltmazerat, Teeaufguss

Antwort

Fast alle Drogen wirken gegen Husten, die Bärentraubenblätter haben nur eine Zulassung bei Blasenentzündungen. Sie könnten mit dem Kunden besprechen, ob man diese Komponente nicht streichen sollte, da sie in der Hustentee-Mischung nicht sinnvoll ist und keinen guten Geschmack hat.

Vorgehen bei der Mischung:

Fenchel wird **angestoßen**, alle anderen Drogen werden dazugegeben, gut **gemischt** und zum Schutz der Ätherisch-Öl-Drogen in einen Block- oder Seitenfaltbeutel mit Pergaminfütterung abgefüllt.

Aufgrund der großen Menge an Schleimdrogen ist die Herstellung eines **Kaltmazerates** möglich, jedoch ist die hohe Keimbelastung zu bedenken. Empfehlen Sie die Herstellung eines normalen **Teeaufgusses**. Wenn doch ein Kaltmazerat gewünscht ist, dann sollte der kalte Auszug nach dem Abseihen der Teebestandteile kurz zum Sieden erhitzt werden, um die Keimbelastung zu reduzieren. Auf dem Etikett sollte stehen:

- Hustentee mit Angabe der Zusammensetzung,
- Gebrauchsanweisung: 1 Teel. pro Tasse, 5–10 min ziehen lassen,
- Datum, Apothekenstempel oder -etikett,
- Verwendbar bis … (Haltbarkeit laut DAC in diesem Fall 2 Wochen).

Literatur

Bundesvereinigung Deutscher Apothekerverbände. DAC/NRF
Blaschek. Wichtl Teedrogen und Phytopharmaka

14.7 Welche pflanzlichen Antitussiva sind Ihnen aus dem OTC-Bereich bekannt? *

Stichworte

- Sonnentaukraut
- Spitzwegerichkraut
- Eibischwurzel
- Isländisches Moos
- Homöopathische Komplexmittel

Antwort

Bei den pflanzlichen Mitteln gegen Reizhusten ist statt des Begriffs „Antitussivum" eher der Begriff „hustenberuhigendes Mittel" angebracht.

Die Ihnen sicherlich bekannteste hustenberuhigend wirkende Pflanzendroge ist das **Sonnentaukraut,** Droserae herba. Es wirkt durch seine bronchospasmolytischen und antitussiven Eigenschaften bei Krampf- und Reizhusten. Als homöopathische Präparate stehen z. B. Drosera Bronchiencomplex® oder Drosera Homaccord® zur Verfügung.

Auch **Spitzwegerichkraut,** Plantaginis lanceolatae herba, ist ein leichtes, hustenreizlinderndes Mittel, das auch noch adstringierende Eigenschaften hat. Seine Anwendung findet Spitzwegerich bei Katarrhen der Luftwege oder auch bei Entzündungen der Mund- und Rachenschleimhaut. Präparat: Spitzwegerichfluidextrakt (Broncho-Sern®).

Eibischwurzel, Altheae radix, wirkt als Schleimdroge gegen Schleimhautreizungen im Mund-Rachenraum und wirkt lindernd auf damit verbundenen trockenen Reizhusten. Präparat: Eibischwurzel-Extrakt (Phytohustil® Hustenreizstiller Sirup, Hustenreizstiller Pastillen). Hier steht die schleimhautschützende Wirkung im Vordergrund.

Isländisches Moos, Lichen islandicus, wirkt bei Schleimhautreizungen im Mund- und Rachen-Raum und bei damit verbundenem trockenen Reizhusten. Präparat: wässriger Auszug aus Isländischem Moos (Isla-Moos® Pastillen, mit Pfefferminzgeschmack: Isla-Mint® Pastillen).

Homöopathische Komplexmittel stehen bei Reizhusten ebenfalls zur Verfügung. Beispiele: Monapax® und Tussovowen® enthalten neben Drosera noch weitere homöopathische Substanzen in Tiefpotenzen bzw. Urtinktur.

Literatur

Blaschek. Wichtl Teedrogen und Phytopharmaka
Leonhardt. Phytopharmaka nano

14.8   Sie möchten einer Kundin individuell einen Hustentee mischen: Zu welchen Bestandteilen greifen Sie?   *

Stichworte

- Standardzulassung
- Schleimlösende Drogen
- Hustenberuhigende Drogen

Antwort

Sie können in der Beratung mit der Kundin klären, ob sie einen Tee haben möchte, der die Schleimlösung unterstützt oder einen Tee, der eine hustenberuhigende Wirkung hat. Sie greifen zu Drogen, die eine **Standardzulassung** haben:

Schleimlösende Drogen: Thymiankraut, Süßholzwurzel, Fenchelfrüchte, Anisfrüchte, Ipecacuanhawurzel, Lindenblüten, Primelwurzel, Senegawurzel, Wollblumenblüten, Eucalyptusblätter. Der früher so beliebte Huflattich ist aufgrund des Gehalts an Pyrrolizidinalkaloiden in Verruf geraten und sollte vor allem als Monodrogentee so nicht mehr empfohlen werden.

Hustenberuhigende Drogen: Eibischwurzel und -blätter, Malvenblüten und -blätter, Isländisches Moos, Sonnentaukraut, Spitzwegerichkraut.

Beispiel für einen **Hustentee** nach **Standardzulassung:**

25 Teile Eibischwurzel, 10 Teile Fenchelfrüchte, 10 Teile Isländisches Moos, 15 Teile Spitzwegerichkraut, 10 Teile Süßholzwurzel, 30 Teile Thymiankraut.

Text der **Packungsbeilage** gemäß **Standardzulassung:**

Anwendungsgebiete: Bei Anzeichen von Bronchitis sowie bei Katarrhen der oberen Luftwege.

Dosierungsanleitung und Art der Anwendung: 1 Esslöffel Tee mit ca. 150 ml kochendem Wasser übergießen, bedeckt 10 min ziehen lassen, dann durch ein Sieb geben. Soweit nicht anders verordnet, wird mehrmals täglich eine Tasse frisch zubereiteter Tee getrunken.

Hinweis: Vor Licht und Feuchtigkeit geschützt aufbewahren.

Literatur

Blaschek. Wichtl Teedrogen und Phytopharmaka

Leonhardt. Phytopharmaka nano

14.9 Was ist bei der Inhalation mit einem Pari TurboBOY® zu beachten? *

Stichworte

- Kompressorvernebler
- Vorteile
- Indikationen
- Hinweise
- Pari-Year-Pack
- Babymaske

Antwort

Der Pari TurboBOY® ist ein **Kaltluftvernebler**, der mit einem **Kompressor** Flüssigkeit zu einem inhalierbaren Aerosol zerstäubt. Kochsalzlösung oder bestimmte Medikamentenlösungen können so direkt in die Atemwege gelangen. **Vorteile** sind die schnellere Wirksamkeit und die geringere Wirkstoffbelastung als bei oraler Gabe, Nebenwirkungen sind dadurch deutlich reduziert.

Indikationen für eine Behandlung mit einem Pari TurboBOY® sind Atemwegserkrankungen wie z. B. Asthma, häufige Krupp-Anfälle, chronische Bronchitis, Mukoviszidose. Aber auch bei Schnupfen und Erkältungshusten haben sich Inhalationen bewährt.

Geben Sie folgende **Hinweise**, wenn Sie in der Apotheke einen Pari TurboBOY® abgeben (○ Abb. 14.1):

 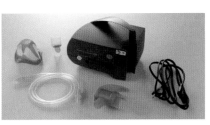

○ **Abb. 14.1** Beratungs-Clip Pari TurboBOY®

Das Gerät besteht aus Mundstück, dem Verneblerteil und dem elektrisch betriebenen Kompressor. Im Verneblerteil sitzt der Medikamentenbecher, in den entweder die isotonische Kochsalzlösung gegeben wird oder das Medikamentengemisch.

Vor der Entnahme der Inhalationsflüssigkeit sollte der Patient seine Hände waschen. Das Inhalat wird in den Medikamentenbecher gegeben, der Vernebler komplett zusammengebaut und das Mundstück aufgesetzt. Der Kompressorschlauch wird an das Kompressorteil gesteckt und an den Vernebler. Der Patient sollte darauf achten, dass der Schlauch immer trocken ist. Nach der Inhalation den Kompressor noch eine Weile ohne Verneblerteil laufen lassen, um den Schlauch trocken zu pusten.

Nach erfolgter Inhalation (3–5 min) wird der Vernebler in seine Einzelteile zerlegt und alle Teile werden gereinigt (Spülmaschine). Die Teile trocken aufbewahren. In bestimmten Fällen können alle Teile auch sterilisiert werden. Wichtig ist, dass jede Person, die inhaliert, einen eigenen Vernebler benötigt. Nach einem Jahr Gebrauch des Geräts sollte die Verneblereinheit und der Luftfilter des Kompressors ausgetauscht werden. Diese Teile findet man im **Pari-Year-Pack**®. Für **Babys** gibt es spezielle **Masken**, sodass eine Inhalation auch schon für Säuglinge möglich ist.

Wird der Pari TurboBOY® in der Apotheke verliehen, so ist zu beachten, dass jeder neue Kunde auch ein neues Verneblerset erhält. Besonderes Augenmerk ist auf den Luftfilter zu richten, der in regelmäßigen Abständen ausgetauscht werden muss.

Literatur
Gerätebeschreibung Pari TurboBOY®

14.10 Warum ist ACC® 600 verschreibungspflichtig, ACC® akut 600 apothekenpflichtig?

Stichworte
- Selbstmedikation
- Verschreibungspflicht
- Beipackzettel

Antwort
Acetylcystein (ACC® akut 600) gibt es apothekenpflichtig in der **Selbstmedikation** zu kaufen. Der **Beipackzettel** lautet: Zur Anwendung bei Erkrankungen der Luftwege im Rahmen einer akuten Erkältungskrankheit, wenn diese mit vermehrter Schleimbildung und erschwertem Abhusten verbunden ist. Ist nach ca. einer Woche keine Besserung eingetreten, so ist ein Arzt aufzusuchen.

ACC® long und ACC® 600 tabs mit den unten genannten Indikationen im Beipackzettel unterliegen der **Verschreibungspflicht**. Hier lautet der Beipackzettel: Zur Anwendung bei akuten und chronischen Erkrankungen der Bronchien und Lunge mit zähem Schleim, zur sekretolytischen Therapie bei akuten und chronischen bronchopulmonalen Erkrankungen mit Störung von Schleimbildung und -transport.

Fazit: Kurzfristig hat Acetylcystein in der Selbstmedikation zur Behandlung einer akuten Erkältung durchaus seine Berechtigung. Präparate, die für die Behandlung anderer Krankheitsbilder gedacht sind, sind verschreibungspflichtig und gehören in die Hand eines Arztes.

Siehe auch Arzneimittelverschreibungsverordnung ▸ Frage 60.4.

Literatur
Lennecke et al. Selbstmedikation für die Kitteltasche
Lennecke et al. Therapie-Profile für die Kitteltasche
Rote Liste®

14.11 Ab welchem Alter kann Mucosolvan® verwendet werden?

Stichworte
- Expektorans, Halsschmerzmittel
- Darreichungsform
- Kinder ab 2 Jahren
- Kinder unter 2 Jahren

Antwort
Ambroxol (Mucosolvan®) wirkt als **Expektorans** und als lokalanästhetisch wirkendes **Halsschmerzmittel** (Mucoangin®), ist sehr gut verträglich und hat kaum Nebenwirkungen (allergische Reaktionen, selten Magen-Darm-Störungen). Abhängig von der **Darreichungsform** kann Ambroxol (Mucosolvan®) gegen Husten auch **Kindern ab 2 Jahren** verabreicht werden. Bei **Kindern unter 2 Jahren** immer nur auf ärztliche Anweisung unter ärztlicher Kontrolle.

Ambroxol als Halsschmerzmittel zum Lutschen ist aufgrund einer höheren Dosierung für Kinder ab 12 Jahren und Erwachsene geeignet.

Mucosolvan® gibt es u.a. als Brausetabletten (60 mg/EDO), Tabletten (30 mg/EDO), Filmtabletten (60 mg/EDO), Tropfen (30 mg/2 ml), Saft (30 mg/5 ml), Kindersaft (30 mg/ 5 ml). Brausetabletten und Filmtabletten sind z.B. für Jugendliche ab 12 Jahren und Erwachsene geeignet. Die Tropfen enthalten keinen Alkohol und können in niedriger Dosierung schon ab dem Säuglingsalter (für Kinder unter 2 Jahren nur auf ärztliche Anweisung!) gegeben werden, das gilt ebenso für den Kindersaft.

Literatur
Lauer-Taxe
Rote Liste®

14.12 Welche Behandlung empfehlen Sie für ein Kleinkind, das an starkem Reizhusten leidet?

Stichworte
- Unproduktiver Husten
- Kinder < 2 Jahre
- Atemnot

Antwort
Der trockene Reizhusten ist oft das erste Symptom eines beginnenden grippalen Infektes. Kurzfristig kann der **unproduktive Husten** in der Selbstmedikation behandelt werden. **Kinder < 2 Jahren** sollten immer dem Arzt/Kinderarzt vorgestellt werden. Dies gilt auch

für ältere Kinder, wenn der Reizhusten längere Zeit andauert, wenn keine weiteren Erkältungssymptome vorhanden sind, wenn **Atemnot** hinzukommt oder ein krampfartiger Husten auftritt. Das bedeutet, dass in der Selbstmedikation eine Empfehlung dann erfolgen kann, wenn das Kind beim Arzt war und die Eltern noch etwas zur Unterstützung der ärztlichen Therapie möchten oder aber zur kurzfristigen Linderung mit dem Hinweis, den Arzt spätestens am nächsten Tag aufzusuchen. Antitussiva sollten nur kurzfristig gegeben werden. Wenn der Reizhusten in einen verschleimten Husten übergeht, soll das Antitussivum abgesetzt und mit einem Schleimlöser weitertherapiert werden.

Antitussiva für Kinder > 2 Jahre, die keine weiteren Symptome zeigen:

- Pentoxyverin (Sedotussin® Hustenstiller) dämpft bzw. unterdrückt den Hustenreiz sowohl zentral als auch peripher. Als Kontraindikation gilt: Gabe bei Kindern < 2 Jahren.
- Dextromethorphan (Silomat® DMP gegen Reizhusten Lutschpastillen mit Honig) kann bei starkem Reizhusten für Kinder > 6 Jahren kurzfristig (3–5 Tage) gegeben werden.
- Eibischwurzel-Extrakt (Phytohustil®). Reizlindernd wirken die Schleime, die in der Eibischwurzel vorhanden sind. Bei Kinderhusten, der länger als 3 Tage dauert, bitte Rücksprache mit dem Arzt. Dieser Hustensaft ist im Prinzip auch für Kinder ab 1 Jahr geeignet.

Präparate der alternativen Medizin, die bei Reizhusten eingesetzt werden können:

- Im Hustenelixier® von Weleda ist Eibisch enthalten. Der Saft ist für Kinder über 1 Jahr geeignet.
- Monapax®-Saft (homöopathisches Präparat u. a. mit Drosera-Urtinktur). Monapax ist für Kinder über 6 Monaten geeignet, kann sowohl bei Reiz- als auch bei produktivem Husten gegeben werden.
- Zusätzlich kann noch eine hustenlindernde Salbe (Kinder > 2 Jahre), die auf Brust und Rücken eingerieben wird, empfohlen werden (z. B. Transpulmin® Erkältungsbalsam für Kinder, Pinimenthol® Erkältungsbalsam mild). Viel trinken ist wichtig, hier können Sie einen Kinder-Hustentee empfehlen.

Bitte weisen Sie die Eltern des Kleinkinds nochmals eindringlich auf einen Arztbesuch hin.

Literatur

Lauer-Taxe
Lennecke et al. Selbstmedikation für die Kitteltasche
Rote Liste®

14.13 Ein Patient bekommt von seinem Arzt Paracodin® verordnet: Welche Hinweise geben Sie ihm?

Stichworte

- Antitussivum
- Atemdepression
- Dämpfung des Hustens
- Reaktionsvermögen herabgesetzt

Antwort

Dihydrocodein (Paracodin® N) wirkt als **Antitussivum**. Sie fragen Ihren Patienten, ob er unter Asthma oder anderen Störungen der Atemfunktion leidet. Er sollte dann auf andere Antitussiva ausweichen, die keine **Atemdepression** verursachen. Halten Sie in solchen Fällen Rücksprache mit dem Arzt.

Weisen Sie den Patienten darauf hin, dass Paracodin® N ein Medikament zur **Dämpfung des Hustens** ist, das wegen der Gefahr eines Sekretstaus nicht mit schleimlösenden Mitteln kombiniert werden sollte. Oft wird Dihydrocodein nur zur Nacht verordnet, um den Hustenreiz zu unterdrücken (Erwachsene 8–24 mg eine halbe Stunde vor dem Schlafen). In diesem Fall kann tagsüber ein Expektorans eingenommen werden. Die Dosierung darf der Patient nicht eigenmächtig erhöhen.

Durch die Einnahme von Paracodin® N kann das **Reaktionsvermögen** soweit **herabgesetzt** sein, dass auf Autofahren und das Bedienen von Maschinen verzichtet werden sollte. Raten Sie vom Alkoholgenuss während der Zeit der Einnahme ab, da sich die zentralen Nebenwirkungen verstärken!

Literatur
Framm et al. Arzneimittelprofile für die Kitteltasche
Rote Liste®

14

14.14 Ein Kunde betritt die Apotheke und leidet offensichtlich unter einem leichten grippalen Infekt: Was raten Sie ihm? *

Stichworte
- Grippemittel
- Linderung der Beschwerden
- Monopräparate
- Immunstärkung
- Homöopathische „Grippemittel"
- Ruhe

Antwort

Ein leichter grippaler Infekt fällt in den Bereich der Selbstmedikation, wenn die Erkältungssymptomatik mit Kopf- und Gliederschmerzen, Husten, Schnupfen, Halsschmerzen, Heiserkeit erst kurz andauert und kein hohes Fieber über 39 °C besteht. Sind die Symptome stark ausgeprägt, ist auf jeden Fall ein Arztbesuch anzuraten, je nach ärztlicher Diagnose können Sie dem Kunden dann unterstützende Mittel empfehlen.

Die sogenannten **Grippemittel** bestehen meist aus einer Kombination aus Analgetikum mit Wirkstoffen gegen andere Erkältungssymptome und dienen der **Linderung der Beschwerden**. Oft sind nicht alle enthaltenen Stoffe sinnvoll und notwendig, sodass Sie solche Mittel nur in Ausnahmefällen empfehlen sollten. Besser ist dagegen eine Behandlung der einzelnen Symptome mit **Monopräparaten**.

Empfehlen Sie Ihrem Kunden beispielsweise gegen Kopf- und Gliederschmerzen sowie Fieber Paracetamol (Ben-u-ron®), den pflanzlichen Sekretlöser Sinupret® zum Schleimlösen in den Nasennebenhöhlen, Xylometazolin (Olynth®) als Dosierspray gegen Schnupfen. Bei Husten können Sie dem Kunden Ambroxol (Mucosolvan®) zur Schleimlösung und Pentoxyverin oder Dextromethorphan (Silomat® DMP intensiv gegen Reizhusten Hartkapseln) bei Reizhusten zur Nacht empfehlen.

Weisen Sie auf eine **Immunstärkung** hin, um weitere Infekte zu vermeiden. Echinacea (Echinacin®) ist hier das bekannteste Immunstimulans. Ein **homöopathisches „Grippe-mittel",** das sowohl gegen den fieberhaften grippalen Infekt wirkt als auch immunmodu-lierende Eigenschaften hat, ist Contramutan® N. Auch die homöopathischen Komplex-mittel Metavirulent®, Esberitox® compact oder Toxi-loges® können zur Prophylaxe und Therapie von Erkältungskrankheiten verabreicht werden. Das homöopathische Kombi-nationsmittel Meditonsin® hat seinen Einsatzbereich bei akuten Entzündungen des Hals-, Nasen- und Rachenraums. Halstabletten lindern die Schmerzen beim Schlucken, z. B. durch Lokalanästhetika wie Benzocain (in Dolo-Dobendan® 1,4 mg/10 mg) oder durch lokale Schmerzmittel wie Flurbiprofen (Dobendan® direkt) siehe auch ▸ Frage 14.15.

Neben der Beschwerdelinderung und der Immunstärkung ist **Ruhe** für den Körper sehr wichtig, um die Infektion schneller zu überwinden.

Literatur
Lauer-Taxe
Lennecke et al. Selbstmedikation für die Kitteltasche
Rote Liste®

14.15 Was empfehlen Sie bei Halsschmerzen?   *

Stichworte
- Lutschtabletten
- Rachensprays
- Salbeibonbons

Antwort
Als Halsschmerzen bezeichnet man eine akute Entzündung im Rachenraum mit Schluck-beschwerden, Rötung, Brennen im Mund-Rachen-Raum, Heiserkeit und leichtem Krank-heitsgefühl. Treten sehr starke Schluckbeschwerden, Schmerzen und Fieber auf, kann eine Angina tonsillaris vorliegen. Sie sollten dem Kunden dann einen Arztbesuch drin-gend anraten.

Halsschmerzen werden lokal behandelt. Lokalanästhetika und schmerzlindernde **Lutschtabletten** sind Mittel der ersten Wahl, z. B. Benzocain (in Dolo-Dobendan®). Ambroxol (Mucoangin®) hat nicht nur schleimlösende, sondern auch – in höheren Dosen – eine lokalanästhetische Wirkung. Analgetische und entzündungshemmende Eigenschaften hat Flurbiprofen (Dobendan® direkt). Der Zusatz von Lokalantibiotika bei Halsschmerzen ist umstritten. GeloRevoice® sind Halstabletten, die ein Hydrogel auf der entzündeten Mund- und Rachenschleimhaut ausbilden und so die Schleimhäute befeuch-ten.

Eine Alternative zu Halstabletten sind **Rachensprays**, die auch entzündungshem-mende und desinfizierende Wirkungen haben können, z. B. Kamillenblütenextrakt, Pfef-ferminzöl, Anisöl (Kamillosan® Mundspray); Hexetidin (Hexoral® Spray).

Das bekannte Mittel Laryngsan® plus Zink ist ein Nahrungsergänzungsmittel zur Immunstärkung z. B. bei Halsschmerzen. Auch die homöopathischen Komplexmittel Meditonsin® oder Tonsipret® können bei Halsentzündungen gut eingesetzt werden.

Generell ist wichtig, dass die Rachenschleimhaut immer gut befeuchtet ist. Empfehlen Sie dem Halsschmerzkunden **Salbeibonbons** ohne Zucker oder Wala® Salbeidragees zum Lutschen.

Literatur
Lauer-Taxe

Lennecke et al. Selbstmedikation für die Kitteltasche

Rote Liste®

14.16 Salbeiblätter erkennen: Wofür und wie werden sie angewandt? In welchem Fertigarzneimittel sind sie enthalten?

Stichworte
- Inhaltsstoffe
- Äußere Anwendung
- Innerliche Anwendung

Antwort
Charakteristisch bei der Droge Salbeiblätter, Salviae folium, sind die beidseitig dicht behaarten Blätter mit der tiefen netzartigen Nervatur und dem charakteristisch würzig aromatischem Geruch. Wichtige **Inhaltsstoffe** sind ätherisches Öl und Gerbstoffe.

Äußere Anwendung: Als Antiphlogistikum bei Entzündungen im Mund-Rachen-Raum, bei Gingivitis, Stomatitis vor allem als Lösung zum Gurgeln. Zum Gurgeln und Mundspülen 2,5 g Droge oder 2–3 Tropfen ätherisches Öl auf 100 ml Wasser als Aufguss. Zur Pinselung wird ein unverdünnter alkoholischer Auszug oder Salbeiöl verwendet (in Salviathymol® N).

Innerliche Anwendung: Als Tee bei Verdauungsstörungen, Blähungen, Entzündungen der Darmschleimhaut, bei Durchfällen; als Antihydrotikum bei vermehrter Schweißsekretion. Zum Trinken wird aus 1,5 g Droge bzw. 1–2 Tropfen des ätherischen Öls ein Aufguss hergestellt und mehrmals täglich nach Bedarf getrunken.

Ein Extrakt aus Salbeiblättern ist zusammen mit Salbeiöl in Salvysat® Bürger enthalten, ein Auszug aus Salbeiblättern als Antihydrotikum in Sweatosan® N.

Literatur
Blaschek. Wichtl Teedrogen und Phytopharmaka

Leonhardt. Phytopharmaka nano

14.17 Was ist der Unterschied zwischen gewöhnlichen Halsschmerzen und einer Mandelentzündung? *

Stichworte

- Halsschmerzen: Viren, ohne Fieber
- Mandelentzündung: Bakterien, hohes Fieber

Antwort

Viele Erkältungen beginnen mit dem Symptom **Halsschmerzen**, oft **ohne Fieber**. Als Halsschmerzen bezeichnet man eine akute Entzündung im Rachenraum, die mit Schluckbeschwerden, Rötung, Brennen im Mund- und Rachenraum sowie mit Heiserkeit einhergeht. Oft verspürt der Patient ein leichtes Krankheitsgefühl. Solche Symptome werden meist von **Viren** ausgelöst und können gut symptomatisch behandelt werden (▸ Frage 14.15).

Eine **Mandelentzündung** zeigt sich durch starke Schluckbeschwerden, oft **hohes Fieber** über 39 °C. Die regionalen Lymphknoten sind geschwollen und die Tonsillen sehen sehr gerötet und stark angeschwollen aus. Der Patient fühlt sich sehr krank und hat Schmerzen. Häufig wird eine Mandelentzündung von **Bakterien** verursacht. Hier muss die Differenzialdiagnose vom Arzt gestellt werden, es könnte sich z. B. um Scharlach, verschiedene Arten der eitrigen Tonsillitis, auch Angina tonsillaris genannt, oder um eine Mandelentzündung im Rahmen einer Virusgrippe handeln. Meist wird nach ärztlicher Diagnose antibiotisch behandelt und das Fieber sowie die Halsschmerzen mit Analgetika wie Acetylsalicylsäure (Aspirin®), Paracetamol (Ben-u-ron®) bekämpft. Natürlich können auch hier zusätzlich die in ▸ Frage 14.15 genannten lokal wirkenden Mittel zur Linderung eingesetzt werden.

Literatur

Lennecke et al. Selbstmedikation für die Kitteltasche
Pschyrembel. Therapeutisches Wörterbuch

14.18 Ein Kleinkind leidet an starken Ohrenschmerzen. Was empfehlen Sie?

Stichworte

- Mittelohrentzündung
- Nasentropfen
- Analgetika
- Schmerzhemmung, aber Maskierung einer Entzündung
- Bei intaktem Trommelfell

Antwort

Ohrenschmerzen, Otalgien, sind Symptome, die oft bei Kindern auftreten. Meist sind sie die Anzeichen einer beginnenden **Mittelohrentzündung**, die auf jeden Fall durch einen Arzt abgeklärt werden sollte. Bei schweren Verlaufsformen ist eine antibiotische Therapie nötig. Ansonsten behandelt man diese Ohrenschmerzen wie einen Infekt der oberen Atemwege: Empfehlen Sie α-Sympathomimetika wie Xylometazolin (Olynth®) als **Nasentropfen** zum Abschwellen der Nasenschleimhaut, dadurch wird die Ohrtrompete besser

 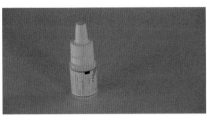

o **Abb. 14.2** Beratungs-Clip Ohrentropfen

belüftet. Auch schleimlösende Mittel wie Acetylcystein (Fluimucil®) werden eingesetzt. **Analgetika** wie Ibuprofen (Nurofen®) lindern die sehr starken Schmerzen.

Ohrentropfen haben durch zugesetzte Lokalanästhetika eine schmerzlindernde Wirkung, z. B. Procain (in Otalgan®), können **aber eine Entzündung maskieren.** Ohrentropfen dürfen nur **bei intaktem Trommelfell** eingesetzt werden oder unter ohrenärztlicher Kontrolle in anderen Fällen. Die Anwendung schmerzstillender Ohrentropfen in der Selbstmedikation ist nicht sinnvoll. Werden Ohrentropfen nach ärztlicher Inspektion des Ohrs verordnet oder empfohlen, so weisen Sie den Patienten darauf hin, die Ohrentropfen vor der Anwendung anzuwärmen (Hand, Hosentasche), kalte Ohrentropfen ins Ohr zu tropfen ist unangenehm (o Abb. 14.2).

Literatur
Lennecke et al. Selbstmedikation für die Kitteltasche

14.19 Eine schwangere Frau kommt mit folgendem Rezept in Ihre Apotheke. Welche Hinweise geben Sie ihr?

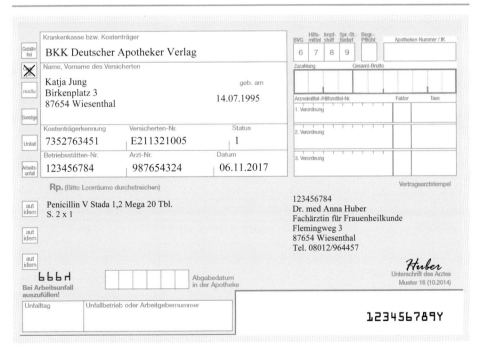

o **Abb. 14.3** Rezept mit Penicillin V

Stichworte

- Dosierung
- Abgabehinweise
- Mögliche Antibiotikagruppen in der Schwangerschaft

Antwort

Die schwangere Frau leidet unter einem Infekt, der mit einem Antibiotikum behandelt werden muss. Penicilline wie Phenoxymethylpenicillin (Penicillin V Stada® 1,2 Mega) können in der Schwangerschaft verabreicht werden. Penicilline werden wegen ihrer kurzen Halbwertszeit in der **Dosierung** 3-mal täglich alle 8 Stunden gegeben.

Abgabehinweise: Nach Rücksprache mit der Ärztin soll die Patientin die Tabletten 3-mal täglich einnehmen, bis die Packung leer ist. Viel trinken und, um die Darmflora zu schützen, viel probiotischen Joghurt essen oder ein Präparat zum Aufbau der Darmflora z. B. *Saccharomyces boulardii* (Perenterol® forte) einnehmen. Als Hefe wird *Saccharomyces boulardii* nicht von dem Antibiotikum angegriffen.

Mögliche Antibiotikagruppen in der Schwangerschaft: Grundsätzlich gilt, dass Arzneimittel in der Schwangerschaft und besonders im ersten Trimenon nur bei strenger Indikationsstellung unter Berücksichtigung des Risikos für Mutter und Kind angewendet werden sollen. Es gibt ein paar Antibiotika, deren Anwendung möglich ist:

- Penicilline,
- Makrolide,
- Cephalosporine,
- Sulfonamide, cave 3. Trimenon.

Literatur

Embryotox. www.embryotox.de
Rote Liste®

14.20 Welche Informationen geben Sie einem Patienten, dem vom Arzt Ampicillin (Ampicillin-ratiopharm® 1000) verordnet wurde?

Stichworte

- Ampicillin-Exanthem
- Penicillin-Allergie
- Gastrointestinale Beschwerden
- Abgabehinweise

Antwort

Ampicillin, ein Aminopenicillin, wird wegen seines erweiterten Spektrums gegen bestimmte gramnegative Keime auch Breitspektrum-Penicillin genannt. Inzwischen sind allerdings viele resistente Keime bekannt. Eine typische Nebenwirkung ist das fleckige **Ampicillin-Exanthem**, das während oder nach der Ampicillin-Therapie auftreten kann, aber auch unter der Therapie wieder abklingt. Das Exanthem hat nichts mit einer Penicillin-Allergie zu tun, die bei der Einnahme von Penicillinen auftreten kann. Im Unterschied zur **Penicillin-Allergie** treten keine Hautrötung, Nesselausschlag mit Fieber und Atemnot auf. Das Ampicillin-Exanthem wird begünstigt durch die gleichzeitige Gabe von Allopurinol. Wegen der schlechten Resorptionsquote von Ampicillin treten oft **gastrointestinale Beschwerden** auf. Alle genannten Aspekte haben unter anderem dazu geführt, dass Ampicillin heute weniger verordnet wird. Wesentlich häufiger wird zu Amoxicillin gegriffen, das allerdings kaum gegen gramnegative Bakterien wirkt. Ampicillin wird heute oft noch von Zahnärzten verordnet.

Abgabehinweise (gelten für Ampicillin und Amoxicillin): Weisen Sie den Patienten auf eine Dosierung von 3 × 1 Tablette mind. 30 min vor dem Essen hin, da gleichzeitige Nahrungsaufnahme die Resorption hemmt. Erklären Sie ihm, dass die Behandlungsdauer ausreichend lang sein muss, damit alle Erreger beseitigt werden. In der Regel muss die gesamte Packung eingenommen werden. Zum Schutz der Darmflora viel probiotischen Joghurt essen oder ein Präparat zum Aufbau der Darmflora, z. B. *Saccharomyces boulardii* (Perenterol® forte), einnehmen. Als Hefe wird *Saccharomyces boulardii* nicht von dem Antibiotikum angegriffen.

Weisen Sie den Patienten darauf hin, dass Magen-Darm-Störungen auftreten können und dass es zu einem Ampicillin-Exanthem kommen könnte. Er soll bei Beschwerden auf jeden Fall mit seinem Arzt Rücksprache halten.

Literatur
Mutschler et al. Arzneimittelwirkungen
Rote Liste®

14.21 Ein 8-jähriges Kind kommt in die Apotheke und möchte ein Rezept für sich einlösen mit einem Gyrasehemmer *

Stichworte
- Fluorchinolone
- Schädigung der Gelenkknorpel
- Medikament gut verpacken

Antwort
Gyrasehemmer wirken bakterizid durch die Hemmung der bakteriellen DNA-Gyrase. Diese Antibiotika werden auch unter der Bezeichnung **Fluorchinolone** zusammengefasst, doch nicht alle besitzen ein Chinolon-Grundgerüst. Wichtige Vertreter sind Ciprofloxacin (Ciprobay®), Ofloxacin (Oflox 400 mg Basics®), Levofloxacin (Tavanic®).

Bei diesem Rezept müssen Sie mit dem Arzt Rücksprache halten, da Gyrasehemmer möglicherweise eine **Schädigung der Gelenkknorpel** verursachen können und somit nicht für Kinder und Jugendliche bis zum Abschluss der Wachstumsphase und nicht für Schwangere und Stillende verordnet werden sollen.

Generell gilt, wenn Kinder Medikamente in der Apotheke holen: Das **Medikament gut verpacken** und die Anweisungen schriftlich in die Verpackung legen.

Literatur
Mutschler et al. Arzneimittelwirkungen
Rote Liste®

14.22 Zwei Stammkunden der Apotheke erhalten regelmäßig Clozapin ABZ® bzw. Beloc-Zok®. Wegen eines Infektes bekommen beide Erythromycin verordnet: Wie reagieren Sie?

Stichworte

- Hemmung von Cytochrom-P450-Isoenzymen

Antwort

Patient 1 bekommt regelmäßig das Psychopharmakon Clozapin (Clozapin ABZ®). Bei einer zusätzlichen Verordnung von Erythromycin kann es zu einer Interaktion kommen, da beide Wirkstoffe über das gleiche Cytochrom-P450-System in der Leber verstoffwechselt werden. Makrolide, z. B. Erythromycin, **hemmen Cytochrom-P450-Isoenzyme** und verzögern so die Biotransformation anderer Stoffe, in Folge kann es zu einer Erhöhung des Clozapin-Plasmaspiegels kommen, was die Nebenwirkungen verstärken kann. Generell sollte die Behandlung mit Antibiotika wie Erythromycin zeitgleich mit Neuroleptika wie Clozapin wegen einer möglichen QT-Zeit-Verlängerung vermieden werden. Ist die Kombination trotzdem nötig, so gilt: sorgfältige EKG-Überwachung verbunden mit der niedrigst wirksamen Dosis der Medikamente.

Patient 2 nimmt regelmäßig den β-Rezeptorenblocker Metoprolol (Beloc-Zok®) ein. Sie können ihm ohne Bedenken das verordnete Erythromycinpräparat geben, da keine Wechselwirkungen bekannt sind.

Literatur

Mutschler et al. Arzneimittelwirkungen
Rote Liste®

14.23 Ein älterer Herr fragt, ob er sich gegen Grippe impfen lassen soll? Es gibt ja das Wundermittel „Tamiflu®".

Stichworte

- Unterschied zwischen Grippe und Erkältung
- Virustatikum
- Beratungshinweise
- Nebenwirkungen

Antwort

Erklären Sie dem Kunden den **Unterschied** zwischen einer **Erkältung (grippaler Infekt)** und der **richtigen Virusgrippe**. Eine Erkältung kann durch eine Vielzahl von Viren, oft aus der Gruppe der Rhinoviren ausgelöst werden und ist eine Erkrankung, die mit mäßig hohem Fieber, Halsschmerzen, Husten, Kopf- und Gliederschmerzen einhergeht. Der Beginn und der Verlauf einer Grippe, ausgelöst durch Influenzaviren, sind dramatischer, oft mit Fieber über 39 °C und einem sehr starken Krankheitsgefühl. Die Grippe kann bei sehr geschwächten, älteren Menschen zum Tod führen.

Oseltamivir (Tamiflu®) ist ein **Virustatikum**, das durch Hemmung der Neuraminidase von Influenza-A- und -B-Viren die Freisetzung infektiöser Virionen verhindert.

Oseltamivir (Tamiflu®) wird eingesetzt, wenn Grippesymptome auftreten und in der Region die Virusgrippe zirkuliert. Es ist nur dann mit einem Erfolg zu rechnen, wenn das Medikament frühzeitig, d.h. in den ersten zwei Tagen nach Eintreten der ersten Krankheitssymptome angewendet wird. Oseltamivir ist nur bei Influenzaviren wirksam.

Beratungshinweise: Weisen Sie darauf hin, dass das Medikament eine Grippeschutzimpfung nicht ersetzt, sondern nur bei auftretenden Symptomen eingesetzt wird. Der Schutz dauert so lange an, wie Oseltamivir eingenommen wird. Eine Oseltamivir-Prophylaxe ist nur in begründeten Fällen aufgrund offizieller Empfehlungen anzuraten. Die empfohlene Dosis beträgt 2 × 75 mg über 5 Tage bei Erkrankung, zur Prophylaxe 1 × 75 mg über 10 Tage.

Das Präparat ist gut verträglich, als **Nebenwirkungen** können Symptome auftreten, die auch der Grunderkrankung Virusgrippe zugeschrieben werden können, z.B. Kopfschmerzen, Schüttelfrost, Müdigkeit, aber auch Magen-Darm-Symptome.

Literatur
Mutschler et al. Arzneimittelwirkungen
Rote Liste®

14

15 Fettstoffwechselstörungen

15.1 Welche Blutfettwerte kennen Sie? Was sagen sie aus? *

Stichworte
- Lipoproteine
- Triglyceride
- Gesamtcholesterol
- Verhältnis LDL/HDL

Antwort
Da Lipide wasserunlöslich sind, werden sie im Blut in Form von **Lipoproteinen** (Apolipo-proteinen) transportiert, d.h. gebunden an Trägerproteine. Die Lipoproteine werden durch Ultrazentrifugation bzw. Elektrophorese in Fraktionen getrennt, die bei der Beurteilung der Blutfettwerte eine Rolle spielen:

- Chylomikronen bestehen hauptsächlich aus Triglyceriden.
- Very-Low-Density-Lipoproteine (VLDL) bestehen zu einem überwiegenden Teil aus Triglyceriden und zu einem geringeren Anteil aus Cholesterol bzw. -estern.
- Intermediate-Density-Lipoproteine (IDL) sind VLDL-Partikel, die ihren Triglycerid-anteil großenteils an das Fettgewebe oder die Muskulatur abgegeben haben, sie bestehen zur Hälfte aus Triglyceriden und aus Cholesterol bzw. -estern.
- Low-Density-Lipoproteine (LDL) bestehen zum Großteil aus Cholesterol bzw. -estern.
- Lipoprotein(a) [Lp(a)] enthält Apolipoprotein A, das durch Bindung an Fibrin pro-thrombotisch wirkt und damit einen unabhängigen, derzeit noch nicht medikamentös beeinflussbaren Arteriosklerose-Risikofaktor darstellt.
- High-Density-Lipoproteine (HDL) bestehen zum größten Teil aus Protein, sie trans-portieren aber auch Cholesterol und -ester.

Bei den Blutfettwerten unterscheidet man folgende Fraktionen.

Triglyceride: Sie werden durch den Anteil der Chylomikronen und VLDL bestimmt. Bei Patienten ohne weitere Arteriosklerose-Risikofaktoren wird ein Zielwert von < 200 mg/dl angestrebt. Bei Patienten mit weiteren Risikofaktoren wird ein Wert < 150 mg/dl ange-strebt.

Gesamtcholesterol: Dieser Wert wird durch die Summe an LDL und HDL bestimmt. Als Zielwerte gelten < 215 mg/dl bzw. < 180 mg/dl bei Patienten ohne bzw. mit weiteren Risikofaktoren.

LDL-Cholesterol: Hohe LDL-Mengen im Blut setzen vermehrt Cholesterol frei und erhöhen das Risiko von Cholesterolablagerungen in arteriosklerotischen Plaques. Deshalb sollte dieser Wert möglichst niedrig sein und zwar unter 155 mg/dl. Bei Patienten mit weiteren Risikofaktoren können Zielwerte von < 100 mg/dl, bei besonders hohem Risiko sogar < 70 mg/dl angestrebt werden.

HDL-Cholesterol: HDL kann Cholesterol aus Körperzellen aufnehmen, deshalb gilt es als „gutes" Cholesterol. Dieser Wert sollte über 35 mg/dl bei Männern und über 40 mg/dl bei Frauen liegen. Diagnostisch entscheidend ist das Verhältnis zwischen LDL und HDL. Ein hoher LDL-Wert kann durch einen hohen HDL-Wert für die Risikobeurteilung ausgeglichen werden.

Zu den Arteriosklerose-Risikofaktoren ▸ Frage 2.1.

Literatur
Gesenhues et al. Praxisleitfaden Allgemeinmedizin
Lennecke et al. Therapie-Profile für die Kitteltasche
Lipid-Liga e. V. www.lipid-liga.de
Mutschler et al. Arzneimittelwirkungen

15.2 Welche Maßnahmen gibt es, den Cholesterolspiegel zu senken? *

Stichworte
- Basistherapie: Ernährung, Ballaststoffe
- Medikamentöse Therapie: CSE-Hemmer, Anionenaustauscherharze, Cholesterol-Resorptionshemmer, Fibrate, Nicotinsäure

Antwort
Basistherapie: Konsequente Diät senkt Cholesterolwerte um 10 %. Im Vordergrund steht das Anstreben des Normalgewichts mit viel Bewegung und kaloriengerechter, ballaststoffreicher, fettarmer **Ernährung** mit bevorzugt ungesättigten Fettsäuren (Vermeidung tierischer Fette, Bevorzugung pflanzlicher Öle, z. B. Sonnenblumen- und Olivenöl). Beschränkung der Cholesterolaufnahme auf 300 mg/d, meiden cholesterolreicher Nahrungsmittel wie Eigelb, Butter, Innereien, fettes Fleisch und fette Wurst, Sahne. Bei Hypertriglyceridämie ist gleichzeitig auf Alkohol zu verzichten.

Lösliche Ballaststoffe senken den Cholesterolspiegel um bis zu 15 %. Sie binden Cholesterol aus der Nahrung und führen zu verstärkter Cholesterolausscheidung. Mit der Nahrung sollten mehr als 35 g/d aufgenommen werden, evtl. Ergänzung durch Guarmehl, Haferkleie, Pektin.

15

Medikamentöse Therapie: Reicht eine Diät zur Senkung der erhöhten Lipidwerte nicht aus, sind **CSE-Hemmer**, sog. Statine wie z. B. Simvastatin (Simvastatin STADA®), Fluvastatin (Locol®), Atorvastatin (Sortis®), Pravastatin (Pravasin®) oder Lovastatin (Mevinacor®) Mittel der 1. Wahl. Sie bewirken eine kompetitive Hemmung der HMG-CoA-Reduktase (des Cholesterol-Synthese-Enzyms) und damit eine Reduktion der Cholesteroleigensynthese. Es kann eine Senkung des Cholesterolspiegels von 30–40 % erwartet werden.

Werden die Therapieziele damit nicht erreicht, erfolgt eine Kombination mit Nicotinsäure, Fibraten, Austauscherharzen oder Ezetimib. Damit kann eine weitere Senkung des Cholesterolspiegels um 20–25 % erzielt werden.

Bei leichter Hypercholesterolämie können **Anionenaustauscherharze**, wie z. B. Colestyramin (Quantalan®) den Cholesterolspiegel um bis zu 30 % reduzieren. Sie binden Gallensäuren, verhindern dadurch die Resorption von Cholesterol aus der Nahrung, unterbrechen den enterohepatischen Kreislauf und steigern die Ausscheidung von Gallensäuren über den Stuhl.

Ezetimid (Ezetrol®), ein spezifischer **Cholesterol-Resorptionshemmer**, senkt den Cholesterolspiegel um ca. 25 %.

Fibrate, wie Etofibrat (Lipo-Merz® retard), Bezafibrat (Befibrat®), Fenofibrat (Lipidil®) oder Gemfibrozil (Gevilon®) senken vor allem die Triglyceridspiegel und haben nur einen geringen Einfluss auf die Plasmakonzentration von Cholesterol. Der therapeutische Nutzen der alleinigen Senkung der Triglyceridspiegel ist umstritten. Alkoholkarenz hat zudem den größten positiven Effekt auf den Triglyceridspiegel.

Nicotinsäure senkt in hohen Dosierungen von 1000–2000 mg/d die Konzentration von freien Fettsäuren, Triglyceriden und Cholesterol im Plasma. Es spielt wegen seiner schlechten Verträglichkeit aufgrund von massiver Prostaglandinfreisetzung (Flush, Blutdruckabfall, Juckreiz) keine Rolle in der Therapie.

Literatur

Gesenhues et al. Praxisleitfaden Allgemeinmedizin
Lennecke et al. Therapie-Profile für die Kitteltasche
Lipid-Liga e. V. www.lipid-liga.de

15.3 Wie gehen Sie vor, wenn Sie in der Apotheke Blutfettwerte bestimmen möchten?

Stichworte
- Gesamtcholesterol
- Blutfettanalyse
- HDL(Cholesterol)-Wert
- LDL(Cholesterol)-Wert
- Triglyceridwert

Antwort
Bei der Bestimmung der Blutfettwerte kann zwischen der Bestimmung des Gesamtcholesterols und einer genauen Analyse der einzelnen Blutfettwerte unterschieden werden. In der Apotheke erfolgt meist eine (einfache) Bestimmung des **Gesamtcholesterols**. Hierfür steht z. B. das Gerät Accutrend® zur Verfügung. Für die Messung wird dem Patienten ein Tropfen Kapillarblut aus der Fingerbeere entnommen und auf ein farbstoffhaltiges Testfeld eines Teststreifens getropft. Der Teststreifen wird dann im entsprechenden Messgerät photometrisch ausgewertet. Die Messung kann jederzeit unabhängig von einer Mahlzeit durchgeführt werden.

Ein Gesamtcholesterolwert zwischen 160 und 185 mg/dl gilt als normal. Werte über 185 mg/dl gelten als erhöht, ab einem Wert von 230–240 mg/dl (je nach Leitlinie) spricht man von einer Hypercholesterolämie.

Bei erhöhten Werten ist eine **Blutfettanalyse** anzuraten, die einen großen (teuren) apparativen Aufwand benötigt und deshalb nur selten in Apotheken durchgeführt wird.

Der behandelnde Arzt wird zur Diagnosestellung seine eigene Untersuchung durchführen. Hierfür wird dem Patienten nüchtern (nach mindestens achtstündigem Fasten) Blut aus der Vene entnommen und ein Blutbild gemacht. Dabei werden verschiedene Blutfettwerte ermittelt, z. B. **HDL-Cholesterol**, das sogenannte „gute" Cholesterol (kritisch < 40 mg/dl), **LDL-Cholesterol** (kritisch > 155 mg/dl) und **Triglyceride** (> 200 mg/dl = Triglyceridämie).

Die Beurteilung aller Lipoproteinfraktionen und zusätzlicher Risikofaktoren wie Gewicht, Hypertonie, Diabetes mellitus, Rauchen, Bewegungsmangel und familiäre Disposition führt dann zu einer Therapieentscheidung.

Literatur
Lennecke et al. Therapie-Profile für die Kitteltasche
Schäfer. Allgemeinpharmazie

16 FSME, Borreliose

16.1 FSME und Borreliose: Wann treten sie auf? Wie werden sie übertragen? Wie werden sie behandelt? *

Stichworte

- Zecken
- FSME: Viruserkrankung, Frühsommer, Prophylaxe und Behandlung
- Borreliose: bakterielle Erkrankung, Sommer und Herbst, Verlauf in drei Phasen, Prophylaxe und Behandlung
- Antikörperbestimmung auf Borrelieninfektion
- Allgemeine Empfehlungen nach einem Zeckenbiss

Antwort

Die Frühsommer-Meningoenzephalitis, FSME, und die Borreliose sind Erkrankungen, die beide von **Zecken** (*Ixodes ricinus*) übertragen werden.

FSME ist eine **Viruserkrankung,** die durch den Biss einer infizierten Zecke übertragen wird. Die Erkrankung tritt gehäuft im **Frühsommer** in den Endemiegebieten Süddeutschlands, vor allem entlang der großen Flüsse Donau und Rhein, auf. Aktuelle Informationen findet man auf der Homepage des Robert Koch-Instituts.

Krankheitsbild: Nach 4–14 Tagen treten grippeähnliche Symptome auf, gefolgt von einem fieberfreien Intervall von 1–20 Tagen. Es gibt einen erneuten Fieberanstieg, die Meningitis entwickelt sich. Die Symptome sind Nackensteife, hohes Fieber, Lichtscheu. Die Erkrankung kann tödlich ausgehen, oft heilt sie zum Glück folgenlos aus. Nach dem Biss einer infizierten Zecke verlaufen 60–70 % der Infektionen subklinisch, in 20–30 % treten „nur" grippeähnliche Symptome auf, bei ca. 10 % der Patienten kommt es zu einer Beteiligung des ZNS. Im Erkrankungsfall besteht Meldepflicht. In Endemiegebieten ist nur etwa jede tausendste Zecke infiziert.

Behandlung: Eine kausale Therapie existiert nicht. Symptomatisch wird analgetisch und antipyretisch behandelt. Bettruhe und Schonung zur Vermeidung von Komplikationen sind zwingend notwendig.

Prophylaxe: Für exponierte Personen, wie Waldarbeiter oder allgemein für Personen, die sich dauernd oder vorübergehend in Endemiegebieten aufhalten, ist eine FSME-Impfung und ein zusätzlicher Schutz durch langärmelige Kleidung empfehlenswert. Die aktive Immunisierung wird i. m. mit inaktiviertem FSME-Virus (Totimpfstoff) durchgeführt. Es gibt zwei Impfschemata:

- Langzeitschema: 3 × 0,5 ml (Tag 0, nach 1–3 Monaten sowie nach 9–12 Monaten). Auffrischung nach drei Jahren.
- Schnellimmunisierungsschema: 3 × 0,5 ml an den Tagen 0, 7 und 21. Erste Auffrischung nach 12–18 Monaten. Die Grundimmunisierung sollte in der kalten Jahreszeit erfolgen. Präparatebeispiel: inaktiviertes FSME-Virus (Encepur® Erwachsene).

Eine **Postexpositionsprophylaxe** steht nicht mehr zur Verfügung.

Borreliose wird durch einen Biss von Zecken übertragen, die mit Spirochäten (Borrelia-Arten) infiziert sind. Die Borreliose ist eine **bakterielle Erkrankung**. Die Wahrscheinlichkeit, an einer Borreliose zu erkranken ist sehr viel höher, als sich mit FSME zu infizieren. Saisonale Häufung in Sommer und Herbst in ganz Deutschland, hier gibt es keine regionale Begrenzung.

Die aktuellen Informationen zur Therapie finden sich in den Leitlinien zur Lyme-Borreliose. Zwei Erkenntnisse aus der Leitlinie:

- Die Antibiose ist im Frühstadium wirksamer als im Spätstadium.
- Bei jedem Antibiotikum kann der Therapieerfolg verzögert oder gar nicht auftreten, so dass eine Nachbehandlung, ggf. mit einem anderen Antibiotikum, erforderlich ist.

Krankheitsbild: Borreliose ist eine unspezifische Multisystemerkrankung und verläuft in der Regel in **drei Stadien:**

Stadium I, nach Wochen bis Monaten: unspezifische Allgemeinsymptome, eventuell Fieber. Es tritt oft ein Erythema migrans auf, ein scharf umgrenztes, sich zentrifugal ausbreitendes Erythem um die Zeckenbissstelle herum, auch als Wanderröte bezeichnet (●Abb. 16.1).

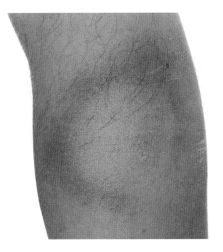

● **Abb. 16.1** Erythema migrans (Wanderröte)

Stadium II, bis Monate nach der Infektion: Akute Organmanifestationen treten auf. Es können ein Borrelia-Lymphozytom (geschwürige Hauttumore), Herzbeschwerden, die sogenannte Neuroborreliose (Meningitis, Meningoenzephalitis etc.) oder auch Augenbeschwerden auftreten.

Stadium III, Jahre nach der Infektion: Die Krankheit hat sich verselbstständigt. Es herrschen arthritisartige Beschwerden vor, neurologische Beschwerden und Hauterscheinungen. Typisch ist die Akrodermatitis chronica atrophicans, wobei es im Bereich der Extremitäten zu einer Atrophie des subkutanen Fettgewebes und der Haut kommt mit blau-rötlicher Hautfältelung und deutlicher Abzeichnung der Venen.

Prophylaxe: Keine Möglichkeit zur aktiven oder passiven Immunisierung. Die Prävention bezieht sich darauf, Zeckengebiete zu meiden. Wenn das nicht möglich ist, gilt: lange Kleidung tragen, geeignete Repellenzien verwenden und Zecken, die gebissen haben, so schnell wie möglich zu entfernen.

Behandlung: Im Stadium I ist die orale Antibiotikatherapie angezeigt. Es werden Tetracycline, Amoxicillin, bestimmte Cefalosporine oder Makrolide (z. B. Azithromycin) angewandt, hier ist es sinnvoll, die aktuelle Leitlinie zu Rate zu ziehen. Wichtig ist eine lange Therapiedauer, meist länger als 14 Tage. Auch in den Stadien II und III sind Antibiotika angezeigt, dann oft als i. v. Gabe. Bei starken Schmerzen sollte eine Schmerztherapie eingeleitet werden.

Antikörperbestimmung: Wichtiges Diagnoseverfahren ist die Antikörperbestimmung (IgM, IgG) im Blut und anderen Körperflüssigkeiten. Der direkte Erregernachweis ist keine geeignete Routineuntersuchung.

Allgemeine Empfehlungen nach einem Zeckenbiss: Wichtig ist, die Zecke innerhalb von 24 Stunden vollständig mit einer Pinzette oder einer Zeckenzange zu entfernen. Die Bissstelle muss längerfristig beobachtet werden, ob Entzündungszeichen oder auch das Erythema migrans auftreten.

Literatur

Pschyrembel. Klinisches Wörterbuch
Pschyrembel. Therapeutisches Wörterbuch
Rote Liste®

17 Gicht

17.1 **Ein Stammkunde Ihrer Apotheke kommt in den Tagen nach Weihnachten in Ihre Apotheke und klagt über starke Schmerzen im großen Zeh. Was empfehlen Sie ihm?**

Stichworte

- Gichtzehe
- Purinarme Ernährung
- Antiphlogistika, Glucocorticoide
- Colchicin
- Urikostatika: Allopurinol
- Urikosurika: Benzbromaron

Antwort

Gicht tritt oft plötzlich in Erscheinung, z. B. nach einem üppigen Weihnachtsfestessen zu dem entsprechend Alkohol konsumiert wurde. Plötzlich ist ein Gelenk, meist das **Gelenk der Großzehe** oder ein Fingergelenk schmerzhaft gerötet und teigig geschwollen. Ursache ist das Ausfallen von Uratkristallen bei einem erhöhten Harnsäurespiegel im Blut. Fallen die ersten Harnsäurekristalle aus, beginnt eine Phagozytoseaktivität im Gewebe, begleitend werden Entzündungsmediatoren ausgeschüttet. Durch diese Reaktion fällt der pH-Wert des Gewebes, die Löslichkeit der Harnsäure sinkt und Uratkristalle fallen vermehrt aus. Die Beschwerden verschlimmern sich.

Empfehlen Sie Ihrem Kunden eine **purinarme Ernährung**. Purinreiche Lebensmittel, wie Innereien, Ölsardinen und Sardellen sowie Fleischprodukte im Allgemeinen, soll er meiden und durch lactovegetabile Kost ersetzen. Alkohol hemmt die Ausscheidung von Harnsäure und ist deshalb ebenfalls zu meiden.

Der akute Gichtanfall wird vom Arzt mit **Antiphlogistika**, bevorzugt mit Indometacin (300 mg/d, z. B. Indomet-ratiopharm®) oder anderen NSAR wie Diclofenac (150 mg/d, z. B. Voltaren® resinat) oder selektiven COX-2-Hemmern, z. B. Etoricoxib (120 mg/d, Arcoxia®) behandelt. Eine Behandlung über acht Tage ist ausreichend, sodass Nebenwirkungen zu vernachlässigen sind. Bei Kontraindikationen gegen NSAR werden **Glucocorticoide**, z. B. Prednisolon (Decortin® H, 20–40 mg, einmal täglich) eingesetzt. Zur Linderung können Sie symptomatisch lokale Antiphlogistika empfehlen, vor allem Ibuprofen (DOC® Schmerzsalbe) und Diclofenac (Voltaren® Schmerzgel).

Colchicin kommt wegen seiner Nebenwirkungen nur noch selten zum Einsatz. Es unterbricht als Mitosehemmstoff die Phagozytoseaktivität und damit die auslösende Reaktionskette, besitzt aber weder eine analgetische noch eine harnsäuresenkende Wirkung.

Zur Behandlung der chronischen Erhöhung des Harnsäurespiegels verordnet der Arzt **Urikostatika**, also Mittel, die die Harnsäurebildung reduzieren. Vertreter ist hier das Allopurinol (Zyloric®).

Urikosurika erhöhen die Ausscheidung von Harnsäure und können allein, z. B. Benzbromaron (Benzbromaron AL®), oder in Kombination mit Allopurinol (Allopurinolratiopharm® comp) eingesetzt werden.

Literatur

Lennecke et al. Therapie-Profile für die Kitteltasche

Mutschler et al. Arzneimittelwirkungen

17.2   Ein Patient legt Ihnen das folgende Rezept vor: Welche Wechselwirkungen sind bei dieser Verordnung zu erwarten?

o **Abb. 17.1** Rezept mit Zyloric®, Marcumar® und Euglucon®

Stichworte

- Hepatische Elimination
- Marcumar®: verstärkte Blutungsneigung
- Glibenclamid: erhöhtes Risiko einer Hypoglykämie

Antwort

Die Verordnung einer N1-Packung Zyloric® lässt darauf schließen, dass es sich dabei um eine Erstverordnung handelt. Vom Arzt ist zu bestätigen, dass die 100 mg Dosierung zum Einsatz kommen soll. Der Patient braucht bei einer Erstverordnung von Allopurinol (Zyloric®) besondere Einnahmehinweise und Informationen über mögliche Gichtanfälle in der Einstellungsphase. Sie können zusätzlich Hinweise zur Ernährung geben.

Allopurinol (Zyloric®) erhöht die Konzentration von Phenprocoumon (**Marcumar®**) über eine Hemmung der **hepatischen Elimination** und verstärkt dadurch dessen Wirkung. Hier kann es zu einer **erhöhten Blutungsneigung** kommen.

Phenprocoumon (Marcumar®) wiederum erhöht die Konzentration von **Glibenclamid** (Euglucon® N). Hier besteht ein erhöhtes **Risiko für Hypoglykämien.**

Beide Wechselwirkungen an sich gelten nicht als schwer. In der Kombination verstärkt sich der Effekt, sodass bei diesem Patienten Probleme mit seinem Blutzuckerspiegel zu erwarten sein könnten.

Literatur

ABDA-Datenbank

Framm et al. Arzneimittelprofile für die Kitteltasche

Hendschler. TOP 60 Arzneistoffe Rx

17

18 Haarausfall

18.1 Welche Behandlungsmöglichkeiten gibt es für Haarausfall?

Stichworte
- Androgenetische Alopezie: 17α-Estradiol, Minoxidil, Antiandrogene, Finasterid
- Diffuse Alopezie: B-Vitamine, Aminosäuren, Zink, Eisen
- Alopecia areata: Cortison

Antwort
Von Haarausfall, Alopezie, spricht man, wenn längerfristig mehr als 100 Haare pro Tag ausfallen.

Die **androgenetische Alopezie**, hormonell bedingter Haarausfall, ist die häufigste Form. Ausgelöst wird diese Form durch eine genetisch erhöhte Aktivität des Hormons DHT, Dihydrotestosteron, welches im Haarfollikel aus Testosteron durch das Enzym 5α-Reduktase entsteht. Es bilden sich beim Mann typische Geheimratsecken und am Hinterkopf eine Tonsur, bei der Frau dünnt sich der Scheitel aus. Meist wird mit **17α-Estradiol** als Haarwasser (Alfatradiol, Ell-Cranell® 250 Mikrogramm/ml Lösung) therapiert. In der Selbstmedikation liegt eine Beschränkung der Anwendung auf 1 Jahr vor! **Minoxidil**, ursprünglich als Antihypertonikum (Lonolox® Tabletten) auf dem Markt, ist zugelassen für Männer von 18–49 Jahren (Regaine® Männer Lösung), der Regaine®-Schaum 50 mg/g für Männer von 21–49 Jahren. In einer Lösung mit 2 % Minoxidil wird es für Frauen ab 18 Jahren angewendet (Regaine® Frauen Lösung). Der Schaum für Frauen kann in der Dosierung von 5 % für Frauen ab 18 Jahren angewendet werden.

Bei Frauen wird oft der Versuch einer hormonellen Regulierung des Haarausfalls versucht, z. B. mit Kontrazeptiva, die Estrogen und **Antiandrogen** enthalten (Diane® 35). Es gibt auch estrogenhaltige Haarwässer mit Corticoidzusatz, Estradiol und Flupredniden (Crinohermal® fem).

In frühen Stadien der androgenetischen Alopezie, bei Männern zwischen 18 und 41 Jahren, kann ein Versuch mit **Finasterid** oral (Propecia®, enthält 1 mg Finasterid pro Tablette) gemacht werden, das eigentlich zur Behandlung der benignen Prostatahyperplasie (Proscar®, enthält 5 mg Finasterid pro Tablette) entwickelt wurde. Die Einnahmedauer beträgt mindestens 6 Monate.

Die **diffuse Alopezie** ist eine allgemeine Ausdünnung der Haare, meist bedingt durch eine Grunderkrankung, bei Mineralstoffmangel oder auch nach einer Schwangerschaft. Auch Medikamente können Haarausfall auslösen: z. B. Zytostatika, Allopurinol, Betablocker, Statine. In der Regel sollte die Grunderkrankung behandelt werden, dann bessert sich auch der Haarausfall. Bei medikamenteninduziertem Haarausfall sollte ein Präparatewechsel erwogen werden. Zur Unterstützung des Haarwachstums können **B-Vitamine** und **Aminosäuren** substituiert werden, z. B. Pantothensäure und L-Cystin (in Priorin® Neu), Biotin (Gabunat®). Bei Zinkmangel kann eine Substitutionstherapie mit **Zinksalzen** über mindestens 6 Monate durchgeführt werden, z. B. Zinkorotat (Zinkorotat® POS).

Bei Eisenmangel kann **Eisen** substituiert werden, Anwendung mindestens drei Monate, z. B. Eisenglycinsulfat (Ferro sanol® duodenal).

Die **Alopecia areata**, der kreisrunde Haarausfall, ist von entzündlicher Genese. Eine Kausaltherapie gibt es nicht. Man versucht Lokaltherapien, z. B. mit Glucocorticoiden, Clobetasol (Dermoxinale® Lösung), oder eine systemische **Cortisontherapie** in schweren Fällen, z. B. Methylprednisolon (Urbason®). Zink als Mikronährstoff wird bei dieser Form häufig eingesetzt.

Als homöopathisches Mittel gegen Haarausfall kann Thallium sulfuricum D6 versucht werden.

Weitere Maßnahmen bei Haarausfall können sein: operative Therapien, Psychotherapie oder das Tragen von Haarteilen und Perücken.

Literatur

Lauer-Taxe
Lennecke et al. Selbstmedikation für die Kitteltasche
Pschyrembel. Therapeutisches Wörterbuch
Rote Liste®
Schäfer. Allgemeinpharmazie

18

19 Herpes

19.1 Ein Kunde zeigt Ihnen ein Herpesbläschen an seiner Lippe: Was empfehlen Sie? *

Stichworte
- Herpes-simplex-Virus
- Topische Behandlung
- Zusatzhinweise

Antwort

Lippenherpes, auch Fieberbläschen genannt, wird verursacht durch das **Herpes-simplex-Virus.** Die lokale Bläschenbildung mit Juckreiz, Kribbeln und Spannungsgefühl der Haut tritt am häufigsten im Bereich der Lippen auf. Zeigt sich keine Vereiterung im Bereich der Bläschen und ist die Infektion leicht und lokal begrenzt, so ist eine Selbstmedikation möglich. Raten Sie zu einer **topischen Behandlung** mit einer Creme, die die Virusvermehrung stoppt und die Abheilung der Bläschen fördert. Aciclovir (Zovirax® Lippenherpescreme), Penciclovir (Pencivir bei Lippenherpes) und pflanzliche Virustatika aus Melissenblätterextrakt (Lomaherpan®) wirken schnell und zuverlässig. Weiter stehen Produkte mit dem Inhaltsstoff Zinksulfat (Virudermin® Gel), Zinksulfat mit Heparin (Widmer Lipactin®) zur Verfügung, die eine adstringierende Wirkung besitzen.

Zur Vermeidung einer bakteriellen Superinfektion, vor allem wenn die Bläschen offen sind, können Sie dem Kunden eine Salbe mit Povidon-Iod (Betaisodona®) empfehlen. Sollten sich die Beschwerden nicht innerhalb von fünf Tagen bessern, so raten Sie ihm, einen Arzt aufzusuchen.

Als **Zusatzhinweis** raten Sie dem Kunden, das nächste Mal das empfohlene Präparat gleich beim Auftreten der ersten Anzeichen wie Kribbeln und Spannungsgefühl aufzutragen. Bei starker Sonneneinstrahlung können Sonnenschutzpräparate für die Lippen den Ausbruch eines Herpes labialis verhindern. Leidet der Kunde sehr häufig unter Herpes, könnten Sie ihn auf die Möglichkeiten einer Immunstärkung in den beschwerdefreien Phasen aufmerksam machen.

Viele Kunden stört das Bläschen an der Lippe sehr. Hier können Sie ein Hydrokolloid-Pflaster empfehlen, das den geschädigten Hautbereich gut abdeckt (Compeed® Herpesbläschen Patch) und für ein idealfeuchtes Wundmilieu zur besseren Abheilung sorgt.

Außerdem sollten Sie den Kunden darauf hinweisen, dass eine Ansteckung für Neugeborene lebensbedrohlich sein kann und deswegen der enge Kontakt zu diesen gemieden werden sollte.

Literatur

Lennecke et al. Selbstmedikation für die Kitteltasche
Schäfer. Allgemeinpharmazie

19

20 Herzinsuffizienz

20.1 Ein Kunde löst ein Rezept mit Novodigal® ein und verlangt zusätzlich Kohle und Ferrum Hausmann® Lösung

Stichworte
- Herzwirksame Glykoside
- Substitutionsausschlussliste
- Wechselwirkungen durch Adsorption

Antwort

Novodigal® enthält als Wirkstoff β-Acetyldigoxin, ein **herzwirksames Glykosid,** das bei Herzinsuffizienz im Stadium II–IV der NYHA (New York Heart Association) in Kombination mit ACE-Hemmern und Diuretika zur Herzkraftstärkung eingesetzt wird. Die therapeutische Breite der herzwirksamen Glykoside ist gering. Bei zu niedriger Dosierung tritt keine Wirkung ein; bei Überdosierung kommt es zu einer AV-Blockierung, ventrikulären Arrhythmien, Farbsehstörungen, Übelkeit. Die Glykosidwirkung hängt vom Kaliumspiegel ab. Bei Kaliumverlusten, z.B. durch Salluretika, Laxanzien, Nebennierenrindenhormone, Insulin, Amphotericin B und parenteral applizierte Calciumsalze, wird die Herzglykosidwirkung verstärkt, bei Anstieg des Kaliumspiegels die Wirkung verringert.

Unterschiede in der Bioverfügbarkeit verschiedener Arzneimittel mit dem Wirkstoff β-Acetyldigoxin können zu Schwankungen im Wirkspiegel führen. Ein Aut-idem-Austausch im Rahmen der Rabattverträge kann damit zu Unter- bzw. Überdosierung beim Patienten führen. Deshalb ist dieser Wirkstoff vom Austausch ausgenommen. β-Acetyldigoxin, Digoxin und Digitoxin befinden sich deshalb auf der sog. **Substitutionsausschlussliste** des Gemeinsamen Bundesausschuss (Arzneimittel-Richtlinie des Gemeinsamen Bundesausschuss, Anlage VII Aut idem). Ein Aut-idem-Austausch ist damit verboten.

Kohle wird gegen Durchfall eingesetzt, da sie wegen ihrer großen Oberfläche Bakterientoxine binden und so eine Toxinbindung an die Darmmukosa hemmen kann. Die **Adsorption** ist ein unspezifischer Vorgang. Bei gleichzeitiger Einnahme von Novodigal® und Kohle (Kohle-Compretten®) wird auch β-Acetyldigoxin adsorbiert und dadurch an der Resorption gehindert. Die notwendigen Wirkspiegel werden nicht mehr erreicht.

Empfehlen Sie einen Einnahmeabstand von mindestens zwei Stunden, um diese Wechselwirkung zu vermeiden.

Ferrum Hausmann® Lösung enthält Eisen. Die gleichzeitige Einnahme von Eisen und anderen Arzneimitteln ist häufig mit Wechselwirkungen verbunden, z. B. bilden sich mit Tetracyclinen Komplexe, die die Resorption des Antibiotikums hemmen. Mit herzwirksamen Glykosiden sind allerdings keine Wechselwirkungen gelistet.

Als Nebenwirkung bei hoch dosierten Eisengaben tritt häufig Obstipation auf. Bei empfindlichen Patienten kann es auch zu Durchfall kommen. Fragen Sie, ob der Patient einen Zusammenhang zwischen Eiseneinnahme und Auftreten des Durchfalls festgestellt hat. Wenn ja, empfehlen Sie ihm eine Dosisreduktion der Eiseneinnahme.

Literatur

Lennecke et al. Selbstmedikation für die Kitteltasche
Lennecke et al. Therapie-Profile für die Kitteltasche
Mutschler et al. Arzneimittelwirkungen
Rote Liste®

20

21 HIV

21.1 ## Welche Therapiestrategien werden zurzeit bei der Behandlung einer HIV-Infektion verfolgt?

Stichworte
- Kombinationstherapie
- Nukleosidische Reverse-Transkriptase-Inhibitoren
- Nicht nukleosidische Reverse-Transkriptase-Inhibitoren
- Protease-Inhibitoren

Antwort
Bei einer HIV-Infektion wird bei gesichertem HIV-Nachweis und hoher Viruslast bzw. bei begleitenden Symptomen, die auf eine Abwehrschwäche hindeuten, oder Ausbruch von AIDS mit der Therapie begonnen. Ziel der Behandlung ist eine dauerhafte Unterdrückung der HIV-Vermehrung und ein Hinauszögern des AIDS-Ausbruchs.

Die zur Verfügung stehenden Wirkstoffe werden von vornherein als **Kombinationstherapie** in Dreier- oder Viererkombinationen angewendet, um Resistenzbildungen hinauszuzögern. Diese Therapie wird HAART genannt, eine Abkürzung für hoch aktive antiretrovirale Therapie.

Verwendet werden als Erstes **nukleosidische Reverse-Transkriptase-Inhibitoren** (NRTI). Die Wirkstoffe dieser Gruppe, z. B. Zidovudin (Retrovir®), Lamivudin (Epivir®) oder in Kombination (Combivir®), sind Analoga der natürlich vorkommenden Nukleoside. Der Einbau falscher Nukleoside führt zum Kettenabbruch in der Replikationsphase der Virusproteine. Ein Nukleotid-analoger Hemmstoff der reversen Transkriptase (NTRTI) ist das Tenofovir (Viread®).

Nicht nukleosidische Reverse-Transkriptase-Inhibitoren (NNRTI) wirken als nicht kompetitive Inhibitoren am aktiven Zentrum der reversen Transkriptase des HIV-1-Subtyps. Beispiele sind Nevirapin (Viramune®) oder Efavirenz (Sustiva®).

Eingesetzt werden können weiterhin HIV-**Protease-Inhibitoren** (PI). Wirkstoffe dieser Gruppe, z. B. Indinavir (Crixivan®), Saquinavir (Invirase®) oder Atazanavir (Reyataz®), hemmen die proteolytische Spaltung von Polyproteinen in funktionsfähige Virusproteine.

Als neueste Entwicklung gibt es einen Fusionshemmer Enfuvirtid (Fuzeon®), der die Fusion von Virushülle und menschlicher Zelle selektiv hemmt.

Die klassische Therapie besteht aus Kombination von zwei NRTI plus einem HIV-Proteasehemmer. Alternativ kann für den PI auch ein NNRTI oder in Ausnahmefällen ein drittes NRTI eingesetzt werden. Problematisch sind Resistenzentwicklung und Verträglichkeit.

Literatur
Lennecke et al. Therapie-Profile für die Kitteltasche
Mutschler et al. Arzneimittelwirkungen

21.2   Welche Angriffspunkte haben die neueren Virustatika?

Stichworte
- Retroviren
- Reverse Transkriptase
- HIV-Protease
- Fusion von Virushülle und menschlicher Zelle

Antwort
HIV ist ein **Retrovirus**. Retroviren enthalten ihre genetische Information in Form von RNA. In der Wirtszelle wird nach Entfernen der Virushülle die RNA mittels eines Virusenzyms, der **reversen Transkriptase**, in DNA umgeschrieben. Die Virus-DNA wird in die Wirtszell-Chromosomen inkorporiert und verbleibt in der Wirtszelle. Die vom Virus befallenen Zellen produzieren virale RNA und Virusproteine, z. B. Enzyme. Viele Virusproteine werden zunächst als Polypeptide synthetisiert und müssen zur Aktivierung schließlich von einer **HIV-Protease** gespalten werden.

Die aktuelle HIV-Therapie versucht, sich auf spezifische Virusstoffwechselreaktionen zu beschränken, um das HIV, aber nicht den Wirtsorganismus, zu schädigen.

Die NRTI und NNRTI inhibieren die Wirkung der reversen Transkriptase, die Protease-Inhibitoren die Wirkung der HIV-Protease, die Fusionshemmer verhindern selektiv die **Fusion** von **Virushülle** und **menschlicher Zelle** (▸ Frage 21.1).

Literatur
Mutschler et al. Arzneimittelwirkungen

21

22 Homöopathie

22.1 Wofür wird Coffea D4 eingesetzt?

Stichworte
- Arzneimittelprüfung
- Anwendung bei Einschlafstörungen, Ruhelosigkeit, Herzklopfen

Antwort
Die **Arzneimittelprüfung** am gesunden Menschen bildet die Grundlage der homöopathischen Therapie. Hahnemann ging bei der Wahl seiner Arzneimittel davon aus, dass die Eigenschaft, die einen Stoff zum Arzneimittel macht, mit der Fähigkeit identisch ist, mit der es Funktionen des Körpers beeinflussen kann.

Coffein ist ein Analeptikum und führt in höheren Dosen unter anderem zu Nervosität, Erregung, Herzklopfen und Unruhe. In homöopathischer Verdünnung wird es deshalb z. B. bei **Einschlafstörungen, Ruhelosigkeit** oder **nervösem Herzklopfen** angewendet.

Literatur
Eisele. Homöopathie für die Kitteltasche

22.2 Was sind Niederpotenzen, was sind Hochpotenzen? Was ist der Unterschied in der therapeutischen Anwendung?

Stichworte
- Niederpotenz: akute Erkrankungen
- Hochpotenz: chronische Erkrankungen

Antwort
Bei **akuten Erkrankungen** wird meist auf eine **Niederpotenz** (bis etwa D6) oder eine mittlere Potenz (etwa D8 bis D12) zurückgegriffen. Die Wirkungsdauer und -intensität ist kürzer und eine Erstverschlimmerung tritt weniger häufig auf. In der Selbstmedikation sollte in diesem Bereich empfohlen werden.

Hochpotenzen wird eine ganzheitliche, den ganzen Organismus betreffende Wirkung zugeschrieben. Sie werden als personotrope Mittel gezielt vom Homöopathen ausgewählt und im Wesentlichen bei **chronischen Erkrankungen** angewendet.

Die Abgrenzung zwischen Hoch- und Niederpotenzen ist nicht eindeutig zu ziehen.

Literatur

Gebler, Kindl. Pharmazie für die Praxis

22.3   Wie nimmt man homöopathische Zubereitungen ein?

Stichworte

- Im Mund zergehen lassen
- Ätherische Öle meiden
- Übliche Dosierung

Antwort

Homöopathische Arzneimittel lässt man ca. eine halbe Stunde vor oder nach der Mahlzeit im **Mund zergehen**. Während der Behandlung, vor allem bei Anwendung von Hochpotenzen, sind **ätherische Öle**, wie Menthol, Campher und auch Kaffee weitestgehend zu meiden.

Die **übliche Dosierung** lautet:

- Urtinktur bis D6: 3-mal täglich 5 Globuli, 5 Tropfen oder 1 Tablette,
- D12: 2-mal täglich 5 Globuli, 5 Tropfen oder 1 Tablette,
- D30: Einmalgabe, bei Bedarf wiederholen.

Während einer noch anhaltenden Besserung sollten keine weiteren Gaben eingenommen werden, erst bei Nachlassen der Wirkung erfolgt die nächste Einnahme. Höhere Potenzen sind nicht für eine Abgabe in der Selbstmedikation geeignet, die Dosierungen werden vom Homöopathen gewählt.

Literatur

Eisele. Homöopathie für die Kitteltasche

22.4   Was ist eine Erstverschlimmerung?

Stichworte

- Zeichen für gutes Ansprechen
- Beschwerden verstärken sich
- Hohe Potenzen

Antwort

Die Erstverschlimmerung ist ein Zeichen für das **gute Ansprechen** des homöopathischen Arzneimittels. Bestehende Beschwerden können sich dabei **verstärken** oder auch neue Symptome auftreten. Beobachtet wird diese Reaktion vor allem bei **hohen Potenzen**. Durch die Entwicklung der LM-Potenzen (Q-Potenzen) vermied Hahnemann diese Primärreaktion (▶ Frage 22.5).

Literatur

Gebler, Kindl. Pharmazie für die Praxis

22.5   Was ist eine Q-Potenz?   *

Stichworte

- Q-Potenz/LM-Potenz
- Keine Erstverschlimmerung
- Bei akuten und chronischen Krankheiten

Antwort

Q-Potenzen gehören zu den Hochpotenzen, sie werden im Verhältnis 1:50 000 (Quinquagintamille) verdünnt. Im Homöopathischen Arzneibuch werden sie als **LM-Potenzen** (lateinisch unkorrekt: L = 50, M = 1000) bezeichnet, sie stellen neben D- und C-Potenzen die dritte Potenzreihe des Homöopathischen Arzneibuchs dar.

Der Vorteil der LM-Potenzen liegt darin, dass sie im Allgemeinen **keine Erstverschlimmerung** verursachen (▶ Frage 22.4), sie können sowohl bei **akuten** als auch bei **chronischen Krankheiten** eingesetzt werden.

Literatur

Gebler, Kindl. Pharmazie für die Praxis

22.6   Was wird im Bereich der alternativen Heilmethoden mit Biochemie bezeichnet?   *

Stichworte

- Dr. Wilhelm Heinrich Schüssler
- Krankheiten: gestörter Mineralstoffwechsel
- Arzneimittel: 12 anorganische Stoffe

Antwort

Der homöopathische Arzt **Dr. Wilhelm Heinrich Schüssler** ist der Begründer der Biochemie. Sein Heilverfahren beruht auf der Annahme, dass alle **Krankheiten** die Folge eines **gestörten Mineralstoffwechsels** sind und durch die Verabreichung von insgesamt nur **12 anorganischen Stoffen**, die physiologischerweise im Körper vorkommen, geheilt werden können. Er will dabei – nach eigenen Aussagen – den Körper nicht im Sinne des Ähnlichkeitsprinzips der Homöopathie beeinflussen, sondern auf physiologisch-chemische Vorgänge im Organismus zugreifen.

Literatur

Gebler, Kindl. Pharmazie für die Praxis

23 Hypertonie

23.1 Wie gehen Sie bei einer Blutdruckmessung vor? *

Stichworte
- Ruhezeit einhalten
- Manschette anlegen
- Systolischer und diastolischer Wert
- Riva-Rocci
- Korotkoff-Geräusch
- Elektronische oder mechanische Blutdruckmessgeräte

Antwort
Der Patient sollte zunächst 2–3 Minuten sitzen, damit sich der Blutdruck stabilisiert. Die **Ruhezeit** ist notwendig, um vergleichbare Werte zu erhalten.

Die **Manschette** wird angelegt: Oberarmmanschetten müssen der Oberarmweite des Patienten angemessen sein, für besonders starke Oberarme sind weitere Manschetten notwendig. Die Manschette liegt so an, dass ca. 1 cm vom unteren Rand bis zur Armbeuge frei ist. Der Luftschlauch geht in Richtung Handgelenk ab. Der Messpunkt liegt in der Armbeuge. Der Arm liegt ruhig auf einer Ablage auf. Bei Handgelenkmessgeräten liegt das Messdisplay im Handgelenksbereich an der Handinnenseite. Der Ellenbogen ist in diesem Fall aufzustützen und das Handgelenk auf Herzhöhe zu halten. Bei mechanischen Blutdruckmessgeräten mit Stethoskop ist der Kopf des Stethoskops in der Armbeuge zu platzieren und die Ohrbügel sind in die Ohren zu stecken.

An der Manschette wird Druck angelegt: Der Maximalwert liegt ca. 15–20 mmHg über dem erwarteten systolischen Blutdruckwert. Dann wird der Druck langsam abgelassen und die Werte entsprechend ermittelt.

Beim Blutdruckmessen werden der **systolische und der diastolische Druckpunkt** ermittelt. In der Systole zieht sich der Herzmuskel zusammen und pumpt dadurch eine gewisse Menge Blut in die Arterien. Es entsteht eine Druckwelle, die die Wand der Arterien kurzfristig dehnt. Bei der Diastole ziehen sich die großen Gefäße aufgrund ihrer Elastizität wieder zusammen und treiben das Blut in die peripheren Bereiche.

Beim Blutdruckmessen nach **Riva-Rocci**, einem italienischen Kinderarzt, wird mithilfe einer Staumanschette die Schlagader abgeklemmt, sodass kein Blut mehr hindurch-

23

fließen kann. Durch Öffnen des Ventils wird der Druck langsam reduziert. Das Blut beginnt wieder zu fließen, wenn der angelegte Druck so groß ist wie der Arteriendruck in der Systole. Bei angelegtem Druck fließt das Blut unter Wirbelbildung und verursacht dabei ein typisches Geräusch, das sogenannte **Korotkoff-Geräusch**, ein pulsierendes Klopfen. Beim langsamen Luftablassen wird das Geräusch zunächst lauter und schließlich leiser. Es verschwindet ganz, wenn der angelegte Druck unterhalb des diastolischen Drucks liegt und das Blut ungehindert hindurchfließen kann.

Die Ermittlung erfolgt entweder mit einem Stethoskop und Manometer oder bei **elektronischen Messgeräten** mittels eingebautem Mikrofon oder Oszillometer.

Literatur

Galler. Herz-Kreislauf-Erkrankungen – Beratungspraxis
Gebler, Kindl. Pharmazie für die Praxis

23.2   Welche Geräte gibt es zur Blutdruckmessung?

Stichworte

- Akustische Messung, oszillometrische Messung
- Vollautomaten, Halbautomaten
- Oberarm-, Handgelenkmessgeräte

Antwort

Blutdruckmessgeräte gibt es mit Stethoskop und Manometer. Hier wird am Manometer der entsprechende Druck bei Auftreten und Verschwinden des Korotkoff-Geräuschs abgelesen.

Elektronische Blutdruckmessgeräte messen entweder **akustisch oder oszillometrisch** und zeigen die ermittelten Werte auf einem Display an. Vorteil dieser Geräte ist, dass Fehlerquellen durch unsichere Interpretation der Korotkoff-Geräusche oder durch lange Reaktionszeiten wegfallen. Die akustischen Geräte sind für alle Patienten geeignet. Die oszillometrischen Geräte sind nicht geeignet für Patienten mit Herzrhythmusstörungen, z. B. bei Extrasystolen.

Man unterscheidet weiterhin **Vollautomaten** und **Halbautomaten**. Vollautomaten pumpen die Manschette automatisch auf, lassen sie wieder ab und präsentieren den ermittelten Wert. Bei Halbautomaten wird die Manschette per Hand aufgepumpt. Halbautomaten eignen sich nicht für Patienten mit eingeschränkter Fingerfertigkeit, z. B. Patienten mit Arthrose, Gicht oder ohne ausreichende Kraft in den Händen.

Eine neuere Entwicklung sind Vollautomaten zur Messung am **Handgelenk**. Es werden nicht nur Stärke, sondern auch Höhe und Breite der Pulswellen gemessen, dadurch bessert sich die Messgenauigkeit der Werte. Allerdings hängen die gemessenen Werte davon ab, ob das Handgelenk wirklich in Herzhöhe gehalten wird. Durch eine falsche Messhöhe und durch Gefäßveränderungen im Bereich des Arms können abweichende Werte erhalten werden. Die Zuverlässigkeit der am Handgelenk gemessenen Werte ist generell schlechter im Vergleich zu Oberarmmessungen.

Hersteller von Blutdruckmessgeräten sind z. B. Bosch & Sohn, Omron und Hartmann. Zur aktuellen Bezeichnung und Verfügbarkeit der Geräte wenden Sie sich an die jeweiligen Hersteller.

Literatur

Galler. Herz-Kreislauf-Erkrankungen – Beratungspraxis

Schäfer. TOP 60 Hilfsmittel und Medizinprodukte

23.3   Welcher Blutdruck ist normal?

Stichworte

- Blutdruckeinteilung nach WHO
- Hypertonie bei > 140:90 mmHg

Antwort

Nach der **Einteilung der WHO** gilt ein Blutdruck von unter **120–130 zu 80–84 mmHg** als normal. Bis zu einem Druck von 139 zu 89 spricht man von hoch-normalen Blutdruckwerten. Hypertonien werden noch einmal unterteilt in milde (140–159 zu 90–99), mittelschwere (160–179 zu 100–109) und schwere (> 180 zu > 110) Hypertonien.

Von niedrigem Blutdruck, also Hypotonie, spricht man bei einem Wert unterhalb von 100 zu 60 mmHg. Diese Grenze ist willkürlich und hat keine pathologische Bedeutung.

Literatur

Lennecke et al. Therapie-Profile für die Kitteltasche

Mutschler et al. Arzneimittelwirkungen

23.4   Warum ist hoher Blutdruck gefährlich?

Stichworte

- Arteriosklerose
- Koronare Herzkrankheit

Antwort

Ein dauerhaft erhöhter Blutdruck führt zu einer ständigen Überbelastung der Gefäße und des Herzens und ist mit einem hohen Herzinfarkt- oder Schlaganfallrisiko verbunden. Gefäßwände werden **arteriosklerotisch verändert**, es entwickelt sich eine **koronare Herzkrankheit** mit Folgeerkrankungen wie Angina pectoris, Herzinfarkt, Schlaganfall, periphere arterielle Verschlusskrankheit, Niereninsuffizienz.

Hypertonie, Hypercholesterolämie und Rauchen sind die wichtigsten Risikofaktoren für sog. koronare Ereignisse, wie Herzinfarkt und Schlaganfall.

Literatur

Lennecke et al. Therapie-Profile für die Kitteltasche

23

23.5   **Eine Frau kommt vom Markt in Ihre Apotheke. Sie messen einen Blutdruck von 170:85. Was sagen Sie ihr?**

Stichworte

- Regelmäßige Blutdruckkontrolle
- Systolische Hypertonie

Antwort

Sie werden Sie zunächst fragen, ob sie bereits in ärztlicher Behandlung ist oder ihr Arzt ihr vielleicht **regelmäßige Blutdruckkontrollen** empfohlen hat.

Mit der Interpretation von Blutdruckwerten in der Apotheke müssen Sie sehr vorsichtig sein. Nennen Sie keine Diagnose. Die Kundin muss allerdings informiert werden, dass dieser Wert erhöht ist. Die Kundin sollte mit ihrem Arzt darüber sprechen.

Isolierte **systolische Hypertonie** ist häufig ein erstes Zeichen für eine sich entwickelnde Hypertonie. Mit gesunder Lebensführung, wie z. B. Abbau von Übergewicht, fleischarmer Ernährung und vermehrter Bewegung, lässt sich die Entwicklung vielleicht noch aufhalten.

Wenn Messungen zu drei unterschiedlichen Zeitpunkten den erhöhten Blutdruck bestätigen, entscheidet sich der Arzt schließlich für eine antihypertone Therapie.

Literatur

Galler. Herz-Kreislauf-Erkrankungen – Beratungspraxis
Lennecke et al. Therapie-Profile für die Kitteltasche

23.6   **Wie wird eine Hypertonie medikamentös behandelt?**   *

Stichworte

- WHO-Stufenschema der Hypertonie-Behandlung
- Diuretika
- β-Rezeptorenblocker
- Calciumantagonisten
- ACE-Hemmer
- AT_1-Antagonisten (Sartane)
- Monotherapie – Zweierkombination – Dreierkombination
- Responderrate

Antwort

Die Behandlung der Hypertonie erfolgt nach dem **Stufenschema der WHO**. Aktuelle Leitlinien zum Management der arteriellen Hypertonie der Deutschen Hochdruckliga e. V. richten sich nach diesem Stufenschema.

Zu Beginn einer Bluthochdruckbehandlung entscheiden die Begleiterkrankungen die Wirkstoffauswahl. Es stehen β-Rezeptorenblocker, **Diuretika**, Calciumantagonisten, ACE-Hemmer und AT_1-Blocker zur Verfügung.

Für alle Fälle von unkomplizierter Hypertonie, evtl. auch bei älteren Patienten, werden Thiaziddiuretika eingesetzt. Beispiele sind Hydrochlorothiazid (Dytide® H), Xipamid (Aquaphor®), Indapamid (Natrilix®).

β-**Rezeptorenblocker** werden eingesetzt bei jüngeren Patienten unter 55 Jahren, z. B. Metoprolol (Beloc-Zok®), Atenolol (Tenormin®).

Calciumantagonisten werden bei älteren Patienten über 55 Jahren mit zusätzlichen Problemen wie Bradykardie, diastolischer Hypertonie oder arteriosklerotischen Komplikationen verwendet. Beispiele sind Nifedipin (Adalat®), Verapamil (Isoptin®), Diltiazem (Dilzem®).

ACE-Hemmer werden bevorzugt eingesetzt, wenn Patienten Begleiterkrankungen wie Herzinsuffizienz oder Diabetes aufweisen. Beispiele sind Captopril (ACE-Hemmer-ratiopharm®), Enalapril (Xanef®), Lisinopril (Acerbon®).

Auch AT_1-**Antagonisten**, sogenannte Sartane, werden für die Monotherapie eingesetzt. Hier kommen z. B. Losartan (Lorzaar®), Eprosartan (Teveten®) und Irbesartan (Aprovel®) in Frage.

Die Therapie beginnt mit einer niedrigen Dosierung, um starken Blutdruckabfall mit entsprechenden Nebenwirkungen zu vermeiden und die Compliance zu erhalten. Wenn mit einer **Monotherapie** der Blutdruck nicht ausreichend gesenkt werden kann, wird eine andere Substanz ebenfalls in niedriger Dosierung probiert. Erst wenn das auch keinen Erfolg zeigt, wird auf eine Kombinationstherapie mit zwei Wirkstoffen umgestellt. Die **Zweierkombination** besteht entweder aus einem Diuretikum plus einem weiteren Wirkstoff oder einem Calciumantagonisten plus einem weiteren Wirkstoff.

Wenn die Zweierkombination in mittlerer Dosierung keinen ausreichenden Effekt zeigt, wird auch hier zunächst auf eine andere Zweierkombination gewechselt, bevor schließlich eine **Dreierkombination** ausgewählt wird.

Die Dreierkombination enthält ein Diuretikum plus zwei weitere Wirkstoffe. Bei Bedarf können hier auch andere Wirkstoffgruppen eingesetzt werden, z. B. direkte Vasodilatanzien wie Dihydralazin (Nepresol®) oder Minoxidil (Lonolox®).

Durch Anwenden dieses Stufenschemas können 90–95 % aller Hypertoniker behandelt werden. In Ausnahmefällen wird ein vierter Wirkstoff hinzugenommen, z. B. Clonidin (Catapresan®) oder Moxonidin (Cynt®), dann beträgt die **Responderrate** sogar über 95 %.

Bei der Auswahl geeigneter Antihypertensiva ist das Alter des Patienten zu berücksichtigen. Zahlreiche blutdrucksenkende Wirkstoffe, wie Clonidin, Doxazosin und nichtretardiertes Nifedipin, stehen auf der Priscus-Liste (▶Frage 51.6). Sie gelten als Wirkstoffe, die zur Anwendung bei alten Menschen als ungeeignet bewertet werden.

Literatur

Deutsche Hochdruckliga e. V. www.hochdruckliga.de
Galler. Herz-Kreislauf-Erkrankungen – Beratungspraxis
Lennecke et al. Therapie-Profile für die Kitteltasche

23

23.7 Halten Sie die Arzneimittelkombination auf folgendem Rezept für sinnvoll? Welche Nebenwirkungen sind zu erwarten?

	Hilfs-	Impf-	Spr.-St.	Begr.-		

Krankenkasse bzw. Kostenträger

Gebühr frei

BKK Deutscher Apotheker Verlag

		BVG	mittel	stoff	Bedarf	Pflicht	Apotheken-Nummer / IK
			6	7	8	9	

Name, Vorname des Versicherten

noctu

Andreas Blau
Blumenweg 10   geb. am
87654 Wiesenthal   13.05.1960

Zuzahlung   Gesamt-Brutto

Arzneimittel-/Hilfsmittel-Nr.   Faktor   Taxe

1. Verordnung

Sonstige

Kostenträgerkennung   Versicherten-Nr.   Status

Unfall

7352763451   G211285506   1

2. Verordnung

Betriebsstätten-Nr.   Arzt-Nr.   Datum

Arbeits-
unfall

123456783   987654323   06.11.2017

3. Verordnung

Rp. (Bitte Leerräume durchstreichen)

Vertragsarztstempel

Beloc-Zok Herz N3
HCT-ratiopharm 25 mg C

123456783
Dr. med. Josef Grast
Facharzt für Allgemeinmedizin
Gertenacker 4
87654 Wiesenthal
Tel. 08012/8324

aut
idem

aut
idem

ЬЬЬН

Abgabedatum
in der Apotheke

Grast

Unterschrift des Arztes
Muster 16 (10.2014)

Bei Arbeitsunfall
auszufüllen!

Unfalltag   Unfallbetrieb oder Arbeitgebernummer

123456789Y

o Abb. 23.1 Rezept mit Beloc-Zok® und HCT-ratiopharm®

Stichworte
- WHO-Stufenschema der Bluthochdruckbehandlung
- Zweierkombination
- β-Rezeptorenblocker
- Thiaziddiuretikum
- Nebenwirkungen

Antwort
Durch Durchstreichen oder Ankreuzen der Aut-idem-Felder verbietet der Arzt den Aut-idem-Austausch durch den Apotheker und die Anwendung der Rabattverträge. Das „ZOK" im Namen bedeutet Zero Order Kinetic, eine Freisetzung des Wirkstoffs nach einer Kinetik 0. Ordnung.

Bluthochdruck wird nach dem **Stufenschema der WHO** behandelt. Bei Beloc-Zok® Herz (Metoprolol) handelt es sich um einen β-**Rezeptorenblocker**, bei HCT-ratiopharm® (Hydrochlorothiazid) um ein **Thiaziddiuretikum**. Beide werden in einer **Zweierkombination** im Stufenschema der WHO eingesetzt. Wenn der Patient damit auf einen Blutdruck von ca. 130:85 mmHg eingestellt ist, ist die Kombination für ihn eine gute Therapie.

Die **Nebenwirkungen** der Kombinationstherapie entsprechen denen der einzelnen Wirkstoffe.

Hydrochlorothiazid erniedrigt den Kaliumspiegel und kann deshalb zu Muskelkrämpfen und Herzrhythmusstörungen führen. Eine Verschlechterung von Zucker-, Blutfett- und Harnsäurewerten ist bei hohen Dosierungen möglich.

Metoprolol verlangsamt den Herzschlag, kann den Blutzuckerspiegel senken und den Blutfettspiegel verschlechtern. Bei Asthmatikern sind β-Rezeptorenblocker wegen der möglichen Auslösung eines Asthmaanfalls kontraindiziert. Bedingt geeignet sind sie zur Behandlung von Diabetikern. Sie erhöhen das Risiko einer Hypoglykämie, dabei maskieren sie zudem deren Symptome (▶ Frage 23.9).

In der Kombination verstärken sie die Blutdrucksenkung. Dieses ist ein gewünschter Effekt. Wegen der Nebenwirkungen sollten der Kaliumspiegel und die entsprechenden Blutspiegel von Glucose, Blutfetten und Harnsäure regelmäßig kontrolliert werden.

Literatur

Framm et al. Arzneimittelprofile für die Kitteltasche

Galler. Herz-Kreislauf-Erkrankungen – Beratungspraxis

Hendschler. TOP 60 Arzneistoffe Rx

Lennecke et al. Therapie-Profile für die Kitteltasche

23.8 Ihnen wird folgender Medikationsplan vorgelegt. Welche Informationen können Sie dem Plan entnehmen? Wie können Sie damit weiterarbeiten?

Stichworte

- Bundeseinheitlicher Medikationsplan
- Medikationsanalyse
- Priscus-Liste: Diphenhydramin
- Wechselwirkungen: Antihypertensiva und Insulin

Antwort

Es handelt sich um einen **Bundeseinheitlichen Medikationsplan**, auf den seit Oktober 2016 jeder Patient einen Anspruch hat, der drei oder mehr regelmäßig einzunehmende Medikamente verordnet bekommt (§ 31a des SGB V). Dieser Plan wird vom Arzt erstellt und bei Änderung der Medikation aktualisiert und dem Patienten in ausgedruckter Form mitgegeben (o Abb. 23.2).

Auf Wunsch des Patienten hat die Apotheke bei Abgabe eines Medikaments den Plan dahingehend zu aktualisieren. Eventuell muss nach aktuellen Rabattverträgen ein Handelsname geändert werden oder ein Arzneimittel der Selbstmedikation ergänzt werden.

Dieser Medikationsplan ist die Voraussetzung für eine **Medikationsanalyse**. Hierfür werden die Indikationen mit den Diagnosen abgeglichen, die Arzneimittel auf eine Eignung in Bezug auf das Alter des Patienten (**Priscus-Liste**) und Kontraindikationen, die Dosierungen z. B. in Bezug auf die Nierenfunktion, die Gesamtmedikation auf **Wechselwirkungen** und die Einnahmehinweise kontrolliert und evtl. angepasst.

Die umfassende Medikationsanalyse Typ 3 fällt bislang noch in den Arbeitsbereich der Ärzte. Wenn Apotheker eine Analyse durchführen wollen, so fehlen die ärztlichen Hintergrundinformationen (Diagnosen, Laborwerte), um alle Schritte auszuführen. Eine Medikationsanalyse Typ 1, 2a oder 2b auf Eignung der Wirkstoffe aufgrund des Alters,

23

Medikationsplan

Seite _____ von _____

für: _Michaela Mustermann_

Erstellt von:

Stempel der Apotheke/Arztpraxis

geb. am: _13_._12_._1936_

Erstellt am: _15_._12_._2016_

Patientenbezogener Medikationsplan: handschriftliche Erfassung der Medikation gemäß Ausfüllhilfe

Wirkstoff	Handelsname	Stärke	Form	Mo	Mi	Ab	zN	Einheit	Hinweise	Grund
Ramipril	Ramipril Stada 5 mg	5 mg	Tabl	1	0	0	0	Stück	zum Frühstück	Bluthochdruck
Hydrochlorothiazid	HCT 1A Pharma 25 mg	25 mg	Tabl	1	0	0	0	Stück	zum Frühstück	Bluthochdruck
Clopidogrel	Plavix	75 mg	Tabl	0	0	1	0	Stück	nach dem Abendessen	arterieller Verschluss
Simvastatin	Simvalip 20 mg	20 mg	Tabl	0	0	1	0	Stück	nach dem Abendessen	Cholesterinspiegel
Indulin-Isophan	Protaphane Penfill	300 I.E.	Amp	20	0	10	0	I.E.	Spritzen unter die Haut	Diabetes
Bedarfsmedikation										
Glyceroltrinitrat	Nitrangin Pumpspray	0,4 mg	Spray					Hub	max. 3 Hub bei Herzschmerzen	Herzschmerzen
Diphenhydramin	Vivinox Sleep	50 mg	Tabl				1	Stück	max. 2 x in der Woche	Schlaflosigkeit

Wichtige Angaben: Bitte messen Sie Ihren Blutdruck täglich!

In Analogie zu DE-DE-Version 2.0 vom 18.12.2014

Deutscher Apotheker Verlag, Vordruck 1214002212

○ **Abb. 23.2** Bundeseinheitlicher Medikationsplan, beispielhaft ausgefüllt

d. h. ein Abgleich mit der Priscus-Liste und auf Wechselwirkungen der verordneten bzw. angewendeten Wirkstoffe kann durchgeführt werden. Bei Auffälligkeiten, die das Überdenken einer bestehenden Therapie erfordern, können dann dem behandelnden Arzt z. B. per Fax die Ergebnisse mit Kommentaren und Änderungsvorschlägen zugesandt werden. Die Änderung der Therapie veranlasst der Arzt.

In diesem Fall fällt auf, dass **Diphenhydramin** aufgrund seiner anticholinergen Nebenwirkungen, dem Auftreten von Schwindel und EKG-Veränderungen nicht für die Gruppe der Patienten > 65 Jahre verordnet werden sollte. Therapiealternativen sind als erstes die nichtmedikamentöse Therapie der Schlafstörungen (Schlafhygiene) und bei Bedarf einer medikamentösen Therapie z. B. Baldrian, sedierende Antidepressiva (Mirtazapin oder Opipramol), niederpotente Neuroleptika (Melperon, Pipamperon) oder Zolpidem (< 5 mg/d). Wenn die Patientin mit der max. zweimal wöchentlichen Einnahme von Diphenhydramin ohne Auftreten von unerwünschten Beschwerden zurechtkommt, gibt es keine zwingende Indikation, die Therapie umzustellen.

Die antihypertensive Therapie erscheint mit dem ACE-Hemmer Ramipril, was gerade auch bei Herzinsuffizienz (Hinweis: Verordnung von Glyceroltrinitrat) bevorzugt eingesetzt wird, und dem Thiazid-Diuretikum Hydrochlorothiazid in Ordnung, wenn der Blutdruck tatsächlich den Zielwerten entspricht. Regelmäßige Blutbildkontrollen, vor allem zur Kontrolle des Kaliumspiegels, sind erforderlich. Simvastatin wird eventuell gegen erhöhte Cholesterolwerte, evtl. aber auch zur Risikosenkung bei erhöhtem koronaren Risiko verordnet. Die Insulintherapie ist eine konventionelle Therapie mit festem Spritzschema. Hier wäre der HbA_{1C}-Wert zur Therapiekontrolle interessant.

Literatur

Mutschler et al. Arzneimittelwirkungen
Schäfer. Allgemeinpharmazie
SGB V, § 31a, Medikationsplan

23.9   Welche Nebenwirkungen haben β-Rezeptorenblocker?   *

Stichworte

- Müdigkeit
- Verlangsamung des Herzrhythmus
- Vasokonstriktion an den Hautgefäßen: kalte Extremitäten
- Auslösung von Asthmaanfällen
- Hypoglykämien, Verschleierung der Symptome
- Erektile Dysfunktion

23

Antwort

Zu Beginn einer Therapie mit β-Rezeptorenblockern tritt wegen der Blutdrucksenkung gelegentlich gleichzeitig **Müdigkeit** und Leistungsschwäche auf. Dieser Zustand bessert sich bei gleichmäßiger Einnahme und verschwindet nach ca. 14 Tagen.

Dauerhafte, meist unerwünschte Nebenwirkungen sind selten eine **Verlangsamung des Herzrhythmus** durch eine Hemmung der Erregungsausbreitung. Durch **Vasokonstriktion der Hautgefäße** klagen Patienten gelegentlich über kalte Hände und Füße. Durchblutungsstörungen der Extremitäten können sich verschlechtern. Durch Blockade der β-Rezeptoren der Lunge kann es zu einer Erhöhung des Bronchialwiderstands evtl. zu einer **Auslösung eines Asthmaanfalls** kommen.

Durch Hemmung der glucosemobilisierenden Wirkung von Katecholaminen kommt es selten zu Hypoglykämien. Gleichzeitig kommt es zu einer **verminderten Wahrnehmung von Hypoglykämiesymptomen,** wie Herzklopfen oder Schweißausbrüchen.

Daneben können β-Rezeptorenblocker zentral-neuronale Nebenwirkungen zeigen, dazu gehören Schlaflosigkeit und Erregungszustände, wie auch Muskelschwäche und sehr selten **erektile Dysfunktion.**

Bei Überlegungen in Bezug auf mögliche Nebenwirkungen ist zu beachten, mit welcher Häufigkeit sie auftreten können. „Gelegentlich" bedeutet ein Auftreten der Nebenwirkung mit einer Wahrscheinlichkeit von $\geq 0,1$ bis $< 1\%$; d.h. in $\geq 99\%$ aller Anwendungen wird diese unerwünschte Wirkung nicht wahrgenommen. Ist dem Patienten eine potenzielle Nebenwirkung bekannt, steigt die Wahrscheinlichkeit, dass er diese unerwünschte Wirkung auch wahrnimmt. Zur individuellen Beurteilung einer wahrgenommenen unerwünschten Wirkung ist immer der Nutzen der Therapie bzw. das Risiko der Nichtbehandlung mit einzubeziehen.

Literatur
Fachinformationen

Framm et al. Arzneimittelprofile für die Kitteltasche

Hendschler. TOP 60 Arzneistoffe Rx

23.10 Darf ein Rezept über Metoprolol N3 mit Beloc® beliefert werden?

Stichworte
- Wirkstoffverordnung
- Rabattverträge
- Dosierung

Antwort
Es liegt eine **Wirkstoffverordnung** vor. Der Arzt hat sich nicht für ein bestimmtes Arzneimittel entschieden, sondern überlässt die Entscheidung im Rahmen der Liefer- und **Rabattverträge** der Krankenkassen dem Apotheker. Metoprolol wird allerdings in verschiedenen Salzen, Stärken und Freisetzungskinetiken angeboten. Auf dem Markt befinden sich Tabletten bzw. Retardtabletten mit Metoprololtartrat (50 mg, 100 mg und 200 mg retard) und Metoprololsuccinat (47,5 mg, 95 mg und 190 mg retard). Sie gelten in den jeweiligen **Dosierungen** als gleichwertig. Neben diesen normal-freisetzenden festen Arzneiformen gibt es noch Retardtabletten, die den Wirkstoff gleichmäßig mit einer Kinetik nullter Ordnung freisetzen. Sie enthalten z.B. NK, NOK (Nullter[-Ordnung]-Kinetik) oder ZOK (Zero Order Kinetic) im Namen. Bei der Verordnung von „Metoprolol N3" müssten nach Lieferverträgen der Krankenkassen zunächst Metoprolol-Tabletten der niedrigsten Dosierung, also z.B. 100 Metoprolol-50-mg-Tabletten, abgegeben werden. Beloc® ist als Beloc-Zok® Retardtabletten mit 47,5 mg auf dem Markt, also mit einem anderen Metoprololsalz (Tartrat statt Succinat) in einer anderen Freisetzungsform als

Metoprolol-50-mg-Tabletten, und würde damit nicht unter die Aut-idem-Regelung fallen.

Fragen Sie den Patienten, ob seine Therapie in der bisherigen Form weitergeführt werden soll oder ob der Arzt von einer Umstellung gesprochen hat. In letzterem Fall ist eine Rückfrage beim verordnenden Arzt unerlässlich. Soll die Therapie in der bisherigen Form weitergeführt werden, erkundigen Sie sich, ob er sich an Namenszusätze wie NK, NOK oder ZOK erinnert. Nehmen Sie eventuell die Patientendatei zu Hilfe. Auch hier ist bei Unsicherheiten eine Rückfrage beim verordnenden Arzt notwendig. Das Rezept muss vom Arzt bei Bedarf ergänzt werden.

Gehen wir davon aus, dass Metoprolol 50 mg NK Retardtabletten gewünscht sind. Bei einer Wirkstoffverordnung wählt der Apotheker zunächst eins aus den drei günstigsten im Handel befindlichen Metoprolol-50-mg-NK-Präparaten aus. Er darf eins bevorzugen, das entweder in der Apotheke auf Lager liegt oder beim Großhandel kurzfristig verfügbar ist. Eventuell wird bei der Auswahl ein Hinweis der Software auf einen Rabattartikel erscheinen. Dann muss die Entscheidung geändert und ein Rabattartikel abgegeben werden ohne weitere Berücksichtigung der angegebenen Preise.

Beloc-Zok® (mite) kann nur abgegeben und mit der Krankenkasse abgerechnet werden, wenn es erstens zu den drei günstigsten Präparaten gehört und keine Rabattverträge vorliegen, zweitens wenn die betroffene Krankenkasse Rabattverträge über Beloc-Zok® (mite) geschlossen hat, drittens wenn der Arzt es explizit verordnet und einen Aut-idem-Austausch durch ein Kreuz im Aut-idem-Feld ausgeschlossen hat. Ansonsten kann das vorliegende Rezept natürlich im Rahmen der Kostenerstattung als „Wunscharzneimittel" privat mit dem Patienten abgerechnet werden, mit der PZN von Beloc-Zok® (mite) bedruckt sowie mit der Sonder-PZN 02567024 und mit dem Sonderkennzeichen „7" für die Belieferung im Rahmen der Kostenerstattung. Im Feld Taxe steht der Betrag „0". Dann bekommt der Patient einen Bon und die Kopie des bedruckten Rezeptes, um es bei seiner Krankenkasse zur Kostenerstattung einzureichen. Die Apotheke behält das Originalrezept, um es zur Abrechnung einzureichen.

Literatur
Arzneilieferverträge, Rabattverträge
Mutschler et al. Arzneimittelwirkungen

23.11 Es wird Ihnen ein Rezept über Diursan® (Kombination aus Amilorid und Hydrochlorothiazid) vorgelegt: Was ist zu beachten? Welche Informationen geben Sie dem Patienten?

Stichworte
- Schleifendiuretika – Hypokaliämie
- Kaliumsparende Diuretika – Hyperkaliämie
- Einnahme morgens

Antwort
Es handelt sich bei Hydrochlorothiazid (HCT) um ein **Thiaziddiuretikum**. Es besitzt einen natriuretischen Effekt durch Hemmung der Natriumreabsorption im distalen Tubulus. Dadurch kommt es zu einer gesteigerten Ausscheidung von Na^+, K^+, Mg^{2+}, ent-

sprechender Anionen und Wasser. Bei hohen Dosierungen und langer Anwendung kann es zu **Hypokaliämien** kommen.

Deshalb wird HCT mit dem kaliumsparenden Diuretikum Amilorid kombiniert. Amilorid wirkt über eine Blockade von Natriumkanälen im spätdistalen Tubulus und im Sammelrohr. Hier kommt es ausschließlich zu einer vermehrten Ausscheidung von Na^+, Anionen und Wasser, K^+ wird zurückgehalten. Es wird deshalb als **kaliumsparendes Diuretikum** bezeichnet. Amilorid führt bei alleiniger Anwendung zu einer **Hyperkaliämie**. In der Kombination neutralisieren sich beide Wirkungen in Bezug auf den Kaliumspiegel.

Der Patient sollte auf eine Selbstmedikation mit Kalium verzichten. Geben Sie dem Patienten den Hinweis, das Arzneimittel am besten **morgens** oder im Lauf des Vormittags **einzunehmen,** um wegen des aufkommenden Harndrangs nicht seine Nachtruhe zu stören. Wegen der möglichen Verschlechterung von Zucker-, Blutfett- und Harnsäurewerten sollte der Patient regelmäßige Kontrollen bei seinem Hausarzt wahrnehmen.

Literatur

Framm et al. Arzneimittelprofile für die Kitteltasche

Mutschler et al. Arzneimittelwirkungen

24 Hypotonie

24.1 **Wie ist eine Hypotonie definiert?**
Wie ist die Schwere der Krankheit zu bewerten?

Stichworte
- < 100:60 mmHg
- German Disease
- Schwangerschaft: Abort vermeiden
- Diabetiker: orthostatische Dysregulation
- Ältere Patienten: Schlaganfallrisiko

Antwort
Von einer Hypotonie spricht man bei vorübergehendem oder dauerhaftem Abfall der Blutdruckwerte unter **100:60 mmHg**. Diese Grenzziehung ist allerdings willkürlich. Als Symptome werden Müdigkeit, Abgeschlagenheit, verminderte Leistungsfähigkeit genannt. Die Folgen der unbehandelten Krankheit sind selten schwerwiegend. Durch Gangunsicherheit und Schwindel kann es zu Stürzen kommen.

Generell gibt es keinen Grund, niedrigen Blutdruck zu behandeln. International gilt niedriger Blutdruck nicht als Krankheit. Die deutsche Besonderheit, niedrigem Blutdruck einen Krankheitswert zuzuschreiben, wird mit dem Begriff **German Disease** bespöttelt.

Behandlungsbedürftig ist eine Hypotonie, wenn sie bei den Patienten belastende Symptome hervorruft bzw. bei Risikogruppen. Dazu gehören ältere Patienten, Diabetiker, Alkoholiker und Schwangere.

In der **Schwangerschaft** wird der Blutdruck angehoben, um eine Mangeldurchblutung der Plazenta und damit einen **Abort zu vermeiden** (▸ Frage 24.2). Bei hypotonen Schwangeren kommt es häufiger zu Frühgeburten, Missbildungen und Wachstumshemmung des Feten.

Bei **Diabetikern** und Alkoholikern besteht die Gefahr von stark ausgeprägten **orthostatischen Dysregulationen**.

Im höheren Lebensalter ist es ebenfalls angezeigt, niedrigen Blutdruck zu behandeln, um die **älteren Patienten** vor Stürzen und der damit verbundenen Verletzungsgefahr zu schützen. Außerdem besteht hier ein erhöhtes **Risiko für Schlaganfälle** und Herzrhythmusstörungen.

24

Literatur

Lennecke et al. Therapie-Profile für die Kitteltasche

24.2   Eine Schwangere klagt über Hypotonie: Was empfehlen Sie ihr?

Stichworte

- Mögliche Minderdurchblutung der Plazenta
- Behandlung mit „Hausmitteln"
- α-Sympathomimetika: Etilefrin

Antwort

Sie werden zunächst den Blutdruck messen. Sollte der Wert < 100:60 mmHg sein, schicken Sie die Frau zum Gynäkologen, der über die Notwendigkeit einer blutdrucksteigernden Therapie entscheidet.

Hypotonie gilt in der Schwangerschaft als behandlungsbedürftig, weil sie zu einer **Minderdurchblutung der Plazenta** und dadurch zu einer erhöhten Abortneigung führt. Bei orthostatischer Hypotonie besteht zudem die Gefahr zu stürzen und dadurch sich selbst und das ungeborene Kind zu schädigen.

Wenn möglich sollte versucht werden, mit **blutdrucksteigernden „Hausmitteln"** ohne Medikamente den Kreislauf zu stabilisieren. Wechselduschen, viel Bewegung möglichst an frischer Luft und ausreichende Flüssigkeitszufuhr können den Blutdruck bereits ausreichend anheben.

Wenn trotz dieser Maßnahmen der Blutdruck tagsüber sehr niedrig ist, wird der Gynäkologe sich dafür entscheiden, medikamentös den Blutdruck zu steigern. Es stehen Ergotaminderivate und α-**Sympathomimetika** zur Verfügung. Beide sind im 1. Trimenon kontraindiziert. In der Schwangerschaft werden unter strenger Indikationsstellung bevorzugt α-Sympathomimetika verwendet. **Etilefrin** (Effortil®) wird meist in Form von Tropfen verwendet, da sie individuell und niedrig dosierbar sowie schnell wirksam sind.

Literatur

Embryotox. www.embryotox.de

Lennecke et al. Therapie-Profile für die Kitteltasche

25 Impfungen

25.1 Welche Einteilungsmöglichkeiten bestehen für Impfstoffe? *

Stichworte
- Lebendimpfstoffe
- Totimpfstoffe und Spaltimpfstoffe
- Toxoidimpfstoffe

Antwort
Nach Art und Beschaffenheit der Antigene lassen sich folgende Arten von Impfstoffen unterscheiden.

Lebendimpfstoffe: Sie enthalten vermehrungsfähige attenuierte, d. h. in ihrer Pathogenität abgeschwächte, Viren oder Bakterien, z. B. Impfstoffe gegen Masern, Mumps oder Röteln. Durch eine Vermehrung der Erreger im Körper und die nachfolgende Immunreaktion besteht nach diesen Impfungen meist eine jahrzehntelange Immunität. Nachteile sind eine evtl. auftretende Impfkrankheit, Kontraindikationen für Schwangere und Immungeschwächte sowie die Kühlkettenpflicht beim Transport. Zu anderen Lebendimpfungen muss ein Abstand von vier Wochen eingehalten werden, es sei denn, die Impfstoffe werden simultan verabreicht.

Totimpfstoffe und Spaltimpfstoffe: Diese inaktivierten Impfstoffe enthalten nicht mehr vermehrungsfähige Viren, Virusfragmente, Bakterien oder zellfreie Extrakte, z. B. FSME-Impfung (abgetötete Erreger), azelluläre Pertussis-Impfung (Erregerbestandteile). Eine Kühlkette ist hier meist nicht erforderlich, Schwangere und Immungeschwächte können geimpft werden, es gibt keine Wechselwirkungen mit sonstigen Infektionen oder Lebendimpfstoffen, allerdings ist die Schutzwirkung von begrenzter Dauer und muss regelmäßig aufgefrischt werden.

Toxoidimpfstoffe: Sie enthalten nicht mehr toxische aber immunogene Toxine, z. B. Diphtherie-Impfung, Tetanus-Impfung. Die Vorteile und Nachteile entsprechen denen der inaktivierten Impfstoffe.

25

Literatur
Schäfer. Allgemeinpharmazie

25.2 Was sind Standardimpfungen, was sind Indikationsimpfungen? *

Stichworte

- Einteilung der Ständigen Impfkommission

Antwort

Die **Ständige Impfkommission** des Robert Koch-Instituts (STIKO) teilt die empfohlenen Schutzimpfungen hinsichtlich ihrer epidemiologischen Bedeutung unterschiedlich ein:

- Standardimpfungen (S), die entsprechend dem Impfkalender für die gesamte Bevölkerung angeraten sind, z. B. Tetanus, Diphtherie, oder Standardimpfungen für eine Untergruppe der Bevölkerung. Als Standardimpfung für Personen ab 60 Jahren ist die Impfung gegen Influenza empfohlen.
- Indikationsimpfungen (I) für Risikogruppen bei individuell, nicht beruflich, erhöhtem Expositions-, Erkrankungs- oder Komplikationsrisiko, z. B. Reiseimpfungen.

Weitere Rubriken dieser Einteilung sind Auffrischungsimpfungen (A), beruflich veranlasste Impfungen (B) und Reiseimpfungen (R).

Literatur

Gebler, Kindl. Pharmazie für die Praxis
Robert Koch-Institut. www.rki.de

25.3 Warum ist die aktive Immunisierung länger wirksam?

Stichworte

- Aktive Immunisierung: Spezifität, B-Gedächtniszellen, immunologisches Gedächtnis
- Passive Immunisierung

Antwort

Bei der **aktiven Immunisierung** wird dem Organismus ein in seiner Pathogenität abgeschwächtes Antigen verabreicht, z. B. Hepatitis-B-Impfung (Engerix®-B Erwachsene). Der Wirt bildet dagegen **spezifische** Antikörper. Diese Reaktion benötigt etwa 1–2 Wochen, weswegen eine aktive Immunisierung als Prophylaxe, aber nicht als Sofortmaßnahme eingesetzt werden kann. Bei einer zweiten Konfrontation mit dem gleichen Antigen werden **B-Gedächtniszellen** stimuliert, die eine verstärkte sekundäre Immunantwort gegenüber dem Antigen auslösen.

Bei der **passiven Immunisierung** werden dem Organismus vorgebildete Antikörper (Immunglobuline) verabreicht, z. B. Hepatitis-B-Immunglobulin (Hepatitis-B-Immunglobulin Behring®). Entsprechende Antigene werden dabei sofort inaktiviert. Die Wirkdauer beträgt nur etwa 4 Wochen, da kein **immunologisches Gedächtnis** ausgebildet wird.

Literatur

Schäfer. Allgemeinpharmazie

25.4   Was ist ein Aluminium-Adsorbat-Impfstoff?

Stichworte
- Verbesserte Immunantwort
- Adsorption an Aluminiumhydroxid

Antwort
Für eine **verbesserte Immunantwort** durch eine verzögerte Abgabe werden Antigene von Totimpfstoffen an größere Partikel adsorbiert. Verwendet wird dazu u. a. **Aluminiumhydroxid**, auch in Kombination mit Aluminiumphosphat als „Aluminiumgel". Da diese Aluminiumverbindungen subkutan schlecht verträglich sind, kann es zu Impfreaktionen kommen, die sich z. B. in Granulomen äußern. Eine Impfkrankheit, d. h. Symptome der natürlichen Erkrankung, sind bei Totimpfstoffen unwahrscheinlich.

Literatur
Gebler, Kindl. Pharmazie für die Praxis

25.5   Müssen alle Impfstoffe vorrätig gehalten werden?

Stichworte
- Kurzfristig beschaffbar aus Notfalldepots

Antwort
Impfstoffe müssen mit Ausnahme von Tetanus-Impfstoff und Tetanus-Hyperimmunglobulin 250 IE nicht generell in der Apotheke vorrätig gehalten werden. Bestimmte Impfstoffe, Immunglobuline und Sera müssen aber **kurzfristig beschaffbar** sein, z. B. Botulismus-Antitoxin, Diphtherie-Antitoxin, Tollwut-Impfstoff. Vorrätig gehalten werden sie in speziellen **Notfalldepots**, die die zuständigen Landesapothekerkammern in bestimmten Krankenhäusern eingerichtet haben. Eine aktuelle Liste der Standorte (gelistet u. a. in der Roten Liste) mit der jeweiligen Bestückung muss in jeder Apotheke – am besten neben dem Telefon – aushängen.

Literatur
ApBetrO § 15
Gebler, Kindl. Pharmazie für die Praxis

25.6   Gegen welche Krankheiten werden Säuglinge geimpft?   *

Stichworte
- Ab 2. Monat: Diphtherie, Tetanus, Pertussis, *Haemophilus influenzae* Typ b, Poliomyelitis, Hepatitis B, Pneumokokken, Rotaviren (schon ab 6 Wochen)
- Ab 11. Monat zusätzlich: Masern, Mumps, Röteln, Varizellen
- Ab 12. Monat zusätzlich: Meningokokken

25

Antwort

Für Säuglinge **ab dem 2. Monat** empfiehlt die Ständige Impfkommission Impfungen gegen Diphtherie, Tetanus, Pertussis, *Haemophilus influenzae* Typ b (Hib), Poliomyelitis, Hepatitis B und Pneumokokken. Bereits ab 6 Wochen ist eine Impfung gegen Rotaviren vorgesehen. **Ab dem 11. Monat** wird zusätzlich gegen Masern, Mumps und Röteln sowie gegen Varizellen, **ab dem 12. Monat** zusätzlich gegen Meningokokken geimpft. Eine Impfung mit Lebendimpfstoffen ist erst ab diesem Zeitpunkt möglich, da bei der Geburt mütterliche Antikörper auf den Fötus übertragen werden, die die Impfantigene neutralisieren können (o Abb. 25.1).

Durch eine generelle Impfung gegen Röteln – auch bei eigentlich nicht gefährdeten Jungen – soll durch die hohe Durchimpfungsrate eine sogenannte Herdenimmunität erreicht werden, die einen Kollektivschutz für die gesamte Bevölkerung ergibt. Es werden so auch Personen geschützt, die aus medizinischen Gründen selbst nicht geimpft werden können.

Literatur

Robert Koch-Institut. www.rki.de

25.7   Welche Standardimpfungen sind für Erwachsene empfohlen? Wie lange hält der Impfschutz?   *

Stichworte

- Diphtherie, Tetanus, Pertussis evtl. Poliomyelitis
- Ab 60: Grippe- und Pneumokokken-Impfung

Antwort

Diphtherie- und **Tetanus-Impfungen** sollten alle 10 Jahre als Auffrischungsimpfung wiederholt werden. Geimpft wird z. B. mit einem Kombinationsimpfstoff, der mit Td gekennzeichnet ist, Td-pur® (▸ Frage 25.8). Nicht geimpfte Personen erhalten eine Grundimmunisierung.

Die STIKO empfiehlt für Erwachsene eine einmalige Impfung gegen **Pertussis**, am besten beim nächsten Routine-Impftermin gemeinsam mit der Impfung gegen Diphtherie und Tetanus sowie ggf. gegen Poliomyelitis.

Eine Impfung gegen **Poliomyelitis** ist nur bei fehlender Grundimmunisierung angezeigt. Erwachsene, die im Kindes- und Jugendalter mindestens vier Impfdosen erhalten haben, gelten als vollständig immunisiert.

Eine einmalige Impfung mit einem Masern/Mumps/Röteln-Impfstoff wird allen nach 1970 geborenen Personen empfohlen, die älter als 18 Jahre alt sind, einen unklaren Impfstatus haben, bisher nicht geimpft wurden oder nur eine Impfung in der Kindheit erhalten haben.

Ab dem 60. Lebensjahr werden zusätzlich eine jährliche Impfung mit dem aktuellen **Grippe-Impfstoff** sowie eine einmalige Impfung gegen **Pneumokokken** empfohlen. Eine Auffrischung im 6-Jahres-Rhythmus ist nur bei bestimmten Indikationen empfohlen.

Die Dauer des Impfschutzes hängt im Wesentlichen von der Lebensdauer der Immungedächtniszellen und von der Art des Impfstoffs ab. Lebendimpfstoffe bewirken eine längere Immunität als Totimpfstoffe. Letztere erfordern in aller Regel eine etwa 10-jährige

Impfung	Alter in Wochen	Alter in Monaten					Alter in Jahren					
	6	2	3	4	11–14	15–23	2–4	5–6	9–14	15–17	ab 18	ab 60
Tetanus		G1	G2	G3	G4	N	N	A1	A2		A (ggf. N)[e]	
Diphtherie		G1	G2	G3	G4	N	N	A1	A2		A (ggf. N)[e]	
Pertussis		G1	G2	G3	G4	N	N	A1	A2		A (ggf. N)[e]	
Hib H. influenzae Typ b		G1	G2[c]	G3	G4	N	N					
Poliomyelitis		G1	G2[c]	G3	G4	N	N		A1		ggf. N	
Hepatitis B		G1	G2[c]	G3	G4	N		N				
Pneumo-kokken[a]		G1		G2	G3	N						S[g]
Rotaviren	G1[b]	G2	(G3)									
Meningo-kokken C					G1 (ab 12 Mo.)		N					
Masern					G1	G2	N		S[f]			
Mumps, Röteln					G1	G2	N					
Varizellen					G1	G2	N					
Influenza												S (jährl.)
HPV Humane Papillomviren									G1[d] G2[d] N[d]			

Erläuterungen

G Grundimmunisierung (in bis zu 4 Teilimpfungen G1 bis G4)

A Auffrischimpfung

S Standardimpfung

N Nachholimpfung (Grund- bzw. Erstimmunisierung aller noch nicht Geimpften bzw. Komplettierung einer unvollständigen Impfserie)

[a] Frühgeborene erhalten eine zusätzliche Impfstoffdosis im Alter von 3 Monaten, d. h. insgesamt 4 Dosen.

[b] Die 1. Impfung sollte bereits ab dem Alter von 6 Wochen erfolgen, je nach verwendetem Impfstoff sind 2 bzw. 3 Dosen im Abstand von mindestens 4 Wochen erforderlich.

[c] Bei Anwendung eines monovalenten Impfstoffs kann diese Dosis entfallen.

[d] Standardimpfung für Mädchen im Alter von 9–13 bzw. 9–14 Jahren mit 2 Dosen im Abstand von 5 Monaten, bei Nachholimpfung beginnend im Alter > 14 Jahren oder bei einem Impfabstand von < 5 Monaten zwischen 1. und 2. Dosis ist eine 3. Dosis erforderlich (Fachinformation beachten).

[e] Td-Auffrischimpfung alle 10 Jahre. Die nächste fällige Td-Impfung einmalig als Tdap- bzw. bei entsprechender Indikation als Tdap-IPV-Kombinationsimpfung.

[f] Einmalige Impfung mit einem MMR-Impfstoff für alle nach 1970 geborenen Personen ≥ 18 Jahre mit unklarem Impfstatus, ohne Impfung oder mit nur einer Impfung in der Kindheit.

[g] Impfung mit dem 23-valenten Polysaccharid-Impfstoff.

Abb. 25.1 Impfkalender (Standardimpfungen) der STIKO 2017

Auffrischungsimpfung. Nur wenige Impfungen wie die FSME- oder Pneumokokken-Impfung haben eine kürzere Wirkdauer und müssen früher aufgefrischt werden (Abb. 25.1).

Literatur

Robert Koch-Institut. www.rki.de, STIKO

25

25.8   Was ist der Unterschied zwischen Td und DT?

Stichworte
- Verträglichkeit bei Kindern und Erwachsenen
- Dosisanpassung

Antwort
Die **Verträglichkeit** des Diphtherie-Toxoids ist bei Kleinkindern sehr gut, bei größeren Kindern und Erwachsenen treten dagegen sehr häufig lokale und allergische Reaktionen auf. Kleinkinder erhalten 30 IE Diphtherie-Toxoid, während bei Kindern ab 5–6 Jahren (je nach Hersteller unterschiedlich) sowie bei Erwachsenen eine **Dosisanpassung** auf 2 IE notwendig ist. Gekennzeichnet wird diese Dosisreduktion durch ein kleines „d". Beispiele: Erwachsenen-Kombinationsimpfstoff gegen Tetanus und Diphtherie: Td-pur®, Kinder-Kombinationsimpfstoff: Infanrix® (mit DTPa-Suspension).

Literatur
Gebler, Kindl. Pharmazie für die Praxis

25.9   Was müssen Sie beim Transport und der Lagerung von Impfstoffen beachten?

Stichworte
- Lagerung bei 2–8 °C
- Kühlkettenpflicht: Lebendimpfstoffe
- Kühl zu lagern: Totimpfstoffe

Antwort
Sowohl die Aufbewahrungs- als auch die Transporttemperatur sind für die Wirksamkeit von Impfstoffen zentral wichtig. Für alle Impfstoffe ist im Arzneibuch eine **Lagerung** bei 2–8 °C vorgeschrieben. Lagern Sie Impfstoffe nicht im Türfach des Kühlschranks, da dort die Temperaturen meist höher sind.

Neben Wärme kann auch Frost Impfstoffe schädigen: Adsorptionseigenschaften im Adsorbatimpfstoff können sich verändern, Agglomeratbildung kann auftreten, auch Haarrisse in Glasampullen sind denkbar.

Für den Transport ist der Hinweis auf der Packung entscheidend: Bei **kühlketten- pflichtigen** Impfstoffen muss die Temperatur von 2–8 °C lückenlos vom Hersteller bis zum Impfarzt eingehalten werden. Eine 1–2-stündige Kühlungsunterbrechung bei maximal Raumtemperatur vor der endgültigen Verabreichung ist möglich.

Kühl zu lagern sind Totimpfstoffe. Sie können ungekühlt transportiert werden, eine Temperatur über 25 °C sollte aber vermieden werden. Auch ein mehrfaches Überschreiten der vorgeschriebenen Temperatur kann zu Schäden des Impfstoffs führen.

Literatur
Gebler, Kindl. Pharmazie für die Praxis

25.10   **Wie sieht eine Malariaprophylaxe aus?**

Stichworte
■ Expositionsprophylaxe
■ Chemoprophylaxe

Antwort
Expositionsprophylaxe: Durch eine Expositionsprophylaxe kann die Infektionsgefahr auf ein Zehntel reduziert werden. Dazu gehört das Tragen von geschlossener, weißer Kleidung, Anwenden von Repellenzien auf Haut (NoBite® Haut) und Kleidung (NoBite® Bekleidungsimprägnierer), Verwenden von Moskitonetzen und das Vermeiden von abendlichen oder frühmorgendlichen Exkursionen.

Chemoprophylaxe: Von der WHO und der Deutschen Gesellschaft für Tropenmedizin werden jährlich eine Länderliste mit Weltübersichtskarte und darauf zonal gekennzeichnetem Malariarisiko herausgegeben. In jede Zone sind das erforderliche Arzneimittel zur Prophylaxe bzw. das evtl. einzusetzende Stand-by-Therapeutikum eingetragen. Aktuelle Empfehlungen gehen weg von nebenwirkungsbelasteter, kontinuierlicher Chemoprophylaxe zu mehr Stand-by-Therapien, die sofort nach Auftreten der ersten Symptome begonnen werden. Wichtig für den Erfolg sind eine richtige Selbstdiagnose und eine konsequente Therapie.

Arzneimittel zur kontinuierlichen Chemoprophylaxe sind z. B. Mefloquin (Lariam®) oder Atovaquon/Proguanil (Malarone®). Doxycyclin ist in Deutschland für diese Indikation noch nicht zugelassen. Stand-by-Therapien werden z. B. durchgeführt mit Mefloquin (Lariam®), Atovaquon/Proguanil (Malarone®), Artemether/Lumefantrin (Riamet®) oder Chloroquin (Resochin®).

Literatur
Deutsche Gesellschaft für Tropenmedizin. www.dtg.org

25.11   **Wie läuft eine Typhus-Impfung ab?**

Stichworte
■ Oraler Lebendimpfstoff oder parenteraler Totimpfstoff

Antwort
Gegen die durch die Bakterien *Salmonella typhi* bzw. *paratyphi* ausgelöste Infektion stehen ein **oraler Lebendimpfstoff** (Typhoral® L) und zwei **parenterale Typhus-Polysaccharid-Totimpfstoffe** (Typhim Vi®, Typherix®) zur Aktivimmunisierung zur Verfügung.
   Die Einnahme der drei magensaftresistenten Kapseln des Lebendimpfstoffs erfolgt an den Tagen 1, 3 und 5, sie sollte 10 Tage vor der Abreise abgeschlossen sein. Zum Nachtrinken eignet sich Wasser, etwas Warmes oder Konserviertes könnte den Impferfolg gefährden. Eine 1–3-jährliche Auffrischungsimpfung wird bei Bedarf angeraten.
   Der parenterale Totimpfstoff wird i. m. appliziert und muss 3-jährlich aufgefrischt werden.

25

Literatur

Gebler, Kindl. Pharmazie für die Praxis

25.12 Welchen Inhalt empfehlen Sie für eine Reiseapotheke?

Stichworte

- Individuelle Ausstattung
- Mittel zur Wundversorgung
- Arzneimittel gegen gelegentliche Beschwerden
- Arzneimittel gegen reisetypische Beschwerden
- Fieberthermometer

Antwort

Eine Reiseapotheke sollte stets an die **individuellen Bedürfnisse** des Reisenden angepasst sein. Ist eine Reise ins mitteleuropäische Ausland geplant wird eine kleinere Ausstattung genügen als für Tropenreisen. Folgende Ausstattung ist für eine Basis-Reiseapotheke empfehlenswert:

- **Mittel zur Wundversorgung**: Verbandmaterial mit Wundschnellverband, Heftpflaster, Mullbinden und elastische Binden, Schere, Pinzette, Wunddesinfektionsmittel, Brand- und Wundsalbe,
- **Arzneimittel gegen gelegentliche Beschwerden**: Schmerz- und Fiebermittel, Mittel gegen Erkältungskrankheiten,
- **Arzneimittel gegen reisetypische Beschwerden**: Mittel gegen Reiseübelkeit, Mittel gegen Durchfall/Verstopfung, Spasmolytika, Antiallergika, abschwellende Augen- und Nasentropfen,
- **Sonstiges**: Sonnenschutz, Fieberthermometer, Einmalspritzen, Kanülen, Ohropax, Repellenzien.

Literatur

Gebler, Kindl. Pharmazie für die Praxis

26 Informationsbeschaffung

26.1 Wo erhält man Informationen über neue Arzneimittel?

Stichworte

- Deutsche Apotheker Zeitung
- Internet

Antwort

Informationen zu neuen Arzneimitteln entnehmen Sie der **Deutschen Apotheker Zeitung** (DAZ) und ihrem Supplement „Neue Arzneimittel". Im **Internet** werden Sie unter www.deutsche-apotheker-zeitung.de fündig, dort finden Sie alle in der DAZ-Beilage „Neue Arzneimittel" vorgestellten und besprochenen neu eingeführten Arzneimittel beginnend mit dem Jahr 2000. Die Apothekerkammern bieten regelmäßig Fortbildungsveranstaltungen zu neuen Arzneimitteln an.

Zusätzlich gibt es die Rubrik „Neue Arzneimittel" auf der Homepage der Arzneimittelkommission der deutschen Ärzteschaft und der Pharmazeutischen Zeitung.

Literatur

Arzneimittelkommission der deutschen Ärzteschaft. www.akdae.de
Deutsche Apotheker Zeitung. www.deutsche.apotheker-zeitung.de
Pharmazeutische Zeitung. www.pharmazeutische-zeitung.de

26.2 Wie ist die Rote Liste® aufgebaut?

Stichworte

- Herstellerinformationen
- Serviceteil
- Mitgliedsfirmen des BPI
- Online abrufbar bzw. einmal jährlich in gedruckter Form

Antwort

In der Roten Liste werden in Kurzform **von den Herstellern** ca. 5500 Präparate in ca. 6500 Darreichungsformen mit Zusammensetzung, Anwendung, Gegenanzeigen, Anwendungsbeschränkungen, Neben- und Wechselwirkungen, sonstigen Hinweisen, Dosierung und Packungsgrößen gelistet. Die Arzneimittel sind 88 Indikationsgebieten zugeordnet, die Orientierung erfolgt nach Fertigarzneimittel- oder INN-Namen.

Weiterhin findet sich ein **Serviceteil** mit einem Verzeichnis der pharmazeutischen Unternehmer, der E-Nummern-Liste, einem Antidotarium, einer Liste der Informationszentren für Vergiftungsfälle und der Notfalldepots, Hinweise zum Verschreiben von Betäubungsmitteln und zum Verschreiben auf dem grünen Rezept, Impfempfehlungen, Impfvorschriften für den internationalen Reiseverkehr, Adressen der Stufenplanbeteiligten und der Zuzahlungs- sowie Packungsgrößenverordnung.

Es werden nur Arzneimittel von **Mitgliedsfirmen des BPI** (Bundesverbands der pharmazeutischen Industrie) geführt, die allerdings etwa 95 % des deutschen Markts abdecken. Die gedruckte Liste erscheint nur **einmal im Jahr**, mithilfe eines DocCheck-Passworts können Sie **online** unter www.rote-liste.de in kürzeren Abständen aktualisierte Daten einsehen.

Literatur
Rote Liste®

26.3   Welche Informationen sind in der Stoffliste zu finden?

Stichworte
- Arzneistoffmonographien zu 100 000 Arzneimitteln aus über 60 Ländern

Antwort

In der Stoffliste werden medizinisch und pharmazeutisch verwendete Stoffe, deren Bedeutung im In- und Ausland ausreichend dokumentiert ist, nach einheitlicher Struktur gelistet:

- Titel und Herkunftsbezeichnung,
- Referenznummern und Synonyme,
- Summen- und Strukturformel,
- physikalisch-chemische Daten,
- Aufzählung der deutschen und internationalen Fertigarzneimittel.

Es sind über **100 000 Arzneimittel aus über 60 Ländern** mit Handelsnamen, Darreichungsformen, Herstellern, qualitativer Zusammensetzung und Herkunftsland erfasst. Die Stoffliste wird von der ABDATA gepflegt und bildet die Basis der ABDA-Datenbank.

Literatur
ABDATA Pharma-Daten-Service. Pharmazeutische Stoffliste

26.4 Sie haben nur den ausländischen Namen eines Fertigarzneimittels, wie finden Sie das entsprechende deutsche Fertigarzneimittel?

Stichworte
- Index Nominum

Antwort

Als internationales Arzneistoff- und Fertigarzneimittelverzeichnis bietet sich zum Nachschlagen der **Index Nominum** an. In diesem Werk sind über 7800 Arzneistoffe und Derivate, 470 000 Handelsnamen, fast 25 000 Synonyme aus 175 Ländern aufgezeichnet. Das Werk wird vom Schweizerischen Apothekerverband und der Wissenschaftlichen Verlagsgesellschaft Stuttgart herausgegeben und ist als Datenbank im Online-Portal DrugBase erhältlich.

Sie finden dort unter anderem:

- Arzneistoff- und INN-Namen,
- therapeutische Gruppe,
- chemische Formel,
- CAS-Nummer,
- Summenformel,
- Synonyme,
- internationale Markennamen der Monopräparate und Zweierkombinationen sowie ausgewählter Dreier- und Viererkombinationen.

Literatur

Index Nominum

26.5 Wodurch unterscheiden sich DAB, Ph. Eur. und die jeweiligen Kommentare? *

Stichworte
- Anerkannte pharmazeutische Regeln
- DAB: nationale Bestimmungen, Kommission des Bundesinstituts für Arzneimittel und Medizinprodukte
- Ph. Eur.: internationale Bestimmungen, European Directorate for the Quality of Medicines des Council of Europe

Antwort

In den Arzneibüchern, d. h. im Deutschen Arzneibuch (DAB), im Europäischen Arzneibuch (Ph. Eur.) und im Homöopathischen Arzneibuch (HAB), finden Sie **anerkannte pharmazeutische Regeln** über die Prüfungen auf Identität und Reinheit, Lagerung, Abgabe und Beschriftung der Arzneimittel und den bei ihrer Herstellung verwendeten Stoffen sowie über Anforderungen an die Beschaffenheit der Behältnisse und Umhüllungen. Die Arzneibuchmonographien werden vom Bundesinstitut für Arzneimittel und Medizinprodukte (BfArM) im Einvernehmen mit dem Paul-Ehrlich-Institut (PEI) und

26

dem Bundesamt für Verbraucherschutz und Lebensmittelsicherheit (BVL) im Bundesanzeiger bekannt gegeben und sind Rechtsgrundlage für die Qualität von Arzneimitteln.

Im **Deutschen Arzneibuch** (DAB) sind Vorschriften zusammengefasst, die nur in Deutschland gelten. Im **Europäischen Arzneibuch** (Ph. Eur.) sind Vorschriften zusammengefasst, die in 37 europäischen Staaten gelten. Die Amtssprachen des Europäischen Arzneibuchs sind englisch und französisch, Übersetzungen erfolgen in unterschiedlichste Sprachen, u. a. in Deutsch.

Die Regeln des Arzneibuchs werden von der deutschen Arzneibuch-Kommission oder der europäischen Arzneibuch-Kommission beschlossen. Die deutsche Arzneibuch-Kommission wird vom Bundesinstitut für Arzneimittel und Medizinprodukte berufen, die europäische Arzneibuch-Kommission vom European Directorate for the Quality of Medicines des Council of Europe (EDQM).

Literatur
Deutsches Arzneibuch
Europäisches Arzneibuch

26.6   Was steht in der Fachinformation?

Stichworte
- § 11a AMG
- Angaben

Antwort
Nach § 11a des **Arzneimittelgesetzes** müssen pharmazeutische Unternehmer den Heilberuflern auf Anforderung eine Gebrauchsinformation für Fachkreise zur Verfügung stellen können. Diese Fachinformationen müssen im Rahmen des Zulassungsverfahrens vom BfArM genehmigt werden und enthalten u. a. folgende **Angaben:**

- Bezeichnung des Arzneimittels, Stärke und Darreichungsform,
- qualitative und quantitative Zusammensetzung,
- klinische Angaben: Anwendungsgebiete, Dosierung und Art der Anwendung, Gegenanzeigen, Warn- und Vorsichtshinweise, Wechselwirkungen, Verwendung bei Schwangerschaft und Stillzeit, Nebenwirkungen, Notfallmaßnahmen,
- pharmakologische Angaben: pharmakodynamische und pharmakokinetische Eigenschaften,
- pharmazeutische Angaben: sonstige Bestandteile, Hauptinkompatibilitäten, Haltbarkeit, Vorsichtsmaßnahmen für die Aufbewahrung, Art und Inhalt des Behältnisses, Entsorgung,
- Inhaber der Zulassung,
- Zulassungsnummer,
- Datum der Erteilung der Zulassung oder der Verlängerung der Zulassung,
- Datum der Überarbeitung der Fachinformation.

Die Fachinformationen sind bei der Rote Liste® Service GmbH auf DVD bestellbar. Im Internet sind sie nach Vorlage einer Kopie der Approbationsurkunde oder mit einem DocCheck-Passwort unter der Adresse www.fachinfo.de abrufbar. Manche pharmazeutischen Hersteller stellen die Fachinformationen ihrer Arzneimittel auf ihrer Website zur Verfügung, z. B. 1A Pharma sowie ratiopharm.

Literatur

1A Pharma. www.1a-files.de
Fachinformationen. www.fachinfo.de
ratiopharm. www.ratiopharm.de

26

27 Klimakterium, Hormonsubstitution

27.1 Welche Beschwerden treten im Klimakterium auf? Wie werden sie behandelt?

Stichworte
- Menopause, Wechseljahre/Klimakterium
- Hitzewallungen, Schwindel, Schweißausbrüche
- Hormonsubstitution

Antwort

Die **Menopause** ist der Zeitpunkt der letzten spontanen Menstruation. Die Zeit vom Beginn einer unregelmäßigen Periodenblutung bis einige Zeit nach der Menopause wird **Wechseljahre** oder **Klimakterium** genannt. Dieser Wechsel ist bedingt durch das Erlöschen der Ovarialfunktion. In dieser Zeit treten typischerweise Wechseljahresbeschwerden auf, wie z. B. **Hitzewallungen, Schwindel, Schweißausbrüche,** Schlafstörungen und Stimmungsschwankungen. Langfristig treten atrophische Veränderungen im Urogenitalbereich und eine Erhöhung des Osteoporoserisikos auf.

Der Abfall der Hormonproduktion und die damit verbundenen typischen Symptome können durch Hormonsubstitution aufgefangen werden. Eine Behandlungsindikation besteht bei starken Beschwerden, vorzeitigem Klimakterium vor dem 45. Lebensjahr und in der Zeit nach einer Eierstockentfernung (Ovariektomie) vor der physiologischen Menopause. Die langfristige Hormonbehandlung wird kontrovers diskutiert. Sie ist mit erhöhten Risiken sowohl für kardiovaskuläre Komplikationen als auch für Brustkrebs assoziiert.

Zur **Hormonsubstitution** werden Estrogene verwendet, z. B. Estradiol (Femoston® mono), Estradiolvalerat (Progynova® 21), konjugierte Estrogene (Presomen®) peroral oder als Pflaster Estradiol (Estradot® TTS).

Alleine wird Estrogen nur nach Uterusentfernung (Hysterektomie) eingesetzt. Zur Verringerung des Risikos eines Korpuskarzinoms wird es bei Frauen mit verbliebener Gebärmutter in Kombination mit einem Gestagen eingesetzt, z. B. Estradiol und Levonorgestrel (Cyclo-Progynova®), Estradiol und Norethistheronacetat (Activelle®), Estradiolvalerat und Dienogest (Lafamme®), konjugierte Estrogene und Medrogeston (Presomen® comp) oder als Pflaster Estradiol und Norethisteronacetat (Estragest® TTS).

Literatur
Lennecke et al. Therapie-Profile für die Kitteltasche

27.2 **Eine Kundin hat von ihrer Nachbarin Remifemin® empfohlen bekommen. Sie möchte von Ihnen hören, ob das wirklich ein gutes Mittel ist.**

Stichworte
- Cimicifuga (Traubensilberkerze): Triterpenglykoside
- Soja, Rotklee: Isoflavone
- Phytoestrogene, SERM

Antwort
Wenn eine Hormonsubstitution im Klimakterium nicht indiziert ist oder abgelehnt wird, stehen pflanzliche Alternativen zur Verfügung. Die wichtigste ist ein Extrakt aus **Traubensilberkerze (Cimicifuga)**. Hierfür liegen einige positive Studien vor, die zeigen, dass es nach regelmäßiger Einnahme zu einer Verbesserung der Symptome kommt. Es kommt aber weder bei allen Probandinnen zu einer Verbesserung noch zu einem 100 %igen Verschwinden der Beschwerden. Andere Studien sehen Cimicifuga nur auf dem Niveau einer Placebowirkung. Eine eindeutige Beurteilung ist (noch) nicht möglich. Zur Standardisierung werden Triterpenglykoside herangezogen. Sie sollen als Estrogenrezeptor-Modulatoren (SERM) nur einen Teil der Estrogenwirkung auslösen, andere dagegen unterdrücken. Remifemin® ist als Arzneimittel zugelassen. Remifemin® plus enthält einen höheren Traubensilberkerzenextrakt-Anteil und gleichzeitig Johanniskraut gegen depressive Verstimmungen (250 mg/Dragee), was in der Empfehlung von zwei Dragees täglich etwas zu niedrig dosiert ist. Empfehlen Sie der Kundin je nach ihren vorherrschenden Symptomen Remifemin® bzw. Remifemin® plus regelmäßig über mindestens vier Monate einzunehmen und dann selbst zu entscheiden, ob es gut hilft und sie die Therapie fortführen will.

Andere pflanzliche Mittel sind nur als Nahrungsergänzungsmittel auf dem Markt. Die wichtigsten sind **Rotklee- und Soja-Präparate** (z. B. Menoflavon® oder Alsifemin® Klima-Soja plus Calcium D3). Beide enthalten **Isoflavone,** die zwar **Phytoestrogene** genannt werden, jedoch ebenfalls als **SERM** einzustufen sind. Eine eindeutige Beurteilung steht auch hier noch aus.

Generell gilt, dass alle Arzneimittel, bei denen eine Estrogen-ähnliche Wirkung postuliert wird, zur Behandlung bei Patientinnen mit hormonabhängigen Tumoren in der Anamnese kontraindiziert sind.

Literatur
Lennecke et al. Selbstmedikation für die Kitteltasche
Mutschler et al. Arzneimittelwirkungen
Neubeck. Evidenzbasierte Selbstmedikation

27

28 Kompressionstherapie

28.1 Welche Möglichkeiten gibt es bei der Behandlung einer venösen Insuffizienz? *

Stichworte
- Aktivierung der Muskelpumpe
- Kompressionstherapie
- Rosskastaniensamenextrakt, Mäusedornwurzelextrakt, Rotes-Weinlaub-Extrakt
- Varizenstripping, Venenverödung

Antwort
Zur Behandlung einer venösen Insuffizienz gehören zunächst allgemeine Verhaltensmaßnahmen, die die Venentätigkeit stärken bzw. die Beine entlasten. Dazu gehören regelmäßige körperliche Bewegung zur **Aktivierung der Muskelpumpe,** Vermeiden von langem Stehen, Hochlagern der Beine bei sitzenden Tätigkeiten, häufiges Wippen der Füße und Gewichtsreduktion.

Als Mittel der Wahl folgt dann die **Kompressionstherapie.** Kompressionsverbände mit Kurzzugbinden werden angelegt, um Ödeme auszuschwemmen. Mithilfe von medizinischen Kompressionsstrümpfen kann die Venentätigkeit unterstützt werden.

Arzneimittel zeigen im Vergleich zum Kompressionsverband nur geringe Wirkung. Verwendet werden z. B. **Rosskastaniensamenextrakt** (Venostasin® retard), **Mäusedornwurzelextrakt** (Phlebodril®) oder **Rotes-Weinlaub-Extrakt** (Antistax®). Venensalben besitzen keinen medizinischen Nutzen, werden aber von Kunden nachgefragt. Als Wirkstoffe werden z. B. Heparin (Essaven®) und Rosskastaniensamenextrakt (Venostasin® Salbe) eingesetzt.

Zur Therapie bei schwerem Venenleiden können die Krampfadern gezogen werden, das sogenannte **Varizenstripping.** Bei Rest- oder Rezidivvarizen kann vom Arzt eine Sklerosierung der betroffenen Vene durchgeführt werden. Zur **Venenverödung** wird Polidocanol (Aethoxysklerol®) in die Vene gespritzt, dadurch wird eine lokale Entzündung hervorgerufen, die Vene verklebt und bleibt dauerhaft geschlossen. Das abfließende Blut sucht sich durch angrenzende gesunde Venen neue Wege zum Herzen zurück.

Literatur
Neubeck. Evidenzbasierte Selbstmedikation
Pschyrembel. Klinisches Wörterbuch

28.2 Was ist der Unterschied zwischen Kurzzug- und Langzugbinde bzw. adhäsiv und kohäsiv klebender Binde zur Kompressionstherapie? *

Stichworte
- Venenerkrankungen
- Dehnbarkeit von Kurzzug- und Langzugbinden
- Adhäsion
- Kohäsion

Antwort
Kompressionsverbände sind nicht zur Wundabdeckung bestimmt, sondern als Widerlager für die Muskelbewegung zur Verbesserung des venösen Rückflusses des Blutes hauptsächlich bei **Venenerkrankungen**, wie Krampfadern, Thrombosen und Thrombophlebitiden.

Dauerelastische Kompressionsbinden mit kurzem Zug besitzen eine **Dehnbarkeit** von 50–90 %. Der **Kurzzugverband** bewirkt einen ständigen Wechsel zwischen sehr hohem und sehr niedrigem Kompressionsdruck. Er wirkt vor allem in Kombination mit der Muskelpumpe der betroffenen Extremität. Wenn sich ein Beinmuskel bei Bewegung ausdehnt, so kann sich die Kurzzugbinde nicht oder nur geringfügig mitdehnen. Als Folge tritt eine hohe Kompression auf. In Ruhe erschlafft der Muskel, die Binde gibt nach und die Kompression sinkt auf sehr niedrige Werte. Der ständige Wechsel zwischen hohem und niedrigem Druck ermöglicht das Ausschwemmen von Ödemen. Da in Ruhe nur eine geringe Kompression stattfindet, kann dieser Verband auch über Nacht angelegt bleiben (Durelast®, Comprilan®, Pütterverband®).

Anders sieht es bei dauerelastischen **Kompressionsbinden mit langem Zug** aus. Sie besitzen eine Dehnbarkeit von bis zu 200 %. Sie üben dauerhaft einen hohen Druck aus, sowohl bei Bewegung als auch in Ruhe, da sie sich mit dehnen und zusammenziehen können. Um ein Abschnüren der peripheren Gefäße zu vermeiden, ist ein Verband mit einer Langzugbinde nachts abzunehmen. Sie dienen bei Abwesenheit von Ödemen als Kompressionsverband sowie zur Ruhigstellung von Gelenken oder Extremitäten (Lastodur®).

Um das Anlegen der Kompressionsverbände zu erleichtern, wurden klebende bzw. haftende Binden entwickelt. Die **adhäsiv klebenden Binden** haften mittels Polyacrylaten auf der Haut. Es handelt sich um sogenannte Pflasterbinden (Elastoplast®). **Kohäsiv haftende Binden** haften mittels Kautschukgehalt auf sich selbst. Beim Umwickeln haftet so jeweils eine Lage auf der anderen. Der Verband verrutscht nicht (Lastohaft®).

Literatur
Gebler, Kindl. Pharmazie für die Praxis

28.3   Ein Kunde hat vom Arzt einen Pütterverband® verschrieben bekommen: Was ist das? Wie wird er angewendet?

Stichworte

■ Kurzzugkompressionsverband

Antwort

Beim Pütterverband® handelt es sich um **zwei Kurzzugkompressionsbinden**, die nacheinander von der Fessel beginnend um das Bein gewickelt werden. Die zweite Binde wird über die erste im gegenläufigen Sinne gewickelt. Er dient dem Ausschwemmen von Ödemen (o Abb. 28.1).

Literatur

Gebler, Kindl. Pharmazie für die Praxis

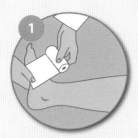

Das Anlegen eines Pütter-verbands beginnt an den Zehengrundgelenken. Dabei wird von innen nach außen gewickelt. Der Fuß ist dabei rechtwinklig gestellt

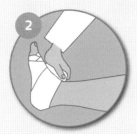

Nach drei Runden um den Mittelfuß umschließt die nächste Tour die Ferse und führt über den Innenknöchel zum Rist zurück.

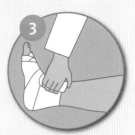

Mit zwei weiteren Touren werden die Ränder der ersten Tour fixiert. Die Binde läuft zuerst um die Fessel oberhalb des Knöchels herum.

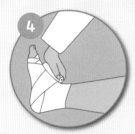

Danach die Binde über den unteren Rand in die Fußwölbung abrollen und den Fußspann umfassen – den Vorgang wiederholen und die Binde in Richtung Fessel weiter abrollen.

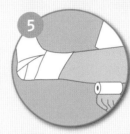

Über die Wade in Richtung Knie wickeln.

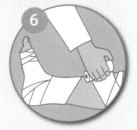

Von der Kniekehle aus die Binde wieder Richtung Wade wickeln und Lücken im Verband schließen.

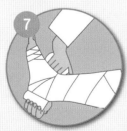

Die zweite Binde wird über die erste Tour gegenläufig von außen nach innen am Knöchel angesetzt und führt über die Ferse zum Fußrücken zurück.

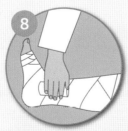

Zwei weitere Touren fixieren den Rand der Fersentour.

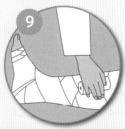

Anschließend läuft die Binde noch einmal um den Mittelfuß und dann wie die erste Tour nach oben und wieder zurück.

○ **Abb. 28.1** Richtiges Anlegen eines Pütterverbands

29 Kopfschmerzen, Migräne

29.1 Wie können Kopfschmerzformen eingeteilt werden? *

Stichworte
- Primäre/sekundäre Kopfschmerzen
- Einteilung nach Schmerzhäufigkeit, -dauer, -lokalisation, -qualität, -intensität und Begleitsymptomen

Antwort
Kopfschmerzen können grundsätzlich eingeteilt werden in **primäre Kopfschmerzen** – also Kopfschmerzen als eigentliches Krankheitsbild, z. B. Spannungskopfschmerz, Migräne, Cluster-Kopfschmerz – und **sekundäre Kopfschmerzen**, bei denen die Schmerzen Folge einer anderen Erkrankung sind, z. B. ausgelöst durch Sinusitis, Meningitis, Bluthochdruck oder durch Tumore.

Die beschreibende Einteilung von Kopfschmerzen erfolgt z. B. nach **Häufigkeit**: konstant bei Analgetika-induziertem Kopfschmerz, gelegentlich bei Spannungskopfschmerz oder wechselnde Häufigkeit bei Migräne.

Bei verschiedenen Kopfschmerztypen variiert die **Schmerzdauer**: Sekunden bis Minuten bei der Trigeminusneuralgie oder 4–72 Stunden bei Migräne.

Der **Schmerzort** kann unterschiedlich beschrieben werden: beidseitiger Kopfschmerz ist typisch z. B. für den Spannungskopfschmerz, streng einseitig, meist über einem Auge lokalisiert, ist typisch für den Cluster-Kopfschmerz.

Es lassen sich unterschiedliche **Schmerzcharaktere** beschreiben: dumpf-drückende Schmerzen finden sich beim Spannungskopfschmerz, pulsierend, pochend, hämmernde bei der Migräne.

Die **Schmerzstärke** kann geschätzt werden: eher schwache bis mäßige Schmerzen finden sich beim Spannungskopfschmerz, extrem starke z. B. beim Cluster-Kopfschmerz.

Eine weitere genauere Eingrenzung der Kopfschmerzen kann über ihre **Begleitsymptome** erfolgen.

Die Diagnose eines Kopfschmerzes erfolgt meist nach Führen eines Schmerztagebuchs.

Literatur

Dietlmeier. Kopfschmerzen und Migräne – Beratungspraxis

Lennecke et al. Therapie-Profile für die Kitteltasche

29.2 Was bezeichnet man als Spannungskopfschmerz? Wie kann er behandelt werden? *

Stichworte

- Episodischer/chronischer Spannungskopfschmerz
- Nichtopioide Analgetika
- Antidepressiva

Antwort

Beim Spanungskopfschmerz handelt es sich um einen meist beidseitigen Kopfschmerz mit dumpf-drückendem Charakter. Er besitzt eine leichte bis mittlere Schmerzintensität. Auslöser sind muskuläre Verspannungen, meist durch Stress und äußere Belastung, und dadurch bedingt eine erhöhte muskuläre Schmerzempfindlichkeit.

Man unterscheidet **episodischen Spannungskopfschmerz**, der seltener als an 180 Tagen im Jahr auftritt, und **chronischen Spannungskopfschmerz**, wenn er häufiger als an 180 Tagen im Jahr auftritt.

Der episodische Kopfschmerz wird nach den Leitlinien der Deutschen Gesellschaft für Neurologie (DGN) mit **nichtopioiden Analgetika** behandelt: 500–1000 mg Acetylsalicylsäure (Aspirin®), 500–1000 mg Paracetamol (Ben-u-ron®), 400–600 mg Ibuprofen (Aktren®) oder 500–1000 mg Naproxen (Aleve®).

Der chronische Kopfschmerz wird nur unter strenger zeitlicher Kontrolle mit Analgetika behandelt, um einen Medikamenten-induzierten Kopfschmerz zu vermeiden. Die Behandlung erfolgt hier mit **Antidepressiva**, die die Schmerzbewertung positiv beeinflussen und den Schmerz dadurch erträglicher machen: z. B. 50–75 mg Amitriptylin (Saroten®) oder 50–75 mg Doxepin (Aponal®).

Grundlage der Therapie ist eine Stressreduktion, evtl. durch autogenes Training oder andere Entspannungsmaßnahmen.

29

Literatur

Arbeitsgemeinschaft der Wissenschaftlichen Medizinischen Fachgesellschaften e. V. www.awmf.org (Leitlinie Kopfschmerz)

Lennecke et al. Therapie-Profile für die Kitteltasche

29.3 Ein Kunde kommt in Ihre Apotheke, da er seit etwa einer Woche unter starken, einseitigen Kopfschmerzen leidet. Was raten Sie ihm?

Stichworte

- Diagnosekriterien der Kopfschmerzformen
- Weder Spannungskopfschmerz noch Migräne
- Zervikogener Kopfschmerz

Antwort

Um die Grenzen der Selbstmedikation zu erkennen, müssen Sie die **Diagnosekriterien der Kopfschmerzformen** beachten (▸Frage 29.1).

Kopfschmerzformen, die in der Selbstmedikation behandelbar sind, sind Spannungskopfschmerz und nach Diagnosestellung durch den Arzt auch zervikogener Kopfschmerz und Migräne, solange die in der Selbstmedikation zur Verfügung stehenden Arzneimittel ausreichend wirksam sind.

Sie können **Spannungskopfschmerz** in diesem Fall ausschließen, da dieser meist beidseitig auftritt und einen leichteren Charakter hat. Auch **Migräne** können Sie ausschließen, da Migräneanfälle nur 4–72 Stunden anhalten.

Möglicherweise handelt es sich um **zervikogenen Kopfschmerz**. Aber auch ein Tumor kann nicht ausgeschlossen werden, wenn auch typischerweise die Schmerzen in der einen Woche stärker geworden wären. Da keine Diagnose vorliegt, müssen Sie den Patienten auf jeden Fall zum Arzt schicken.

Literatur

Gesenhues et al. Praxisleitfaden Allgemeinmedizin
Lennecke et al. Selbstmedikation für die Kitteltasche
Lennecke et al. Therapie-Profile für die Kitteltasche

29.4   Wie äußert sich eine Migräne? Wodurch kann sie ausgelöst werden?   *

Stichworte

- Attackenartiges Auftreten
- Aura
- Symptome und Auslöser der Migräne

Antwort

Bei Migräne handelt es sich um einen **attackenartigen Kopfschmerz** mit einer Dauer von 4–72 Stunden und Kopfschmerzfreiheit zwischen den Attacken. Der Schmerz tritt meist einseitig auf und besitzt einen stechenden, pulsierend-bohrenden Charakter. Verstärkt werden die Symptome durch Bewegung (▸Frage 29.1).

Begleitend leiden die Patienten meist unter Übelkeit und Erbrechen, in einigen Fällen tritt eine Migräne mit **Aura** auf. Hier zeigen sich vor dem Auftreten der Kopfschmerzen neurologische Ausfallsymptome, wie Doppeltsehen, Gesichtsfeldausfälle, Flimmern vor den Augen, Schwindel, Hörminderung. Bei Auftreten von ungewöhnlichen und/oder starken neurologischen **Symptomen** auf jeden Fall zum Arztbesuch raten wegen möglicher Verwechslung mit Schlaganfall.

Auslöser sind häufig Alkohol, Erwartung einer Stresssituation oder Entspannungsphase nach der Stresssituation, Nahrungsmittel (Rotwein, Käse), Wechsel des Schlaf-Nacht-Rhythmus, Hormone, Lärm, Licht oder bestimmte Gerüche.

Literatur

Lennecke et al. Therapie-Profile für die Kitteltasche

29.5   Mit welchen Wirkstoffgruppen wird eine Migräne therapiert?   *

Stichworte
- Attackenbehandlung: Triptane, Mutterkornalkaloide, Antiemetika, Prokinetika, nichtopioide Analgetika
- Migräneprophylaxe: β-Rezeptorenblocker, Calciumantagonisten, Antiepileptika

Antwort
Die **Attackenbehandlung** erfolgt nach den Leitlinien der Deutschen Gesellschaft für Neurologie (DGN) vorrangig mit **Triptanen**, wie Sumatriptan (Imigran®), Zolmitriptan (AscoTop®) und Naratriptan (Naramig®). Sie wirken als Serotoninagonisten und führen so zu einer Verengung der im Migräneanfall erweiterten Gefäße, zur Neurotransmitterfreisetzung und zur Hemmung der Schmerzweiterleitung. Sie wirken nur ca. 4–6 Stunden, sodass evtl. innerhalb einer Migräneattacke eine zweite Dosis genommen werden muss. In der Selbstmedikation stehen Almotriptan (Dolortriptan®) und Naratriptan (Formigran®) zur Verfügung. Für beide gilt eine Kontraindikation für Patienten < 18 Jahren und > 65 Jahren, bei Patienten mit ischämischen Herzerkrankungen, schwerer Hypertonie, Schlaganfall in der Anamnese und Leber bzw. Niereninsuffizienz. Sie werden möglichst frühzeitig zu Beginn einer Migräneattacke eingenommen, jedoch nicht prophylaktisch. Almotriptan wirkt in einer Dosierung von 12,5 mg, Naratriptan in einer Dosierung von 2,5 mg. Wenn die Einnahme zu einer Besserung führt, die Kopfschmerzen jedoch wiederkommen, darf bei Almotriptan eine zweite Dosis frühestens nach zwei Stunden, bei Naratriptan nach vier Stunden eingenommen werden. Diese Dosierung von 25 mg bzw. 5 mg ist jeweils die Maximaldosierung in 24 Stunden.

Vor der Einführung der Triptane waren **Mutterkornalkaloide** die Migränetherapeutika der ersten Wahl, z. B. Ergotamintartrat (Ergo-Kranit Migräne®), 1–2 mg pro Attacke. Starke Nebenwirkungen, meist Übelkeit und Erbrechen, und vor allem das Auftreten von Ergotamin-bedingten Kopfschmerzen bei Einnahme von mehr als 6 mg pro Woche haben dazu geführt, dass das Nutzen-Risiko-Verhältnis negativ bewertet und die meisten Fertigarzneimittel aus dem Handel genommen wurden. Sie sind den Triptanen deutlich unterlegen.

Antiemetika oder **Prokinetika**, z. B. Metoclopramid (Paspertin®) oder Domperidon (Motilium®) werden zur Behandlung von Erbrechen oder Übelkeit im Rahmen einer Migräneattacke eingesetzt. Sie wirken als Dopaminantagonisten beschleunigend auf die Magenentleerung und die Dünndarmpassage, über Beeinflussung von Serotoninrezeptoren besitzen sie auch einen antiemetischen Effekt. Durch eine Einnahme vor einem Analgetikum beschleunigen sie dessen Resorption und Wirkungseintritt.

Nichtopioide Analgetika sind ebenfalls wirksam zur Behandlung einer Migräneattacke. Bevorzugt werden 1000 mg Acetylsalicylsäure (Aspirin®), 400 mg Ibuprofen (Aktren® forte), 1000 mg Paracetamol (Ben-u-ron®) oder auch 1000 mg Metamizol (Novalgin®). Mittel der ersten Wahl ist hier auch die Kombination aus Acetylsalicylsäure (500 mg), Paracetamol (400–500 mg) und Coffein (100 mg) z. B. enthalten in zwei Tabletten des Fertigarzneimittels Thomapyrin®.

Die **Migräneprophylaxe** ist indiziert bei mehr als drei Attacken pro Monat oder sehr schweren Attacken, die länger als drei Tage andauern und häufig Arbeitsausfallzeiten verursachen. Sie erfolgt in erster Linie mit β-**Rezeptorenblockern**, wie Metoprolol (Beloc®) und Propranolol (Dociton®) in niedriger Dosierung. **Calciumantagonisten,** wie Flunari-

29

zin (Natil® N), werden ebenfalls eingesetzt. Gute Evidenz gibt es für die **Antiepileptika** Valproinsäure (Ergenyl® chrono) und Topiramat (Topamax® Migräne). In der Selbstmedikation steht Naproxen (2 × 250–500 mg) zur Verfügung. Für Magnesium (600 mg/d, Cave: Durchfälle bei zu rascher Aufdosierung als unerwünschte Wirkung) und Vitamin B_2 (400 mg/d) gibt es keine eindeutigen Belege zur Wirksamkeit.

Literatur

Deutsche Gesellschaft für Neurologie. www.dgn.org/leitlinien/2298-ll-55–2012-therapie-der-migraene

Lennecke et al. Therapie-Profile für die Kitteltasche

30 Läuse

30.1 Eine Mutter möchte ein Mittel gegen Läuse für ihr Kindergartenkind. Was empfehlen Sie ihr?

Stichworte
- Juckreiz: Haaransatz und Nacken
- Läusekamm/Nissenkamm
- Läuseshampoos: Permethrin, Dimeticon
- Läuse und Nissen

Antwort

Gerade im Kindergarten aber auch in Schulen wird von Zeit zu Zeit gemeldet, dass Kinder von Kopfläusen befallen sind. Als Symptome zeigen die Kinder starken **Juckreiz meist im Haaransatz und im Nacken**, an den Stellen, wo die Läuse jeweils zum Blutsaugen durch die Kopfhaut stechen. Wegen des starken Juckreizes sind diese Stellen oft aufgekratzt und manchmal infiziert.

Zur Behandlung müssen alle lebenden Läuse und möglichst alle am Haaransatz abgesetzten Läuseeier, die Nissen, zügig entfernt werden. Durch Auskämmen der Haare mit einem feinen **Läuse- oder Nissenkamm** und mechanischer Entfernung aller Läuse allein ist es nicht getan. Um eine Ausbreitung des Läusebefalls und weitere Ansteckung einzudämmen, sind die Läuse abzutöten.

Zur Verfügung stehen verschiedene **Läuseshampoos** oder -sprays mit den Insektiziden Permethrin (InfectoPedicul®) oder Pyrethrumextrakt (Goldgeist® forte), oder mit den physikalisch wirkenden Mitteln Dimeticon (Nyda®, Jacutin® Pedicul) oder anderen Ölen (Mosquito®), die die Atemöffnungen der Läuse, der Larven und Eier verschließen und sie ersticken.

Voraussetzung für die Wirksamkeit ist ein Einhalten der Gebrauchsanweisung. Die meisten Shampoos werden in das trockene Haar eingearbeitet, um eine Verdünnung des Wirkstoffs zu vermeiden. Sie müssen in ausreichender Menge gleichmäßig im gesamten Haar verteilt werden. Und sie müssen ausreichend, je nach eingesetztem Mittel unterschiedlich, lange einwirken. Nyda® z. B. auf das trockene Haar am Haaransatz aufsprühen und 45 Minuten einwirken lassen. Dann kann es mit einem Nissenkamm ausgekämmt werden und damit die toten **Läuse** entfernt werden. Danach soll es über mindestens acht

Stunden einwirken und erst danach ausgewaschen werden. Keine Methode tötet zuverlässig alle Eier (Nissen) ab. Deshalb muss diese Anwendung nach 8–10 Tagen nach Empfehlung des Robert Koch-Instituts wiederholt werden, um die in der Zwischenzeit doch noch geschlüpften Läuse abzutöten, bevor ein neues Absetzen von Nissen beginnt. Nach jeder Läusebehandlung ist nach 8–10 Tagen eine erneute Kontrolle sinnvoll.

Enge Kontaktpersonen sollten ebenfalls auf Läusebefall kontrolliert und im Zweifelsfall mitbehandelt werden. Eine Übertragung von Läusen durch Kleidung oder Bettwäsche kann praktisch ausgeschlossen werden. Nach aktuellen Empfehlungen stehen die Behandlung der Haare und die Rückfallprophylaxe im Vordergrund. Zur Vorbeugung eines erneuten Läusebefalls die Haare nach der Behandlung einmal wöchentlich für etwa 6 Wochen mit einer silikonölhaltigen handelsüblichen Pflegespülung benetzen und mit einem Läusekamm auskämmen. Werden die im Kamm verbleibenden Reste der Spülung auf einem Toilettenpapier ausgestrichen, ist ein Läusebefall sicher zu erkennen, bevor sich die Läuse erneut ausbreiten können.

Literatur
Lennecke et al. Selbstmedikation für die Kitteltasche
Mutschler et al. Arzneimittelwirkungen

31 Magen- und Darm-Erkrankungen

31.1 Ein Kunde kommt zu Ihnen in die Apotheke und klagt über Magenprobleme: Was raten Sie ihm? *

Stichworte

- Magenschonende Nahrung
- Akute Gastritis
- Säurebedingte Beschwerden

Antwort

Bei Magenbeschwerden unbekannter Herkunft raten Sie auf jeden Fall zu einem Arztbesuch. Sind die Beschwerden vom Arzt abgeklärt oder lassen sie sich eindeutig auf ein Ereignis wie verdorbenes Essen, manchmal Völlegefühl nach zu reichhaltigem Essen, psychischen Stress, Arzneimittel (z.B. nichtsteroidale Antirheumatika) oder eine Infektion zurückführen, können Sie eine Empfehlung im Rahmen der Selbstmedikation aussprechen.

Unabhängig von der Art der Magenerkrankung empfehlen Sie eine **magenschonende Nahrung**. Zwieback, Nudeln oder Reis mit einer leichten aber nicht fettigen Soße belasten den Magen nicht; Stress, Kaffee, Alkohol, scharfe Gewürze und Rauchen soll er meiden. Als Getränk ist Kamillentee das Mittel der Wahl, auch Kamillosan® Konzentrat als Tee zubereitet, kann empfohlen werden.

Liegt eine **akute Gastritis** vor, so können Sie dem Kunden zur kurzzeitigen Beschwerdelinderung ein pflanzliches Prokinetikum empfehlen, das den Magendruck verringert, z.B. Schleifenblume, Schöllkraut (in Iberogast® Tropfen) oder Melissenblättertrockenextrakt (Gastrovegetalin® 225 mg Weichkapseln), Melissenblätterdickextrakt (Gastrovegetalin® Lösung). Hier müssen Sie nachfragen, ob ein Gallenleiden vorliegt, dann sind solche Mittel kontraindiziert. Bei stärkeren Beschwerden ist ein Arztbesuch unabdingbar.

Antazida wie Magaldrat (Riopan®) oder Hydrotalcit (Talcid®) neutralisieren die Salzsäure des Magens und helfen so bei **säurebedingten Beschwerden**. Sie können empfohlen werden, wenn der Auslöser der Magenbeschwerden eindeutig z.B. ein reichhaltiges, zu fettes Essen war.

Protonenpumpenhemmer (PPI) haben eine Zulassung in der Selbstmedikation bei kurzzeitiger Therapie von Refluxsymptomen. Omeprazol (Omep® Hexal) in der Dosierung von 20 mg oder Pantoprazol (Pantozol® Control 20 mg) können in der Selbstmedikation bei regelmäßiger Einnahme kurzfristig max. zwei Wochen lang genommen werden. In dieser Zeit sollten die akuten Beschwerden abgeheilt sein. Die Grenzen der Selbstmedikation sind z. B. anhaltende Schmerzen, Nüchternschmerz, Begleiterkrankungen, Schluckstörungen.

Literatur

Hendschler. TOP 60 Arzneistoffe Rx

Lennecke et al. Selbstmedikation für die Kitteltasche

Schäfer. Allgemeinpharmazie

31.2   Fenchelfrüchte erkennen: Wogegen werden Sie angewendet? Was ist bei der Bereitung eines Tees zu beachten?   *

Stichworte

- Bitterfenchel
- Magen-Darm-Beschwerden
- Schleimlösung in den Atemwegen
- Fenchelfrüchte werden gequetscht/angestoßen

Antwort

Fenchel, Foeniculi fructus, besteht aus 3–12 mm langen und 2–4 mm breiten gelblich grünen bis gelbbraunen Spaltfrüchten. Der Geruch ist charakteristisch stark würzig. Medizinisch wird vor allem der **Bitterfenchel** (*Foeniculum vulgare*) verwendet.

Gemäß Standardzulassung haben Fenchelfrüchte als Tee folgende Anwendungsgebiete: Blähungen und krampfartige **Magen-Darm-Beschwerden**, besonders bei Säuglingen und Kleinkindern, sowie zur **Schleimlösung in den Atemwegen**. Fenchel wirkt durch seine spasmolytischen und karminativen Eigenschaften bei leichten Verdauungsstörungen. Ebenso hat er eine expektorierende Wirkung bei Husten (Fenchelhonig).

Teezubereitung: 1 Teelöffel **Fenchelfrüchte werden gequetscht/angestoßen, um die ätherischen Öle freizusetzen**, und mit ca. 150 ml kochendem Wasser aufgegossen, nach 10–15 min abgesiebt und warm getrunken. Wurden die Fenchelfrüchte auf Wunsch des Kunden in der Apotheke angestoßen, so ist zu beachten, dass sich die Haltbarkeit der angestoßenen Teedroge auf 14 Tage verringert, daher ist es sinnvoll, dem Kunden zu raten, die Fenchelfrüchte bei Bedarf zu Hause frisch anzustoßen.

Bei Säuglingen und Kleinkindern kann der Aufguss auch zum Verdünnen von Milch- oder Breinahrung verwendet werden.

Literatur

Blaschek. Wichtl Teedrogen und Phytopharmaka

31.3   **Welche Antazida gibt es?**
       Kann man auch Kindern aluminiumhaltige Antazida geben?   *

Stichworte
- Neutralisation des Magensafts
- Natriumcarbonat, Calciumcarbonat
- Aluminiumverbindungen, Magnesiumhydroxid
- Schichtgitterverbindungen

Antwort
Antazida lindern Sodbrennen durch **Neutralisation des Magensafts.**

Zusätzlich zu ihrer neutralisierenden und puffernden Wirkung binden Antazida Gallensäuren sowie Magensäure und schützen die Magenschleimhaut. Der Einsatz in der Selbstmedikation erfolgt zeitlich begrenzt. Bei Ulcera oder Refluxösophagitis können Antazida empfohlen werden, bis die Wirkung der Protonenpumpenhemmer richtig einsetzt.

Es gibt eine Vielzahl von Antazida in Tabletten- oder Gelform.

Natriumcarbonat, Calciumcarbonat: Beide haben eine geringe Neutralisationskapazität, aber eine schnelle Reaktionsgeschwindigkeit. Die Wirkdauer ist kurz und als alkalisch wirkende Antazida heben sie den Magen-pH-Wert weit an. Ein Rebound-Effekt, d. h. erhöhte Säureproduktion bei nachlassender Wirkung, ist ungeklärt. Häufige Nebenwirkungen sind Aufstoßen durch die CO_2-Entwicklung und Hypernatriämien/Hypercalciämien. Beispiele: Calciumcarbonat und Magnesiumcarbonat (Rennie®), Natriumhydrogencarbonat (Alkala® T). In Gaviscon® advance wird ein Alginat (Natriumalginat) mit Carbonaten (Kaliumhydrogencarbonat) kombiniert. Das aus Braunalgen gewonnene Alginat wirkt als Gelbildner als Schutzschicht auf der Magenwand. Gaviscon® advance ist wie Rennie® auch in der Schwangerschaft zugelassen.

Gaviscon® Dual 250 mg/106,5 mg/187,5 mg beinhaltet neben den genannten Wirkstoffen noch das schnell wirksame Calciumcarbonat.

Aluminiumverbindungen, Magnesiumhydroxid: Die Aluminiumverbindungen haben eine mittlere Neutralisationskapazität, reagieren aber langsam, deshalb kombiniert man sie oft mit anderen Stoffen, wie z. B. Magnesiumhydroxid. Die Aluminium-Serumspiegel können kurzfristig erhöht sein, Aluminium wird aber über die Nieren wieder ausgeschieden. Bei Niereninsuffizienz oder bei hoch dosierter Aluminiumeinnahme kann es jedoch zu Einlagerungen von Aluminium in Nerven- und Knochengewebe kommen. Magnesiumhydroxid hat eine hohe Neutralisationskapazität und eine bessere Neutralisationsgeschwindigkeit als Aluminiumhydroxid. Die Resorption von Magnesiumhydroxid ist gering. Beispiele: Aluminiumhydroxid und Magnesiumhydroxid (Maalox® 70 mVal, Maaloxan® 25 mVal).

Schichtgitterverbindungen: Hydrotalcit oder Magaldrat haben eine mittlere Neutralisationskapazität und eine schnell einsetzende Wirkung. Der pH-Wert des Magens wird nur auf 4 angehoben, die Wirkdauer ist lang. Alles in allem haben diese Mittel eine gute Wirkung, die Gefahr resorptiver Nebenwirkungen ist gering. Beispiele: Hydrotalcit (Talcid®), Magaldrat (Riopan®).

31

Die Antazidagabe ist bei Kindern generell möglich, allerdings sollten sie im Wachstumsalter keine aluminiumhaltigen Antazida bekommen, wegen der möglichen Gefahr von Aluminiumeinlagerungen in Nerven- und Knochengewebe.

Wegen einer möglichen Resorptionsbeeinträchtigung sollte der Abstand zwischen Antazida und anderen Medikamenten mindestens eine Stunde betragen.

Literatur

Lennecke et al. Selbstmedikation für die Kitteltasche

Mutschler et al. Arzneimittelwirkungen

31.4   Was kann einer Schwangeren gegen Übelkeit empfohlen werden?   *

Stichworte

- Vor dem Aufstehen etwas essen
- Apothekenpflichtige Arzneimittel: Diphenhydramin, Dimenhydrinat
- Homöopathie

Antwort

Übelkeit ist vor allem zu Beginn einer Schwangerschaft ein häufiges Symptom. Meist liegt eine morgendliche Übelkeit vor, die sich im Lauf des Tages bessert. Die Symptome beginnen in der Regel ab der 4. Schwangerschaftswoche und enden ca. in der 12. bis 20. Woche. In der Selbstmedikation sollten Erbrechen und Übelkeit in der Schwangerschaft nur kurzzeitig behandelt werden. Rücksprache mit dem Frauenarzt ist sinnvoll, um die Versorgung von Mutter und Kind mit Nährstoffen nicht zu gefährden.

Sie können der schwangeren Frau empfehlen, noch **vor dem Aufstehen** einen Zwieback oder ein Stück trockenes Brot zu essen und etwas Tee zu trinken. Sind die Beschwerden stärker oder kommt Erbrechen dazu, raten Sie ihr, Rücksprache mit dem behandelnden Frauenarzt zu halten. Es gibt apothekenpflichtige Arzneimittel gegen Schwangerschaftsübelkeit, die aber nur auf Empfehlung des Arztes eingenommen werden sollten: z. B. **Diphenhydramin** (Emesan®), **Dimenhydrinat** (Vomex A®). Häufig wird auch das rezeptpflichtige Metoclopramid (Paspertin®) eingesetzt, wobei das 1. Trimenon als Kontraindikation gilt.

Ist die Frau offen gegenüber der **Homöopathie**, so kann ein Behandlungsversuch unternommen werden mit z. B. Sepia D12 über einige Tage oder Ipecacuanha D6, 3–4-mal täglich. Ätherische Öle als Riechfläschchen, je nach Empfinden der Schwangeren, sind für akute Übelkeitsanfälle gut geeignet. Auch Ingwer, als Fertigarzneimittel (Ingwerwurzelstock in Zintona®) oder in kulinarischer, kleiner Dosierung, z. B. als Tee, kann helfen.

Literatur

Embryotox. www.embryotox.de

Lauer-Taxe

Rote Liste®

Schäfer. Allgemeinpharmazie

Stadelmann, Wolz. Ganzheitliche Therapien in Schwangerschaft, Wochenbett und Stillzeit

31.5   **Wie wird ein Magen-Ulkus behandelt?**   *

Stichworte
- Eradikationstherapie
- Protonenpumpenhemmer (PPI)
- H_2-Blocker
- Antazida

Antwort
Die häufigste Ursache eines Ulkus ist eine *Helicobacter-pylori*-Infektion, oft verbunden mit exogenen Einflüssen wie Stress, Einnahme von nichtsteroidalen Antirheumatika, Nicotin oder Alkohol. Bei positivem *Helicobacter-pylori*-Befund wird eine kurative **Eradikationstherapie** mit Säurehemmern und Antibiotika durchgeführt. Die Erfolgsraten sind hoch. Beispiele für die Tripeltherapie über 7 Tage sind die italienische und die französische Tripeltherapie. Französische Tripeltherapie (cave: Allergie gegen Penicilline): PPI wie Omeprazol (Antra® MUPS®), Amoxicillin (Amoxihexal®) und Clarithromycin (Klacid®). Alternative, italienische Tripeltherapie (cave: Resistenzen gegen Metronidazol): PPI wie Omeprazol (Antra® MUPS®), Metronidazol (Clont®) und Clarithromycin (Klacid®). Es gibt eine fertige Kombination von Pantoprazol, Amoxicillin und Clarithromycin (Zacpac®).

Zur symptomatischen Therapie stehen folgende Ulkusmittel zur Verfügung:

Protonenpumpenhemmer (PPI) sind Mittel der ersten Wahl in der Behandlung peptischer Ulcera und bei Refluxösophagitis. Durch die Blockade der H^+/K^+-ATPase (Protonenpumpe) wird eine fast vollständige Unterdrückung der Salzsäuresekretion erreicht. Protonenpumpenhemmer sind für die Langzeittherapie und auch zur Rezidivprophylaxe geeignet. Beispiel: Omeprazol (Antra MUPS®), Pantoprazol (Nexium® Mups®).

Mittel der zweiten Wahl sind **H_2-Blocker**, die kompetitiv die H_2-Rezeptoren an der Magenschleimhaut blockieren und so die Säurefreisetzung hemmen. Was die Heilungsraten angeht, sind sie den Protonenpumpenhemmern unterlegen. Beispiel Ranitidin (Zantic®).

Antazida neutralisieren und binden Magensäure (▸ Frage 31.3). Sie werden zur schnellen Linderung des Schmerzes kurzfristig eingesetzt. Beispiel: Magaldrat (Riopan®).

Literatur
Hendschler. TOP 60 Arzneistoffe Rx
Lennecke et al. Therapie-Profile für die Kitteltasche
Mutschler et al. Arzneimittelwirkungen
Schrulle. Säurebedingte Magenerkrankungen – Beratungspraxis

31.6   **Wie lässt sich eine Helicobacter-pylori-Infektion nachweisen?**

Stichworte
- Urease-Schnelltest
- Histologischer Nachweis
- Atemtest
- Antikörper-Test

31

Antwort

Es gibt verschiedene Möglichkeiten eine *Helicobacter*-Infektion nachzuweisen. Für die meisten Tests ist eine Gewebeprobe notwendig, die bei einer Magenspiegelung entnommen wird.

Urease-Schnelltest: Eine Gewebeprobe wird in eine Lösung gelegt, die Harnstoff enthält. *Helicobacter pylori* spaltet mittels Urease Harnstoff, es entsteht Ammoniak, der farblich dargestellt werden kann.

Histologischer Nachweis: Auch im Gewebe selbst kann der Keim nachgewiesen werden, was aber mit hohen Kosten verbunden ist.

Einfacher, aber teurer, ist der **Atemtest** (Helicobacter Test Infai®), der selbst durchgeführt werden kann. ^{13}C-Harnstoff wird als Trinklösung zugeführt. Bei Anwesenheit von *Helicobacter pylori* wird der ^{13}C-Harnstoff zu ^{13}C-Kohlendioxid verstoffwechselt, das in Atemproberöhrchen abgeatmet wird. Die Röhrchen werden im Labor des Testherstellers auf das Vorliegen von ^{13}C-Kohlendioxid untersucht. Der Patient bekommt das Ergebnis anschließend mitgeteilt.

Auch im Blut lassen sich **Antikörper** gegen den Helicobacter-Keim nachweisen. Der H. pylori Selbsttest (Fa. Stada) weist den Keim aus dem Kapillarblut nach. Ein Arzt muss natürlich die Eigendiagnose bestätigen und entsprechende Therapien (▶ Frage 30.5) einleiten.

Literatur

Hensel, Cartellieri. Memopharm für die Kitteltasche
Lennecke et al. Therapie-Profile für die Kitteltasche
Stada. Produktinformation H. Pylori Selbsttest

31.7   Wie bewerten Sie Esomeprazol im Vergleich zu Omeprazol?   *

Stichworte

- *S*-Enantiomer
- Dosierungen gleich

Antwort

Esomeprazol (Nexium MUPS®) ist das *S*-**Enantiomer** von Omeprazol (Antra MUPS®). Die pharmakodynamische Aktivität von *S*- und *R*-Omeprazol an der Protonenpumpe ist gleich, jedoch hat das *S*-Enantiomer eine höhere Bioverfügbarkeit. Esomeprazol wird in der Leber anders verstoffwechselt als Omeprazol, es soll eine höhere Wirkung an der Protonenpumpe haben. Die **Dosierungen** sind bei beiden Substanzen gleich, Esomeprazol besitzt keinen nennenswerten Vorteil gegenüber Omeprazol.

Omeprazol gibt es in den Wirkstärken 10 mg, 20 mg, 40 mg als Tabletten, von Esomeprazol stehen die Wirkstärken 20 mg und 40 mg zur Verfügung.

Die häufig langfristige Einnahme von Protonenpumpenhemmern (PPI) kann zu einer verminderten Bioverfügbarkeit von Vitamin B_{12} führen, da mit der Blockade der Magensäure auch der Intrinsic-Faktor nicht mehr ausreichend gebildet wird. Vitamin B_{12} kann aber nur mithilfe des Intrinsic-Faktors in ausreichender Menge resorbiert werden. Da das

Vitamin B_{12} in der Leber gespeichert wird, dauert es Jahre, bis sich unter PPI-Einnahme ein Mangel zeigt. Eine perniziöse Anämie kann Folge dieses Vitamin-Mangels sein.

Literatur
ABDA-Datenbank
Hendschler. TOP 60 Arzneistoffe Rx
Lauer-Taxe
Mutschler et al. Arzneimittelwirkungen
Rote Liste®

31.8   Wofür steht MUPS bei Antra® MUPS®? Was ist der Vorteil?

Stichworte
- Multiple-Unit-Pellet-System
- Vorteil: keine Interaktion mit der Nahrung, Sondengängigkeit

Antwort
MUPS bedeutet, dass der Arzneistoff in ein **Multiple-Unit-Pellet-System** verpackt ist. Das MUPS ist eine Arzneiform mit verzögerter Wirkstofffreisetzung. Die Pellets sind mit einem magensaftresistenten Überzug versehen. Diese Mikropellets sind in eine wasserlösliche Matrix eingebettet. Die Matrix zerfällt innerhalb kurzer Zeit im Magen, die Pellets sind so klein, dass sie den Magen wie eine Flüssigkeit schnell verlassen, sich im Darm auflösen und ihre Wirkung entfalten können. Vorteil dieser Galenik ist, dass **keine Interaktionen mit der Nahrung** auftreten, dass die Tablette auflösbar ist für Patienten mit Schluckbeschwerden und dass die Pellets wegen ihrer Größe **sondengängig** sind.

Literatur
Astra Zeneca, Firmeninformation

31

31.9   Was empfehlen Sie gegen Reiseübelkeit?   *

Stichworte
- H_1-Antihistaminikum
- Ingwerwurzelstock
- Homöopathische Mittel

Antwort
Die Reisekrankheit, Kinetose, ist ein durch Bewegung ausgelöster Schwindel, häufige Begleitsymptome sind Übelkeit und Erbrechen. Ist bekannt, dass der Kunde auf jeden Fall unter Reisekrankheit leidet, so ist die prophylaktische Einnahme eines H_1-**Antihistaminikums** wie Dimenhydrinat (Reisegold® Tabs gegen Reiseübelkeit, Vomex A®) sinnvoll, um den Brechreiz zu unterdrücken. Diese Medikamente werden ca. eine halbe Stunde vor Reiseantritt eingenommen. Je nach Länge der Reise kann bis zu 3-mal täglich eine Tablette genommen werden. Weisen Sie den Patienten darauf hin, dass dieses Arzneimittel müde machen kann.

Wenn die Kinetose nur manchmal auftritt, können Sie einen Kaugummi mit einem H_1-Antihistaminikum empfehlen, das bei den ersten Anzeichen einer Reisekrankheit gekaut wird und einen raschen Wirkungseintritt hat, da ein Teil des Wirkstoffs schon über die Mundschleimhaut resorbiert wird, z. B. Dimenhydrinat (Superpep® Reisekaugummi-Dragees 20 mg). Über die Kaufrequenz kann die Dosisfreisetzung reguliert werden.

Eine Alternative ist das pflanzliche Antiemetikum und Antivertiginosum Zintona® Kapseln mit **Ingwerwurzelstock**, das eine halbe Stunde vor Reiseantritt und danach alle 4 Stunden genommen werden soll.

Wünscht Ihr Kunde ein **homöopathisches Mittel**, empfehlen Sie z. B. Cocculus D4 ab drei Tage vor Reiseantritt 3–4-mal täglich.

Literatur

Lennecke et al. Selbstmedikation für die Kitteltasche

Wiesenauer, Kerckhoff. Homöopathie für die ganze Familie

31.10 Ein Kunde kommt in Ihre Apotheke und fragt nach einem guten Mittel gegen Übelkeit und Erbrechen.   *

Stichworte

- Offene W-Fragen
- Flüssigkeits- und Elektrolytersatz
- Pflanzliche Prokinetika
- H_1-Antihistaminika
- Pflanzliche Beruhigungsmittel
- Zusatzhinweise

Antwort

Für wen ist das Mittel? So lautet Ihre erste **offene W-Frage**, um gezielt weiterfragen zu können. Bei Säuglingen und Kleinkindern sowie bei alten Menschen ist die Gefahr einer Austrocknung sehr groß, hier bitte sofort an den Arzt verweisen. Bei jungen Frauen, denen chronisch übel ist, bitte auch die Möglichkeit einer Schwangerschaft ansprechen.

Wie stark sind die Beschwerden und wie lange dauern sie schon an?

Starkes Erbrechen ist immer ein Warnhinweis und sollte, wenn es länger als 2 Tage andauert, immer vom Arzt abgeklärt werden. Bei hohem Fieber (> 39 °C), kolikartigen Beschwerden, starken Bauchkrämpfen oder starken Kopfschmerzen muss der Arzt die Ursache abklären.

Was wurde bisher unternommen? Welche Mittel und auch „Hausmittel" wurden schon probiert?

Was muss ich sonst noch beachten? So kann die Frage nach Dauermedikation, Vorerkrankungen, Zustand des Patienten lauten. Mit solchen offenen Fragen bekommen Sie in kurzer Zeit alle Informationen, die Sie für ein Beratungsgespräch benötigen.

Hat Ihr erwachsener, sonst gesunder Kunde etwas Falsches gegessen, kursieren gerade Magen-Darm-Viren oder handelt es sich um nervöse Magen-Darm-Beschwerden, können Sie ihm weiterhelfen.

Flüssigkeits- und Elektrolytersatz zur Vorbeugung des Mineralienverlustes sind wichtig und können auch für die Patienten empfohlen werden, die zum Arzt geschickt werden müssen (▶ Frage 31.12). Orale Rehydratationslösungen wie Elotrans® und Oralpädon® stehen als Pulver in Portionspackungen zum Auflösen in Wasser zur Verfügung.

Pflanzliche Prokinetika hemmen nicht den Brechreiz, sind aber gute Mittel gegen die Übelkeit, indem sie die Magenfunktion anregen und die Entleerung des Magens beschleunigen. Bsp: Pfefferminzöl (Medacalm®), bittere Schleifenblume und Schöllkraut (in Iberogast®).

Die meisten harmlosen Magen-Darm-Erkrankungen sind selbstlimitierend. Muss das Erbrechen jedoch schnell gestoppt werden, so helfen H_1-**Antihistaminika**. Diese Antiemetika unterdrücken den Brechreiz durch zentrale Dämpfung. Beachten Sie die Darreichungsform: Ist das Erbrechen stark und ohne Durchfall, so sind Suppositorien zu bevorzugen. Auf die Wechselwirkungen mit anderen zentral dämpfenden Medikamenten ist hinzuweisen. Auch sollten Sie den Kunden darauf aufmerksam machen, dass die Reaktionsfähigkeit eingeschränkt wird (Straßenverkehr!). Für Kinder gibt es entsprechend dosierte Zäpfchen oder Saft, allerdings aus den oben genannten Gründen möglichst erst zur Rücksprache mit dem Arzt raten. Generell gilt: Diese Medikamente machen müde.

Ist die Übelkeit und das Erbrechen nervös bedingt, können **pflanzliche Beruhigungsmittel** mit Baldrian zusätzlich über einen längeren Zeitraum empfohlen werden. Das Wirkoptimum dieser Präparate zeigt sich erst nach ca. 1 Woche (z. B. Baldrian Dispert® Tag, Baldriparan® zur Beruhigung). Bei Kindern sollte bei nervösen Beschwerden der Kinderarzt konsultiert werden.

Zusatzhinweise: Fett, Zucker (außer Traubenzucker) und Milch meiden, bis es dem Kranken besser geht. Auf ausreichend Flüssigkeitszufuhr achten und nach der Erkrankung erst langsam mit der normalen Kost anfangen.

Literatur
Lennecke et al. Selbstmedikation für die Kitteltasche

31.11 Wie beraten Sie einen Patienten, der unter Durchfall leidet?   *

Stichworte
- Symptom
- Salmonellenerkrankung
- Offene W-Fragen
- Auslandsaufenthalt
- Flüssigkeits- und Elektrolytersatz
- Zusatzhinweise

Antwort
Als Durchfall gilt, wenn mehr als drei ungeformte, dünnflüssige Stühle am Tag auftreten. Durchfall ist häufig ein **Symptom**, z. B. einer akuten Gastroenteritis, einer Reisediarrhö oder einer Stresserkrankung. Ärztlich abgeklärt werden müssen chronische oder immer wiederkehrende Durchfälle ebenso wie Durchfälle, die mit Blut im Stuhl oder hohem Fieber einhergehen. Es können chronische Darmerkrankungen wie Morbus Crohn oder Colitis ulcerosa dahinterstecken. Lactoseintoleranz oder auch Medikamente wie Antibiotika oder Acarbose verursachen Durchfälle. Auch an Salmonellenerkrankung, Typhus oder auch Malaria tropica denken, vor allem wenn der Patient im Ausland war. Besonders

Patienten, die in Großküchen arbeiten oder mit vielen Menschen Umgang haben, sind auf die Problematik von **Salmonellenerkrankungen** hinzuweisen. Da Zuckeraustauschstoffe wie Sorbit eine osmotische Diarrhö verursachen können, ist eine Frage nach dem Verzehr großer Mengen zuckerfreier Bonbons oder Kaugummis bei Kindern angebracht. Osmotische Diarrhöen verschwinden ganz schnell, wenn keine Zuckeraustauschstoffe mehr aufgenommen werden, im Gegensatz zu den klassischen sekretorischen Diarrhöen.

Die erste der **W-Fragen** ist wieder: Für wen ist das Mittel?

Wie stark sind die Beschwerden und wie lange dauern sie schon an? Hier gilt, das in ▸ Frage 31.12 gesagte sowie bei Erwachsenen, dass ein mehr als zwei Wochen andauernder Durchfall in ärztliche Behandlung gehört. Hier kann sich auch die Frage nach einem **Auslandsaufenthalt** anschließen.

Was wurde bisher unternommen?

Welche Informationen brauche ich sonst noch? Dauermedikamente, Vorerkrankungen etc.

Wenn ein erwachsener Mensch seit kurzer Zeit Durchfall ohne Begleitsymptome wie z. B. Fieber hat, können Sie die Medikamente aus ▸ Frage 31.12 empfehlen, wobei das Wichtigste der **Flüssigkeits- und Elektrolytersatz** ist, da eine einfache, akute Gastroenteritis nach ein paar Tagen von selbst ausheilt.

Zusatzhinweise: Wenn möglich Nahrungskarenz für 24 Stunden oder leichte, fettfreie Kost. Viel Trinken zum Ersatz der verlorenen Flüssigkeit, z. B. fettfreie Brühe, leicht gezuckerter Tee. Haferschleim mit Wasser gekocht, geriebener Apfel oder zerdrückte Banane können ausprobiert werden. Wärme in Form von Wärmflasche oder Körnerkissen entspannt den Darm und wirkt beruhigend auf den Organismus. Weisen Sie den Patienten auf eine verstärkte Hygiene hin, zum Schutz der Mitbewohner. Durchfallerkrankungen können ansteckend sein.

Literatur
Lennecke et al. Selbstmedikation für die Kitteltasche

31.12　Was empfehlen Sie gegen Durchfall?　　　*

Stichworte
- Flüssigkeits- und Elektrolytersatz
- Loperamid
- Racecadotril
- Gerbstoffe
- Adsorbenzien
- Hefelyophilisate
- Quellstoffe

Antwort
Generell gilt, dass eine Durchfallerkrankung bei Säuglingen und Kleinkindern sowie bei alten Menschen vom Arzt abgeklärt werden muss. Raten Sie dem Kunden auch zum Arztbesuch, wenn Fieber dazukommt, Blutbeimischungen im Stuhl festgestellt werden oder auch dann, wenn der Durchfall länger als einige Tage andauert.

Ein akuter Durchfall besteht, wenn die Stuhlfrequenz häufiger als 2–3-mal pro Tag ist und der Stuhl eine weiche, breiige Konsistenz besitzt. Die Erkrankung ist selbstlimitierend, sie dauert wenige Tage und zeigt meist weitere Symptome wie Übelkeit und Erbrechen.

Flüssigkeits- und Elektrolytersatz sind die wichtigsten Basismaßnahmen, die Sie bei akutem Durchfall empfehlen. Damit kann die auf Durchfall folgende körperliche Schwäche abgemildert werden. Für Kinder und ältere Menschen ist diese Therapie besonders wichtig, z. B. Oralpädon® 240 Pulver; Elotrans® Pulver.

Loperamid (Imodium® akut) hemmt die durch den Durchfall gesteigerte Darmmotilität. In der Selbstmedikation ist sein Einsatz auf zwei Tage begrenzt. Bessern sich die Beschwerden unter Loperamideinnahme nicht innerhalb eines Tages, müssen Sie zu einem Arztbesuch raten.

Das an den peripheren Opioid-Rezeptoren angreifende Loperamid ist in der Selbstmedikation bei Kindern > 12 Jahren und Erwachsenen angezeigt. Bei gleichzeitiger Einnahme von Chinin (Limptar® N) kann es zu einer erhöhten Durchlässigkeit der Blut-Hirn-Schranke kommen, das Missbrauchspotenzial kann erhöht sein, da Halluzinationen hervorgerufen werden können. Unter Normalbedingungen ist diese Wechselwirkung als geringfügig einzustufen.

Unter ärztlicher Therapie kann Loperamid schon für Kinder ab 2 Jahren in entsprechender Dosierung gegeben werden, aber Vorsicht wegen der noch nicht ausgereiften Blut-Hirn-Schranke. Bei Salmonelleninfektionen darf Loperamid nicht empfohlen werden, da die Bakterientoxine sonst zu lange im Körper verweilen. Dies gilt auch für alle Durchfallerkrankungen, die mit Fieber und blutigem Stuhl einhergehen, ebenso für Durchfälle während oder nach Antibiotikatherapie. Kinder < 12 Jahren sollten in der Selbstmedikation kein Loperamid einnehmen, da die geringe Liquorgängigkeit und die geringe ZNS-Wirksamkeit nur für Erwachsene gilt.

Die Schmelztabletten wirken schneller als die Kapseln und können bei starken Durchfällen empfohlen werden (Imodium® akut lingual Schmelztabletten). Sie werden auf die Zunge gelegt, zergehen sofort und werden dann mit dem Speichel heruntergeschluckt.

Imodium® akut N duo enthält neben Loperamid noch Simeticon in ausreichender Dosierung, um Blähungen zu lindern.

Racecadotril (Vaprino®) wirkt als Sekretionshemmer. Das Prodrug Racecadotril wird in den aktiven Metaboliten Tiorphan hydrolysiert und hemmt den Abbau der Enkephaline im Dünndarm. Die Dünndarm-Enkephaline wirken antisekretorisch, werden aber physiologisch durch das Enzym Enkephalinase zu schnell abgebaut. Tiorphan blockiert das Enzym und wirkt somit als Sekretionshemmer im Dünndarm. Der Vorteil ist, dass im Gegensatz zu Loperamid die Darmmotilität nicht eingeschränkt wird. Racecadotril ist in der Selbstmedikation nur für Erwachsene zugelassen.

Gerbstoffe dichten die oberen Schichten der Darmschleimhaut ab und hemmen so die Sekretion von Flüssigkeit ins Darmlumen, z. B. Tannin-Eiweiß (in Tannacomp®). Tannacomp® ist geeignet für Kinder > 5 Jahren und Erwachsene.

Uzarawurzel (Uzara®) wirkt zusätzlich noch leicht spasmolytisch und kann als Saft für Kinder > 2 Jahren empfohlen werden. Für Jugendliche und Erwachsene liegen andere Darreichungsformen vor.

Heidelbeeren haben ebenfalls eine gerbende Wirkung auf die Darmschleimhaut. Getrocknete Heidelbeeren können gekaut werden.

31

Adsorbenzien binden Bakterientoxine, die Durchfall auslösen können. Kohle (Kohle-Compretten®) muss in ausreichender Dosierung von 3–4-mal täglich 1 g eingenommen werden, was oft als unangenehm empfunden wird. Vorteilhaft ist, dass Kohle schon für Kinder ab 1 Jahr geeignet ist. Die hohe Bindekapazität der Kohle adsorbiert natürlich auch Arzneimittel, z. B. Dauermedikamente. Der Kunde ist darauf hinzuweisen, einen zeitlichen Abstand zwischen der Kohle- und Arzneimitteleinnahme einzuhalten.

Hefelyophilisate wie *Saccharomyces boulardii* (Perenterol®) können zur Therapie von Durchfällen und zur Prophylaxe einer Reisediarrhö eingesetzt werden. Die Wirkung setzt nicht so schnell ein wie bei Loperamid, ist aber für Kinder gut geeignet. Auch in der DEGAM-Handlungsempfehlung findet sich der Hinweis auf Probiotika. Andere Probiotika wie z. B. Lactobazillen werden u. a. während und nach Antibiotikatherapien zur Prophylaxe und Vermeidung von antibiotika-assoziierten Diarrhöen eingesetzt.

Quellstoffe binden Wasser im Darm, die Stuhlkonsistenz verbessert sich. Das Haupteinsatzgebiet der Quellstoffe ist die Durchfalltherapie bei Kindern, z. B. Apfelpektin (in Diarrhoesan® Saft).

Literatur

Arbeitsgemeinschaft der Wissenschaftlichen Medizinischen Fachgesellschaften e. V. DEGAM-S1-Handlungsempfehlung akuter Durchfall

Lennecke et al. Selbstmedikation für die Kitteltasche

Mutschler et al. Arzneimittelwirkungen

Schäfer. Allgemeinpharmazie

31.13 **Was sind Hämorrhoiden?**

Stichworte

- Knotenförmige Erweiterungen der rektalen Blutgefäße
- Einteilung in Stadien
- Beschwerden
- Auslöser
- Therapie
- Rektumkarzinom ausschließen

Antwort

Unter Hämorrhoiden versteht man **knotenförmige Erweiterungen** der **rektalen Blutgefäße**. Klinisch werden Hämorrhoiden in verschiedene **Stadien** eingeteilt:

- Grad 1: Vorwölbungen, die äußerlich nicht tastbar sind,
- Grad 2: Knoten, die sich beim Pressen vorwölben, aber wieder zurückgehen,
- Grad 3: Hämorrhoidalknoten, die äußerlich sichtbar aber wegdrückbar sind,
- Grad 4: Knoten, die permanent bestehen bleiben.

Die vorherrschenden **Beschwerden** sind Brennen, Juckreiz und Schmerzen beim Stuhlgang. Platzt eines der erweiterten Blutgefäße, so kommt es zu hellroten Blutauflagerungen auf dem Stuhl. Blutungen im Analbereich sind ein Leitsymptom bei Hämorrhoiden und müssen ärztlich abgeklärt werden, ebenso wie starke Schmerzen. Als **Auslöser** kommen

Bindegewebsschwäche, mehrere Schwangerschaften und ein zu starkes Pressen beim Stuhlgang in Frage.

Die **Therapie** erfolgt konservativ. Eine Regulierung des Stuhlgangs und eine konsequente Analhygiene sind sehr wichtig. Unterstützend können lokal entzündungshemmende Salben und Suppositorien gegeben werden (▸ Frage 31.14). Bei Grad 2–4 kann eine operative Entfernung der Hämorrhoiden in Erwägung gezogen werden. Wichtig ist, dass zur Diagnosestellung immer eine rektale Untersuchung beim Arzt stattfindet, um ein **Rektumkarzinom** auszuschließen.

Literatur

Lennecke et al. Selbstmedikation für die Kitteltasche
Pschyrembel. Klinisches Wörterbuch
Pschyrembel. Therapeutisches Wörterbuch

31.14 Was raten Sie einem Patienten, der unter Hämorrhoiden leidet?

Stichworte

- Lokal anwendbare Salben und/oder Zäpfchen
- Lokalanästhetikum
- Lokales Antiphlogistikum
- Sitzbäder
- Arztbesuch
- Normalisierung des Stuhlgangs

Antwort

Ist die Diagnose Hämorrhoiden bekannt und durch den Arzt abgeklärt, können Sie dem Patienten **lokal anwendbare Salben und/oder Zäpfchen** empfehlen. Meist ist darin ein **Lokalanästhetikum** enthalten, um Schmerzen und Juckreiz zu lindern: Lidocain (Posterisan® akut Salbe), Quinisocain (Haenal® akut Creme).

Ein **lokales Antiphlogistikum** hilft bei der perianalen Entzündung. Rezeptpflichtige Zubereitungen enthalten Corticoide zur Entzündungshemmung, z. B. Hydrocortison (Postericort® Salbe). Eine Kombination aus Corticoid (Fluocinonid) und Lokalanästhetikum (Lidocain) findet sich im rezeptpflichtigen Präparat Jelliproct®. Auch in der Selbstmedikation stehen geeignete antiphlogistisch wirkende Präparate in Form von Salben und Zäpfchen zur Verfügung: Hamamelisrindentrockenextrakt (in Hametum®, Haenal® fact) oder Hamamelisblätter und -zweigedestillat (Faktu® lind).

Sitzbäder, täglich angewendet, können akute Beschwerden schnell lindern. Sie können entweder entzündungshemmende Sitzbäder mit Kamillenextrakt (Kamillosan® Konzentrat) oder gerbstoffhaltige Badezusätze (Tannolact®) empfehlen.

Zusatzhinweise: Auf eine gute Analhygiene und eine **Normalisierung des Stuhlgangs** achten. Dauerhaft zu harter und auch zu weicher Stuhl fördern die Entstehung von Hämorrhoiden. Eine ausgewogene Ernährung mit Quell- und Ballaststoffen normalisieren den Stuhlgang. Ausreichend Bewegung beugt Hämorrhoiden vor.

Wichtig ist, dass Sie bei Beschwerden wie Blut im Stuhl, Schmerzen oder Druck im Enddarm zum **Arztbesuch** raten. Das gilt auch dann, wenn bekannte Beschwerden sich nicht bessern oder sich gar verschlimmern.

31

Literatur

Lennecke et al. Selbstmedikation für die Kitteltasche

Pschyrembel. Klinisches Wörterbuch

31.15　Was empfehlen Sie einer Patientin, die unter starken Blähungen leidet?

Stichworte

- Blähende Speisen meiden
- Entschäumer
- Karminativa
- Enzympräparate

Antwort

Die Ursachen für Luft- und Gasansammlungen im Darm sind oft eindeutig: falsche oder ungewohnte Ernährung, Nervosität, nach einer Gastroenteritis. Diese Art von Blähungen kann in der Selbstmedikation behandelt werden. Treten bei der Patientin kolikartige Beschwerden auf oder sind die starken Blähungen ohne erkennbare Ursache, ist ein Arztbesuch dringend notwendig.

Raten Sie ihr, **blähende Speisen zu meiden,** und ihre Ernährung für die nächste Zeit umzustellen. Wenn sie schwer verdauliche Kost essen möchte, muss sie den Darm langsam daran gewöhnen. Eine Wärmflasche auf den Bauch gelegt, entspannt die Muskulatur und wirkt so den schmerzhaften Blähungen entgegen.

Ein **Entschäumer** löst die Gasschäume im Darm auf. Die nun kleineren Bläschen können besser resorbiert werden. Empfehlen Sie der Patientin eine regelmäßige Einnahme von Entschäumern über einen befristeten Zeitraum, z. B. Simeticon (Lefax®, Espumisan®) oder Dimeticon (Sab simplex®). Simeticon gilt als der schnellere Entschäumer, da es aus mit 4–7 % Siliciumdioxid aktiviertem Polydimethylsiloxan (Dimeticon) besteht.

Karminativa wirken gärungswidrig und fördern die Verdauung. Sie können Ihrer Kundin einen Fenchel-Anis-Kümmeltee empfehlen oder pflanzliche Präparate mit ähnlichen Inhaltsstoffen, z. B. Kümmel- und Pfefferminzöl (in Carmenthin® bei Verdauungsstörungen); Anisöl (in Carmol® Tropfen).

Enzympräparate können die Verdauungsarbeit unterstützen und sind auch für die langfristige Anwendung geeignet. Enzyme müssen hoch dosiert genommen werden, weisen Sie die Kundin auf die korrekte Dosierung hin, z. B. Pankreasenzyme (Lipase, Amylase, Protease) und Simeticon (Enzym-Lefax®).

Literatur

Hunnius. Pharmazeutisches Wörterbuch

Lennecke et al. Selbstmedikation für die Kitteltasche

31.16 Welche diätetischen Maßnahmen empfehlen Sie einem Patienten mit Obstipation?   *

Stichworte
- Ballaststoffgehalt der Nahrung erhöhen
- Erhöhte Flüssigkeitszufuhr
- Bewegung

Antwort

Von einer Obstipation spricht man bei einer Stuhlfrequenz von weniger als 2–3 Stühlen pro Woche. Die Ursache einer chronischen Obstipation liegt oft in einer ballaststoffarmen Ernährung zusammen mit Bewegungs- und Flüssigkeitsmangel begründet. Die Beschwerden dauern in der Regel schon längerfristig an (Faustregel: über 3 Monate). Bei Kindern ist eine chronische Verstopfung oft ausgelöst durch eine schmerzhafte Stuhlentleerung. Die Angst vor den Schmerzen lässt sie den Stuhl zurückhalten. Hier ist ein Kinderarztbesuch sinnvoll.

Empfehlen Sie dem Patienten, den **Ballaststoffgehalt der Nahrung** schrittweise auf 25–30 g/Tag zu erhöhen. Geben Sie ihm Tipps, welche Nahrungsmittel gut geeignet sind, z. B. Vollkornbrot, Weizenkleie, Obst und Gemüse. Hilfreich ist eine entsprechende Nahrungsmitteltabelle. Weisen Sie Ihren Patienten darauf hin, dass anfangs Blähungen auftreten können, die mit der Zeit aber verschwinden.

Eine **erhöhte Flüssigkeitszufuhr** in Form von Mineralwasser oder auch Kräutertees, mindestens 2–3 Liter pro Tag, bewirkt eine verbesserte Stuhlkonsistenz. Ein Glas Wasser oder Saft morgens auf nüchternen Magen getrunken, kann eine Defäkation auslösen (gastrokolischer Reflex).

Bewegung tut dem ganzen Körper gut und kann die Peristaltik anregen. Raten Sie zu Spaziergängen, Walken, Joggen, Radfahren etc. Eventuell eingenommene Laxanzien sollten bei diesen diätetischen Maßnahmen nach und nach abgesetzt werden, um den Darm wieder an eine normale Tätigkeit zu gewöhnen. Ziel ist ein regelmäßiger Stuhlgang mindestens alle zwei Tage.

Zur Akuttherapie wird, vor allem bei Kindern, oft ein kleines Klistier (Microlax®, Babylax®) oder ein stuhlerweichendes Zäpfchen (Glycilax®) eingesetzt. Milde osmotisch wirkende Abführmittel wie das Disaccharid Lactulose (Bifiteral®), bei Kindern Milchzucker (Edelweiß® Milchzucker) oder ggf. auch Macrogole (Movicol®), wirken unterstützend über einen begrenzten Zeitraum.

31

Literatur
Fink. Ernährung und Diätetik für die Kitteltasche
Lennecke et al. Selbstmedikation für die Kitteltasche
Schäfer. Allgemeinpharmazie

31.17 Welche Arzneimittel werden als Abführmittel eingesetzt? Wie ist jeweils der Wirkungsmechanismus und wann der Wirkeintritt? *

Stichworte

- Quellstoffe und osmotisch wirksame Laxanzien: Quellmittel, Lactulose, Glycerol und Sorbit, salinische Abführmittel, Polyethylenglykol
- Antiresorptiv und hydragog wirkende Laxanzien: Rizinusöl, Bisacodyl, Natriumpicosulfat, Anthraglykoside
- Kurzfristiger Einsatz

Antwort

Quellstoffe und osmotisch wirksame Laxanzien

Quellstoffe wirken als milde Laxanzien. Nicht resorbierbare unverdauliche Polysaccharide bzw. Polyethylenglykole (Macrogole) adsorbieren Wasser im Darm, quellen und lösen so den Defäkationsreiz aus. Wichtig ist, sie einschleichend zu dosieren und auf eine ausreichende Flüssigkeitszufuhr von 2–3 Liter pro Tag zu achten. Der Wirkeintritt ist nach ein bis zwei Tagen zu erwarten. Quellmittel mit niedrigem Quellvermögen sind z.B. Weizenkleie (Tritici furfur), Leinsamen (Lini semen), Haferkleie (Haferkleie mit Keim Resana®). Ein höheres Quellvermögen haben z.B. indische Flohsamenschalen (Mucofalk®). Quellmittel können auch zusätzlich zu den anderen Laxanzien empfohlen werden, dann aber in geringerer Menge. Älteren Menschen, die ein Gebiss tragen, sollten Sie lösliche Quellmittel (Mucofalk®) empfehlen, da unlösliche, z.B. Weizenkleie, stark am künstlichen Gebiss haften bleiben.

Lactulose ist ein schwer resorbierbarer Zucker, der Wasser bindet und so den Darminhalt erweicht. Des Weiteren wird die Lactulose von den Darmbakterien zu Säuren vergoren, die wiederum die Darmperistaltik anregen. Lactulose wird einschleichend dosiert bis die gewünschte Stuhlfrequenz erreicht ist. Der Wirkeintritt ist nach 2–10 Stunden zu erwarten, bei nicht ausreichender Dosierung später, z.B. Lactulose (Bifiteral®).

Glycerol und **Sorbit** führen ebenfalls über Wasserbindung zu einer Erweichung des Stuhlinhalts. Sie werden rektal bei gefülltem Enddarm appliziert. Der Wirkeintritt ist schnell, nach spätestens 15–30 min zu erwarten, z.B. Glycerol (Glycilax® Suppositorien); Sorbitol (in Microklist®).

Salinische Abführmittel sollten wegen der Natrium- und Magnesium-Belastung nicht längerfristig angewendet werden. Am gebräuchlichsten sind Natriumsulfat (Glaubersalz) und Magnesiumsulfat (Bittersalz, F.X. Passage® SL Pulver) oder Natrium-mono/di-hydrogenphosphat (Freka-Clyss®, Klysma® salinisch). Zu beachten ist der hohe Natriumgehalt der oralen Salze bei Bluthochdruckpatienten. Der Wirkeintritt der oral einzunehmenden Salze wird nach ca. 12 Stunden erwartet. Bei der Anwendung eines Einlaufs oder Klysmas kann nach kurzer Zeit mit der Wirkung gerechnet werden.

Polyethylenglykol, auch als Macrogol 4000 bezeichnet, ist ein modernes osmotisches Laxans. Das Pulver wird in viel Wasser eingerührt und dann getrunken. Diese Wasser-Macrogol-Bindung bleibt bestehen bis in den Dickdarm und führt so zu einer Stuhlerweichung. Macrogol 4000 (Movicol®, Isomol®) ist gut verträglich, besitzt ein hohes Quellvermögen und wird einschleichend dosiert.

Antiresorptiv und hydragog wirkende Laxanzien

Diese Laxanzien hemmen die Wasserresorption aus dem Darmlumen und wirken so antiresorptiv. Weiter fördern sie durch die hydragoge Wirkung den Wassereinstrom in das Darmlumen und erweichen so den Darminhalt.

Rizinusöl hat einen guten laxierenden Effekt, ist aber wegen seiner allergisierenden und magenreizenden Nebenwirkungen nur im Einzelfall geeignet. Die Wirkung tritt nach ungefähr 2 Stunden ein. Die übliche Dosierung sind 10–30 g, es schmeckt unangenehm und ist deshalb eher zur kurzfristigen Anwendung geeignet.

Bisacodyl (Dulcolax®) und **Natriumpicosulfat** (Laxoberal®) sind gebräuchliche Abführmittel. Nach oraler Einnahme tritt die Wirkung nach 4–8 Stunden ein, bei rektaler Anwendung nach 30–60 min.

Sennesblätter, Faulbaumrinde u. a. werden wegen der enthaltenen **Anthraglykoside** angewendet. Bei oraler Einnahme tritt die Wirkung erst nach ca. 8 Stunden ein. Beispiele sind: Sennesblätter und -früchte (Alasenn® Kräutergranulat, Neda® Früchtewürfel), Kombination aus Plantago-ovata-Samen und -Samenschalen mit Sennesfrüchten (Agiolax® Granulat).

Achten Sie darauf, dass Laxanzien in der Selbstmedikation nur **kurzfristig eingesetzt** werden sollen. Weisen Sie auf die Umstellung der Lebensgewohnheiten hin (▸ Frage 31.16) und raten Sie nur zum kurzfristigen, unterstützenden Einsatz von Laxanzien. In der ärztlichen Therapie können Laxanzien auch zur Dauerverordnung gehören, z. B. begleitend zur Opioidtherapie.

Literatur

Lennecke et al. Selbstmedikation für die Kitteltasche
Mutschler et al. Arzneimittelwirkungen

31

32 Notfälle und Erste-Hilfe-Maßnahmen

32.1 Bei einem Unfall spritzt Blut pulsierend aus dem Unterarm: Welche Maßnahmen ergreifen Sie?

Stichworte
- Schutzhandschuhe anlegen
- Arm hoch halten
- Armarterie abdrücken
- Druckverband anlegen

Antwort
Ziehen Sie **Schutzhandschuhe** an und legen Sie den Patienten hin. Wenn keine Knochenbrüche vorliegen, halten Sie den **Arm hoch**. Schon dann lässt die Blutung nach, da das Blut aktiv nach oben gepumpt werden muss. Anschließend drücken Sie die **Armarterie** ab. Halten Sie dazu bei einer Blutung am linken Arm diesen mit Ihrer eigenen linken Hand hoch und drücken Sie mit den 4 Fingern Ihrer rechten Hand in die Muskellücke auf der Oberarminnenfläche.

Um die Abdrückzeit so kurz wie möglich zu halten, sollte ein zweiter Helfer bereits einen **Druckverband anlegen**.

Literatur
Herting. Ersthelfer in Apotheken

32.2 Ein Kind hat säure- bzw. laugehaltige Putzmittel getrunken: Was tun Sie? *

Stichworte
- Notruf
- Tee oder Wasser trinken lassen
- Schockprophylaxe, stabile Seitenlage
- Informationszentren für Vergiftungsfälle

Antwort

Setzen Sie einen **Notruf** ab. Bringen Sie das Kind auf keinen Fall zum Erbrechen, wenn es ätzende Putzmittel verschluckt hat. Dadurch käme es zu einer erneuten Schädigung der Speiseröhre! Wenn das Kind bei Bewusstsein ist, lassen Sie es schluckweise **Tee oder Wasser** trinken. Nicht zu viel, um kein Erbrechen zu provozieren.

Lagern Sie das Kind zur **Schockprophylaxe** mit etwa 30° erhöhten Beinen und betreuen Sie es. Ist das Kind bewusstlos, müssen Sie es in der **stabilen Seitenlage** lagern, eine Verdünnung der ätzenden Flüssigkeit ist dann nicht möglich.

Ist das Putzmittel schäumend, besteht die Gefahr einer Verlegung der Atemwege. Versuchen Sie, bei Bewusstsein des Kindes, einen Entschäumer wie z. B. sab simplex® zu verabreichen.

Holen Sie gegebenenfalls Rat bei einem der **Informationszentren für Vergiftungsfälle** ein. Die Nummern finden Sie in der Roten Liste, sie sollten aber auch in der Apotheke aushängen. Halten Sie folgende Informationen bereit: Was wurde wann, auf welche Art, in welcher Dosis, warum eingenommen? Wie groß, schwer und alt ist der Patient?

Literatur

Gebler, Kindl. Pharmazie für die Praxis
Rote Liste®

32.3 Ein Kleinkind hat einen Fremdkörper in der Luftröhre: Wie verhalten Sie sich?

Stichworte

- Mund ausräumen
- Oberkörper tief lagern
- Zwischen Schulterblätter klopfen
- Beatmung
- Notruf absetzen

32

Antwort

Schauen Sie in den **Mund** und räumen Sie den Festkörper aus. Wenn das nicht möglich ist, lagern Sie das Kind mit dem **Oberkörper nach unten** und schlagen Sie mit der hohlen Hand kräftig zwischen die **Schulterblätter**. Sitzt das Hindernis fest und kann das Kind nicht mehr alleine Atmen, beginnen Sie mit der **Beatmung**. Unter Umständen gelingt es Ihnen dabei, einen kleineren Fremdkörper in den rechten, steiler liegenden Stammbronchus zu blasen, sodass die linke Lungenseite über den linken Stammbronchus mit Atemluft versorgt werden kann.

Setzen Sie so früh wie möglich einen **Notruf** ab. Auch wenn die Befreiung der Atemwege gelingt, muss das Kind oft noch weiter behandelt werden.

Literatur

Herting. Ersthelfer in Apotheken

32.4   Ein Kind kommt mit einem Wespenstich in der Lippe in die Apotheke gerannt: Was tun Sie?

Stichworte
- Notarzt
- Stachel entfernen, Lippe kühlen
- Medikamentengabe nach Gewissensentscheidung

Antwort
Rufen Sie den **Notarzt**. Können Sie noch einen **Stachel** erkennen, **entfernen** Sie ihn wenn möglich mit einer Pinzette. Achtung, die Giftdrüse kann noch am Stachel hängen. **Kühlen** Sie die **Lippe**, indem Sie das Kind Speiseeis essen lassen oder indem Sie einen Coldpack in ein Handtuch wickeln und auf die Lippe halten. Lassen Sie niemals Eiswürfel lutschen, denn ein versehentlich verschluckter Eiswürfel kann die Atemwege blockieren und das Kind ersticken.

Bei Insektenstichallergikern ist, je nach körperlicher Reaktion, eine Gabe von Cortison, z. B. Betamethason (Celestamine®) oder Epinephrin (Fastjekt®) lebensrettend. Grundsätzlich dürfen Sie als Apotheker keine Medikamente verabreichen! Eine **Medikamentengabe** gehört nicht zur ersten Hilfe! Da Sie sich durch unterlassene Hilfeleistung ebenfalls strafbar machen, müssen Sie von Fall zu Fall selbst eine **Gewissensentscheidung** für Ihr Handeln treffen.

Literatur
Gebler, Kindl. Pharmazie für die Praxis
Herting. Ersthelfer in Apotheken

32.5   Eine Mutter legt Ihnen rote Beeren vor, die ihr Kind geschluckt hat: Wie gehen sie vor?   *

Stichworte
- Bestimmungsschlüssel
- Informationszentren für Vergiftungsfälle

Antwort
Fragen Sie die Mutter nach der Herkunft der Beeren, um Ihnen die Zuordnung zu erleichtern: War es ein Baum, ein Strauch, eine Pflanze? Welcher Standort? Wie genau sind Farbe, Größe, Form und sonstige Merkmale der Frucht? **Bestimmungsschlüssel** finden Sie in unterschiedlichen Nachschlagewerken: Frohne/Pfänder: Giftpflanzen, Hagers Handbuch der Pharmazeutischen Praxis. Schnelle Hilfe erhalten Sie ebenfalls bei den **Informationszentren für Vergiftungsfälle.** Die Nummern finden Sie in der Roten Liste, sie sollten aber auch in der Apotheke aushängen.

Literatur
Frohne, Pfänder. Giftpflanzen

32.6   Ihre Kollegin schneidet sich in den Finger: Wie gehen Sie vor?

Stichworte
- Unfallbuch

Antwort
Wie tief ist der Schnitt? Können Sie ihn selbst behandeln oder muss Ihre Kollegin zum Arzt? Bei kleineren Schnitten entnehmen Sie ein Pflaster aus dem Erste-Hilfe-Kasten. Dokumentieren Sie den Unfall im **Unfallbuch**, das in jedem Betrieb geführt werden muss. Im Falle eines bleibenden Schadens kann dann das Unfalldatum von der Versicherung, der Berufsgenossenschaft für Gesundheitsdienst und Wohlfahrtspflege oder dem Amt für Arbeitsschutz rekonstruiert werden.

Größere Verletzungen müssen innerhalb von 3 Tagen an die Berufsgenossenschaft gemeldet werden.

32.7   Welche Antidote kennen Sie bei einer Morphin-Überdosierung oder einer Cyanid-Vergiftung?

Stichworte
- Naloxon
- Natriumthiosulfat, 4-Dimethylaminophenol

Antwort
Merkmale einer Morphin-Überdosierung sind tiefes Koma, Atemdepression und Miosis. Als Antidot gegen Opioid-Überdosierungen steht Naloxonhydrochlorid i. v. zur Verfügung. **Naloxon** wirkt kompetitiv antagonistisch an den Opioid-Rezeptoren, bei Drogenabhängigen können Entzugssymptome auftreten.

Eine Cyanid-Vergiftung (Blausäure-Vergiftung) äußert sich u. a. durch Lufthunger, Erbrechen (Atemluft und Erbrochenes riechen nach bitteren Mandeln) und Herzbeschwerden. Bei leichteren Cyanid-Vergiftungen, bei denen der Patient noch ansprechbar ist, wird mithilfe von **Natriumthiosulfat** i. v. die Wirkung des Enzyms Rhodanase verstärkt, wodurch Cyanid zum harmlosen Rhodanid umgewandelt wird. Bei schweren Vergiftungen wird zusätzlich **4-Dimethylaminophenol** i. v. (4-DMAP) gegeben. Durch die erfolgende Methämoglobinbildung kann Cyanid gebunden und somit die körpereigenen Enzyme, wie z. B. die Cytochromoxidase der Atmungskette, entlastet werden.

Literatur
Herting. Ersthelfer in Apotheken
Pschyrembel. Klinisches Wörterbuch

33 Osteoporose

33.1 Welche Möglichkeiten gibt es bei der Therapie der Osteoporose? *

Stichworte
- Bewegung, Ernährung
- Calcium-, Vitamin-D-Substitution
- Estrogene
- Raloxifen
- Bisphosphonate
- Fluoride

Antwort
Grundlage der Osteoporosetherapie nach den Leitlinien des Dachverbands Osteologie ist eine ausreichende **Bewegung**, die in jungen Jahren den Aufbau der Knochenmasse fördert und später zum Erhalt der Knochenmasse notwendig ist.

Gesunde Ernährung bedeutet vor allem, auf eine ausreichende Calciumzufuhr zu achten. Empfohlen werden 1–1,5 g Calcium pro Tag. Vitamin D kann vom Körper aus körpereigenem 7-Dehydrocholesterol unter Einwirkung von UV-Licht selbst synthetisiert werden. Täglich zehn Minuten Aufenthalt im Sonnenlicht mit unbekleideten Armen und Beinen genügen für eine ausreichende Vitamin-D-Produktion zur Osteoporoseprophylaxe. Zur Vermeidung von Mangelzuständen werden 20 µg (800 IE) pro Tag Colecalciferol (Vitamin D_3) substituiert. Zur Therapie wird meist **Calcium und Vitamin D kombiniert** (z. B. Calcimagon® D3).

Für Frauen im Klimakterium spielen **Estrogene** in der Osteoporosetherapie die größte Rolle (Klimakterium, Hormonsubstitution ▸ Frage 27.1). Die empfohlene Anwendungsdauer beträgt 5–15 Jahre. Eine Anwendungsbeschränkung ergibt sich aus dem gesteigerten Risiko für Herz-Kreislauf-Erkrankungen und Brustkrebs unter Hormonsubstitution.

Für die Anwendung nach der Menopause steht **Raloxifen** (Evista®) zur Verfügung. Dieser Wirkstoff besitzt estrogene und antiestrogene Eigenschaften und gilt als selektiver Estrogenrezeptor-Modulator (SERM).

Eine Therapieoption für Männer und Frauen gleichermaßen stellen die **Bisphosphonate** dar, z. B. Alendronat (Fosamax®), Risedronat (Actonel®). Sie verringern vor allem den Knochenabbau und führen zu einer Zunahme der Knochenmasse. Zur optimalen Wirkung ist eine gleichzeitige Calciumsubstitution sinnvoll.

Zusätzlich oder alternativ steht noch der Einsatz von **Fluoriden** (z. B. Ossin®) zur Verfügung. Fluorid stimuliert den Knochenaufbau durch Beeinflussung der Osteoblastentätigkeit. Die Wirkung tritt nur bei gleichzeitiger Calcium- und Vitamin-D-Substitution ein. Die aufgebaute Knochensubstanz ist jedoch spröder als gesunder Knochen.

Literatur

DVO Dachverband Osteologie e. V. www.dv-osteologie.org/dvo_leitlinien/osteoporose-leitlinie-2014

Lennecke et al. Therapie-Profile für die Kitteltasche

Mutschler et al. Arzneimittelwirkungen

33.2 Ihnen liegt eine Verordnung von Fosamax® vor: Zu welcher Wirkstoffgruppe gehört der Wirkstoff? Wie ist sein Wirkmechanismus? Welche Abgabehinweise geben Sie? *

Stichworte

- Knochengeweberemodellierung
- Osteoklasten, Osteoblasten
- Bisphosphonate
- Ösophagitis, Ösophagusulcera
- Wechselwirkungen mit Calcium

Antwort

Im Körper findet ein ständiger Knochengewebeumbau, eine sogenannte **Remodellierung**, statt. Daran beteiligt sind **Osteoklasten,** die an der Knochenoberfläche Mulden aushöhlen, die von **Osteoblasten** wieder aufgefüllt werden.

Alendronat (Fosamax®) gehört zur Gruppe der **Bisphosphonate**. Wirkstoffe dieser Gruppe hemmen die Osteoklastentätigkeit und blockieren so die Calciumfreisetzung aus dem Knochen und den Knochenabbau. Dabei reichern sie sich an das Hydroxylapatit an der Knochenoberfläche an und interferieren dabei auch mit dem Calciumeinbau in die Knochen.

Arzneimittel mit Alendronsäure, wie Fosamax®, gibt es in zwei Dosierungen. 10 mg Tabletten werden regelmäßig einmal täglich, 70 mg Tabletten werden einmal wöchentlich eingenommen. Die Einnahme sollte regelmäßig morgens nüchtern erfolgen, mindestens eine halbe Stunde vor der ersten Mahlzeit mit einem großen Glas (Leitungs-)Wasser in aufrechter Position. Bei Einnahme im Liegen oder bei Hinlegen innerhalb von 30 Minuten nach der Einnahme kommt es zu starken Reizungen der Speiseröhre bis hin zur **Ösophagitis**. Bei Auftreten von Sodbrennen oder Schmerzen hinter dem Brustbein ist der Arzt aufzusuchen, um **Ösophaguserosionen bzw. -ulcera** auszuschließen.

Bei der gleichzeitigen Aufnahme von zweiwertigen Kationen, z. B. **Calcium** in Form von Milch, Milchprodukten oder calciumreichen Mineralwässern, von Eisen oder Magnesium, aber auch von anderen Arzneistoffen sinkt die Resorptionsrate der Bisphosphonate. Deshalb wird zur Einnahme mineralstoffarmes Leitungswasser bevorzugt und ein Einnahmeabstand zu allen anderen Arzneimitteln von mindestens 30 Minuten gefordert.

33

Bei einer einmal wöchentlichen Anwendung verbessert sich die Compliance bei Patientinnen mit z. B. Schluckbeschwerden. Nachteil: Wird bei einmal täglicher Einnahme eine Einnahme vergessen, sinken die Blutspiegel nur kurz unter die Wirksamkeitsgrenze, der therapeutische Effekt bleibt erhalten. Wird die einzige Einnahme pro Woche vergessen, kommt es zu deutlichen Wirkverlusten.

Andere Bisphosphonate haben aufgrund unterschiedlicher Kinetik verschiedene Einnahme- bzw. Anwendungszeiträume. So wird z. B. Zoledronsäure (Aclasta®) nur einmal jährlich per Infusion angewendet.

Literatur

Framm et al. Arzneimittelprofile für die Kitteltasche
Lennecke et al. Therapie-Profile für die Kitteltasche
Mutschler et al. Arzneimittelwirkungen

34 Parkinsonsyndrom

34.1 Wie sieht ein an Morbus Parkinson erkrankter Patient aus?

Stichworte
- Leitsymptome: Akinese, Rigor, Tremor
- Gebückte Haltung, kleinschrittiger Gang
- „Salbengesicht"

Antwort
Die **Leitsymptome** des Morbus Parkinson sind **Akinese, Rigor** und **Tremor.**

Akinese bedeutet Verlangsamung aller Bewegungen bis zur Bewegungsstarre. Der Patient bewegt sich mit **kleinschrittigem, schlurfenden Gang** in **gebückter Körperhaltung.**

Rigor bedeutet Muskelstarre, betroffen ist meist die Nackenmuskulatur, aber auch die Arm- und Beinmuskulatur.

Es tritt bei Parkinson-Patienten ein grobschlägiger Ruhetremor mit 4–6 Schlägen pro Sekunde auf. Der Tremor verstärkt sich, wenn der Patient eine Bewegung plant, also z. B. etwas greifen will. In der Bewegung verringert er sich wieder.

Zusätzlich zeigen sich oft vegetative Symptome. Typisch sind vermehrter Speichel- und Tränenfluss, eine gestörte Wärme- und Schweißregulation und eine überhöhte Talgproduktion (Seborrhö), die mit dem Begriff **„Salbengesicht"** beschrieben wird.

Literatur
Lennecke et al. Therapie-Profile für die Kitteltasche
Pschyrembel. Klinisches Wörterbuch

34

34.2 Welche Therapierichtungen werden bei der Behandlung von Parkinson-Patienten verfolgt? Nennen Sie jeweils ein Wirkstoffbeispiel! *

Stichworte

- Levodopa, Decarboxylasehemmer
- Dopaminagonisten: Bromocriptin, Ropinirol, Pramipexol
- Anticholinergika: Biperiden, Metixen
- MAO-B-Hemmer: Selegilin
- COMT-Hemmer: Entacapon
- NMDA-Antagonisten: Amantadin, Budipin
- Rotigotin-Pflaster

Antwort

Das Parkinson-Syndrom ist ein Symptomenkomplex aus extrapyramidalen Bewegungsstörungen in Folge einer Degeneration dopaminerger Neurone in der Substantia nigra. Zur Behandlung nach den Leitlinien der Deutschen Gesellschaft für Neurologie (DGN) werden Wirkstoffgruppen eingesetzt, die Dopamin ersetzen bzw. die überschießende cholinerge Reaktion eindämmen sollen.

Mit **Levodopa** (L-DOPA) wird der fehlende Neurotransmitter Dopamin ersetzt. Es handelt sich um ein Prodrug. Levodopa kann im Gegensatz zu Dopamin die Blut-Hirn-Schranke passieren. Im Gehirn wird es durch Decarboxylierung in die aktive Wirkform überführt. Um periphere Nebenwirkungen zu vermeiden, wird es gemeinsam mit einem peripher wirkenden **Decarboxylasehemmer** angewendet, z. B. mit Benserazid (in Madopar®) oder mit Carbidopa (in Nacom®).

Dopaminagonisten können im Frühstadium der Krankheit als Monotherapie eingesetzt werden, z. B. **Bromocriptin** (Pravidel®), **Ropinirol** (Requip®) oder **Pramipexol** (Sifrol®).

Zur Eindämmung der cholinergen Reaktion werden **Anticholinergika** eingesetzt, z. B. **Biperiden** (Akineton®) oder **Metixen** (Tremarit®).

MAO-B-Hemmer verlangsamen den Dopaminabbau durch Hemmung der Monoaminoxidase B, z. B. **Selegilin** (Movergan®) oder Rasagilin (Azilect®). Der Einsatz erfolgt immer gemeinsam mit Levodopa.

COMT-Hemmer hemmen die Catechol-O-Methyltransferase und damit wieder den Abbau von Dopamin, z. B. **Entacapon** (Comtess®) oder Tolcapon (Tasmar®). Voraussetzung für die Wirkung ist auch hier die Anwesenheit von Levodopa. Hierfür steht ein Kombinationspräparat zur Verfügung (Stalevo®).

NMDA-Antagonisten blockieren NMDA-Rezeptoren, dadurch hemmen sie einen Gegenspieler des Dopamins und gleichen das Ungleichgewicht zwischen dopaminerger Hemmung und glutamaterger Stimulation aus, z. B. **Amantadin** (PK-Merz®) oder **Budipin** (Parkinsan®).

Probleme während der Therapie sind Fluktuationen in der Wirkung von L-DOPA, wie End-of-Dose-Phänomene, nächtliche oder morgendliche Akinese oder das On-Off-Phänomen. Für eine optimale Therapie werden individuelle Kombinationen der genannten Wirkstoffe und spezielle Formulierungen mit gezielter Freisetzung eingesetzt. Zum Beispiel gibt es schnelllösliche L-DOPA Tabletten (Madopar® LT) und retardiert wirksame

Retardkapseln (Madopar® retard), mit denen eine gezielte Einstellung der Therapie erfolgen kann.

Im späten Stadium der Therapie kann eine Dauergabe von dopaminergen Wirkstoffen nötig werden. Der Dopaminagonist **Rotigotin** steht dafür in Form eines wirkstoffhaltigen **Pflasters** (Neupro®) auf dem Markt zu Verfügung.

Literatur

Arbeitsgemeinschaft der Wissenschaftlichen Medizinischen Fachgesellschaften e. V. www.awmf.org (Leitlinie Parkinson)

Lennecke et al. Therapie-Profile für die Kitteltasche

Mutschler et al. Arzneimittelwirkungen

34

35 Pilzerkrankungen

Wie erkennen Sie, ob es sich um Mundsoor handelt oder um einen bakteriellen Belag? Wie wird ein Mundsoor behandelt? *

Stichworte
- Candidose – Aphthen – Tonsillitis
- Antimykotika
- Intensive Mundhygiene

Antwort

Eine **Candidose** der Mundschleimhaut äußert sich in weißlichen, stippchenförmigen Belägen, die sich mit einem Spatel abkratzen lassen. Dieser sogenannte Mundsoor tritt oft bei Säuglingen auf, bei älteren Menschen, die ein Gebiss tragen und auch bei Menschen mit Immunschwäche.

Bei Menschen, die inhalative Glucocorticoide verwenden, kommt es oft zu einer oralen Candidose. Vermeiden lässt sich diese durch die Anwendung eines Spacers bei der Inhalation mit Dosieraerosolen und eine intensivierte Mundhygiene direkt nach der Inhalation bzw. Essen nach dem Inhalieren.

Aphthen sind schmerzhafte Erosionen auf der Mundschleimhaut mit einem weißlichen Fibrinbelag, sie sind mit einem roten Saum umgeben, der auf die Entzündung deutet. Die Ursache der Aphthen ist oft unbekannt, sie können aber bei unterschiedlichen Viruserkrankungen auftreten. Oft tritt ein übler Mundgeruch auf.

Der Belag einer bakteriellen **Tonsillitis** ist fest haftend und nicht so leicht abwischbar wie der Soorbelag, es kommen eine starke Rötung der Mund-Rachenschleimhaut hinzu und Allgemeinsymptome wie Schmerzen und Fieber.

Ein Mundsoor wird in der Regel mit **Antimykotika** behandelt. Tritt der Belag das erste Mal auf, ist eine ärztliche Untersuchung angezeigt. Bei wiederholt auftretenden Beschwerden und bekannter Diagnose kann das Antimykotikum Nystatin (Nystatin Lederle®) auch in der Selbstmedikation abgegeben werden. Nystatin wirkt gegen den verursachenden Hefepilz *Candida albicans*. Die Suspension wird nach jeder Mahlzeit in den Mund geträufelt, der Mund damit gespült, anschließend wird die Suspension geschluckt, um evtl. vorhandene Keime im Magen-Darm-Trakt zu bekämpfen. Nystatin wird vom Körper nicht resorbiert, sodass keine systemischen Wirkungen auftreten. Sollte sich nach drei Tagen keine Besserung einstellen, ist ein Arzt zu Rate zu ziehen.

Empfehlen Sie dem Patienten eine **intensive Mundhygiene** und eine Reduktion des Zuckerkonsums. Bei Säuglingen sollten Schnuller und Trinksauger immer gut gereinigt und möglichst sterilisiert werden, um die Hefen abzutöten. Bei gestillten Säuglingen sollte vor und nach dem Stillen eine Nystatin-Lösung auf die Mamillen geträufelt werden, um einen Ping-Pong-Effekt zu vermeiden. In der Regel liegt die Behandlungsdauer bei ca. zwei Wochen.

Bei hartnäckigen Candidosen kann der Arzt weitere Antimykotika verordnen, z. B. das rezeptpflichtige Amphotericin-B als Suspension (Ampho-Moronal®), Clotrimazol (Canesten®) zur lokalen Therapie oder Fluconazol (Diflucan® Derm Kapseln) zur systemischen Therapie.

Literatur
Lennecke et al. Selbstmedikation für die Kitteltasche

Muß. Stillberatung und Stillförderung

Mutschler et al. Arzneimittelwirkungen

Pschyrembel. Therapeutisches Wörterbuch

35.2 Eine Kundin klagt über Juckreiz im Vaginalbereich: Was raten Sie ihr? *

Stichworte
- Vaginalmykose
- Antimykotika
- Stabilisierung des Immunsystems

Antwort
Eine **Vaginalmykose** ist eine durch Candida-Arten hervorgerufene Erkrankung des Genitalbereichs. Nutzen Sie im Beratungsgespräch offene W-Fragen: Welche Beschwerden liegen vor und seit wann? Die vorherrschenden Symptome einer Vaginalmykose sind Rötung, Schleimhautschwellung, weißlicher Ausfluss und starker Juckreiz. Was haben Sie bisher schon unternommen und was hat Ihnen geholfen? Bei Frauen über 18 Jahren und nach schon gestellter ärztlicher Erstdiagnose können Sie eine Therapieempfehlung in der Selbstmedikation geben, wenn die Vaginalmykose nicht öfter als viermal pro Jahr auftritt.

Behandelt wird lokal mit Salbe und Vaginaltabletten/Vaginalzäpfchen. **Antimykotika** wie das Breitbandantimykotikum Clotrimazol (Canesten® Gyn Once oder Canesten® Gyn 3) oder das Polyen Nystatin (Biofanal® Kombipack) mit Wirkung gegen Hefepilze werden eingesetzt. Die Präparate bestehen aus Vaginaltabletten oder Zäpfchen/Ovula und der entsprechenden Salbe und werden über den im Beipackzettel angegebenen Zeitraum angewendet.

Weisen Sie Ihre Kundin darauf hin, dass sie den Arzt aufsuchen muss, wenn nach drei Tagen keine Besserung eingetreten ist, sich das Aussehen des austretenden Schleims ändert, d. h. blutiger, brauner oder wässriger Ausfluss auftritt oder sich die Infektionen häufen.

Leidet die Kundin öfter unter Vaginalmykosen, können Sie ihr für die beschwerdefreie Zeit Mittel zur Optimierung des ph-Werts der Vaginalschleimhaut empfehlen wie Vitamin C (Vagi-C®) oder Lactobazillen zum Aufbau einer physiologischen Vaginalflora, z. B. *Lactobacillus acidophilus* (Vagiflor®).

Literatur

Lehnen. Pilzinfektionen – Beratungspraxis

Lennecke et al. Selbstmedikation für die Kitteltasche

35.3 Ein Kunde kommt in Ihre Apotheke und möchte etwas gegen Fußpilz: Was empfehlen Sie ihm? Welche zusätzlichen Ratschläge können Sie ihm geben?   *

Stichworte

- Dermatophyten
- Darreichungsformen: Creme, Gel, Puder, Spray, Lösung
- Breitspektrum-Antimykotikum
- Schmales Wirkspektrum nur gegen Dermatophyten
- Fungizid wirksames Desinfektionsmittel
- Allgemeine Hinweise

Antwort

Tinea pedis, Fußpilz, ist eine durch **Dermatophyten** (Fadenpilze) hervorgerufene Erkrankung der Haut der Füße. Charakteristisch ist die weißlich aufgequollene Epidermis, die Haut der Zehenzwischenräume ist aufgequollen und mazeriert, es entstehen schuppende Erosionen. Die Haut ist stark gerötet und juckt. Fragen Sie Ihren Kunden nach seinen genauen Symptomen: Ist die Schuppung weißlich oder rötlich? Rötliche Schuppung weist auf blutige Erosionen hin. Sind die Beschwerden chronisch und nur auf die Zehenzwischenräume beschränkt oder betreffen sie den ganzen Fuß? Sie können Empfehlungen zur Selbstmedikation aussprechen, wenn keine blutigen Stellen vorhanden sind, die Beschwerden nur einmalig oder selten auftreten und auf die Zehenzwischenräume begrenzt sind. In allen anderen Fällen raten Sie zu einem Arztbesuch. Auch bei Diabetikern ist besondere Vorsicht geboten und ein Arztbesuch ist zur erstmaligen Abklärung ratsam.

Fußpilz wird lokal behandelt. Zur Verfügung stehen verschiedene **Darreichungsformen,** die Sie gezielt empfehlen können: Einfach anzuwenden ist eine **Creme,** die Sie für jedes Stadium der Erkrankung empfehlen können. Ist der Juckreiz sehr stark, raten Sie zusätzlich zu einem kühlenden **Gel** mit einem Antihistaminikum (Fenistil® Gel). Je nach Präparat wird die Creme gegen den Fußpilz ein- oder mehrmals täglich aufgetragen. **Sprays** werden oft von Sportlern bevorzugt, da sie schnell anwendbar sind. Sprays sind für nässende Stellen allerdings nicht geeignet und nur dann sinnvoll, wenn noch keine offenen Stellen zu sehen sind. Auch **Lösungen** (z. B. Bifon® Lösung) sind im Handel, sie sind in der Anwendung mit Sprays vergleichbar.

Fußpilz wird lokal behandelt. Empfehlen Sie Ihrem Kunden ein **Breitspektrum-Antimykotikum:**

Azol-Derivate wirken gut gegen Fußpilz, ihr Angriffspunkt ist an der Zellmembran der Pilze. Präparate sind z. B. Clotrimazol (Canesten® Creme, Fungizid ratiopharm® Pumpspray), Bifonazol (Canesten® extra Creme, Bifon® Lösung), Miconazol (Daktar® 2 % Creme), Ketoconazol (Nizoral® Creme).

Ciclopiroxolamin, ein weiteres Breitspektrum-Antimykotikum, hat ein gutes Penetrationsvermögen auch in tiefere Hornschichten. Es wirkt gut gegen Fußpilz, hat aber seinen hauptsächlichen Einsatz bei der Behandlung des Nagelpilzes. Präparat: Ciclopirox (Batrafen® Creme, rezeptpflichtig).

Auch Wirkstoffe, die ein **schmales Wirkungsspektrum** nur gegen Dermatophyten haben, können Sie empfehlen:

Die Squalenepoxidasehemmer Terbinafin, Tolnaftat und Naftifin ebenso wie das Morpholinderivat Amorolfin sind für die Fußpilztherapie gut geeignet. Präparate: z. B. Terbinafin (Lamisil® Creme, Lamisil® once: hier den gesamten Fuß eincremen, Lamisil® Spray), Naftifin (Exoderil® Creme), Tolnaftat (Tinatox®), Amorolfin (Loceryl® Creme).

Als **fungizid wirksames Desinfektionsmittel** hat auch Povidon-Iod seine Berechtigung in der Fußpilztherapie, vor allem bei bakteriellen Superinfektionen der vorgeschädigten Haut (Betaisodona® Salbe, Lösung).

Allgemeine Hinweise:

- Die einfachste Anwendungsform der Lokalantimykotika ist die einer Creme.
- Weisen Sie Ihren Kunden darauf hin, dass das Präparat lange genug, d. h. nach Abklingen der Beschwerden noch eine Woche länger anzuwenden ist, um bleibenden Erfolg zu gewährleisten.
- Die tägliche Anwendungshäufigkeit richtet sich nach dem Präparat.
- Die Haut der Füße muss immer gut trocken gehalten werden, evtl. Trocknen der Füße nach der Reinigung mit Föhn oder Rotlicht.
- Synthetische Socken und Turnschuhe meiden, sie begünstigen das feuchtwarme Klima an den Füßen.
- Verstärkte Hygienemaßnahmen wie ein täglicher Handtuch- und Sockenwechsel, evtl. Benutzung von Canesten® Hygiene Wäschespüler zur Desinfektion der nicht kochbaren Socken. Auch können die Schuhe mit Desinfektionsspray ausgesprüht werden.
- Keine langen Bäder, um die Haut nicht noch mehr aufzuweichen.
- Unbedingt eine Neuinfektion verhindern durch Tragen von Badeschuhen in Gemeinschaftseinrichtungen.
- Den zweiten Fuß prophylaktisch behandeln, wenn dort Juckreiz auftritt.
- Arztbesuch dringend anraten, wenn innerhalb einer Woche keine Besserung eingetreten ist, oder die Mykose den ganzen Fuß befallen hat.
- Besonders gefährdet sind Personen unter immunsuppressiver Therapie sowie Diabetiker und Sportler, die oft Turnschuhe tragen. Diesen Personengruppen ist eine gute Fußpflege in den symptomfreien Zeiten dringend anzuraten.

35

Literatur

Lehnen. Pilzinfektionen – Beratungspraxis

Lennecke et al. Selbstmedikation für die Kitteltasche

Schäfer. Allgemeinpharmazie

36 Raucherentwöhnung

36.1 Ein Kunde möchte einen Nicotininhaler. Wofür braucht er den?

Stichworte
- Raucherentwöhnung
- Nicotinpflaster, -kaugummis, -lutschtabletten
- Nicotininhaler

Antwort
Nicotin wird in verschiedenen Darreichungsformen zur Raucherentwöhnung eingesetzt, um die Nicotinentzugssymptome zu lindern. Unter den Namen Niquitin®, Nicorette®, Nicotinell® werden Nicotinpflaster, -kaugummis oder -lutschtabletten oder eben auch ein Inhaler (Nicorette® Inhaler) angeboten. Je nach bisher gerauchter Zigarettenanzahl wird mit einer eher höheren Nicotindosis gestartet und von Monat zu Monat oder auch innerhalb eines anderen gewünschten Zeitraums die Dosis reduziert.

Neben der körperlichen Abhängigkeit von Nicotin als cholinerg an den Ganglien wirkendes Mittel, gibt es jedoch das Problem, dass Rauchen eine „schlechte Gewohnheit" ist, die als entspannende, sozial geschätzte, positiv besetzte Verhaltensweise in bestimmten immer wiederkehrenden Situationen erlernt worden ist. Auch wenn eigentlich keine körperliche Abhängigkeit mehr besteht, bleibt aber diese Angewohnheit bestehen, in genau solchen meist stressbesetzten Situationen etwas in die Hand zu nehmen und zum Mund zu führen. Hier eignet sich der Inhaler, weil er das Rauchverhalten imitiert und trotzdem auf die schädliche Tabakzufuhr verzichtet. Der Patient verzichtet aber hiermit auch darauf, dass er neue, sinnvollere stressreduzierende Verhaltensweisen erlernt.

Der Nicotininhaler wird wie andere nicotinhaltige Präparate auch von Rauchern in Situationen verwendet, in denen Rauchen an sich nicht möglich ist, z. B. im Flugzeug oder in Prüfungssituationen, aber auf die Nicotinzufuhr nicht verzichtet werden kann.

Literatur
Lennecke et al. Selbstmedikation für die Kitteltasche

Mutschler et al. Arzneimittelwirkungen

37 Rezepturen

37.1 Wie müssen Abgabebehältnisse beschaffen sein?

Stichworte
- Geeignete Entnahme
- Schutz vor Qualitätsminderung oder Verlust

Antwort
Arzneimittel müssen zu ihrem Schutz, zur leichteren Handhabung sowie zur Lagerung zweckmäßig verpackt werden. Die Behältnisse müssen so beschaffen sein, dass der Inhalt, je nach Verwendung des Arzneimittels, **in geeigneter Weise entnommen** werden kann.

Zur Herstellung von Arzneimitteln dürfen nur primäre Verpackungsmaterialien verwendet werden, die gewährleisten, dass die Arzneimittel vor physikalischen, mikrobiologischen oder chemischen **Veränderungen** geschützt sind. Sie sollen den Inhalt ebenfalls vor **Verlust schützen**. Der Verschluss ist Teil des Behältnisses.

Außerdem dürfen die Behältnisse keine physikalischen oder chemischen Wechselwirkungen mit dem Inhalt eingehen. Die Qualität des Inhalts darf durch den Kontakt mit dem Behältnis nicht so verändert werden, dass die geforderten Grenzwerte überschritten werden.

Literatur
ApBetrO § 13
Europäisches Arzneibuch
Lippold et al. Bauer Frömming Führer Pharmazeutische Technologie

37

37.2 Wo finden Sie Daten zu Haltbarkeits-, Aufbrauch- und Verwendbarkeitsfristen?   *

Stichworte

- Haltbarkeitsfrist, Aufbrauchfrist
- Verwendbarkeitsfrist

Antwort

Die **Haltbarkeitsfrist,** auch Laufzeit genannt, umfasst den Zeitraum, in dem ein Fertigarzneimittel oder ein Rezepturarzneimittel im ungeöffneten Zustand alle Anforderungen erfüllt. Die Haltbarkeit richtet sich nach der chemischen, physikalischen und mikrobiologischen Stabilität der Zubereitung. Sie wird sowohl durch die Zusammensetzung als auch durch die Herstellungsweise und durch die Art der Verpackung beeinflusst.

Die **Aufbrauchfrist** bezeichnet die Zeitspanne, während der ein Arzneimittel in einem bestimmten Klima nach Anbruch verwendet werden darf. Laut § 7 ApBetrO muss auf dem Etikett der Rezepturarzneimittel durch den Hinweis „verwendbar bis" unter Angabe von Tag, Monat und Jahr auf die begrenzte Haltbarkeit hingewiesen werden. Bei Rezeptur- und Defekturarzneimitteln nach standardisierten Vorschriften finden sich Haltbarkeitsuntersuchungen von Entwicklungslaboratorien z. B. NRF (Tabellen für die Rezeptur: Angaben zur Aufbrauchfrist der Zubereitungen) oder Ziegler, Plausibilitäts-Check Rezeptur. Das NRF nennt allgemeine Richtwerte für die Aufbrauchfristen von Rezepturarzneimitteln unterschiedlicher Darreichungsformen. Abweichungen davon müssen über die Stabilität einzelner Wirkstoffe abgeleitet werden, was im Einzelfall schwierig sein kann. Ist eine eindeutige Ableitung nicht möglich, gibt es darüber hinaus die Möglichkeit einer direkten Anfrage an das NRF per Fax oder via Online-Formular.

Für Ausgangsstoffe, die in der Apotheke zu Prüfzwecken geöffnet werden, finden sich im NRF (Tabellen für die Rezeptur) Angaben zu **Verwendbarkeitsfristen,** die angeben, wie lange der jeweilige Ausgangsstoff in einem Rezepturarzneimittel verarbeitet werden darf.

Literatur

Bundesvereinigung Deutscher Apothekerverbände. DAC/NRF
Fahr. Voigt Pharmazeutische Technologie
Gebler, Kindl. Pharmazie für die Praxis
Peuke, Dreeke-Ehrlich. Rezeptur für die Kitteltasche
Ziegler. Plausibilitäts-Check Rezeptur

37.3 Wodurch kann die Haltbarkeit eines Arzneistoffs beeinträchtigt werden?

Stichworte

- Luftsauerstoff, Licht, Feuchtigkeit

Antwort

Die Haltbarkeit von Ausgangsstoffen hängt von ihren chemischen Eigenschaften und von den Lagerungsbedingungen ab. In Gegenwart von äußeren Einflüssen wie **Luftsauerstoff, Licht** oder **Feuchtigkeit** kann es zu Beeinträchtigungen kommen. Beispiele sind das Ranzigwerden von Ölen durch Oxidation mit Luftsauerstoff, Verfärbungen von Aluminium-sulfat am Licht oder die Hygroskopie von Natriumhydroxid. Ausgangsstoffe, die aufgrund ihrer chemischen Struktur wenig reaktionsfreudig sind, z. B. Vaselin, Paraffin oder Natriumchlorid, sind auch unter ungünstigen Lagerungsbedingungen relativ lange haltbar.

Neben der chemischen Instabilität von Wirkstoffen, können auch physikalische und chemische Veränderungen von Arzneimitteln beobachtet werden, z. B. der Anstieg des pH-Werts bei der Lagerung von hydrophiler Harnstoff-Emulsion. Unzureichende Konservierung bzw. Inaktivierung des Konservierungsmittels führt zu mikrobieller Instabilität. Außerdem können einzelne Bestandteile von Arzneimitteln durch das Packmittel diffundieren, von ihm absorbiert werden oder mit ihm reagieren, was zu einer Minderung der Wirkstoffkonzentration führen kann.

Literatur
Wolf. Rezepturen
Ziegler. Plausibilitäts-Check Rezeptur

37.4 Wie geht man mit Inkompatibilitäten innerhalb einer Rezeptur um? Wen kann man bei solchen Problemen um Rat fragen?

Stichworte
▨ Plausibilitätsprüfung

Antwort
Da immer noch ein Großteil der Rezepturverordnungen als freie Individualrezeptur die Apotheke erreicht, müssen Sie mit wachsamem Auge auf Inkompatibilitäten achten. Nach § 7 ApBetrO muss eine **Plausibilitätsprüfung** bei Individualrezepturen vorgenommen werden. Diese prüft die folgenden Punkte: Dosierung, Applikationsart, die Art und Menge sowie die Kompatibilität der Ausgangsstoffe untereinander, die Qualität in dem fertig hergestellten Rezepturarzneimittel über dessen Haltbarkeitszeitraum sowie die Haltbarkeit bzw. Aufbrauchfrist. Die Plausibilitätsprüfung ist von einem Apotheker zu dokumentieren.

Laut § 7 ApBetrO ist weiterhin eine Herstellungsanweisung sowie ein Herstellungsprotokoll des verantwortlichen Apothekers notwendig. Wenn innerhalb der galenischen Plausibilitätsprüfung, z. B. mit „Ziegler. Plausibilitäts-Check Rezeptur", Inkompatibilitäten entdeckt werden, gilt es Lösungsvorschläge zu erarbeiten. Dabei stehen in der Apotheke die üblichen Standardwerke zur Verfügung (s. unten stehende Literatur). Häufig finden Sie beispielsweise im NRF oder SR 90 vergleichbare Standardrezepturen. Besonders zu empfehlen sind auch die Internetangebote des NRF. Eventuell hilft Ihnen eine **Literaturrecherche** innerhalb der Fachzeitschriften (DAZ, PZ), da in den letzten Jahren sehr viele Artikel zu diesem Thema veröffentlich wurden. Wenn im Apothekenteam kein Lösungsvorschlag gefunden werden kann, können Sie in letzter Konsequenz die NRF-Fax-Hotline oder die Anfrage per Online-Formular nutzen.

Bevor Sie den Arzt über die Inkompatibilität informieren, sollte ein Lösungsvorschlag parat liegen. Möglicherweise muss eine Rezeptur in zwei Einzelrezepturen aufgeteilt werden.

37

Literatur

Bundesvereinigung Deutscher Apothekerverbände. DAC/NRF

Firmeninformationen (wenn es sich um Fertigarzneimittel handelt)

Peuke, Dreeke-Ehrlich. Rezeptur für die Kitteltasche

Wolf. Rezepturen

Ziegler. Plausibilitäts-Check Rezeptur

37.5 Nennen Sie Beispiele für Emulgatoren und geben Sie deren klassische Inkompatibilitäten an! *

Stichworte

- Ionogene und nicht ionogene Emulgatoren
- Komplexemulgatoren
- Quasi-Emulgatoren

Antwort

Emulgatoren lassen sich in verschiedene Gruppen untergliedern:

Ionogene Emulgatoren: Anionenaktive Emulgatoren, z. B. Alkaliseifen wie Natriumpalmitat, Natriumstearat oder Metallseifen wie Calciumpalmitat, wirken über das Anion. Bei kationenaktiven Emulgatoren, z. B. quartären Ammoniumverbindungen wie Benzalkoniumchlorid, ist das Kation für die Emulgatorwirkung verantwortlich. Amphotere Emulgatoren sind chemische Verbindungen, die anionische und kationische Gruppen im Molekül aufweisen, z. B. Lecithin.

Zur Herstellung von halbfesten Systemen sind insbesondere die anionischen Emulgatoren von Bedeutung. Diese dürfen nicht mit kationischen Wirkstoffen, z. B. Ethacridinlactat, Gentamicinsulfat oder Ephedrinhydrochlorid verarbeitet werden, um Inkompatibilitäten wie Fällungen und Ausflockungen bis hin zum Zusammenbruch des Emulsionssystems zu vermeiden.

Nicht ionogene Emulgatoren: Unter diese Gruppe fallen die höheren Fettalkohole (Cetylalkohol, Stearylalkohol), Sterole (Cholesterol, Wollwachsalkohole), Partialfettsäureester mehrwertiger Alkohole (Glycerolmonostearat), Partialfettsäureester von Sorbitol (Span®), Polyoxyethylensorbitanfettsäureester (Tween®).

Beim Aufeinandertreffen von problematischen nicht ionogenen Emulgatoren, wie Macrogol und Cellulose-Partialstrukturen, mit phenolischen Wirkstoffen wie Salicylsäure oder Tanninen kommt es zum Brechen der Emulsion.

Komplexemulgatoren: Sie kombinieren verschiedene Emulgatortypen, z. B. Lanette® N, bestehend aus Cetylstearylalkohol, einem nicht ionogenen schwachen W/O-Emulgator (Lanette® O) und Natriumcetylstearylsulfat (Lanette® E), einem anionenaktiven O/W-Emulgator.

Quasi-Emulgatoren: Diese auch Pseudoemulgatoren genannten Verbindungen sind keine echten Emulgatoren, da sie nicht in der Lage sind, über Grenzflächenfilme stabile Emulsionen zu erzeugen. Vielmehr stabilisieren sie Emulsionen durch Verdickung und Viskositätserhöhung der äußeren Phase auf mechanischem Wege. Die Gruppe der Quasi-

Emulgatoren ist nicht einheitlich. Als Bespiele sind Tragant, Agar Agar, Gelatine, halbsynthetische Celluloseether, sowie schwach vernetzte Polyacrylsäure und Polyvinylpyrrolidon zu nennen. Inkompatibilitäten lassen sich somit nicht allgemein ableiten. Insbesondere bei den Celluloseverbindungen sind Interaktionen denkbar. Beispielsweise sind organische Hydrogelbildner vom anionischen Typ nicht mit Säuren, mehrwertigen Metallionen und kationischen Wirkstoffen kompatibel.

Literatur

Fahr. Voigt Pharmazeutische Technologie
Peuke, Dreeke-Ehrlich. Rezeptur für die Kitteltasche
Wolf. Rezepturen
Ziegler. Plausibilitäts-Check Rezeptur

37.6 Welche Wasserarten gibt es in der Apotheke?

Stichworte

- Aqua purificata (Ph. Eur.)
- Aqua fontana (Trinkwasserverordnung)
- Aqua ad iniectabilia (Ph. Eur.)
- Aqua valde purificata (Ph. Eur.)

Antwort

Aqua purificata (Gereinigtes Wasser) wird in der Apotheke aus **Aqua fontana** (Trinkwasser) hergestellt. Letzteres muss den Anforderungen entsprechen, die die Trinkwasserverordnung festlegt. Die Herstellung erfolgt durch Destillation (Aqua destillata), durch Demineralisation (Aqua demineralisata) oder nach einer anderen geeigneten Methode. Vor Verwendung in Rezeptur oder Defektur muss Aqua demineralisata unter mindestens fünf minütigem Sieden abgekocht und bedeckt abgekühlt oder durch einen bakterienzurückhaltenden Filter filtriert werden. Bei der Herstellung und Lagerung sind Maßnahmen zu ergreifen, um die Zahl der vorhandenen Keime innerhalb der im Arzneibuch festgelegten Grenzwerte zu halten. Sowohl destilliertes als auch abgekochtes demineralisiertes Wasser sollte nicht länger als 24 Stunden gelagert werden. Die Vorratsbehältnisse sollten vorzugsweise aus Glas bestehen.

Aqua ad iniectabilia, Wasser für Injektionszwecke, ist gemäß Ph. Eur. für die Herstellung von Arzneimitteln zur parenteralen Anwendung bestimmt. Es muss grundsätzlich für alle sterilen Zubereitungen verwendet werden, d.h. auch für Zubereitungen zur Anwendung am Auge, Instillationslösungen, Wundspülungen oder sterile Zubereitungen zur topischen Anwendung. Das Arzneibuch schreibt als Herstellungsverfahren die Destillation vor. Zur Herstellung von Arzneimitteln, für die eine hohe mikrobiologische Qualität erforderlich ist, kann weiterhin **Aqua valde purificata** (Hochgereinigtes Wasser) eingesetzt werden, das aus Trinkwasser mithilfe von Doppel-Umkehrosmose in Verbindung mit anderen geeigneten Techniken, wie Ultrafiltration und Entionisierung, hergestellt wird.

Literatur

Europäisches Arzneibuch
Gebler, Kindl. Pharmazie für die Praxis

37

37.7   Warum wurde Borsäure als bedenklich eingestuft?

Stichworte

- Verbot bedenklicher Arzneimittel
- Toxische Wirkungen von Borsäure

Antwort

Nach § 5 AMG ist es **verboten, bedenkliche Arzneimittel** in den Verkehr zu bringen. Bedenklich sind Arzneimittel, bei denen nach dem jeweiligen Stand der wissenschaftlichen Erkenntnisse der begründete Verdacht besteht, dass sie bei bestimmungsgemäßem Gebrauch schädliche Wirkungen haben, die über ein nach den Erkenntnissen der medizinischen Wissenschaft vertretbares Maß hinausgehen. Eine Liste bedenklicher Stoffe und Rezepturen zur Anwendung beim Menschen, deren Abgabe verboten ist, finden Sie z. B. bei „Peuke, Dreeke-Ehrlich. Rezeptur für die Kitteltasche", oder auf www.deutsche-apo-theker-zeitung.de.

Aus diesem Grund ist bereits 1984 die Zulassung borsäurehaltiger Fertigarzneimittel widerrufen worden. Der Zulassungswiderruf für Borsäure als Rezeptursubstanz erfolgte 1999 wegen beträchtlicher **toxischer Wirkungen.** Borsäure wird nicht von der intakten Haut, aber von Schleimhäuten und offenen Wunden resorbiert und kann systemische Vergiftungen auslösen. Symptome sind Erbrechen und Durchfall, später Hypothermie und ein Erythem.

Ausgenommen von diesem Zulassungswiderruf sind Borsäure und Salze in Homöopathika, Mineralwässern und als isotonisierender Zusatz in Augentropfen.

Literatur

AMG § 5
Bundesvereinigung Deutscher Apothekerverbände. DAC/NRF
Deutsche Apotheker Zeitung. www.deutsche-apotheker-zeitung.de
Peuke, Dreeke-Ehrlich. Rezeptur für die Kitteltasche

Halbfeste Zubereitungen

37.8   Wofür ist diese Rezeptur gedacht? Wie stellen Sie sie her?   *

Metronidazol	2,0	g
Erythromycin	1,0	g
Asche Basis® Creme ad	100,0	g

Stichworte

- Anwendung bei Rosacea
- pH-Stabilitätsoptima, rezeptierbare pH-Bereiche
- Separate Rezeptur

Antwort

Metronidazol und Erythromycin werden zur Behandlung der **Rosacea** eingesetzt. Dabei handelt es sich um eine im Erwachsenenalter auftretende Hauterkrankung des Gesichts, bei der Rötung, Schwellung der Haut sowie entzündliche Papeln und eitrige Pusteln auftreten können.

In der Vergangenheit wurden Kombinationen von Erythromycin und Metronidazol in individuellen Rezepturarzneimitteln aufgrund der unterschiedlichen **pH-Stabilitätsoptima** der beiden Wirkstoffe abgelehnt. Inzwischen spricht das NRF von **rezeptierbaren pH-Bereichen,** was in vielen Fällen eine Verordnung innerhalb einer Rezeptur möglich macht. In der NRF-Rezeptur 11.138. wird eine Kombination beider Wirkstoffe, unter Verwendung von Basiscreme DAC, beschrieben. Dabei wurde die Aufbrauchfrist auf vier Wochen bei Lagerung im Kühlschrank beschränkt.

Grundsätzlich sollte die Verarbeitung von Fertigarzneimitteln in Rezepturarzneimitteln nur erfolgen, wenn der Hersteller Angaben zur Kompatibilität mit Wirkstoffen macht. In diesem Fall ist eine Einarbeitung von Erythromycin bis zu 2 % und von Metronidazol bis zu 3 % in Asche Basis Creme als Monowirkstoffrezeptur möglich (s. Ziegler, Plausibilitäts-Check Rezeptur), allerdings gibt es keine Angaben zur Kombination der beiden Wirkstoffe.

Als herstellende Apotheke sind Sie immer auf der sicheren Seite, wenn Sie Wirkstoffe, deren Stabilitätsoptima weit auseinanderliegen, nicht innerhalb einer Rezeptur verarbeiten. Das Stabilitätsoptimum für Erythromycin liegt bei pH 8,5, das von Metronidazol bei pH 5. Aus diesem Grund könnte das Erythromycin aus der Formulierung herausgenommen und in einer **separaten Rezeptur** angeboten werden, z. B. Erythromycin-Creme 1 % (NRF 11.77.). In dieser Rezeptur ist Citronensäurelösung enthalten. Dadurch wird der pH-Wert für Erythromycin optimiert, da Erythromycin in wässriger Lösung basische pH-Werte erzeugt, die ohne Säurezusatz über pH 8,5 liegen würden.

Das Metronidazol kann mit Asche Basis® Creme verarbeitet werden, da deren pH-Wert im leicht sauren Bereich liegt und so mit dem Stabilitätsoptimum von Metronidazol harmoniert.

Die Trennung der Rezeptur sollte jedoch erst nach Rücksprache mit dem Arzt erfolgen. Zur Teilung von Rezepturverordnungen ▸ Frage 37.25

Literatur

Wolf. Rezepturen
Ziegler. Plausibilitäts-Check Rezeptur

37.9 Wie stellen Sie folgende Rezeptur her? Wogegen wurde sie verordnet? Wie wird sie taxiert? *

Urea	24,0	g
Batrafen® Creme ad	60,0	g

37

Stichworte

- Mikronisieren von Harnstoff
- Keratolyse des Nagels bei Mykosen
- Taxieren von Anbrüchen

Antwort

Diese Rezeptur enthält einen sehr hohen Anteil an Harnstoff. Da sich dieser sehr gut in Wasser löst, wird sich ein großer Anteil auch in der Wasserphase der Creme lösen. Weil ggf. ein kleinerer Anteil des Harnstoffs weiterhin suspendiert vorliegt, ist bei der Herstellung vorab das **Mikronisieren des Harnstoffs** obligatorisch. Verreiben Sie den Harnstoff mit einer der Harnstoffmenge entsprechenden Menge Aceton im rauen Porzellanmörser unter dem Abzug oder mit Mundschutz. Kratzen Sie regelmäßig mit dem Kartenblatt den feinen Harnstoff ab. Verreiben Sie so lange, bis kein Acetongeruch mehr wahrnehmbar ist oder bis auf der Waage nur noch die Ausgangsmenge Harnstoff erscheint. Arbeiten Sie diesen mikronisierten Harnstoff anschließend in die Creme ein. 40 %ige Harnstoffpasten werden zur ambulanten Nagelentfernung eingesetzt. Batrafen® Creme enthält mit Ciclopiroxolamin ein Antimykotikum. Diese Rezeptur wurde zur **Keratolyse des Nagels** für einen Patienten mit einer **Nagelmykose** verordnet. Durch Aufweichen des Nagels (idealerweise unter Okklusion) kann der Wirkstoff langsam bis an die befallenen Areale vordringen.

Taxation

Urea pura	Hilfstaxepreis (Ausgangsstoff) + 90 % Festzuschlag
Batrafen® Creme	Einkaufspreis (Ausgangsstoff) + 90 % Festzuschlag
Tube 60 ml	Hilfstaxepreis (Packmittel) + 90 % Festzuschlag
	6 Euro Rezepturzuschlag (richtet sich nach Art und Menge der Zubereitung)
	8,35 Euro Festzuschlag
	= **Netto-Taxpreis**
	+ Mehrwertsteuer (19 %)
	= **Brutto-Taxpreis (Endpreis)**

Da Batrafen® Creme nicht in der Hilfstaxe aufgeführt ist, können Sie für den **Anbruch** den Einkaufspreis der gesamten Packung berücksichtigen. Wie bei den übrigen Substanzen berechnen Sie anschließend einen Aufschlag von 90 %.

Literatur

AMPreisV § 5
Bundesvereinigung Deutscher Apothekerverbände. DAC/NRF
Hilfstaxe

37.10 Wie stellen Sie folgende Rezeptur her?

Harnstoff	5,0 g
Milchsäure (90 % m/m)	1,0 g
Natriumlactat-Lsg. (50 % m/m)	4,0 g
Anionische hydrophile Creme DAB, vorkonserviert mit 0,1 % Sorbinsäure zu	100,0 g

Stichworte

▪ Harnstoff lösen
▪ pH-Wert optimieren

Antwort

Harnstoff, Milchsäure und Natriumlactat-Lösung werden mit der anionischen hydrophilen Creme verrührt. Dabei kann der Harnstoff vorgelegt und mit einer kleine Menge Grundlage angerieben werden. Auch eine Herstellung in automatischen Rührsystemen ist möglich.

Wird die Salbengrundlage frisch hergestellt, ist darauf zu achten, dass der Harnstoff nicht erwärmt werden darf, denn Wärme beschleunigt seine Zersetzung. In diesem Fall ist die Salbengrundlage separat herzustellen. Der **Harnstoff** kann in einer etwa gleich großen, abgekühlten Wassermenge **gelöst** und anschließend zusammen mit Milchsäure und Natriumlactat-Lösung in die erkaltete Grundlage eingearbeitet werden.

Das **Stabilitätsoptimum** von Harnstoff liegt bei **pH 6,2** und der rezeptierbare Bereich wird zwischen pH 4 und 8 angegeben. In Abhängigkeit des pH-Wertes und der Temperatur wird Harnstoff zu Ammoniumcyanat hydrolysiert, welches sich zu Ammoniak und Kohlendioxid zersetzt. Dadurch erfolgt ein starker Anstieg des pH-Werts, der weitere Hydrolyse fördert und zusätzlich problematisch werden kann, wenn in einer Zubereitung weitere basenempfindliche Stoffe (Steroide, Konservierungsmittel) enthalten sind. Durch den Milchsäure-/Natriumlactat-Puffer erfolgt eine optimale pH-Wert-Einstellung.

Literatur

Bundesvereinigung Deutscher Apothekerverbände. DAC/NRF (NRF 11.71.)
Wolf. Rezepturen

37.11 Ein Patient kommt mit folgender Verordnung in Ihre Apotheke: Was beachten Sie bei der Herstellung?

Clotrimazol	2,0 g
Triamcinolonacetonid	1,0 g
Anionische hydrophile Creme DAB ad	100,0 g

Stichworte

▪ Normdosis beachten
▪ Rücksprache mit dem Arzt
▪ Therapeutische Inkompatibilität

37

Antwort

Triamcinolonacetonid ist in dieser Rezeptur 10-fach höher dosiert als in den **Normdosentabellen** angegeben. Die übliche Konzentration in halbfesten Zubereitungen liegt bei 0,1 %. Da die Verordnung nicht mit einem Ausrufezeichen gekennzeichnet ist, müssen Sie gemäß § 17 ApBetrO **mit dem Arzt Rücksprache** halten, um Klarheit über die gewünschte Konzentration zu erhalten. Die Verschreibung enthält einen für den Abgebenden erkennbaren Irrtum, folglich darf das Arzneimittel nicht abgegeben werden, bevor die Unklarheit beseitigt ist.

Zudem wird der Einsatz von Antimykotika und Glucocorticoiden innerhalb einer Rezeptur unter Dermatologen hinsichtlich einer **therapeutischen Inkompatibilität** kontrovers diskutiert.

Literatur

ApBetrO § 17

Haffner, Braun. Normdosen

37.12 Wie wird Anionische hydrophile Creme DAB hergestellt? Was ist das Besondere an dieser Salbengrundlage?

Stichworte

- O/W-System
- Mikrobiell anfällig

Antwort

Die Anionische hydrophile Creme DAB war früher unter dem Namen Wasserhaltige hydrophile Salbe DAB geläufig. Da die Bezeichnung Salbe laut Systematik des Ph. Eur. jedoch nicht korrekt ist, wurde die Nomenklatur entsprechend angepasst. Die zur Herstellung von Anionischer hydrophiler Creme benötigte Hydrophile Salbe setzt sich wie folgt zusammen:

Emulgierender Cetylstearylalkohol (Typ A)	30	Teile
Dickflüssiges Paraffin	35	Teile
Weißes Vaselin	35	Teile

Zur Herstellung von Anionischer hydrophiler Creme werden 30,0 g der oben stehenden Hydrophilen Salbe auf dem Wasserbad bei ca. 70 °C geschmolzen und die Schmelze mit 70,0 g auf etwa gleiche Temperatur erwärmten gereinigten Wassers anteilig versetzt. Die Creme wird bis zum Erkalten gerührt. Verdampftes Wasser muss anschließend ergänzt werden. Als **O/W-System** ist die äußere Phase **mikrobiell sehr anfällig.** Unkonservierte Creme ist immer frisch herzustellen. Grundsätzlich empfiehlt sich eine Konservierung, z. B. mit 0,1 % Sorbinsäure oder 0,1 % p-Hydroxybenzoesäureestern. Da es in der Vergangenheit häufig zu Inkompatibilitäten zwischen den Konservierungsmitteln und einigen Wirkstoffen (z. B. Erythromycin) gekommen ist, gibt es inzwischen auch eine Variante mit dem konservierenden Zusatz Propylenglykol. Darüber hinaus ist zu beachten, dass es durch die enthaltenen anionischen Tenside zu Unverträglichkeiten mit kationischen Wirkstoffen (z. B. Antihistaminika, Lokalanästhetika) kommen kann.

Literatur
Fahr. Voigt Pharmazeutische Technologie
Peuke, Dreeke-Ehrlich. Rezeptur für die Kitteltasche
Wolf. Rezepturen
Ziegler. Plausibilitäts-Check Rezeptur

37.13 Unguentum leniens (Kühlcreme): Beschreiben Sie die Inhaltsstoffe und ihre Bedeutung!

Gelbes Wachs	7	Teile
Cetylpalmitat	8	Teile
Erdnussöl	60	Teile
Gereinigtes Wasser	25	Teile

Stichworte
- Quasi-Emulsion

Antwort
Gelbes Wachs und Cetylpalmitat werden als Konsistenzgeber eingesetzt, Erdnussöl hat als pflanzliches Öl rückfettende und pflegende Eigenschaften. Somit stellt Kühlcreme eine **Quasi-W/O-Emulsion** dar: Sie enthält keine echten Emulgatoren, vielmehr wird die hydrophile Phase physikalisch-mechanisch von der äußeren Phase, die aus konsistenzgebenden Wachsen und Ölen besteht, festgehalten. Dadurch wird beim Auftragen auf die Haut bewusst ein Brechen der Emulsion herbeigeführt. Das dabei austretende Wasser vermittelt den gewünschten Kühleffekt, der besonders bei der Behandlung von entzündeter Haut geschätzt wird.

Kühlcreme ist nicht zur Einarbeitung von Wirkstoffen konzipiert worden, da das Verarbeiten von größeren Substanzmengen zum vorzeitigen Brechen der Grundlage führt. Allerdings ist die Einarbeitung, z. B. von Glucocorticoiden, die im Promillebereich verordnet werden, galenisch möglich und auch therapeutisch sinnvoll.

Kühlcreme sollte nach Möglichkeit frisch hergestellt und im Kühlschrank gelagert werden. Der Zusatz eines Antioxidans z. B. 0,01 % α-Tocopherol ist empfehlenswert, dies muss dann allerdings auf dem Etikett kenntlich gemacht werden.

Literatur
Deutsches Arzneibuch
Peuke, Dreeke-Ehrlich. Rezeptur für die Kitteltasche
Wolf. Rezepturen

37

37.14 Eine Frau kommt mit folgendem Rezept in die Apotheke und bittet Sie darum, die Rezeptur innerhalb von 15 Minuten herzustellen: Wie verhalten Sie sich?

Hydrocortison 2 % in Linola®

Stichworte

- Konzentration: Rücksprache mit dem Arzt
- Dokumentation: Plausibilitätsprüfung, Herstellungsanweisung, Herstellungsprotokoll

Antwort

Da es sich in diesem Fall um eine Individualrezeptur handelt, ist vor der Herstellung eine **Plausibilitätsprüfung** durchzuführen. Weiterhin ist nach § 7 ApBetrO eine **Herstellungsanweisung** zu erstellen sowie ein **Herstellungsprotokoll** anzufertigen.

Hydrocortison wird in therapeutischen **Konzentrationen** bis zu 1 % eingesetzt (s. NRF, Tabellen für die Rezeptur; Ziegler, Plausibilitäts-Check Rezeptur). Aus diesem Grund ist eine **Rücksprache mit dem Arzt** erforderlich.

Zu Bedenken ist darüber hinaus auch der Zeitaufwand einer Taxation. Eine Herstellung innerhalb von 15 Minuten ist daher nicht möglich.

Literatur

Bundesvereinigung Deutscher Apothekerverbände. NRF-Tabellen für die Rezeptur
Haffner, Braun. Normdosen
Ziegler. Plausibilitäts-Check Rezeptur

37.15 Wie wird die Salbe hergestellt, verpackt und etikettiert? Wie lange ist sie haltbar?

Suprarenin® Injektionslösung (1 mg/ml)	1,5 g
Menthol	0,1 g
Essigsaure Tonerde	3,0 g
Wollwachs	
Ol. Olivarum $\overline{aa}$ ad	30,0 g

Stichworte

- Kaltherstellung
- Nasensalbentube
- Kennzeichnung

Antwort

Bei Suprarenin® Injektionslösung handelt es sich um ein Fertigarzneimittel mit dem Wirkstoff Epinephrin (Adrenalin), einem Sympathomimetikum mit direkter Wirkung auf α- und β-Rezeptoren. Bei lokaler Anwendung wirkt es stark vasokonstriktiv, weshalb es bei Nasenbluten oder auch postoperativ zum Abschwellen der Nasenschleimhaut eingesetzt wird. In Deutschland gibt es kein epinephrinhaltiges Fertigarzneimittel zur Anwendung in der Nase, ebenso ist in der aktuellen Ausgabe des NRF keine Standardre-

Beispiel Etikett

Für Frau Hanne Niess		Inhalt 30,0 g
Zur Anwendung in der Nase bei Nasenbluten. Bei Bedarf anwenden.	Suprarenin (1 mg/ml)	1,5 g
	Menthol	0,1 g
	Essigsaure Tonerde	3,0 g
Spitzwegerich Apotheke	Wollwachs	12,7 g
Carl Biedermeier	Olivenöl	12,7 g
Am Wegrand 3	Hergestellt am ... (TT/MM/JJ)	
87654 Wiesenthal	Verwendbar bis ... (TT/MM/JJ)*	
Tel. 080 12/76 53	Vor Licht geschützt bei 2–8 °C aufwahren	

*max. 14 Tage nach Herstellungsdatum

○ **Abb. 37.1** Rezepturetikett

zeptur beschrieben. Da Sie zu Epinephrin in dieser Grundlage bei Ihrer Recherche keine Dosierungsangaben finden, können Sie keine Plausibilitätsprüfung durchführen und stufen diese Rezeptur deshalb als unklare Rezeptur ein. Sie dürfen sie im Einzelfall auf Wunsch des Arztes herstellen, wenn der Arzt nach Rücksprache den therapeutischen Nutzen der Rezeptur begründet und Ihnen die Anwendungshinweise sowie die Gebrauchsinformation mitteilt. Prüfen Sie ggf. auch das Ausweichen auf eine andere Medikation.

Adrenalinlösung ist sehr oxidationsempfindlich und äußerst instabil gegenüber Licht und Luftsauerstoff. Die Herstellung sollte deshalb als **Kaltherstellung,** unmittelbar vor der Abgabe an den Kunden erfolgen. Getreu dem Prinzip, erst die festen, dann die flüssigen Bestandteile zu verarbeiten, wird Menthol zunächst in Olivenöl gelöst und anschließend mit Wollwachs ohne Wärmeanwendung homogenisiert. Danach erfolgt die Zugabe von Adrenalin-Lösung und letztendlich die Einarbeitung von Essigsaurer-Tonerde-Lösung. Diese Nasensalbe wird sofort in eine spezielle **Nasensalbentube** abgefasst. Vor der Abgabe sollte der Patient auf die Empfindlichkeit der Nasensalbe hingewiesen werden. Außerdem sollte die Rezeptur mit den zusätzlichen Hinweisen „max. 14 Tage verwendbar" und „Vor Licht geschützt bei 2–8 °C aufbewahren", versehen werden.

Kennzeichnung von Rezepturarzneimitteln: Name und Anschrift der Apotheke, Name des Kunden, Inhalt nach Gewicht, Rauminhalt oder Stückzahl, Art der Anwendung (Salbe für die Nase), Gebrauchsanweisung, Wirkstoffe nach Art und Menge sowie sonstige Wirkstoffe nach der Art, Herstellungsdatum sowie ein Enddatum der Aufbrauchfrist; soweit erforderlich, Hinweise auf besondere Vorsichtsmaßnahmen, um Gefahren für die Umwelt zu vermeiden, und soweit das Rezepturarzneimittel aufgrund einer Verschreibung zur Anwendung bei Menschen hergestellt wurde, der Name des Patienten.

Literatur

ApBetrO § 14

Deutsche Apotheker Zeitung. www.deutsche-apotheker-zeitung.de

Wolf. Rezepturen

37

37.16 Was müssen Sie bei der Herstellung von Carbomergelen beachten? Welche Unverträglichkeiten können auftreten und welchen Gelbildner können Sie alternativ einsetzen?   *

Stichworte

- Hydrophile Gelbildner
- Neutralisation

Antwort

Carbomere sind Acrylsäurepolymere, die mit verschiedenen Substanzen, z. B. mit Allylethern von Pentaerythritol oder Saccharose quervernetzt wurden. Sie gehören zu den wichtigsten pharmazeutischen Hydrogelbildnern. Carbomergele zeichnen sich durch eine ausgeprägte Tiefenwirkung aus und lassen bestimmte Wirkstoffe besonders tief in die Haut penetrieren.

Zur Gelherstellung sind Konzentrationen von 0,5 bis 1,5 % ausreichend. Der Gelbildner wird in Wasser dispergiert, dadurch erfährt das zunächst geknäult vorliegende Kolloid eine gewisse „Entknäuelung". Anschließend wird mit anorganischen oder organischen Basen (Alkalihydroxiden oder Trometamol) neutralisiert. Dadurch kommt es zur Deprotonierung der Polyacrylsäure und die nun geladenen Polymerketten nehmen größtmöglichen Abstand voneinander ein. Ab pH 6 entstehen so spontan hoch viskose transparente Gele. Im Sauren und bei pH-Werten > 10 bis 11 sind Carbomergele hingegen nicht stabil. Basisch reagierende Arzneistoffe können ebenfalls neutralisierend wirken. Triethanolamin sollte wegen möglicher Nitrosaminbildung nicht verwendet werden.

Zubereitungen aus Polyacrylsäure sind sehr salzempfindlich, v. a. mehrwertige Kationen (Ca^{2+}, Al^{3+}) wirken konsistenzmindernd. Kritisch sind auch Wechselwirkungen mit kationischen Polymeren, starken Säuren und Phenolen.

Zur Herstellung nicht ionischer Gele stellt Hydroxyethylcellulose eine Alternative dar. Hydroxyethylcellulosegele sind filmbildend und erzeugen auf der Haut einen elastischen Wundverschluss. Aufgrund ihres nicht ionogenen Charakters sind die Gele mit kationischen Arzneistoffen sowie hohen Elektrolytkonzentrationen kompatibel und verändern ihre Struktur nicht. Eine pH-Wert-Einstellung ist nicht nötig.

Die Abgabe von Gelen sollte vorzugsweise in Tuben erfolgen. Die Aufbrauchfrist laut NRF beträgt für Hydrogele in Tuben (konserviert) ein Jahr.

Literatur

Bracher et al. Arzneibuch-Kommentar
Fahr. Voigt Pharmazeutische Technologie
Wolf. Rezepturen

37.17 Wie stellen Sie die Rezeptur her?

$AlCl_3$-Hexahydrat	30,0	g
Tylose	2,0	g
Aqua purificata ad	100,0	g

Stichworte

- Wirkstofflösung herstellen
- Tylose aufstreuen

Antwort

Die Konzentration von $AlCl_3$-Hexahydrat liegt im oberen rezeptierbaren Konzentrationsbereich, der zwischen 10 und 30 % angegeben wird.

$AlCl_3$-Hexahydrat ist leicht löslich in Wasser. Wollen Sie Aqua demineralisata verwenden, müssen Sie es vor der Verarbeitung abkochen. Stellen Sie mit dem noch warmen Wasser die **Wirkstofflösung** her. Anschließend **streuen Sie den Gelbildner (Tylose = Hydroxyethylcellulose)** auf diese Lösung, die Wärme sorgt dabei für eine bessere Dispergierung. Zur Gelbildung kommt es unter Ruhebedingungen während der Abkühlphase.

Ein streichfähiges Gel erhalten Sie erst ab einer Konzentration von 5 % Tylose. Für die Anwendung als Deodorant unter den Achseln ist eine Konzentration von 2 % allerdings gut geeignet. Als Abgabegefäß ist ein Deoroller oder ein Weithalsglas mit einem Spatel als Applikationshilfe möglich. Da $AlCl_3$-Hexahydrat-haltige Gele korosiv wirken, dürfen sie nicht in Aluminiumtuben ohne Innenlackierung abgegeben werden, ebenso sollte auf die Benutzung metallischer Gegenstände während der Rezepturanfertigung verzichtet werden.

Aluminiumsalze hemmen konzentrationsabhängig die Schweißsekretion. Sie werden bei starkem Schwitzen als Antihydrotikum eingesetzt. Die Lösung dringt in die Ausführungsgänge der Schweißdrüsen ein und verschließt diese für 2–3 Wochen, bis der Pfropf im Zuge der Epidermisregeneration abgestoßen und damit die ursprüngliche Funktion der Schweißdrüsen wieder hergestellt wird.

Auf schwitzende Haut aufgetragene Lösung ist deswegen nahezu unwirksam und auch Schwitzen nach der Anwendung beeinträchtigt die Wirkung. Aluminiumchlorid-Hexahydrat-Gel sollte deshalb abends angewendet werden und während des Nachtschlafes einwirken, da die vorwiegend emotional stimulierten Drüsen der Achselhöhlen, Handflächen oder Fußsohlen dann inaktiv sind. Morgens werden die Rückstände der Lösung abgewaschen. Nach drei bis fünf Anwendungen ist eine einmal wöchentliche Applikation ausreichend.

Literatur

Peuke, Dreeke-Ehrlich. Rezepturen für die Kitteltasche
Wolf. Rezepturen
Ziegler. Plausibilitäts-Check Rezeptur

37

Suppositorien

37.18 Wie stellen Sie folgende Verordnung her?

Diazepam 2,5 mg Supp., 20 St.

Stichworte
- Verdrängungsfaktor
- Eichfaktor
- Arbeitsverlust
- Cremeschmelzverfahren

Antwort

Zur Zäpfchenherstellung wird vorzugsweise Hartfett verwendet, da es im Vergleich zu Kakaobutter deutliche Vorteile, wie z. B. geringere Polymorphie, höhere Stabilität sowie deutliche Volumenkontraktion, aufweist.

Berücksichtigen Sie bei der Herstellung der Suppositorien, dass diese mit einer Massenangabe dosiert und über ein vorgegebenes Volumen hergestellt werden. In der Regel liegt der Wirkstoff nicht gelöst, sondern suspendiert vor. Bekanntlich weisen Arzneistoffe unterschiedliche Dichten auf, die von den Dichten der Suppositoriengrundlagen abweichen. Achten Sie daher auf den jeweiligen **Verdrängungsfaktor**, der angibt, wie viel Gramm durch 1 g Arzneistoff verdrängt werden. Eine Liste mit Verdrängungsfaktoren häufig verwendeter Arzneistoffe führt das DAC in der Anlage F auf, für Diazepam finden Sie dort den Wert von 0,70. Errechnen Sie die erforderliche Menge an Hartfett schließlich mithilfe des Verdrängungsfaktors und dem zuvor bestimmten **Eichfaktor** der verwendeten Gießform. Um den Eichfaktor zu ermitteln, wird die Gießform mit der verwendeten Grundmasse gefüllt und die daraus entstehenden Zäpfchen einzeln gewogen. Der Eichfaktor stellt somit die mittlere Masse eines Suppositoriums aus reiner Grundlage in der betreffenden Form dar. Berücksichtigen Sie weiterhin, dass bei der Herstellung einer kleineren Anzahl von Zäpfchen, wie das hier der Fall ist, ein recht hoher Verlust einzurechnen ist. Von zentraler Bedeutung ist hier die Gießschwarte sowie in geringerer Relevanz auch verbleibende Rückstände an Reibschale, Pistill und Kartenblatt. Üblicherweise wird empfohlen, einen **Arbeitsverlust** von 10 % einzuplanen. Dieser bezieht sich sowohl auf den Arzneistoff als auch auf die Grundmasse. Bei größeren Ansätzen vermindert sich dieser Verlustausgleich.

Arbeiten Sie in folgenden Schritten:

- Grundmasse auf dem Wasserbad schmelzen und den fein gepulverten Wirkstoff in die geschmolzene Grundlage einarbeiten. Die **Schmelzzeit** sollte so kurz wie möglich gehalten werden, damit die Schmelze eine hohe Viskosität aufweist und die Sedimentation des Wirkstoffs behindert.
- Sobald der Wirkstoff homogen in der Grundlage verteilt ist, kann die Masse in die einzelnen Kanäle der Metallblöcke oder Einmalgießformen aus Kunststoff eingegossen werden.
- Suppositorien erstarren lassen, Gießschwarte entfernen.

- Suppositorien entnehmen, verpacken bzw. in der Gießfolie belassen.
- Die Zäpfchen sollten ein gleichmäßiges Aussehen besitzen, eine Sedimentation sollte nicht erkennbar sein.

Literatur

Bracher et al. Arzneibuch-Kommentar
Bundesvereinigung Deutscher Apothekerverbände. DAC/NRF
Fahr. Voigt Pharmazeutische Technologie
Grabs, Schöffling. Arzneiformenlehre

Kapseln

37.19 Sie wollen Kapseln mit 0,5 mg Hydrochlorothiazid herstellen. Was ist bei der Herstellung zu beachten?

Stichworte

- Kapselrezeptur für Kinder
- Hartgelatine-Steckkapselhülle
- Lösemethode mit Aceton

Antwort

Pädiatrische Kapselrezepturen werden häufig verordnet, da für Kinder oft kein entsprechendes Fertigarzneimittel in der gewünschten Dosierung vorhanden ist. Zur Applikation werden die Steckkapseln, die in diesem Fall nur als Packmittel zu verstehen sind, geöffnet und der Inhalt zusammen mit Nahrung (Babybrei, Fruchtmus) oder Flüssigkeit (Saft) verabreicht.

Bei der Herstellung ist besonders darauf zu achten, dass die niedrig dosierten Wirkstoffe mit dem mengenmäßig deutlich überlegenen Füllmittel adäquat homogenisiert werden. Die standardisierte Kapselrezeptur des NRF 26.3. beschreibt die Herstellung von Hydrochlorothiazid-Kapseln zur Anwendung als Diuretikum bei Kindern. Unter Zuhilfenahme von Aceton, werden **Hartgelatine-Steckkapselhüllen** der Größe 1 mit Wirkstoff und Füllmittel im Kapselfüllgerät z. B. Aponorm®-Füllgerät befüllt. Aufgrund der geringen Wirkstoffkonzentration werden die Kapseln nach einer **Lösemethode**, die sich an die Methode B der Messzylindermethode anlehnt, hergestellt. Sie beruht auf der Auflösung des Wirkstoffs und der gleichmäßigen Imprägnierung des Füllmittels ohne weitere Vermahlung.

Zur Herstellung des Füllmittels werden in einer rauen Reibschale 0,5 Teile hochdisperses Siliciumdioxid (Fließregulierungsmittel) und 99,5 Teile Mannitol (Füllstoff) unter mehrfachem Abschaben des Pulvers von Schalenwandung und Pistill verrieben. Anschließend wird das Kalibriervolumen der Kapseln in einem Messzylinder ermittelt, um die Menge des Füllmittels zu bestimmen, das für die Füllung der Kapseln benötigt wird.

Hydrochlorothiazid wird unter dem Abzug in der Reibschale in Aceton unter Rühren gelöst. In zwei Schritten werden ca. 80 % des Füllmittels portionsweise mit der Lösung vermengt. Nach Verdunsten des Acetons liegt ein mit Wirkstoff imprägniertes Pulver vor, welches nach Überführen in den zuvor benutzen Messzylinder, mit reinem Füllmittel bis zum Kalibriervolumen aufgefüllt wird. Die Mischung wird nun erneut sorgfältig ohne

37

Lösungsmethode

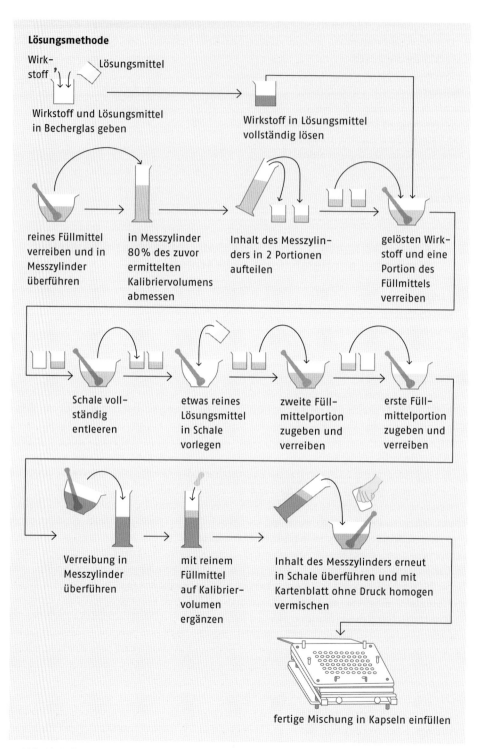

Wirkstoff ' Lösungsmittel

Wirkstoff und Lösungsmittel in Becherglas geben

Wirkstoff in Lösungsmittel vollständig lösen

reines Füllmittel verreiben und in Messzylinder überführen

in Messzylinder 80% des zuvor ermittelten Kalibriervolumens abmessen

Inhalt des Messzylinders in 2 Portionen aufteilen

gelösten Wirkstoff und eine Portion des Füllmittels verreiben

Schale vollständig entleeren

etwas reines Lösungsmittel in Schale vorlegen

zweite Füllmittelportion zugeben und verreiben

erste Füllmittelportion zugeben und verreiben

Verreibung in Messzylinder überführen

mit reinem Füllmittel auf Kalibriervolumen ergänzen

Inhalt des Messzylinders erneut in Schale überführen und mit Kartenblatt ohne Druck homogen vermischen

fertige Mischung in Kapseln einfüllen

o Abb. 37.2 Kapselherstellung nach Lösungsmethode

Druck vermischt und gleichmäßig in die Kapselunterteile in der Kapselfüllmaschine verteilt. Die Kapseln werden verschlossen, entnommen und in einem letzten Schritt auf Gleichförmigkeit der Masse überprüft. Sie werden direkt nach der Herstellung abgefüllt und gemäß § 14 ApBetrO gekennzeichnet (○ Abb. 37.2).

Literatur
Bundesvereinigung Deutscher Apothekerverbände. DAC/NRF
Ewering. Kinderrezepturen

Augentropfen

37.20 Wie sterilisieren Sie Augentropfen? Welche Inprozesskontrollen nutzen Sie?

Stichworte
- Aseptisches Arbeiten
- Aqua ad iniectabilia
- Sterilfiltration
- Blasendrucktest

Antwort
Die Zubereitung von Augentropfen muss unter Einhaltung der Grundregeln **aseptischen Arbeitens** erfolgen, d. h. grundsätzlich sollten **Aqua ad iniectabilia** sowie sterilisierte Behältnisse verwendet werden.

Als sicherstes und bevorzugtes Sterilisationsverfahren gilt das Autoklavieren im Endbehältnis unter Standardbedingungen (121 °C, 15 min). Dies wird jedoch in der Praxis kaum angewendet. Auch die Sterilisation durch trockene Hitze unter Standardbedingungen (160 °C, 2h) im Endbehältnis scheitert zurzeit an geeigneten Packmitteln.

Eine Alternative bietet die **Sterilfiltration** ins Endbehältnis, dabei werden Filter mit Porengröße 0,2 µm verwendet. Der Herstellende sowie der Arbeitsplatz sollten entsprechend vorbereitet werden. Reinigen Sie die Arbeitsfläche und desinfizieren Sie sie mit Isopropylalkohol 70 %. Sterilisieren Sie die gereinigten Arbeitsgeräte im Trockenschrank mit Heißluft. Die Verwendung von Einmalhandschuhen und Mundschutz ist notwendig; zuvor sollte der Kittel gewechselt, offene Haare zusammengebunden, Schmuck abgelegt und die Hände desinfiziert werden. Steht Ihnen keine Reinwerkbank zur Verfügung, **filtrieren** Sie die Lösung bakterienfrei in eine in einer Folie eingeschweißte, vorher sterilisierte Augentropfenflasche, wobei Sie die Schutzfolie zum Abfüllen nur mit der Nadel durchstechen und erst nach dem Verschließen der Augentropfenflasche entfernen. Die Einstichstelle der Folie desinfizieren Sie zuvor mit Isopropylalkohol 70 %.

Als Inprozesskontrolle im Anschluss an die Sterilfiltration wird mittels **Blasendrucktest** (Bubble-Point-Test) die Unversehrtheit des Filters überprüft ▶ Frage 37.21.

Des Weiteren wird auf Farbe, Klarheit, Opaleszenz, Trübung, Schwebeteilchen oder Bodensatz geprüft. Die pH-Wert-Bestimmung erfolgt durch Tüpfeln auf Indikatorpapier

37

oder -stäbchen. Nach Überführung des Wägeguts in den Ansatz kann darüber hinaus die Wägeunterlage zurückgewogen werden. Eine berührungslose Bestimmung der Temperatur kann mithilfe eines Infrarot-Thermometers erfolgen.

Literatur

Bundesvereinigung Deutscher Apothekerverbände. DAC/NRF
Peuke, Dreeke-Ehrlich. Rezeptur für die Kitteltasche

37.21 Ihnen wird die Rezeptur mit Zinksulfat-Augentropfen vorgelegt: Wie stellen Sie die Augentropfen her? Wie wird konserviert?

Zinksulfat	0,025	g
Borsäure	0,178	g
Thiomersal-Stammlösung 0,02 %	1,0	g
Wasser für Injektionszwecke ad	10,0	g

Stichworte
- Konservierung mit Thiomersal
- Mit Reinwerkbank/ohne Reinwerkbank
- Sterilfiltration
- Blasendrucktest

Antwort

Tarieren Sie ein Becherglas mit Glasstab oder Magnetrührer. Erwärmen Sie darin das Zinksulfat und die Borsäure, nachdem Sie mit Wasser für Injektionszwecke auf 9,0 g aufgefüllt und mit 1,0 g **Thiomersal-Stammlösung** 0,02 % zu 10,0 g ergänzt haben. Da Thiomersal als Konservierungsmittel in der Rezeptur vorgesehen ist, muss keine weitere Konservierung durchgeführt werden. Zur Isotonisierung ▶ Frage 37.23.

Steht Ihnen eine **Reinwerkbank** (Laminar-Flow) zur Verfügung, **filtrieren** Sie die Lösung wie folgt schwebeteilchen- und bakterienfrei. Ziehen Sie die Lösung in eine 10-ml-Spritze auf. Auf den Ansatz setzen Sie einen Membranfilter mit der Porenweite von 0,2 µm und eine sterilisierte Injektionsnadel. Unter aseptischen Bedingungen filtrieren Sie die Lösung in eine sterile Augentropfenflasche.

Ohne Reinwerkbank verfahren Sie behelfsmäßig in gleicher Weise, jedoch dürfen Sie in diesem Falle die Schutzfolie zum Abfüllen nur mit der Nadel durchstechen und erst nach dem Verschließen der Augentropfenflasche entfernen. Die Einstichstelle desinfizieren Sie zuvor mit Isopropylalkohol 70 %.

Die Prüfung der Filterintegrität erfolgt mittels **Blasendrucktest.** Trennen Sie die Spritze von dem Filter mit Nadel, füllen Sie die Spritze bis zur Markierung von 10 ml mit Luft und verbinden sie wieder mit Filter und Nadel. Tauchen Sie die Nadel in ein Becherglas mit Wasser. Ein beständiger Strom von Luftblasen darf erst dann austreten, wenn Sie die Luft in der Spritze durch Druck auf den Stempel auf weniger als 2 ml komprimieren.

Literatur

Bundesvereinigung Deutscher Apothekerverbände. DAC/NRF

37.22 **Wie stellen Sie ölige Indometacin-Augentropfen in der Apotheke her? Wie verhält es sich dabei mit Isotonisierung und Konservierung?**

Stichworte

- Vorsterilisation der Öle
- Isotonisierung und Konservierung entfällt

Antwort

Bei dieser Rezeptur wird als Lösungsmittel eine Mischung aus Rizinusöl und Erdnussöl verwendet. Auch ölige Augentropfen müssen steril sein. Die **Vorsterilisation der Öle** kann im Trockenschrank erfolgen (2 h bei 160 °C, 1 h bei 170 °C oder 30 min bei 180 °C). Um eine hohe Lösungsgeschwindigkeit in der Ölmischung zu erreichen, verreiben Sie Indometacin in einer rauen Reibschale. Anschließend verreiben Sie die angegebene Menge Wirkstoff mit dem raffinierten Rizinusöl und ergänzen Sie mit Erdnussöl zu 10,0 g. Verrühren Sie den Ansatz mithilfe eines Glasstabs oder eines Magnetrührers. Decken Sie das Becherglas mit Alufolie ab und stellen Sie es in einen auf 110 °C vorgeheizten Trockenschrank. Indometacin ist innerhalb von 10 Minuten gelöst.

Die Abfüllung, Verpackung sowie Inprozesskontrolle führen Sie wie unter ▸ Frage 37.19 beschrieben durch.

Da Indometacin lichtempfindlich ist, müssen Sie die gesamte Herstellung unverzüglich und an einem vor intensiver Lichteinstrahlung geschützten Ort durchführen.

Da sich ölige Augentropfen nicht mit der Tränenflüssigkeit mischen, ist eine **Isotonisierung nicht notwendig**. Ein Keimwachstum ist im öligen Milieu weitgehend ausgeschlossen, sodass eine **Konservierung** ebenfalls **entfällt**. Die Aufbrauchfrist angebrochener Mehrdosenbehältnisse beträgt 4 Wochen.

Literatur

Bundesvereinigung Deutscher Apothekerverbände. DAC/NRF (15.14.)
Peuke, Dreeke-Ehrlich. Rezeptur für die Kitteltasche

37.23 **Welche Anforderungen werden an Augentropfen gestellt?**   *

Stichworte

- Steril, isotonisch, partikelfrei, konserviert, euhydrisch (besser isohydrisch)
- Aqua ad iniectabilia
- Max. 10 ml

Antwort

Augentropfen müssen **steril** hergestellt werden. Das sicherste Sterilisationsverfahren für thermostabile Rezepturen ist die Autoklavierung im Endbehältnis. Bei rezepturmäßig hergestellten Augentropfen wird üblicherweise bakterienfrei in eine vorsterilisierte Augentropfflasche filtriert.

Augentropfen müssen **isoton** sein, um Schmerzen bei der Applikation zu vermeiden. Die Isotonisierung wird mit isotonisierenden Zusätzen vorgenommen. Die Isotonie wird z. B. durch Berechnung der Gefrierpunktserniedrigung geprüft. Hypotone Lösungen

37

können durch Zusatz eines geeigneten Hilfsstoffs isotonisiert werden. Hypertone Lösungen können nicht durch Lösungsmittelzusatz ausgeglichen werden, hier muss die Rezeptur grundsätzlich überarbeitet werden. Die zur Berechnung notwendige Gefrierpunktserniedrigung einer 1%igen Lösung des entsprechenden Wirkstoffs kann in Tabellen nachgeschlagen werden (s. Ziegler, Plausibilitäts-Check Rezeptur).

Die Forderung nach **partikelfreien** bzw. partikelarmen Lösungen soll möglichen mechanischen Reizen durch Feststoffe vorbeugen.

Mit Ausnahme der Zubereitungen, die am verletzten Auge oder bei chirurgischen Eingriffen verwendet werden und die als Eindosenarzneimittel herzustellen sind, müssen Augentropfen **konserviert** werden.

Die Einstellung der Lösungen auf **Isohydrie** (pH 7,4) wäre zur Erreichung völliger Reizlosigkeit wünschenswert, ist jedoch in den meisten Fällen nicht zu realisieren, da die Löslichkeit und Stabilität der meisten Wirkstoffe bei abweichenden pH-Werten liegt. Der günstigste pH-Wert, auf den die Lösung einzustellen ist, stellt einen Kompromiss dar und wird als **euhydrischer pH-Wert** (Euhydrie) bezeichnet, bei Pilocarpin-Augentropfen z.B. pH 6. Die Herstellung der Augentropfen erfolgt mit **Aqua ad iniectabilia**. Die maximale Herstellungsmenge beträgt **10 ml**.

Nach Anbruch beträgt die Aufbrauchfrist 4 Wochen.

Literatur

Bundesvereinigung Deutscher Apothekerverbände. DAC/NRF
Fahr. Voigt Pharmazeutische Technologie
Ziegler. Plausibilitäts-Check Rezeptur

37.24 Wie werden Augentropfen richtig appliziert?

Stichworte

- Lidschlag vermeiden
- 1 Tropfen in den Bindehautsack

Antwort

Allgemeine Hinweise zur Anwendung von Augentropfen sind: Eine Verunreinigung von Tülle und Lösung mit dem Augenlid und der umgebenden Augenpartie sollte vermieden werden. Suspensionsaugentropfen sind vor Gebrauch kräftig zu schütteln. Verschlüsse von Einzeldosisbehältnissen nicht abziehen sondern abdrehen, damit eine glatte Tropföffnung entsteht.

Vor der Anwendung von Augentropfen sollte die Flasche auf Körpertemperatur erwärmt werden. Das Unterlid leicht nach unten ziehen, damit sich ein offener Bindehautsack bildet. Nach oben schauen und den **Lidschlag unterdrücken**. Einen **Tropfen in den Bindehautsack** fallen lassen. Augenlider für 1–2 Minuten geschlossen halten. Die Verweildauer des Wirkstoffs am Auge kann durch Verschließen der Tränenkanälchen für 2–5 Minuten verlängert werden. Dies wird durch sanften Druck auf den Nasenknochen am Augeninnenwinkel erreicht. Grundsätzlich gilt, dass äußere Reize, wie z.B. Licht oder Zugluft während und nach der Applikation vermieden werden sollten (○ Abb. 4.1).

Literatur

Kircher. Arzneiformen richtig anwenden

Krauß et al. Arzneimittelanwendung für die Kitteltasche

Nasentropfen

**37.25 Wie bewerten Sie die Haltbarkeit der Tropfen?
In welcher Reihenfolge erfolgt die Herstellung?**

Naphazolinhydrochlorid	0,025	g
Natriumdihydrogenphosphat-Dihydrat	0,25	g
Natriummonohydrogenphosphat-Dodecahydrat	0,015	g
Natriumchlorid	0,35	g
Edetathaltige Benzalkoniumchlorid-Stammlösung 0,1 %	5,0	g
Gereinigtes Wasser ad	50,0	g

Stichworte

- Aufbrauchfrist 2 Wochen
- Herstellung
- pH-Wert: 5,1

Antwort

Bei der Herstellung von Nasentropfen mit Konservierungsmittelzusatz beträgt die **Aufbrauchfrist 2 Wochen**. Werden Nasentropfen ohne Zusatz von Konservierungsmitteln hergestellt (nur im Ausnahmefall!), beträgt die Aufbrauchfrist 24 Stunden.

Bei der **Herstellung** im tarierten Becherglas mit Glasstab werden Naphazolinhydrochlorid, die beiden Puffersubstanzen sowie Natriumchlorid vorgelegt und mit Aqua purificata zu genau 45,0 g aufgefüllt. Erst zum Schluss erfolgt die Zugabe der Benzalkoniumchlorid-Stammlösung. Es wird so lange gerührt, bis alle festen Bestandteile gelöst sind. Durch Zusatz des Puffers ergibt sich ein **pH-Wert von 5,1**. Diese schwach saure Lösung beugt einer basenkatalysierten Hydrolyse des Wirkstoffs vor, allerdings besteht die Gefahr einer leichten Ziliarschädigung. Zur Einstellung der Isotonie ▶ Frage 37.23.

Literatur

Bundesvereinigung Deutscher Apothekerverbände. DAC/NRF

Lösungen

37

37.26 Was ist bei folgender Rezeptur zu beachten?

Erythromycin	2,0	g
Acid. salicyl.	1,0	g
Alc. Isopropyl. 40 % ad	100,0	g

Stichworte
- Stabilität Erythromycin
- Getrennte Zubereitungen

Antwort
Die Salicylsäure erzeugt in dieser Lösung einen pH von ca. 2. In diesem Milieu wird **Erythromycin** innerhalb weniger Stunden **inaktiviert und wirkungslos**. Nehmen Sie deshalb Erythromycin aus dieser Rezeptur heraus und verarbeiten Sie es in einer **getrennten Zubereitung** (z. B. Ethanolhaltige Erythromycin-Lösung 0,5 bis 4 % NRF 11.78.). Empfehlen Sie, diese beiden getrennten Zubereitungen alternierend in einem ausreichend großen Abstand anzuwenden, z. B. morgens und abends.

Vorsicht geboten ist allerdings beim Teilen von Rezepturverordnungen, denn pro Verordnungsblatt darf lediglich eine Rezeptur verordnet werden. Um Retaxationen zu vermeiden, sollte auf jeden Fall Rücksprache mit dem Arzt gehalten werden; ggf. müssen zwei separate Rezepte ausgestellt werden. Im Falle einer Verordnung auf einem Privatrezept, ist die Abgabe zweier getrennter Rezepturen ohne ärztliche Rücksprache möglich.

Literatur
Wolf. Rezepturen
Ziegler. Plausibilitäts-Check Rezeptur

37.27 Wie wirkt die folgende Rezeptur?
Welche Bedeutung hat Macrogol-4-laurylether?

Salicylsäure	5,0	g
Macrogol-4-laurylether	10,0	g
Octyldodecanol	85,0	g

Stichworte
- Abwaschbares Salicylsäureöl
- Tensidzusatz

Antwort
Bei dieser Rezeptur handelt es sich um **abwaschbares Salicylsäureöl**, ein abschuppendes Körper- bzw. Kopföl. Salicylsäure wirkt dabei in erster Linie keratolytisch, weist aber zusätzlich auch antientzündliche, fungizide und antibakterielle Eigenschaften auf. In erster Linie wird die Zubereitung jedoch als Kopföl zum Einsatz kommen, z. B. bei Kopfschuppen, Ichthyosen oder Verhornungsstörungen. Die Anwendung erfolgt dabei über mehrere Tage, wobei das Öl zur Nacht gleichmäßig auf die Kopfhaut aufgetragen und

einmassiert wird. Es kann anschließend mittels einer Badekappe oder Strumpfverbands fixiert werden. Durch den **Tensidzusatz** (Macrogol-4-laurylether) wird das Auswaschen des Öls am nächsten Morgen deutlich erleichtert, der Patient benötigt dazu nur warmes Wasser.

Bei Octyldodecanol handelt es sich um einen verzweigtkettigen Fettalkohol, der sehr oxidationsstabil und hydrolysebeständig ist. Die klare Flüssigkeit besitzt ein gutes Spreitungsvermögen und ein höheres Lösevermögen für Wirkstoffe als z. B. flüssige Paraffine.

Zur Herstellung des Salicylsäureöls werden Salicylsäure, Octyldodecanol und Macrogol-4-laurylether unter stetigem Rühren im Becherglas auf etwa 95 °C erwärmt und gelöst. Beachten Sie die Besonderheit dieser Zubereitung unter Wärmeanwendung. In wässriger oder alkoholischer Lösung sollte Salicylsäure niemals erwärmt werden, da übersättigte Lösungen entstehen können, aus denen Salicylsäure nach dem Abkühlen in Form von Kristallnadeln wieder ausfällt.

Literatur
Bundesvereinigung Deutscher Apothekerverbände. DAC/NRF
Wolf. Rezepturen

37

38 Rheuma

38.1 Welche Basistherapeutika zur Rheumabehandlung kennen Sie?

Stichworte
- Akuttherapie – Basistherapie
- Disease Modifying Antirheumatic Drugs (DMARDs)
- Chloroquin, Hydroxychloroquin
- Goldverbindungen
- Sulfasalazin
- Methotrexat
- Azathioprin
- D-Penicillamin
- Ciclosporin
- Cyclophosphamid
- Leflunomid
- Biologicals: TNF-α-Antagonisten, Interleukin-1-Rezeptorantagonisten

Antwort
In der antirheumatischen Therapie wird zwischen **Akut- und Basistherapie** unterschieden. Zum Standard der Akuttherapie gehören nichtsteroidale Antirheumatika und Glucocorticoide, die die akute Entzündung und die damit verbundenen Schmerzen reduzieren.

Bei progredienten Verlaufsformen rheumatischer Erkrankungen wird unter strenger Indikationsstellung eine antirheumatische Basistherapie mit **Disease Modifying Antirheumatic Drugs (DMARDs)** durchgeführt.

Chloroquin (Resochin®) und **Hydroxychloroquin** (Quensyl®) stabilisieren die Lysosomenmembran und verringern so die Ausschüttung von Entzündungsmediatoren. Sie gelten als schwach wirksam.

Ebenfalls schwach wirksam sind orale **Goldverbindungen**. Gold bindet an Cysteinreste in DNA-Bindungsregionen, z.B. von Transkriptionsfaktoren, und verhindert u.a. die Bildung endothelialer Adhäsionsmoleküle, z.B. Natriumaurothiomalat (Tauredon®).

Sulfasalazin (Azulfidine® RA) gilt als mittelstark wirksam. Die Wirkung beruht auf einer Hemmung der Lipoxygenase und der Aktivierung des Transkriptionsfaktors NF-κB.

Methotrexat (Lantarel®) ist das erste der stark wirksamen Basistherapeutika. Es verhindert als Folsäureantagonist die Übertragung von Ein-Kohlenstofffragmenten auf Nukleinsäurebausteine und stört so die Nukleinsäuresynthese vor allem in schnell proliferierendem Gewebe.

Azathioprin (Imurek®) hemmt kompetitiv die Purinbiosynthese. Die Wirkung ist mit der des Methotrexats vergleichbar.

D-Penicillamin (Metalcaptase®) spaltet Makroglobuline (z. B. Rheumafaktoren) durch Sprengung intramolekularer Disulfidbrücken. Es gilt als Reservemedikament.

Ciclosporin (Sandimmun®) hemmt den Transkriptionsfaktor NF-AT und blockiert die Interleukin-Synthese. Die Anwendung erfolgt in Kombination mit Methotrexat.

Cyclophosphamid (Endoxan®) gilt als sehr stark wirksam. Es alkyliert als Stickstofflost-Derivat Nukleinsäuren und hat den Effekt ionisierender Strahlen. Es gilt nur als Reservemedikament bei lebensbedrohlichen Krankheitsverläufen.

Ein neueres Basistherapeutikum ist **Leflunomid** (Arava®). Es blockiert die Pyrimidin-de-novo-Synthese durch Hemmung eines dafür notwendigen Enzyms.

Aktuelle Entwicklungen sind Immunbiologika, sogenannte **Biologicals.** Es handelt sich um Immunglobuline oder Antikörper, die mithilfe von gentechnisch veränderten Organismen hergestellt werden. **TNF-α-Antagonisten**, z. B. Etanercept (Enbrel®), Infliximab (Remicade®), Adalimumab (Humira®) binden zirkulierendes TNF-α, bevor seine Wirkung ausgelöst werden kann. Ein **Interleukin-1-Rezeptorantagonist** ist Anakinra (Kineret®). Biologicals werden zurzeit gegen zahlreiche Autoimmunerkrankungen (wie Morbus Crohn, Psoriasis, Multiple Sklerose) entwickelt und neu in den Markt eingeführt.

Das am häufigsten eingesetzte Antirheumatikum ist das schon erwähnte Methotrexat (MTX). Es wird zur Basistherapie gegen Rheuma einmal pro Woche in einer Dosierung von 7,5 mg bis max. 20 mg in Form von Tabletten eingenommen bzw. s. c. oder i. m. gespritzt. Üblicherweise erfolgt einen Tag nach der MTX-Applikation eine Gabe von 5 mg Folsäure, um einen Methotrexat-bedingten Folsäuremangel und damit Nebenwirkungen zu vermeiden. Zur Verringerung des Risikos für Nierenschädigung wird von der gleichzeitigen Anwendung von Methotrexat und nichtsteroidalen Antirheumatika abgeraten. MTX wird auch in der zytostatischen Therapie eingesetzt. Hier werden deutlich höhere Dosen von 100–1000 mg/m² KOF pro Woche verwendet. Für einen 70 kg schweren Menschen mit einer Größe von 1,70 m beträgt die Körperoberfläche ca. 1,8 m², entsprechend läge die Dosierung hier zwischen 180 und 1800 mg/Woche.

Literatur

Lennecke et al. Therapie-Profile für die Kitteltasche

Mutschler et al. Arzneimittelwirkungen

38

39 Schilddrüsenerkrankungen

39.1 Ein Patient legt Ihnen folgendes Rezept vor, zusätzlich verlangt er Sweatosan® N3: Wie gehen Sie vor?

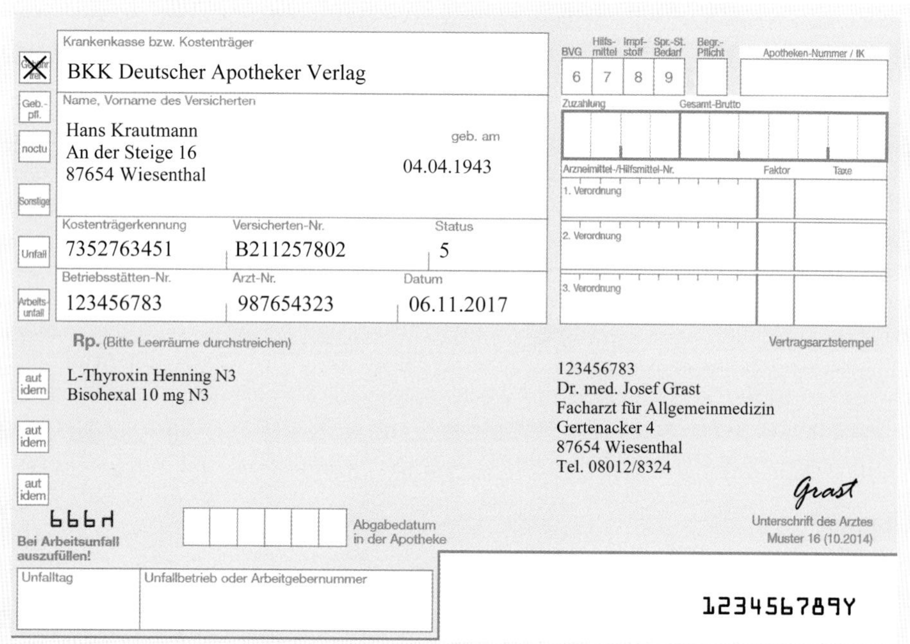

					Hilfs-mittel	Impf-stoff	Spr.-St. Bedarf	Begr.-Pflicht		Apotheken-Nummer / IK

Krankenkasse bzw. Kostenträger

☒ BKK Deutscher Apotheker Verlag

Geb. pfl.

noctu

Sonstige

Unfall

Arbeits unfall

Name, Vorname des Versicherten

Hans Krautmann
An der Steige 16
87654 Wiesenthal

geb. am
04.04.1943

Kostenträgerkennung	Versicherten-Nr.	Status
7352763451	B211257802	5

Betriebsstätten-Nr.	Arzt-Nr.	Datum
123456783	987654323	06.11.2017

Zuzahlung / Gesamt-Brutto

Arzneimittel-/Hilfsmittel-Nr. / Faktor / Taxe

1. Verordnung
2. Verordnung
3. Verordnung

Vertragsarztstempel

Rp. (Bitte Leerräume durchstreichen)

aut idem
L-Thyroxin Henning N3
Bisohexal 10 mg N3

aut idem

aut idem

bbbH

Bei Arbeitsunfall auszufüllen!

Unfalltag	Unfallbetrieb oder Arbeitgebernummer

Abgabedatum in der Apotheke

123456783
Dr. med. Josef Grast
Facharzt für Allgemeinmedizin
Gertenacker 4
87654 Wiesenthal
Tel. 08012/8324

Grast

Unterschrift des Arztes
Muster 16 (10.2014)

123456789Y

○ Abb. 39.1 Rezept mit L-Thyroxin und Bisohexal®

Stichworte

▪ Triiodthyronin
▪ Schilddrüsenhormon
▪ Schilddrüsenerkrankung

Antwort

Bei der Verordnung von L-Thyroxin fehlt die Angabe der Stärke. Der Patient oder im Zweifelsfall der Arzt kann die fehlende Information nennen. Sie muss auf dem Rezept ergänzt werden und mit dem Kürzel des Apothekers gegengezeichnet werden. L-Thyroxin steht auf der Substitutionsausschlussliste des G-BA (Arzneimittel-Richtlinie des Gemeinsamen Bundesausschuss, Anlage VII: Aut-idem) und darf wegen geringer therapeutischer Breite nicht gegen das Präparat eines anderen Herstellers ausgetauscht werden.

L-Thyroxin ist ein iodhaltiges **Schilddrüsenhormon.** Die Wirkform ist das **Triiodthyronin,** das über Stimulierung der Genexpression für eine Steigerung des Zuckerstoffwechsels, des Energieumsatzes und während des Wachstums für ein normales Längenwachstum verantwortlich ist.

L-Thyroxin wird zur Substitution bei allen Arten einer Hypothyreose eingesetzt. Sie zeigt sich in einer erniedrigten Körpertemperatur, vermindertem geistigen Antrieb und langsamer Sprache. Es wird auch eingesetzt zur Unterdrückung der Thyreotropin-Wirkung bei Behandlung einer euthyreoten Struma, sowie zur Kropfprophylaxe nach Kropfoperation und zusammen mit Thyreostatika bei Hyperthyreosen zur Vermeidung einer iatrogenen Hypothyreose. Die Anzeichen einer Hyperthyreose sind erhöhte Körpertemperatur, häufiges Schwitzen, gesteigerte Erregbarkeit, Tachykardie, Durchfälle, Gewichtsabnahme.

Der Patient leidet offensichtlich an einer **Schilddrüsenerkrankung,** die Sie ohne weitere Angaben nicht näher bestimmen können.

Bisohexal® enthält den β-Rezeptorenblocker Bisoprolol. Betablocker werden vor allem zur Blutdrucksenkung bei Herzinsuffizienz und koronarer Herzkrankheit eingesetzt. Sie führen über eine Blockade der β-Rezeptoren des Herzens (β_1) zu einer Senkung der Herzfrequenz und des Sauerstoffverbrauchs des Herzens. Hier kann es sein, dass das verordnete Fertigarzneimittel je nach Rabattvertrag der Krankenkasse gegen ein wirkstoffgleiches Aut-idem-Präparat ausgetauscht werden muss.

Zwischen L-Thyroxin und Bisoprolol bestehen keine Wechselwirkungen. Jedoch besteht die Möglichkeit, dass Bisoprolol gegen die Symptome Tachykardie und gesteigerte Erregbarkeit verordnet wurde und die eigentliche Diagnose „Hyperthyreose" nicht bedacht wurde.

Da der Patient gleichzeitig etwas gegen übermäßige Schweißbildung einnimmt (Salbeiblättertrockenextrakt in Sweatosan®), könnte eine Überdosierung von L-Thyroxin vorliegen. Evtl. ist dem Patienten zu raten, seinen aktuellen Schilddrüsenhormonspiegel bestimmen zu lassen, um eine Dosisanpassung vorzunehmen. Dann wird er gegebenenfalls auf die Einnahme von Bisoprolol verzichten können.

Literatur

Hinneburg. Schilddrüsenerkrankungen – Beratungspraxis
Mutschler et al. Arzneimittelwirkungen

39

39.2 Welche Bedeutung hat Iod? In welchen Lebensmitteln kommt es vor? Warum und wie wird es substituiert? *

Stichworte
- Spurenelement
- Schilddrüsenhormone
- Meeresprodukte, Trinkwasser
- Iodmangelkropf: euthyreote Struma
- Strumaprophylaxe

Antwort

Iod ist ein **Spurenelement**. Es ist Bestandteil der **Schilddrüsenhormone** Thyroxin (T 4) und Thyronin (T 3). Es befindet sich vor allem in der Schilddrüse.

Ein hoher Iodgehalt liegt in der Nahrung lediglich in **Meeresprodukten** wie Fischen und Muscheln vor. Alle anderen Nahrungsmittel haben einen niedrigen Iodgehalt, der nicht ausreicht, um die Versorgung sicherzustellen. Eine allgemeine Ernährungsempfehlung lautet deshalb, zweimal in der Woche Seefisch zu essen und zusätzlich iodiertes Speisesalz zu verwenden. Im **Trinkwasser** unterliegt die Iodkonzentration starken Schwankungen. In Deutschland reicht der Iodgehalt des Trinkwassers nicht aus, um die Versorgung sicherzustellen. Deutschland gilt als ein Iod-Mangelgebiet.

Bei Iodmangel werden unzureichend Schilddrüsenhormone gebildet. Als Folge steigt die Thyreotropinausschüttung. In diesem Regelkreis wächst das Schilddrüsengewebe, ein **Iodmangelkropf**, eine **euthyreote Struma**. Schwerer Iodmangel in der Schwangerschaft führt beim Fetus zu schweren Entwicklungsstörungen, im schlimmsten Fall zu Kretinismus.

Zur **Strumaprophylaxe** wird eine Iodsubstitution von 100–300 µg/Tag empfohlen. In dieser Dosierung ist es auch zur Behandlung der Struma im Kindes- und Jugendalter und bei Erwachsenen zugelassen. Diese Empfehlung gilt jedoch nicht uneingeschränkt für alle. Bei älteren Patienten > 40 J. muss vor der Behandlung eine autonome Struma ausgeschlossen werden. Denn bei Vorliegen einer funktionellen Schilddrüsenautonomie kann durch Iodidgabe in empfohlenen Dosierungen die Schilddrüsenhormonausschüttung aktiviert werden und sich eine Hyperthyreose manifestieren. Die Symptome einer Hyperthyreose sind Nervosität, Schlaflosigkeit, Tachykardie, Durchfälle, Gewichtsverlust. Bei einer thyreotoxischen Krise besteht Lebensgefahr.

Für Patienten mit latenter Schilddrüsenautonomie gilt deshalb auch Vorsicht bei der Anwendung von iodhaltigen Desinfektionsmitteln (z. B. Betaisodona®) oder Röntgenkontrastmitteln (Wundversorgung ▸ Frage 49.3).

Literatur
Fink. Ernährung und Diätetik für die Kitteltasche
Hinneburg. Schilddrüsenerkrankungen – Beratungspraxis

40 Schlafstörungen

40.1 Erklären Sie das Schlafprofil mit den verschiedenen Schlafphasen! Wie wirken Schlafmittel auf dieses Profil?

Stichworte
- Orthodoxer Schlaf (NREM)
- Paradoxer Schlaf (REM)
- Schlafmittel
- Schlafhygiene

Antwort

Schlaf ist ein lebensnotwendiger Vorgang für die körperliche und geistige Regeneration des Menschen. Es gibt zwei Schlafphasen, den **orthodoxen (NREM) Schlaf** und den **paradoxen (REM) Schlaf**. Der orthodoxe Schlaf läuft in vier Phasen ab: Einschlafphase, Leichtschlafphase, Mitteltiefschlafphase, Tiefschlafphase.

Diese vier Phasen unterschiedlicher Schlaftiefe dauern ca. 90 Minuten und wiederholen sich dann. Unterbrochen werden sie von den paradoxen REM-Phasen. In diesen Phasen der schnellen Augenbewegungen (Rapid-Eye-Movement, REM) wird geträumt. Sie dauern zwischen 5 und 20 Minuten. Für das Wohlbefinden des Menschen ist dieser wellenförmige Ablauf der einzelnen Schlafphasen, die sich mehrmals pro Nacht wiederholen, sehr wichtig. Besonders eine Verringerung oder Aufhebung des REM-Schlafes über längere Zeit führt zu gesundheitlichen Schäden.

Menschen benötigen in unterschiedlichen Lebensphasen unterschiedlich viele Stunden an Schlaf. Das Schlafbedürfnis ist bei Säuglingen (12–15 h) am höchsten und nimmt mit zunehmendem Alter (ältere Menschen ca. 7 h) immer mehr ab.

Schlafmittel stören diesen Ablauf der Schlafphasen, vor allem der Tiefschlafphase und des REM-Schlafes. Viele Schlafmittel werden vom Körper nur langsam abgebaut, sodass ein Hangover auftritt und der Patient über Abgeschlagenheit am Tag klagt.

Wichtiger als jede Schlafmitteleinnahme ist eine umfassende **Schlafhygiene**. Darunter versteht man schlaffördernde Lebensgewohnheiten und Verhaltensweisen. Hier einige Tipps zur Schlafhygiene, die Sie in der Beratung weitergeben können:

- Angemessene Zimmertemperatur, Lärmschutz und Lichtschutz.
- Regelmäßige Schlafzeiten einhalten, Mittagschlaf vermeiden.

- Verzicht auf anregende Getränke am späten Nachmittag.
- Nach 18 Uhr nur noch leichte Kost zu sich nehmen.
- Statt Fernsehen abends noch einen Spaziergang machen.
- Schmerzen und Krankheiten können am Einschlafen hindern, eine adäquate Behandlung ist notwendig.
- Entspannungstechniken oder Entspannungsbäder mit Zusätzen wie Melisse oder Lavendel können helfen, zur Ruhe zu finden.

Literatur

Lennecke et al. Selbstmedikation für die Kitteltasche

Mutschler et al. Arzneimittelwirkungen

Pschyrembel. Klinisches Wörterbuch

40.2 Wie werden Schlafmittel eingeteilt?

Stichworte

- Einschlafmittel
- Durchschlafmittel
- Sedierende Antidepressiva
- Wirkdauer
- Interaktionen

Antwort

Schlafmittel unterteilt man je nach Wirkdauer des Arzneistoffs in **Einschlafmittel** mit schnellem Wirkungseintritt und kurzer Wirkdauer und in **Durchschlafmittel** mit langer Wirkdauer. Die sehr häufig verordneten Z-Substanzen im verschreibungspflichtigen Bereich haben ein ähnliches Wirkungsspektrum wie die Benzodiazepine. H_1-Antihistaminika der ersten Generation wie Diphenhydramin und Doxylamin fluten langsam an, sie sind als Durchschlafmittel für den kurzfristigen Gebrauch geeignet.

Kurze Wirkdauer, Z-Substanzen, auch Non-Benzodiazepine genannt, HWZ zwischen 1 und 5 h: Zolpidem (Stilnox®); Zopiclon (Zopiclon Stada® 7,5); Midazolam (Dormicum®); Triazolam (Halcion®), Brotizolam (Lendormin®).

Mittellange Wirkdauer, Benzodiazepine, HWZ zwischen 3,5 und 18 h: Lormetazepam (Noctamid®); Temazepam (Planum®).

Lange Wirkdauer, Benzodiazepine, HWZ über 10 h: Diazepam (Diazepam ratiopharm®); Flurazepam (Dalmadorm®).

Als Alternative zu den oben genannten Hypnotika werden bei Schlafstörungen auch z. T. **sedierende Antidepressiva** wie Mirtazapin oder auch Amitriptylin eingesetzt. Melatonin hat als Schlafmittel bei primären Insomnien eine Zulassung für Menschen ab 55 Jahren, ist nicht für die gelegentliche Einnahme gedacht, hier wird eine Therapiedauer über mind. 3 Wochen empfohlen.

Allen diesen Schlafmitteln gemeinsam sind **Interaktionen** mit zahlreichen Medikamenten, v. a. mit zentral dämpfenden Substanzen, mit vielen Psychopharmaka und mit Alkohol. Kontraindikationen müssen beachtet werden. Zu bedenken ist das hohe Abhängigkeitspotenzial bei langfristiger Einnahme.

Literatur
Fachinformationen
Mutschler et al. Arzneimittelwirkungen
Rote Liste®
Schäfer. Allgemeinpharmazie

40.3 Welche Hinweise geben Sie einem Patienten, der Benzodiazepine verschrieben bekommt? *

40

Stichworte

- Hangover
- Kurzfristige Anwendung
- Entzugssymptome
- Nebenwirkungen
- Wechselwirkungen
- Einnahmehinweise

Antwort

Je nach Einschlaf- oder Durchschlafproblematik wird der Arzt dem Patienten ein kurz wirksames oder ein mittellang wirksames Präparat verordnen (▶ Frage 40.2). Informieren Sie den Patienten, wenn er ein lang wirksames Benzodiazepin verschrieben bekommt, dass die Gefahr eines **Hangovers** besteht. Schlafmittel sind für die **kurzfristige Anwendung** gedacht. Verordnet der Arzt Benzodiazepine über einen längeren Zeitraum, weisen Sie den Patienten darauf hin, dass es bei plötzlichem Absetzen des Schlafmittels zu **Entzugssymptomen** wie Schlaflosigkeit, Angstzuständen, Schwindel oder Übelkeit kommen kann. Dies liegt am Rebound-Effekt und kann durch ein ausschleichendes Absetzen vermieden werden. Hervorzuheben ist die große therapeutische Breite der Substanzen.

Nebenwirkungen: Müdigkeit, Akkomodationsstörungen, Appetitlosigkeit.

Wechselwirkungen: Benzodiazepine verstärken die Wirkung von Alkohol.

Einnahmehinweise: Die Einnahme als Schlafmittel sollte ½–1 h vor dem Schlafengehen erfolgen, aber wegen einer möglichen Resorptionsverzögerung nicht auf vollen Magen. Die Z-Substanzen und Triazolam (Halcion®) werden direkt vor dem Schlafengehen eingenommen, da sie eine kurze Halbwertszeit besitzen. Nach einer durchgehenden 2-wöchigen Einnahme sollte der Patient den Arzt aufsuchen, um das weitere Vorgehen zu besprechen. Die vom Arzt angegebene Dosierung sollte auf keinen Fall eigenmächtig erhöht werden, wegen der Gefahr einer Abhängigkeit.

Literatur
Mutschler et al. Arzneimittelwirkungen
Rote Liste®

40.4 Welche neueren Schlafmittel kennen Sie? Was sind die Vorteile? *

Stichworte
- Zolpidem
- Zopiclon
- Halbwertszeiten
- Abhängigkeitspotenzial

Antwort

Es gibt neuere Schlafmittel, die mit den Benzodiazepinen zwar von der Struktur her nicht verwandt sind, die aber am gleichen Rezeptor angreifen. **Zolpidem** (Stilnox®) und **Zopiclon** (Ximovan®) werden kurz vor dem Schlafengehen genommen. Sie wirken gegen Schlafstörungen und sind zur Kurzzeitbehandlung gedacht. Ihre **Halbwertszeiten** sind relativ kurz (Zolpidem 1,5–2 h, Zopiclon 3,5–6 h). Die Neben- und Wechselwirkungen ähneln denen der Benzodiazepine (▶ Frage 40.3). Ihr Abhängigkeitspotenzial soll geringer sein als bei den Benzodiazepinen. Die WHO schätzt das **Potenzial** für Missbrauch und **Abhängigkeit** allerdings gleich hoch ein wie bei den Benzodiazepinen. Die Vorteile halten sich in Grenzen, einzig die kurze Halbwertszeit und der damit nicht so starke Hangover kann positiv bewertet werden.

Literatur

Hendschler. TOP 60 Arzneistoffe Rx

Lennecke et al. Therapie-Profile für die Kitteltasche

Mutschler et al. Arzneimittelwirkungen

Rote Liste®

40.5 Ein Kunde fragt Sie nach einem Schlaftee! Was empfehlen Sie ihm?

Stichworte
- Tee individuell mischen
- Beispiel
- Fertige Teemischungen

Antwort

Sie können dem Kunden einen **Tee individuell mischen** und dabei Drogenbestandteile wählen, die für die Indikation Schlafstörung eine Monographie nach Kommission E, ESCOP (European Scientific Cooperative on Phytotherapy) und/oder HMPC (Committee on Herbal Medicinal Products) besitzen, z. B. Valerianae radix, Melissae folium, Lupuli flos, Passiflorae herba, Lavandulae flos. Zur Geschmackskorrektur können noch Pfefferminzblätter zugesetzt werden. Besonders Baldrian hat einen charakteristischen Eigengeschmack, den nicht jeder mag. Fragen Sie den Kunden danach.

Beispiel für einen Beruhigungs- und Schlaftee: 40 Teile Baldrianwurzel, 20 Teile Hopfenzapfen, 15 Teile Melissenblätter, 15 Teile Pfefferminzblätter, 10 Teile Pomeranzenschale.

Anwendungsgebiete: Nervöse Erregungszustände, Einschlafstörungen. Dosierungsanleitung und Art der Anwendung: 1 Esslöffel Tee mit 150 ml kochendem Wasser übergießen, 10–15 Minuten ziehen lassen, dann absieben. Soweit nichts anderes verordnet, 2–3-mal täglich und vor dem Schlafengehen eine Tasse trinken. Hinweis: Vor Licht geschützt aufbewahren.

Es gibt von vielen Firmen auch **fertige Teemischungen** in Filterbeuteln und als lose Ware, die sie dem Kunden empfehlen können, z. B. Schlaf- und Nerventee von Sidroga®. Tees können unterstützend wirken bei Schlafstörungen, erreichen aber nicht die Wirkung eines Schlafmittels.

Literatur
Blaschek. Wichtl Teedrogen und Phytopharmaka
Leonhardt. Phytopharmaka nano
Wiesenauer. Phytopraxis

40

40.6 Welche Schlafmittel sind ohne Rezept erhältlich? Wie wirken sie? Welche Hinweise geben Sie dem Kunden?   *

Stichworte
- Pflanzliche Hypnotika/Sedativa
- H_1-Antihistaminika
- Schlafhygiene

Antwort
Die Schlafmittel in der Selbstmedikation kann man in zwei große Gruppen einteilen: pflanzliche Hypnotika/Sedativa und H_1-Antihistaminika.

Pflanzliche Hypnotika bzw. Sedativa: Diese Präparate wirken bei Unruhezuständen und nervös bedingten Einschlafstörungen. Sie enthalten meist Extrakte aus Baldrianwurzeln, Hopfen, Melisse, Passionsblume, manchmal kombiniert mit Johanniskraut. Die Präparate haben kaum Nebenwirkungen. Die Wirkung steigt bei regelmäßiger Einnahme, das Wirkmaximum ist nach ca. 1–2 Wochen regelmäßiger Einnahme erreicht. Sollten die Beschwerden sich nach ca. 3 Wochen nicht bessern oder gar verschlimmern, raten Sie Ihrem Kunden, den Arzt aufzusuchen. Beispiele sind Baldrianwurzeltrockenextrakt 441 mg (Baldriparan® stark für die Nacht); Baldrianwurzeltrockenextrakt 200 mg und Hopfentrockenextrakt 68 mg (Ardeysedon® Nacht, Baldrian-Dispert® Nacht); Baldrianwurzeltrockenextrakt 95 mg, Hopfenzapfentrockenextrakt 15 mg und Melissenblättertrockenextrakt 85 mg (Baldriparan® zur Beruhigung), Passionsblumen-Trockenextrakt 425 mg (Passio® Balance).

Bei den Phytopharmaka ist das Droge-Extrakt-Verhältnis zu beachten: je höher die Menge an Droge im Vergleich zu einem Teil Extrakt, desto konzentrierter ist der Extrakt. Es ist zu beachten, dass das Droge-Extrakt-Verhältnis DEV nur ein qualitativer Parameter von mehreren ist. Weitere Parameter, von denen die Qualität eines Extrakts abhängt, sind: Extraktionsmittel, Extraktionsverfahren und das Trocknungsverfahren. Wichtig bei der Qualitätsbeurteilung von Extrakten sind die wirksamkeitsbestimmenden und wirksamkeitsmitbestimmenden Inhaltsstoffe.

H_1-Antihistaminika: Antihistaminika mit sedierenden Eigenschaften sind z.B. Diphenhydramin (Dolestan®, Halbmond®) und Doxylamin (Gittalun®, Hoggar® Night). Die sedierende Nebenwirkung dieser älteren Antihistaminika wird hier als Hauptwirkung ausgenutzt. Abhängigkeiten sind selten, aber bekannt. Ihr Einsatz in der Selbstmedikation ist häufig, wobei eine unkritische Empfehlung abgelehnt werden muss. Wenn Sie ein Schlafmittel aktiv empfehlen, dann wählen Sie zunächst ein pflanzliches aus (s.o.). H_1-Antihistaminika haben eine sedierende, schlafanstoßende und durchschlaffördernde Wirkung. Weisen Sie Ihren Kunden darauf hin, dass das Präparat mind. 8 Stunden vor dem geplanten Aufwachen genommen werden soll, sonst kann es zu einem Hangover mit Beeinträchtigungen der Aufmerksamkeit und Verkehrstüchtigkeit kommen. Diese Schlafmittel sind zur kurzfristigen Anwendung gedacht, die Einnahme sollte auf eine Woche begrenzt sein. Kombinationspräparate, die zusätzlich pflanzliche Komponenten enthalten, sind nicht sinnvoll.

Gegenanzeigen sind u.a. akutes Asthma, Kinder unter 12 Jahren, Magen- und Zwölffingerdarmgeschwüre. Alkohol und andere zentral wirksame Medikamente verstärken die Wirkung von Diphenhydramin und Doxylamin.

Wichtiger als die Einnahme eines Schlafmittels ist die **Schlafhygiene** (▸ Frage 40.1). Generell gilt: Halten die Beschwerden länger an, so sollte der Kunde den Arzt aufsuchen.

Literatur
Lauer-Taxe
Lennecke et al. Selbstmedikation für die Kitteltasche
Mutschler et al. Arzneimittelwirkungen
Schilcher et al. Leitfaden Phytotherapie
Wiesenauer. Phytopraxis

40.7   Welche Baldrian-Handelspräparate kennen Sie? Wie sind diese dosiert?

Stichworte
▪ Präparate für den Tag, Dosierung als Tagessedativum
▪ Präparate für die Nacht, Dosierung als Schlafmittel

Antwort
Bei den Baldrianpräparaten gilt, dass die niedrig dosierten Präparate als Sedativum für den Tag genommen werden, etwa bei Unruhezuständen oder bei nervlicher Belastung, die höher dosierten Präparate auch als Schlafmittel geeignet sind.

Präparate für den Tag: Die **Dosierung als Tagessedativum** liegt bei 45–125 mg Trockenextrakt. Beispiele: Baldrianwurzeltrockenextrakt 45 mg (Baldrian-Dispert® 45 mg); Baldrianwurzeltrockenextrakt 125 mg (Baldrian-Dispert® Tag).

Präparate für die Nacht: Die **Dosierung als Schlafmittel** liegt bei ca. 400 mg und höher. Beispiele: Baldrianwurzeltrockenextrakt 441 mg (Baldriparan® stark für die Nacht); Baldrianwurzeltrockenextrakt 650 mg (Baldurat®).

Weisen Sie Ihre Kunden auf die verzögerte Wirkung der Baldrianpräparate hin. Die Wirkung steigt bei regelmäßiger Einnahme, das Wirkmaximum ist nach ca. 1–2 Wochen regelmäßiger Einnahme erreicht. Sollten sich die Beschwerden nach 3 Wochen nicht gebessert haben, empfehlen Sie dem Kunden, seinen Arzt aufzusuchen.

Kinder sollen generell keine Schlafmittel nehmen. Empfehlen Sie einen beruhigenden Tee (z. B. Melisse, Lavendel, Passionsblume in Sidroga® Bio Kinder Gute Nacht Tee) oder ein homöopathisches Mittel (z. B. Calmedoron von Weleda®).

Literatur

Blaschek. Wichtl Teedrogen und Phytopharmaka

Lauer-Taxe

40

41 Schmerzen

41.1 Wie können Schmerzen eingeteilt werden?

Stichworte
- Nozizeptive Schmerzen: somatische/viszerale Schmerzen
- Neuropathische Schmerzen
- Psychosomatische Schmerzen

Antwort
Schmerzen sind unangenehme Sinnes- und Gefühlsempfindungen, die nach Ursache, Charakter, Intensität, Zeitverlauf, Ort und Dauer beschrieben werden können. Eingeteilt werden sie in drei Hauptgruppen, nämlich nozizeptive Schmerzen, neuropathische Schmerzen und psychosomatische Schmerzen.

Nozizeptive Schmerzen sind Schmerzen, die durch eine Gewebeschädigung und Reizung von Nozizeptoren (Schmerzrezeptoren) entstehen. Je nach Ort werden weiter **somatische Schmerzen** klassifiziert, z. B. der Oberflächenschmerz durch mechanische, thermische oder chemische Reizung auf der Haut oder der Tiefenschmerz durch Reizung von Schmerzrezeptoren der Muskeln, des Bindegewebes, der Gelenke und der Knochen.

Viszerale Schmerzen entstehen durch direkte Reizung von Nozizeptoren der inneren Organe. Während der Oberflächenschmerz leicht zu lokalisieren ist und einen hellen Charakter besitzt, lassen sich Tiefenschmerz und viszeraler Schmerz nur schwer lokalisieren und charakterisieren.

Neuropathische Schmerzen sind Störungen der Schmerzwahrnehmung durch Schäden an einem peripheren oder zentralen Nerven. Hierzu gehören die Neuralgie, anhaltende Reizung der schmerzleitenden Fasern, die Kausalgie durch Nervenverletzung und der Deafferenzierungsschmerz durch Überaktivität von Nervenbahnen, denen die Regulation des fehlenden Körperteils fehlt.

Psychosomatische Schmerzen lassen keine organischen Ursachen erkennen, auch wenn die Schwere der Schmerzen nicht verkannt werden darf.

Literatur
Lennecke et al. Therapie-Profile für die Kitteltasche
Mutschler et al. Arzneimittelwirkungen

41.2   Erklären Sie den Stufenplan der WHO zur Schmerztherapie mit Arzneistoffbeispielen!   *

Stichworte
- Nichtopioide Analgetika: Acetylsalicylsäure, Paracetamol, Diclofenac, Ibuprofen, Metamizol
- Mittelstarke Opioide: Codein, Tramadol, Tilidin + Naloxon
- Starke Opioide: Buprenorphin, Morphinsulfat
- Dosierung nach Plan
- Applikation oral oder als TTS
- Nebenwirkungen vorbeugen

Antwort
Die WHO hat einen Stufenplan zur Behandlung von Tumorschmerzen aufgestellt, mit dem auch starke und chronische Schmerzen verringert oder im besten Fall Schmerzfreiheit erreicht werden kann.

Der Stufenplan beginnt mit leichten **nichtopioiden Analgetika** in mittlerer bis hoher Dosierung, z.B. Acetylsalicylsäure (Aspirin®), Paracetamol (Ben-u-ron®), Diclofenac (Voltaren®), Ibuprofen (Dolgit®) oder Metamizol (Novalgin®). Bei nicht ausreichender Wirkung wird auf **mittelstarke Opioide** umgestiegen, evtl. in Kombination mit nichtopioiden Analgetika. Verwendet werden Acetylsalicylsäure + Codein (Dolviran®), Paracetamol + Codein (Talvosilen® forte), Diclofenac + Codein (Voltaren® plus), Tramadol (Tramal®), Tramadol + Paracetamol (Zaldiar®) oder Tilidin + Naloxon (Valoron®). Reicht diese Wirkung nicht aus, werden **starke Opioide** verabreicht, z.B. Buprenorphin (Temgesic®), Oxycodon (Oxygesic®) oder Morphinsulfat (MST®, Sevredol®).

Zu vermeiden ist eine Unterschätzung der Schmerzintensität. Zur Veranschaulichung des subjektiven Schmerzempfindens können Analogskalen verwendet werden, mithilfe derer Patienten ihre Schmerzwahrnehmung deutlich machen können. Ärzte sollten bei entsprechender Indikation keine falsche Zurückhaltung bei der Verschreibung von Analgetika üben, die der BtMVV unterliegen.

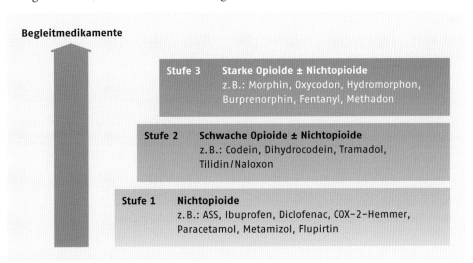

○ **Abb. 41.1** WHO-Stufenschema der Schmerztherapie

Die **Dosierung** erfolgt anhand eines festen, pharmakologisch begründeten Zeitplans, der durch kontinuierliche Dosisanpassung auf die Bedürfnisse des Patienten zugeschnitten werden muss. Eine Dosierung nach Bedarf ist in der Regel zu spät, die Applikation muss vor Wiedereintreten der Schmerzen erfolgen.

Bei der **Applikationsform** ist grundsätzlich die Form zu wählen, die der Patient alleine anwenden kann. Bevorzugt wurde bis vor kurzem die orale Gabe (z. B. Temgesic® sublingual, MST® Retardtabletten, Oxygesic® Hartkapseln oder Retardtabletten). In der Zwischenzeit haben sich transdermale therapeutische Systeme (Durogesic® SMAT, Norspan® Transdermales Pflaster) durchgesetzt, die alle drei bzw. alle sieben Tage gewechselt werden und einen konstanten Wirkspiegel erreichen.

Bei sachgerechter Indikationsstellung sind Ängste vor Abhängigkeit unbegründet. Problematisch können allerdings **Nebenwirkungen** sein. Bei der Therapie ist diesen Nebenwirkungen vorzubeugen, z. B. Magenschleimhautschäden bei nichtsteroidalen Antirheumatika durch Gabe von Omeprazol (Omep®) oder Pantoprazol (Pantozol®) und vor allem der Obstipation durch rechtzeitigen Einsatz von Lactulose (Bifiteral®), Plantago-ovata-Samenschalen (Mucofalk®) oder Macrogole (Isomol®).

Literatur

Lennecke et al. Therapie-Profile für die Kitteltasche

41.3   Acetylsalicylsäure: Welche Zubereitungen sind auf dem Markt? Welche Wirkungen können erzielt werden und für welche Indikationen wird ASS eingesetzt?   *

Stichworte
- Indikation: Schmerzen, Fieber, Migräne, Thrombozytenaggregationshemmung
- NW: Magenschmerzen, Mikroblutungen, Analgetika-Asthma, Tinnitus
- KI: Erhöhte Blutungsneigung, Magen-Darm-Ulcera
- Kinder: Reye-Syndrom
- WW: Wechselwirkungen mit Marcumar, anderen NSAR, insb. Ibuprofen

Antwort

Acetylsalicylsäure ist in Dosierungen von 500 mg als Tabletten (Aspirin®, Godamed®), als Kautabletten (Aspirin® direkt), als Direktgranulat (Aspirin® effect) oder als Brausetabletten (ASS+C ratiopharm®) gegen **Schmerzen und Fieber** im Handel. In dieser Dosierung wirkt es analgetisch und antipyretisch durch Hemmung der Prostaglandinbiosynthese. Einige Hersteller bieten niedrigere Dosierungen an, z. B. 324 mg in Alka-Seltzer® classic oder 400 mg in Aspirin® + C. Diese Dosierungen sind nach allgemeinen Empfehlungen zu niedrig. Eine Kombination mit Pseudoephedrin (Aspirin® complex) kann bei erkältungsbedingten Schmerzen und Fieber in Kombination mit Schnupfen bzw. behinderter Nasenatmung eingesetzt werden. Gegen stärkere Schmerzen stehen Kombinationen von ASS mit anderen analgetischen Wirkstoffen, z. B. mit Paracetamol und Coffein (Thomapyrin®, Neuralgin®) oder mit Codein (Dolviran®, Dolomo® TN), zur Verfügung. Speziell für die Indikation **Migräne** ist die Standarddosierung 1000 mg als Einzeldosis, z. B. in Aspirin Migräne®; hier sind jeweils zwei Brausetabletten eingeschweißt, die gemeinsam aufgelöst und eingenommen werden.

Als **Thrombozytenaggregationshemmer** werden Tabletten mit 100–300 mg angeboten (Aspirin® protect, HerzASS-ratiopharm®). 100 mg täglich reichen zur Herzinfarktprophylaxe, zur Reinfarktprophylaxe werden bis zu 300 mg empfohlen. Für diese Indikation gibt es parallel normale Tabletten und magensaftresistente Tabletten („protect").

Als **Nebenwirkungen** treten bei ASS häufig Magenbeschwerden in Form von Magenschmerzen und Mikroblutungen auf. Bei längerer Einnahme kann es zu Magenblutungen und Magenulcera kommen. Bei empfindlichen Patienten können Analgetika-Asthma und Bronchospasmen auftreten. Bei langfristiger und chronischer Anwendung kann es zu einer Nephropathie und zu ZNS-Störungen kommen, die sich in Kopfschmerzen, Schwindel oder Tinnitus äußern.

Als absolute **Kontraindikationen** gelten erhöhte Blutungsneigung und Magen-Darm-Ulcera. Anwendungsbeschränkungen gibt es für Patienten mit chronisch-rezidivierenden Magen-Darm-Ulcera, mit allergischer Diathese, bei schweren Leberfunktionsstörungen oder geschädigter Niere und bei Kindern. Bei Kindern und Jugendlichen bis 14 Jahren ist ASS bei Fieber nur indiziert, wenn andere Maßnahmen nicht greifen. Es besteht das Risiko eines **Reye-Syndroms.** Vor Operationen sollte die Indikation zur Einnahme von ASS streng geprüft werden, um das Risiko einer unstillbaren Blutung gering zu halten.

Bei den **Wechselwirkungen** steht die erhöhte Blutungsneigung bei gleichzeitiger Therapie mit gerinnungshemmenden Mitteln im Vordergrund, z. B. mit Phenprocoumon (Marcumar®). Bei einer gleichzeitigen Anwendung von anderen NSAR und Glucocorticoiden ist das Risiko für Magen-Darm-Blutungen erhöht. Die zeitgleiche Einnahme von Ibuprofen verhindert zudem den TAH-Effekt der Acetylsalicylsäure aufgrund sterischer Effekte; hier ist zum Erhalt der Wirkung ein ausreichender Einnahmeabstand einzuhalten. Bei gleichzeitiger Anwendung von oralen Antidiabetika sind deren Wirkung und damit die Gefahr einer Hypoglykämie erhöht. Bei gleichzeitiger Anwendung von Valproinsäure besteht ebenfalls erhöhte Blutungsneigung, zudem ist der Anteil freier Valproinsäure durch ASS erhöht.

Literatur
Fachinformation
Framm et al. Arzneimittelprofile für die Kitteltasche
Rote Liste®

41.4 Warum ist ASS (Aspirin®) in der Schwangerschaft kontraindiziert? Was kann alternativ gegeben werden?

Stichworte
- Fehlbildungsrisiko
- Verzögerung und Verlängerung der Geburt
- Vorzeitiger Verschluss des Ductus Botalli
- Alternative: Paracetamol

Antwort

Arzneimittel sollten in der Schwangerschaft möglichst ganz vermieden werden. Bei starken Schmerzen muss allerdings auch das Wohl der Mutter berücksichtigt werden.

ASS kann bei strenger Indikationsstellung und ärztlicher Empfehlung im 1. und 2. Trimenon gegeben werden. Im Tierexperiment sind Implantationsstörungen und Fehlbildungen beobachtet worden. In epidemiologischen Studien ist ein **Fehlbildungsrisiko** mit hohen ASS-Dosierungen im 1. Trimenon in Verbindung gebracht worden. In normalen, niedrigen Dosierungen scheint das Risiko gering zu sein; trotzdem sollte zur Vermeidung eines jeglichen Risikos auf die Einnahme während der Schwangerschaft verzichtet werden.

Im 3. Trimenon, nach der 28. Schwangerschaftswoche ist ASS kontraindiziert. In den Wochen vor der Geburt bewirkt ASS durch Hemmung der Prostaglandinbiosynthese eine **Verzögerung und Verlängerung der Geburt,** einen **vorzeitigen Verschluss des Ductus Botalli,** unter der Geburt einen erhöhten Blutverlust und beim Neugeborenen intrakranielle Blutungen.

Als Alternative steht **Paracetamol** zur Verfügung. Auch hier gilt eine strenge Indikationsstellung. Aber nach heutigem Wissen hat sich trotz Einnahme in den ersten Monaten der Schwangerschaft keine erhöhte Fehlbildungsrate (weder in Bezug auf Bauchwanddefekte noch auf Hodenhochstand) gezeigt.

Ibuprofen und andere nichtsteroidale Antirheumatika sind im 3. Trimenon aus demselben Grund wie ASS kontraindiziert. Bei der Anwendung im 1. und 2. Trimenon kann aufgrund zahlreicher Erfahrungen evtl. auch Ibuprofen angewendet werden.

Literatur

Embryotox. www.embryotox.de

Framm et al. Arzneimittelprofile für die Kitteltasche

41.5   Eine Mutter möchte ein Rezept für ihren 3 Monate alten Säugling einlösen: Aspirin 10 mg. Ist die Dosierung korrekt? Was ist zu tun?

Stichworte

- Anwendungsbeschränkung bei Kindern
- ASS-Dosierung: 100 mg

Antwort

Für die Therapie mit Acetylsalicylsäure gilt eine **Anwendungsbeschränkung bei Kindern** und Jugendlichen bis 14 Jahren. Nur wenn andere Maßnahmen keinen Erfolg bringen, kann ASS von Kinderärzten verordnet werden. Es besteht ein erhöhtes Risiko des Reye-Syndroms, einer akuten Enzephalopathie in Kombination mit einer Degeneration der Leber und hoher Letalität, das bei Indikationsstellung unter ärztlicher Kontrolle vertretbar ist.

Bei rheumatischen Erkrankungen im Kindesalter gilt ASS als Standardtherapie. Für Säuglinge stehen keine Alternativen zur Verfügung. Ibuprofen ist erst für Kinder ab 6 Monaten zugelassen, Paracetamol hat keine antiphlogistische Wirkung. Die verwendeten Dosierungen von ASS liegen hier bei 60–80 mg/kg KG verteilt auf 4 Dosen. Bei einem

3-monatigen Säugling von ca. 5 kg KG käme man auf eine **Dosierung** von 4 × täglich **100 mg**. In der Zulassung einiger ASS-Präparate steht als Dosierungsempfehlung für Kinder von 6 Monaten bis 2 Jahren 50–100 mg als Einzeldosis.

Zu der Frage, ob ASS der geeignete Wirkstoff für diesen Säugling ist, kommt die Überlegung hinzu, dass die Dosierung wahrscheinlich zu niedrig gewählt wurde. Rufen Sie den behandelnden Arzt an und sagen Sie ihm, dass Sie sich wegen des ungewöhnlichen Wirkstoffs für den Säugling und der ungewöhnlichen Dosierung vergewissern wollen, ob die Angabe korrekt sei. In diesem Fall würde eine individuelle Kapselherstellung erfolgen (Rezepturen ▶ Frage 37.19).

Literatur
Fachinformation

Pschyrembel. Klinisches Wörterbuch

Rote Liste®

41.6 Welche Zubereitungen gibt es von Paracetamol? Welche Wirkungen hat es? Was kann man bei Vergiftungen tun?

41

Stichworte
- Tabletten, Kapseln, Brausetabletten, Pulver, Zäpfchen, Saft
- Antipyretischer und analgetischer Effekt
- Hepatotoxizität
- Acetylcystein als Antidot

Antwort
Paracetamol wird als Analgetikum und Antipyretikum eingesetzt. Für Kinder und Erwachsene stehen **Zäpfchen** und **Saft** (Ben-u-ron®, Captin®) zur Verfügung, für Erwachsene **Tabletten** (Ben-u-ron®), **Kapseln** (Ben-u-ron®), **Brausetabletten**, Zäpfchen (Paracetamol-ratiopharm®) und **Pulver** (Grippostad®-Heißgetränk).

Paracetamol besitzt eine gute **antipyretische** und etwas schwächere **analgetische Wirkung**, die antiphlogistische Wirkung ist gering. Der analgetische Effekt kommt nicht durch eine periphere Hemmung der Cyclooxygenasen zustande, sondern ist vorwiegend zentral bedingt. Der genaue Wirkmechanismus ist bislang unbekannt.

In üblichen Dosierungen ist Paracetamol im Allgemeinen gut verträglich. Erwachsene nehmen bei Bedarf 500–1000 mg, maximal 4 × täglich 1000 mg bezogen auf einen 70 kg schweren Patienten. Für Kinder gelten alters- und gewichtsangepasste Dosierungen. Die niedrigste Einzeldosis ist 75 mg in Form von Zäpfchen, die maximale Tagesdosis bei Säuglingen < 3 Monaten mit einem Gewicht von 3–4 kg KG beträgt z. B. 150 mg, also zwei Zäpfchen.

Bei Patienten mit Analgetika-Asthma kann es selten zu Unverträglichkeitsreaktionen bis zur Atemnot kommen. Das große Problem der Paracetamol-Anwendung ist die **hepatotoxische Wirkung** bei Überdosierung. Dosen über 10 g, entsprechend der 3–4-fachen Tageshöchstdosis führen zu schweren, meist tödlichen Leberzellnekrosen. Bei Patienten mit vorgeschädigter Leber und gleichzeitiger Einnahme anderer lebertoxischer Substanzen können schon Dosen um 6 g und darunter problematisch sein. In niedrigen Dosierungen werden die leberzellschädigenden Metabolite des Paracetamols durch Glutathion unter Bildung ungiftiger Konjugate abgefangen. Sind die Glutathionspeicher erschöpft, treten zytotoxische Reaktionen auf.

Für die Therapie einer Paracetamol-Vergiftung werden Methionin, Cysteamin und **Acetylcystein als Antidot** eingesetzt. Zur Anwendung kommen hier hohe Dosen Acetylcystein (Fluimucil® Antidot 20 %) von 300 mg/kg KG innerhalb von 21 Stunden per Infusion.

Literatur

Fachinformation
Mutschler et al. Arzneimittelwirkungen
Rote Liste®

41.7   Was ist der Unterschied zwischen ASS und Paracetamol?

Stichworte

- Periphere bzw. zentrale Analgesie
- Antiphlogistische bzw. antipyretische Wirkung
- Nebenwirkungen, Wechselwirkungen
- Anwendung bei Kindern und in der Schwangerschaft

Antwort

Aus den Antworten zu ▶ Frage 41.3 und ▶ Frage 41.6 ergeben sich folgende Unterschiede:

ASS wirkt als **peripherer** Cyclooxygenasehemmer, während Paracetamol eine **zentrale** analgetische Wirkung zeigt.

Neben dem analgetischen Effekt wirkt ASS vor allem **antiphlogistisch**, deshalb wird es als nichtsteroidales Antirheumatikum verwendet. Paracetamol wirkt neben der Analgesie gut **antipyretisch** und wird deshalb bei Erkältungskrankheiten mit Fieber bevorzugt.

ASS wird aufgrund seiner akuten **Nebenwirkungen** nicht immer gut vertragen, betroffen sind vor allem Patienten mit einem empfindlichen Magen. Paracetamol wird im Allgemeinen sehr gut vertragen, allerdings besteht die Gefahr der lebensgefährlichen Intoxikation bei Überdosierung.

Wechselwirkungen: Patienten, die Arzneimittel zur Blutgerinnungshemmung, orale Antidiabetika oder magenschleimhautschädigende Arzneimittel einnehmen, sollten auf ASS verzichten. Paracetamol sollte nicht zusammen mit anderen lebertoxischen Arzneimitteln eingenommen werden.

Zur Anwendung bei **Kindern** und in der **Schwangerschaft** kommt Paracetamol in Frage.

Literatur

Framm et al. Arzneimittelprofile für die Kitteltasche
Mutschler et al. Arzneimittelwirkungen
Rote Liste®

41.8   **Was empfehlen sie einem Patienten, der trotz Magen-empfindlichkeit Diclofenac anwenden möchte?**   *

Stichworte

- Diclofenac: saures Antiphlogistikum
- Nebenwirkung über COX-1-Hemmung: Magenulcerationen, Störungen des Gastrointestinaltrakts
- Galenischer „Magenschutz": dispers oder magensaftresistente Dragees
- Protonenpumpenhemmer: Omeprazol

Antwort

Diclofenac kann, peroral eingenommen, den Magen auf zweierlei Weise schädigen. Erstens reizt es als **saures Antiphlogistikum** direkt chemisch die Magenschleimhaut, wenn ein Kontakt zustande kommt. Zweitens wirkt Diclofenac systemisch schädigend auf die Magenschleimhaut durch die Hemmung der Prostaglandinsynthese.

Für die Biosynthese der Prostaglandine finden sich zwei Isoformen der Cyclooxygenase. Auf der einen Seite gibt es die sog. COX-2. Sie ist z. B. als Reaktion auf eine Gewebeschädigung an der Synthese von Prostaglandinen beteiligt, die im Körper Entzündung, Schmerz und Fieber auslösen. Auf der anderen Seite gibt es die sog. COX-1, die die Synthese von Prostaglandinen zur Regulation vielfältiger Organfunktionen bewirkt.

Diclofenac hat zwar eine leichte Präferenz für COX-2, die für den analgetischen Effekt verantwortlich ist, wirkt aber auch auf die COX-1. COX-1 wirkt physiologischerweise auf die Synthese von Prostaglandinen u. a. im Magen auf die Verringerung der Magensaftproduktion und eine Zytoprotektion der Magenschleimhaut. Wird die COX-1 gehemmt, kommt es entsprechend zu einer erhöhten Magensaftproduktion und einer verringerten Zytoprotektion und damit klinisch zu **Nebenwirkungen**, wie **gastrointestinalen Störungen**, Erosionen im Gastrointestinaltrakt bis hin zu **Ulcerationen**, Blutungen und Perforationen. Deshalb ist Diclofenac bei Magen- und Duodenalulcera in der Anamnese kontraindiziert.

Um die lokale Verträglichkeit von Diclofenac zu verbessern, wurden verschiedene Methoden des **galenischen „Magenschutzes"** entwickelt.

Um den direkten Kontakt mit der Magenschleimhaut zu minimieren bzw. zu vermeiden, gibt es leicht lösliche Diclofenac „Tabs" oder **„dispers"-Tabletten**. Sie werden in einem großen Glas (mind. 200 ml) Wasser gelöst und zusammen mit einer Mahlzeit oder nach dem Essen getrunken. Damit wird die Wirkstoffkonzentration im Magen verdünnt und die lokale Reizung minimiert. Eine Alternative ist die Verwendung von **magensaftresistenten Dragees**. Sie müssen mindestens eine halbe Stunde (besser zwei Stunden) vor einer Mahlzeit auf nüchternen Magen ebenfalls mit viel Flüssigkeit eingenommen werden, um im Magen auf einen sauren pH-Wert zu treffen und im Ablauf der Motorik des leeren Magens (mit sog. Housekeeper-Waves) als Ganzes den Pylorus zu passieren. Bei Einnahme zum oder nach dem Essen trifft das Dragee auf eine Magenmotorik, die einen Monolithen bis zur Zerkleinerung zurückhält, und auf einen neutralen pH-Wert, bei dem sich das Dragee frühzeitig auflöst, und damit wird der gewünschte Effekt zunichte gemacht.

Diese galenischen Maßnahmen können die systemische „Magenverträglichkeit" kaum verbessern. Deshalb bekommen Patienten unter NSAR-Langzeittherapie mit einem erhöhten Risiko für Magen-Darm-Ulcera **Protonenpumpenblocker**, z. B. **Omeprazol** oder Pantoprazol als „Magenschutz" verordnet. Ein erhöhtes Risiko besteht bei Patienten

> 65 Jahren, in Kombination mit ASS 100 mg, anderen NSAR, Glucocorticoiden, Antidepressiva (SSRI) und mit bekannter Ulkusanamnese. PPI sind zur Therapie und Prophylaxe der Ulkuskrankheit zugelassen.

Alternativ kann die Therapie auf COX-2(selektive)-Hemmer, sog. **Coxibe** wie Celecoxib (Celebrex®) oder Etoricoxib (Arcoxia®) umgestellt werden. Unter dieser Therapie treten gastrointestinale Komplikationen seltener auf.

Literatur
Fachinformationen

Mutschler et al. Arzneimittelwirkungen

Rote Liste®

41.9   Das Arzneimittel Valoron® enthält als wirksame Bestandteile Tilidinphosphat berechnet als Hydrochlorid und Naloxon-HCl: Welche Indikation hat dieses Arzneimittel? Warum ist Naloxon enthalten?   *

Stichworte
- Verschreibungspflichtiges Opioid-Analgetikum
- Tilidin: Opioid-Agonist
- Naloxon: Opioid-Antagonist
- Missbrauchspotenzial

Antwort
Es handelt sich bei Valoron® um ein mittelstark wirksames **Opioid-Analgetikum.**

Tilidin ist ein chemisch nur entfernt mit Morphin verwandter **Opioid-Agonist**, hat aber eine ähnliche Wirkung und Wirkstärke wie Pethidin (Dolantin®). Es besitzt etwa 20 % der Wirkstärke von Morphin, wirkt nicht antitussiv.

Naloxon ist ein **Opioid-Antagonist**. Parenteral gegeben würde Naloxon die analgetische Wirkung des rasch wirkenden Tilidin sofort antagonisieren. Peroral eingenommen wird Naloxon durch einen hohen First-Pass-Effekt schnell metabolisiert und seine Wirkung abgeschwächt. Deshalb kommt bei oraler Gabe der analgetische Effekt des Tilidins zum Tragen. Dosissteigerungen außerhalb eines engen Bereichs sind wegen der antagonisierenden Wirkung des Naloxons jedoch nicht möglich.

Die Kombination soll dem **Missbrauch vorbeugen**. Zur Injektion eignet sich die Kombination nicht. Ausbildung von Toleranz und Abhängigkeit wurde wiederholt beobachtet. Das Suchtpotenzial ist in der Kombination zwar abgeschwächt, jedoch nicht ganz aufgehoben. Da es in der Drogenszene weit verbreitet ist und es in den letzten Jahren zu vielen Vorfällen von Rezeptfälschungen und Einbrüchen in Apotheken wegen tilidinhaltiger Präparate gekommen ist, sind schnell wirksame Präparate mit dieser Wirkstoffkombination (Tilidin-Tropfen) seit Januar 2013 der BtMVV unterstellt worden. Retardierte Präparate sind davon ausgenommen.

Literatur
Aktories et al. Allgemeine und Spezielle Pharmakologie und Toxikologie

Mutschler et al. Arzneimittelwirkungen

41.10 Kann die Obstipation bei einer Morphin-Therapie verhindert werden? *

Stichworte
- Zentrale und periphere Wirkungen der Opioide
- Opioid-Rezeptoren: μ-Rezeptor
- Periphere Opioid-Antagonisten
- Vorbeugung und Behandlung der Obstipation

Antwort
Opioide haben zahlreiche Wirkungen, die therapeutisch ausgenutzt werden können, so die Analgesie, z. B. Morphin (Sevredol®), ein antitussiver Effekt, z. B. Codein (Codipront®) oder Dihydrocodein (Paracodin®), aber auch eine Einschränkung der Darmmotilität (Opiumtinktur).

Opioid-Analgetika wirken durch ihre **zentrale Wirkung** analgetisch und antitussiv, sedativ und tranquillisierend, euphorisierend, atemdepressiv, emetisch bzw. antiemetisch, miotisch, antidiuretisch und führen zu Toleranzentwicklung.

Peripher wirken sie ebenfalls analgetisch, zusätzlich erhöhen sie den Tonus der glatten Muskulatur und verzögern so die Magenentleerung, führen zu spastischer Obstipation, zu Gallenentleerungsstörungen und Harnverhalt.

Die Wirkungen kommen durch Bindung der Opioide an entsprechende **Opioid-Rezeptoren** zustande. In der Zwischenzeit wurden eine Reihe von Rezeptoren charakterisiert, z. B. μ, κ, δ, χ. Man hatte gehofft, durch rezeptorselektive Wirkstoffe unerwünschte Nebenwirkungen ausschalten zu können. Diese Hoffnung hat sich leider nicht erfüllt. Die klassischen Opioid-Wirkungen werden alle über den **μ-Rezeptor** vermittelt, nämlich sowohl die zentrale Analgesie, wie auch Atemdepression, spastische Obstipation, Miosis und Euphorie.

Eine theoretische Möglichkeit Obstipation zu vermeiden ist, gleichzeitig einen **peripher wirkenden Opioid-Antagonisten** einzusetzen. Hier steht Targin® zur Verfügung, eine Kombination aus Oxycodon und Naloxon. Der klinische Nutzen muss sich in der Anwendung zeigen. In der Praxis wird gleich zu Beginn einer langfristigen Opioidtherapie mit einer **prophylaktischen Therapie** einer nahezu zwangsläufig eintretenden Obstipation begonnen. Als Basismaßnahmen stehen ausreichende Mobilisation, ballaststoffreiche Ernährung und reichliche Flüssigkeitszufuhr je nach Zustand des Patienten zur Verfügung. Zusätzlich werden frühzeitig Macrogole (Isomol®), Plantago-ovata-Samen (Mucofalk®) oder Lactulose (Bifiteral®) verabreicht in einer individuellen, bedarfsgerechten Dosierung. Bei eingetretener Obstipation wird mit den zur Verfügung stehenden Laxanzien Natriumpicosulfat (Laxoberal®), Bisacodyl (Dulcolax®) oder Natriumhydrogenphosphat (Freka-Clyss®) nach einem Stufenplan behandelt.

Literatur
Lennecke et al. Therapie-Profile für die Kitteltasche
Mutschler et al. Arzneimittelwirkungen

41

41.11 Welche Schmerzmittel greifen nicht an Opioid-Rezeptoren und nicht in die Prostaglandinsynthese ein?

Stichworte

▦ Nicht saure antipyretische Analgetika: Paracetamol, Metamizol, Phenazon, Propyphenazon, Phenylbutazon

Antwort

Der Wirkungsmechanismus der **nicht sauren antipyretischen Analgetika**, nämlich **Paracetamol** (Ben-u-ron®), **Metamizol** (Novalgin®), **Phenazon** (Migräne-Kranit®), **Propyphenazon** (Demex® Zahnschmerztabletten) und **Phenylbutazon** (Ambene®) ist im Einzelnen noch nicht geklärt. Sie hemmen zentral die durch nozizeptive Stimuli hervorgerufene Prostaglandinfreisetzung.

Ganz ohne Einfluss auf Prostaglandine ist Flupirtin (Katadolon®). Es besitzt deshalb in üblichen Dosierungen auch keine antiphlogistischen oder antipyretischen Eigenschaften. Flupirtin soll selektiven Einfluss auf neuronale Kaliumkanäle haben, wodurch Neurone hyperpolarisiert werden. Sie sind dann weniger stimulierbar durch nozizeptive Afferenzen.

Literatur

Mutschler et al. Arzneimittelwirkungen

41.12 Kennen Sie pflanzliche Analgetika und deren Angriffspunkte?

Stichworte

▦ Mohn
▦ Weidenrinde
▦ Teufelskrallenwurzel
▦ Brennnesselkraut

Antwort

Aus **Mohn** (*Papaver somniferum*), genauer aus noch unreifen Mohnkapseln, erhält man einen Milchsaft, der über Nacht zu einer braunen, klebrigen Masse, dem Opium, eintrocknet. Opium enthält Alkaloide, nämlich die Opioide Morphin und Thebain. Sie wirken an zentralen und peripheren Opioid-Rezeptoren. Eingesetzt werden sie als starke Analgetika, Antitussiva oder zur Ruhigstellung des Darms bei starkem Durchfall oder nach Ileostomie und Kolostomie (Opiumtinktur).

Weidenrinde (Salicis cortex, Assalix®) enthält Salicin, das zu Salicylsäure metabolisiert wird, die wiederum als peripherer Cyclooxygenase-Hemmer in die Prostaglandinbiosynthese eingreift und auf diesem Wege analgetisch und antiphlogistisch wirkt. Sie wird bei fieberhaften Erkrankungen, Kopfschmerzen und rheumatischen Erkrankungen zur Unterstützung eingesetzt.

Teufelskrallenwurzel (Harpagophyti radix, Jucurba®, Rivoltan®) wird zur unterstützenden Therapie degenerativer Erkrankungen des Bewegungsapparats eingesetzt. Die Wirkung kommt vermutlich durch eine Hemmung proinflammatorischer Zytokine zustande.

Brennnesselblätter oder -kraut (Urticae folia, herba) wird äußerlich als Adjuvans bei rheumatischen Beschwerden verwendet. Es wirkt durch Reizung der Haut. Innerlich wird ebenfalls eine Hemmung proinflammatorischer Zytokine diskutiert (Rheuma-Hek®).

Literatur

Gehrmann et al. Arzneidrogenprofile für die Kitteltasche
Leonhardt. Phytopharmaka nano

41

42 Schuppen

42.1 **Ein Kunde hat so heftige Schuppenprobleme, dass sein Mantelkragen schon ganz weiß ist: Was empfehlen Sie?**

Stichworte

- *Malassezia furfur*
- Lokale Antimykotika: Ketoconazol, Clotrimazol

Antwort

Die seborrhoische Dermatitis der Kopfhaut zeigt die Symptome Schuppenbildung und leichter Juckreiz. Die gesteigerte Talgproduktion führt dazu, dass der Kopfhautpilz *Malassezia furfur* sich vermehrt und dadurch mehr Hornzellen abgeschilfert werden. Hornzellen und Talg zusammen bilden sichtbare Kopfschuppen. Fragen Sie Ihren Kunden nach weiteren Symptomen: Klagt er auch über rote, nässende oder verkrustende Stellen auf der Kopfhaut oder massiven Haarausfall, verweisen Sie ihn an seinen Hausarzt. Dies gilt auch, wenn die schuppenden Stellen nicht nur auf den Kopf beschränkt sind. Es könnte sich um Psoriasis oder Neurodermitis handeln.

Ist eine Behandlung im Rahmen der Selbstmedikation möglich, empfehlen Sie Ihrem Kunden ein Schuppenmittel, das ursächlich wirkt. **Lokale Antimykotika** wirken durch Angriff an der Zellmembran der Pilze und beseitigen so die Beschwerden relativ schnell. Hier ist die Anwendung eines Shampoos sinnvoll. Weisen Sie den Kunden darauf hin, die Einwirkzeiten zu beachten, damit das Präparat optimal wirken kann. **Ketoconazol** (Terzolin® 2 %): 4 Wochen lang 2-mal wöchentlich ins angefeuchtete Haar geben, 3–5 min einwirken lassen, dann ausspülen. Zur Vermeidung eines Rezidivs empfiehlt sich die weitere Anwendung 1-mal in der Woche über 12 Wochen.

Clotrimazol (SD-Hermal® Minuten-Creme): 2-mal wöchentlich ins angefeuchtete Haar geben, 5 min einwirken lassen, dann ausspülen.

Weitere lokale Antimykotika sind: Ciclopirox (Stieprox® Intensiv Shampoo), Piroctonolamin/Climbazol (Eucerin® Dermo Capillaire Anti-Schuppen Shampoo).

Wird noch ein weiteres Shampoo benutzt, so empfehlen Sie ein mildes, leicht entfettendes Shampoo für die tägliche Haarwäsche.

Wichtig ist, dass Sie den Kunden darauf hinweisen, dass sich die Beschwerden nach zwei Wochen bessern sollten. Halten die Probleme unverändert an, raten Sie zu einem Arztbesuch.

Literatur

Lauer-Taxe

Lennecke et al. Selbstmedikation für die Kitteltasche

43 Schwangerschaft

43.1 Was ist bei der Abgabe von Arzneimitteln in der Schwangerschaft zu beachten?

Stichworte
- Plazentagängigkeit
- Embryotoxische, teratogene und mutagene Wirkung
- Blastogenese, Embryogenese, Fetalzeit, Geburt
- Embryotox.de

Antwort

Abgesehen von großmolekularen Arzneistoffen, wie Heparin oder Insulin, gehen alle systemisch wirkenden Arzneimittel durch die **Plazenta** in den kindlichen Blutkreislauf über. Dabei wirken sie auf den kindlichen wie auf den erwachsenen Organismus qualitativ gleich. Die Dosierung ist auf den erwachsenen Organismus angepasst, für den Embryo bzw. Fetus kann die Dosierung jedoch toxisch sein. Zum einen besitzt embryonales Gewebe einen viel intensiveren Stoffwechsel, zum anderen besitzen die arzneistoffabbauenden Enzyme noch nicht dieselbe Aktivität wie die der Mutter. Das Auftreten von negativen Effekten aus diesen genannten Gründen nennt man **embryotoxisch.** Von einer **teratogenen** Wirkung spricht man, wenn als Reaktion auf die Einnahme eine Missbildung auftritt. Von einer **mutagenen Wirkung,** wenn das Arzneimittel das Erbgut des Kindes verändert.

In der Zeit der Heranreifung von Ei und Samenzelle wirken sich Arzneimittelschäden als Befruchtungsunfähigkeit bzw. Unfruchtbarkeit aus.

In der **Blastogenese**, den ersten beiden Wochen der Schwangerschaft, führen Schädigungen der befruchteten Eizelle zum Absterben des Keimes und damit zur Verhinderung der Einnistung des angehenden Embryos.

In der **Embryogenese,** der 3. bis 7. Schwangerschaftswoche, haben Schädigungen große Auswirkungen. In diesem Entwicklungsabschnitt werden beim Embryo Arme, Beine, äußere Körperform und die inneren Organe angelegt. Schädigungen können hier Fehlbildungen hervorrufen, wie z. B. schadhafte Extremitätenausbildung (Beispiel: Thalidomid, Contergan®, Thalidomide Celgene®) bis hin zum Fehlen eines Körperteils.

In der **Fetalzeit**, der 8. bis 36. Schwangerschaftswoche, erfolgt die Feindifferenzierung der Organe und die Ausbildung der Körperfunktionen. Schädigungen in dieser Zeit führen meist nicht zu Missbildungen, sondern zu mangelhafter Organfunktion.

In den letzten Wochen ist zusätzlich zu bedenken, dass Arzneimittel die **Geburt** beeinflussen können. So löst Dimenhydrinat (Vomex A®) vorzeitige Wehen aus, während ASS und andere nichtsteroidale Antirheumatika durch Hemmung der Cyclooxygenase die Geburt verlängern und außerdem die Gefahr der Blutungen unter der Geburt steigern.

Generell gilt, dass Arzneimittel in der Schwangerschaft nur dann angewandt werden, wenn es unbedingt erforderlich ist, und das therapeutische Ziel nicht auch durch eine andere risikoärmere Methode erreicht werden kann. Jede Entscheidung ist eine Risikoabwägung zwischen Wohl der Mutter und Wohl des Kindes. In der Selbstmedikation ist möglichst der Rat des behandelnden Arztes einzuholen.

Zur Beratung einer Schwangeren in der Apotheke eignen sich die Packungsbeilagen wegen des allgemeinen Pflichttexts, dass von einer Anwendung wegen nicht erwiesener Sicherheit abgeraten wird, nur bedingt. Hier ist zur besseren Einschätzung die Fachinformation des jeweiligen Arzneimittels oder die Website des Pharmakovigilanz- und Beratungszentrums für Embryonaltoxikologie der Charité-Universitätsmedizin, Berlin (**www.embryotox.de**) zu Rate zu ziehen.

Literatur

Embryotox. www.embryotox.de

43.2 Empfehlen Sie einer Schwangeren die Substitution von Mineralstoffen, Spurenelementen, Vitaminen oder DHA? *

Stichworte

- Iodid zur Kropfprophylaxe
- Folsäure zur Prävention eines Neuralrohrdefekts
- Omega-3-Fettsäuren
- Eisen

Antwort

Schwangere sollten sich möglichst gesund und ausgewogen ernähren. Trotz guter Ernährung kann es jedoch zu einer Mangelversorgung kommen.

Da Deutschland zu den Iodmangelgebieten gehört, wird empfohlen, **Iodid** zur **Kropfprophylaxe** zuzuführen (100–200 µg/d).

Folsäuremangel ist schuld an einem **Neuralrohrdefekt** von Neugeborenen. Da die Versorgung mit Folsäure über die normale Ernährung fraglich ist, wird hier zur **Prävention** eine tägliche Zufuhr von 600 µg **Folsäure** pro Tag empfohlen. Kindliche Fehlbildungen können noch besser verhindert werden, wenn gleichzeitig ein Multivitaminpräparat mit den Vitaminen des B-Komplexes nach den Empfehlungen der Deutschen Gesellschaft für Ernährung (DGE) gegeben wird. In den für Schwangere zugelassenen Präparaten ist für die Zeit des Kinderwunsches bis zur 12. Schwangerschaftswoche 800 µg Folsäure + 150 µg Iodid enthalten, für die Zeit danach bis zur Stillzeit 400 µg Folsäure + 150 µg Iodid.

Laut DGE ist auch die Versorgung mit Calcium und Vitamin D kritisch, eine gezielte Ernährung oder ein Kombinationspräparat kann hier Abhilfe schaffen.

In der Schwangerschaft besteht ein erhöhter Bedarf für **Omega-3-Fettsäuren**. Wenn dieser über eine normale Ernährung nicht gedeckt werden kann, bietet sich eine Substitution mit Docosahexaensäure (DHA) und Eicosapentaensäure (EPA) aus Fischöl. Eine DGE-Empfehlung liegt hierfür nicht vor.

Über die Volumenvermehrung durch die Zunahme der Körperfülle kommt es im Lauf der Schwangerschaft häufig zu einem relativen Mangel an **Eisen**. Die Eisenspiegel werden vom betreuenden Gynäkologen regelmäßig geprüft und eine Therapie, wenn nötig, verordnet, sodass hier eine Empfehlung von Seiten der Apotheke ausbleiben kann.

Hoch dosierte Multivitaminpräparate, die Vitamin A enthalten, sind aufgrund des Fehlbildungsrisikos unbedingt zu meiden.

Literatur

Deutsche Gesellschaft für Ernährung. www.dge.de

Mutschler et al. Arzneimittelwirkungen

44 Sonnenschutz

44.1 Was bedeutet der Lichtschutzfaktor bei Sonnenschutzmitteln?

Stichworte

- UV-Strahlendosis, Bestrahlungszeit
- Lichtschutzfaktor (LSF) nach DIN, Sun protection factor (SPF) nach FDA oder SAA
- Umrechnung

Antwort

Der **Lichtschutzfaktor (LSF)** ist ein Maß für die Wirksamkeit eines Sonnenschutzmittels. Der Wert bezeichnet das Verhältnis zwischen der **UV-Strahlendosis bzw. Bestrahlungszeit**, die auf geschützter Haut eine erkennbare Rötung hervorruft, und der UV-Strahlendosis, welche dieselbe Rötung auf ungeschützter Haut hervorruft. Er gibt also an, um wie viel länger sich eine Person der Sonne aussetzen kann, ohne dass eine Hautreaktion auftritt.

Je nach Herkunftsland des Sonnenschutzpräparats wird der Lichtschutzfaktor mittels dreier standardisierter Testmethoden bestimmt, nach **DIN** (Deutsche Industrie Norm), **FDA** (Food and Drug Adminstration, USA) oder **SAA** (Standard Association of Australia). Für die **Umrechnung** gilt: Die **Sun-protection-factor**(SPF)-Werte nach FDA sind ca. ein Drittel höher als ein Sonnenschutzfaktor nach DIN, die Werte der SAA sind ca. 15–20 % höher als ein Wert nach DIN.

Nach neuen EU-Empfehlungen werden Sonnenschutzmittel vier Kategorien zugeordnet: einem niedrigen (LSF 6–15), mittleren (LSF 15–25), hohen (LSF 25–50) und sehr hohem Schutzniveau (LSF über 50).

Der Lichtschutz wird nur erreicht, wenn rechtzeitig vor Sonnenexposition eine ausreichende Menge des Sonnenschutzmittels auf die Haut gleichmäßig aufgetragen wird. Die Menge muss nach neuen Empfehlungen explizit auf der Packung vermerkt sein. Der Schutz wird durch Anwendung einer geringeren Menge deutlich gesenkt. Die Mittel sind mehrfach anzuwenden, um die Schutzwirkung aufrechtzuerhalten. Dabei wird die Schutzwirkung natürlich nicht verlängert.

Literatur

Gebler, Kindl. Pharmazie für die Praxis
Pschyrembel. Klinisches Wörterbuch

44.2 Sonnenschutzmittel werden als Gel, Creme oder Milch angeboten: Was ist der Unterschied zwischen diesen Anwendungsformen? Wie müssen sie angewendet werden?

Stichworte

- Hydrogele: fett-feuchte Haut, Akne, Mallorca-Akne
- Hydrodispersionsgele: Mallorca-Akne, pflegende Eigenschaften
- Lipogele: trockene Haut
- W/O-Emulsionen: trockene Haut
- O/W-Emulsionen: normale bis fett-feuchte Haut
- Sprays: behaarte Körperstellen
- Besondere Anwendungssituationen

Antwort

Die Auswahl der galenischen Form erfolgt je nach Bedürfnis des Kunden, also z. B. nach Hautzustand und zu schützendem Hautbereich.

Hydrogele enthalten hydrophile Makromoleküle, wie Cellulose-Derivate und Polyacrylate als Gelbildner, und bilden beim Antrocknen einen dünnen Film auf der Haut. Sie sind zu empfehlen bei **fett-feuchter Haut** und leichten Formen von **Akne** oder wenn die Anwendung von Lipiden und Emulgatoren, z. B. bei der sogenannten **Mallorca-Akne**, vermieden werden soll.

Hydrodispersionsgele sind milchig-trübe Zubereitungen ohne Emulgatoren. Sie besitzen Eigenschaften, die zwischen denen der klassischen Hydrogele und einer Emulsion liegen. Sie sind ebenfalls für Patienten mit **Mallorca-Akne** zu empfehlen. Sie besitzen zusätzlich noch **pflegende Eigenschaften**.

Lipogele sind Mischungen von Triglyceriden, Wachsen und Hartparaffin. Sie sind wasserabstoßend und lassen sich vor allem auf **trockener Haut** anwenden.

Emulsionen sind die beliebteste Anwendungsart. Es gibt **W/O-Emulsionen**, meist Cremes, die auf **trockener Haut** verwendet werden, und **O/W-Emulsionen**, Lotionen oder Milch, die bei **normaler bzw. fett-feuchter Haut** eingesetzt werden. Emulsionen, die Liposomen enthalten, besitzen den Vorteil, dass sie die Wirkstoffe in tieferen Hautschichten abladen können als einfache Emulsionen. Sie eignen sich für alle Hauttypen.

Zusätzlich im Handel sind noch Pasten, Sonnenöle, Stifte und **Sprays**. Letztere enthalten alkoholisch-wässrige Lösungen. Weil sie auf der Haut nicht kleben, eignen sie sich für **behaarte Hautstellen**. Sie ziehen gut ein und hinterlassen keinen Fettglanz.

Zu beachten sind **besondere Anwendungssituationen:**

Die Kinderhaut wird ähnlich wie trockene Haut behandelt, nämlich bevorzugt mit Wasser-in-Öl-Emulsionen, Lipogelen oder Hydrodispersionsgelen (Silikon). Besonders empfohlen werden hier physikalische Schutzfaktoren.

Bei pathologischen Lichtreaktionen, sogenannten Photodermatosen oder Sonnenallergie, werden fett- und emulgatorfreie Hydrogele oder fettarme W/O-Emulsionen verwendet. Vor dem Sonnenbad sollen wegen möglicher Lichtsensibilisatoren keine Parfums und dekorative Kosmetika verwendet werden.

Zur Anwendung beim Wasser- oder Wintersport ist wasserfester Sonnenschutz zu empfehlen. Hierfür werden Lipogele, Hydrodispersionsgele oder Öle verwendet.

Zur Anwendung gegen die aktinische Keratose, eine durch langjährige, intensive Einwirkung von Sonnenlicht verursachte chronische Schädigung der verhornten Oberhaut, die in Hautkrebs übergehen kann, werden spezielle Präparate mit maximalem Sonnenschutz (LSF > 50) angeboten (Isdin Eryfotona®AK, Actinica® Lotion, Avène SunsiMed®).

Sonnenschutzmittel werden generell eine halbe Stunde vor Sonnenexposition in ausreichender Menge auf die gereinigte Haut aufgetragen, gut und gleichmäßig verteilt. Nach exzessivem Wasserkontakt empfiehlt sich eine wiederholte Anwendung. Ein mehrfaches Auftragen eines Sonnenschutzmittels ergibt allerdings keine Verlängerung des Lichtschutzfaktors (▸ Frage 44.1).

Literatur
Gebler, Kindl. Pharmazie für die Praxis

44.3 Ihre Kundin reist in zwei Wochen nach Gran Canaria: Welchen Sonnenschutz empfehlen Sie ihr für ihre sehr helle Haut?

Stichworte
- Hauttyp
- Keltischer, germanischer Typ
- Notfall: Sonnenbrand-Behandlung

Antwort
Die Zeit, die sich ein Mensch der Sonnenbestrahlung aussetzen kann, ohne einen Sonnenbrand zu bekommen, ist je nach **Hauttyp** und je nach Strahlungsintensität unterschiedlich. Ihre Kundin mit einer sehr hellen Haut scheint dem germanischen Typ, vielleicht auch dem keltischen Typ zu entsprechen.

Der **keltische Typ** hat blonde oder rotblonde Haare, seine Haut ist hell, er wirkt immer blass. Seine Augen sind häufig blau oder grün. Er bräunt so gut wie nie, erleidet immer schwere Sonnenbrände. Seine Eigenschutzzeit der Haut liegt bei unter 10 Minuten. Ihm ist zu empfehlen, die Sonne generell aber vor allem mittags zu meiden, die Haut mit Kleidung zu bedecken, den Kopf mit einem breitrandigen Hut zu bedecken und einen guten Lippenschutz zu verwenden. Zusätzlich benötigt der keltische Typ Sonnenschutzmittel mit hohem LSF über 25–50. Die Verwendung von Mitteln mit sehr hohem Schutz (LSF > 50) wird nicht empfohlen. Diese Schutzwirkung würde bedeuten, dass sich der Anwender bei einer Eigenschutzzeit von 10 Minuten 500 Minuten, also über sechs Stunden in der Sonne aufhalten kann. Diese Zeit sollte bei vernünftigem Verhalten nicht erreicht werden.

Der **germanische Typ** hat hellblondes Haar, helle Haut und blaue, grüne oder graue Augen. Er bräunt kaum. Seine Eigenschutzzeit beträgt 10–20 Minuten. Auch ihm ist ein hoher Sonnenschutz zu empfehlen.

In Gran Canaria ist die Sonnenbestrahlung am Meer sehr intensiv. Empfehlen Sie dieser Frau einen starken Sonnenschutz mit einem Sonnenschutzmittel, das mindestens den LSF 25 aufweist. Raten Sie ihr, im Schatten zu bleiben. Empfehlen Sie ihr zusätzlich feuchtigkeitsspendende, pflegende After-Sun-Lotionen oder Cremes eventuell mit Reparaturenzymen (Photolyase). Sie wirken nach jedem Sonnenbaden beruhigend auf die Haut.

Wahrscheinlich wird es der Frau nicht gelingen, die Sonne so weit zu meiden, dass sie einen Sonnenbrand verhindern kann. Geben Sie ihr deshalb gleichzeitig Verhaltenstipps bei **Sonnenbrand** und ein Mittel zur **Behandlung** mit (▸ Frage 44.5).

44

Literatur

Gebler, Kindl. Pharmazie für die Praxis

44.4 Welchen Sonnenschutz empfehlen Sie für ein Kind mit empfindlicher Haut, das zu Allergien neigt?

Stichworte
- Wasser-in-Öl-Emulsionen
- Parfum- und konservierungsmittelfreie Produkte
- Physikalischer bzw. mineralischer Schutz

Antwort
Generell gilt, dass Kinder möglichst vor direkter Sonnenbestrahlung geschützt werden sollten. Zu empfehlen ist eine schützende Kleidung, z. B. UV-Schutz-Kleidung auch beim Baden im Meer tragen.

Bei Erwachsenenhaut, die zu Allergien neigt, würden sich Hydrogele als Sonnenschutz anbieten. Für die Kinderhaut eignen sich diese nicht, weil sie die empfindliche Kinderhaut zu sehr austrocknen (▸ Frage 44.2).

Spezielle Kinderprodukte sind meist **Wasser-in-Öl-Emulsionen**, die **parfum- und konservierungsmittelfrei** sein sollten. Dadurch sind sie auch bei empfindlicher, zu Allergien neigender Haut geeignet.

Lichtschutzsubstanzen sind meist lichtabsorbierende (chemische) Substanzen. Für Kinder werden häufig lichtreflektierende, sogenannte **physikalische oder mineralische** Substanzen, wie Titandioxid oder Zinkoxid verwendet. Beispiele hierfür sind Louis Widmer Kids Hautschutz Creme 25 (12,5 % Titandioxid), Vichy Capital Soleil® Kinderschutzspray, Avène Mineralische Sonnencreme, Eucerin® Kids Sun Lotion. Der Vorteil ist, dass die Wirkung sofort einsetzt.

Auszuwählen sind möglichst hohe Lichtschutzfaktoren von mindestens 25 mit hohem UV-A- und UV-B-Schutz. Präparate mit hoher Wasserfestigkeit sind zu bevorzugen.

Literatur

Gebler, Kindl. Pharmazie für die Praxis

44.5 Wie behandelt man einen akuten Sonnenbrand?

Stichworte
- Verbrennung
- Hitzeerythem, UV-Erythem
- Meiden von Sonnenexposition
- Glucocorticoidhaltige Cremes
- Kühle, feuchte Kompressen
- Irreparable Wirkungen, Spätschäden

Antwort

Die akuten Veränderungen der Haut unter Einfluss von Sonnenstrahlen entsprechen denen einer **Verbrennung.**

Ein **Hitzeerythem** tritt nach Erhitzen der Haut über 38 °C auf. Es ist ein wichtiges Warnzeichen. Verlässt man die Sonne bei Auftreten der ersten Rötung dauert es noch 1–2 Stunden bis das Erythem verblasst. Nach einer Latenzperiode von mehreren Stunden (meist 1–3 Stunden, bei niedriger UV-Strahlung bis zu 10 Stunden) tritt das **Ultraviolett- erythem** auf. Es hängt ab von der Dosis der UV-Strahlen.

Eine erste Maßnahme ist ein **Meiden von Sonnenexposition**, am besten durch Aufent- halt in geschlossenen Räumen oder im Schatten, unter maximalem Sonnenschutz durch Kleidung.

Die Therapie erfolgt mit **glucocorticoidhaltigen Cremes,** z. B. Ebenol®. Bei Schmer- zen helfen **kühle, feuchte Kompressen** oder kühlende Salben (Cold Cream, Lotionen).

Neben den akuten Wirkungen haben UV-Strahlen in hoher Dosis immer auch **irrepa- rable Wirkungen**. Nach jahrelanger Exposition führen sie zur Degeneration des Bindege- webes, zu Präkanzerosen (aktinische Keratose) und Geschwülsten auf der Haut. Die Nei- gung zu **Spätfolgen** ist individuell, besonders ausgeprägt ist sie bei hellhäutigen Men- schen.

Literatur

Lennecke et al. Selbstmedikation für die Kitteltasche

44.6 Welche Pflanzen oder Arzneimittel können phototoxische Reaktionen auslösen?

Stichworte

- Berloque-Dermatitis, Gräserdermatitis
- PUVA-Therapie
- Tetracycline, Johanniskrautextrakt

Antwort

Phototoxische Reaktionen sind konzentrationsabhängig, streng auf die Kontaktstelle begrenzt und äußern sich sonnenbrandartig als Pigmentwirkung, z. B. **Berloque-Derma- titis**, oder unter Blasenbildung, z. B. **Gräserdermatitis.**

Psoralene sind photoaktiv. Unter Lichteinfluss reagieren sie mit Pyrimidinbasen der DNA und wirken antimitotisch. Sie werden in der **PUVA-Therapie** zur Therapie der Pso- riasis wegen dieses Effekts angewendet.

Pflanzen, die Psoralene enthalten, sind z. B. die Gartenraute, Bärenklauarten, Schaf- garbe, Pastinak, Engelwurz, Liebstöckel, Blätter des Feigenbaums und Ammi visnaga.

Als Berloque-Dermatitis ist eine phototoxische Reaktion beschrieben, die von Berga- mottöl hervorgerufen wird, das in Kölnisch Wasser vorkommt. In Zitronen und Orangen können Furocumarine und Psoralene ebenfalls vorkommen.

Zudem können Lichtschutzfilter, Emulgatoren oder Konservierungsstoffe in Sonnen- schutzmitteln und Kosmetika eine Photosensibilisierung auslösen. Andere Beispiele für Reaktionen durch direkten Hautkontakt sind Farbstoffe, Teer und Teerbestandteile.

Solche Reaktionen werden nicht nur durch Aufbringen des Stoffs auf die Haut, sondern auch bei Einnahme bestimmter Stoffe ausgelöst. Verursacher sind hier z. B. **Tetracycline,** Antirheumatika, Sulfonamide, Phenothiazine, Hypericin in **Johanniskrautextrakten,** aber auch ACE-Hemmer.

Literatur

Gebler, Kindl. Pharmazie für die Praxis
Pschyrembel. Klinisches Wörterbuch

45 Übergewicht

45.1   Welche Präparate sind in der Apotheke zum Abnehmen erhältlich? Wie wirken diese?   *

Stichworte
- Kalorienzufuhr einschränken
- Selbstmedikation: Quellstoffe, Fettbindung, Formuladiäten, homöopathische Mittel
- Rezeptpflichtige Mittel: Sympathomimetika, Lipasehemmer, Serotonin-Noradrenalin-Reuptake-Hemmer

Antwort
Abnehmen funktioniert nur dann, wenn **weniger Kalorien zugeführt** werden als der Körper verbraucht. Verstärkte körperliche Bewegung hilft noch mehr Energie zu verbrauchen.

Bei den Präparaten zum Abnehmen, egal ob es sich um Mittel in der Selbstmedikation oder um rezeptpflichtige Medikamente handelt, gibt es zwei Wirkprinzipien:

- Reduktion des Hungergefühls, sodass weniger gegessen wird,
- Verminderung der Aufnahme bestimmter Stoffe aus der Nahrung, z. B. das Fett aus der Nahrung wird nicht verdaut und nicht aus dem Darm resorbiert.

Selbstmedikation
Quellstoffe wie Alginate (z. B. CM 3® Alginat) oder Weizenkleie wirken als kalorienarme Magenfüllung gegen Hunger aber nicht gegen die Esslust.

Fett soll im Darm durch Gelbildung mit dem Glucosaminpolymer Poliglusam (z. B. Formoline® L 112) **gebunden** werden. Durch Gelbildner marinen Ursprungs können Nahrungsfette an deren Oberfläche gebunden und dann ausgeschieden werden.

Formuladiäten mit einem hohen Proteinpulver-Anteil, z. B. Slimfast®, Almased®, Yokebe®, bieten einen schnellen Einstieg in die Diät, Kalorienzählen entfällt. Die Methode ist auf Dauer sehr eintönig.

Homöopathische Mittel, z. B. Madar D4 (Cefamadar®), verringern die Esslust.

Rezeptpflichtige Mittel

Sympathomimetika, z. B. Cathin (Alvalin® Tropfen) als rezeptpflichtiges indirektes Sympathomimetikum wirkt zentral stimulierend und den Appetit hemmend. Das Hungergefühl wird beeinflusst durch Erregung der Neurone des lateralen Hypothalamus. Die Einnahmedauer ist zeitlich begrenzt, die Nebenwirkungen wie Nervosität, Schlafstörungen, Herzrhythmusstörungen sind zu beachten.

Lipasehemmer wie Orlistat (Xenical® 120 mg rp! oder Orlistat-ratiopharm® 60 mg) entfalten ihre Wirkung im Darm. Die Fettspaltung in resorbierbare Monoglyceride und Fettsäuren wird verhindert. Die Konzentration von 120 mg pro Kapsel ist rezeptpflichtig. 60 mg Orlistat ist für bis zu 12 Wochen in Kombination mit einer hypokalorischen, fettreduzierten Kost in der Selbstmedikation zugelassen.

Serotonin-Noradrenalin-Reuptake-Hemmer, Sibutramin (Reductil®), beeinflusst das Hungergefühl durch Eingriff in den Neurotransmitterstoffwechsel. Jedoch ruht die Zulassung seit 2010.

Literatur
Lennecke et al. Selbstmedikation für die Kitteltasche
Lennecke et al. Therapie-Profile für die Kitteltasche

45.2   Ein Kunde kommt zu Ihnen in die Apotheke und möchte abnehmen. Was raten Sie ihm?

Stichworte
- Kalorienreduzierte Mischkost
- Low-Carb-Ernährung
- Medikamentöse Therapie
- Unterstützung durch Selbstmedikation

Antwort
Beginnen Sie mit der Frage „Was muss ich sonst noch wissen?". Dadurch erfahren Sie, ob Ihr Kunde Risikopatient ist, z. B. unter Diabetes oder Hypothyreose leidet, Antidepressiva einnimmt oder eine unbehandelte Herzinsuffizienz hat. In diesen Fällen sollte er die Diät noch mit seinem Arzt besprechen. Lassen Sie sich von Ihrem Kunden sein Körpergewicht und seine Körpergröße nennen. Bei einem Body-Mass-Index (▶ Frage 45.4) von 26–30 raten Sie zu einer Diät mit **kalorienreduzierter Mischkost** (ca. 1200 kcal/d) verbunden mit Bewegung und Motivationstraining (Verhaltenstherapie). Einmal in der Woche sollte gewogen werden, wobei eine Gewichtsabnahme von 0,5–1 kg/Woche anzustreben ist.

Die **Low-Carb-Ernährung** hat seit einigen Jahren einen Stellenwert auch in der Apotheke. Ziel ist eine Gewichtsabnahme ohne dass das Muskeleiweiß abgebaut wird. Erreicht wird dies durch drastische Reduktion von Kohlenhydraten zugunsten von Proteinen (siehe auch LOGI-Methode).

Das Konzept „Leichter leben in Deutschland" ist ein niedrigschwelliges Angebot für Übergewichtige, das die Vor-Ort-Apotheke anbieten kann. Die empfohlenen Rezepte sind ausgewogen und kohlenhydratreduziert zusammengestellt.

Medikamentöse Therapie (▶ Frage 45.1). Rezeptpflichtige Mittel sind nur bei hohem Übergewicht (BMI > 30) angezeigt bzw. bei weiteren Risikofaktoren.

Operationen wie z. B. Magenverkleinerungen werden nur in ganz schweren Fällen durchgeführt.

Eine **Unterstützung durch Selbstmedikation** ist möglich, aber nur als Einstieg (Formuladiäten) bzw. zur Erleichterung der Einhaltung der Diät geeignet (Magenfüllung durch Quellstoffe) (▸ Frage 45.1).

Literatur
Leichter leben in Deutschland. www.llid.de

Lennecke et al. Selbstmedikation für die Kitteltasche

Lennecke et al. Therapie-Profile für die Kitteltasche

LOGI-Methode. www.logi-methode.de

Pschyrembel. Therapeutisches Wörterbuch

45.3   Eine Patientin kommt in Ihre Apotheke und möchte eine Nulldiät machen. Was raten Sie ihr?

Stichworte
- Verlangsamung des Stoffwechsels
- Jo-Jo-Effekt
- Unterstützende Tipps

Antwort
Generell gilt, dass Fasten zum Abnehmen wegen einer **Verlangsamung des Stoffwechsels** problematisch ist. Es tritt bei radikalen Hungerkuren ein **Jo-Jo-Effekt** ein: je schneller man abnimmt, desto schneller hat man, nachdem die alten Essgewohnheiten wieder aufgenommen wurden, das Ursprungsgewicht oder sogar noch ein paar Pfunde mehr. Sinnvoll ist eine langsame, konstante Gewichtsabnahme bei gleichzeitiger Nahrungsumstellung.

Wenn die Kundin eine Nulldiät machen möchte, sollte sie nur unter ärztlicher Aufsicht totales Fasten durchführen. Raten Sie ihr auch bei Saftfasten oder anderen modifizierten Fastenkuren zu ärztlicher Betreuung. Basenfasten ist eine Fastenkur, in der auf säurebildende Lebensmittel verzichtet wird, Gemüse und Obst aber verzehrt werden dürfen.

Unterstützende Tipps: Eine Fastenkur dauert etwa 3–4 Wochen. Wichtig ist eine ausreichende Flüssigkeitszufuhr, regelmäßige Darmentleerung durch Einlauf an jedem 2. Tag sowie Bewegung an frischer Luft. Nach der Kur ist ein langsamer Kostaufbau wichtig.

Literatur
Fink. Ernährung und Diätetik für die Kitteltasche

45.4   Was bedeutet BMI? In welcher Einheit wird gemessen? Wie ist die Einteilung? Was ist der Broca-Index?

Stichworte
- Body-Mass-Index
- Beurteilung des Körpergewichts
- Taillenumfang, Taille-Hüfte-Quotient

45

Antwort

BMI heißt **Body-Mass-Index** (Körpermassenzahl) und ist eine moderne Formel zur **Beurteilung des Körpergewichts**. Die Berechnung erfolgt nach nachstehender Formel:

$$BMI = \frac{\text{Körpergewicht in kg}}{\text{Körperlänge in m}^2}$$

Ein BMI < 20 entspricht Untergewicht, ein BMI von 20–25 Normalgewicht, ein BMI von 26–30 mäßigem Übergewicht und ein BMI > 30 Adipositas. Der BMI ist nicht dazu geeignet, den Körperfettanteil anzugeben, weshalb speziell in Bezug auf Herz-Kreislauf-Erkrankungen einige Risikopatienten nicht erkannt werden. Empfohlen wird eine Kombination aus BMI und **Taillenumfang** oder **Taille-Hüfte-Quotient** (WHR, Waist-Hip-Ratio) zur Bewertung des gesundheitlichen Risikos, denn vor allem das Bauchfett wird hier kritisch gesehen.

Literatur

Fink. Ernährung und Diätetik für die Kitteltasche
Pschyrembel. Klinisches Wörterbuch

45.5   Kann ein Diabetiker, der abnehmen möchte, Almased® verwenden?

Stichworte

- Typ-2-Diabetiker
- Typ-1-Diabetiker

Antwort

Almased®-Vitalkost ist eine energiereiche Diätnahrung auf Basis von Soja, Milch und Honig. Almased® enthält wenig Glucose, etwas mehr Fructose und Lactose, sodass der Blutzuckeranstieg bei einem Diabetiker nicht übermäßig stark sein wird. Almased hat einen relativ niedrigen glykämischen Index von 27. Für **Typ-2-Diabetiker** spricht, nach Rücksprache mit dem Arzt, nichts gegen ein gelegentliches Austauschen von Mahlzeiten durch Almased®, am sinnvollsten in Kombination mit mehr Bewegung. Eine kalorienreduzierte Mischkost ist anzuraten. Fastenkuren sind für Diabetiker nicht anzuraten, auch nicht mit Unterstützung des Produkts Almased®.

Um Blutzuckerschwankungen zu vermeiden, sollten **Typ-1-Diabetiker,** wenn überhaupt nötig, Diäten nur unter ärztlicher Kontrolle durchführen.

Literatur

Produktbroschüre Almased®

45.6   Was sind Formuladiäten?

Stichworte
- Bilanzierte Diäten
- Fertig- oder Halbfertigprodukte
- Einfach anzuwenden

Antwort
Formuladiäten sind **bilanzierte Diäten**, die als **Fertig- oder Halbfertigprodukte** eine ausreichende Versorgung mit Nährstoffen, Vitaminen, Mineralien bieten, sodass der Körper auch bei Anwendung über einen längeren Zeitraum keine ernährungsbedingten Mangelerscheinungen erleidet. Formuladiäten zur Gewichtsreduktion sind **einfach anzuwenden**, da das Kalorienzählen entfällt. Nachteilig ist der eintönige Geschmack. Sie sind nur als Einstieg in die Diät zu empfehlen, da die Abbruchquote aufgrund der Eintönigkeit sehr hoch ist.

Literatur
Fink. Ernährung und Diätetik für die Kitteltasche

45.7   Welche Diätformen kennen Sie? Wie sind sie zu bewerten?

Stichworte
- Fasten
- Modifiziertes Fasten
- Formuladiäten
- Sonderdiäten
- Ausgewogene Diäten
- Kalorienreduzierte Mischkost

Antwort
Fasten bedeutet, dass keine feste Nahrung aufgenommen wird, nur Flüssigkeitsaufnahme (kalorienfreie Getränke, evtl. Saft und Gemüsebrühe) über einige Tage bis Wochen. Notwendig ist die Einnahme von Vitamin- und Mineralstoffpräparaten vor allem bei längerem Fasten.

Modifiziertes Fasten bedeutet, dass ca. 30 g Eiweiß pro Tag aufgenommen wird sowie evtl. kleine Fett- und Kohlenhydratgaben.

Beurteilung: Fasten, um Gewicht zu reduzieren, ist nicht anzuraten, da die Rückfallgefahr in alte Lebensweisen sehr groß ist. Der Jo-Jo-Effekt ist schädlich für den Körper. Wenn Fasten, dann nur unter ärztlicher Aufsicht!

Formuladiäten sind nährstoffdefinierte Diäten, die als Fertig- oder Halbfertigprodukte eine ausreichende Versorgung mit Nährstoffen, Vitaminen und Mineralien bieten, sodass der Körper keine ernährungsbedingten Mangelerscheinungen erleidet, auch bei Anwendung über einen längeren Zeitraum.

Beurteilung: Formuladiäten zur Gewichtsreduktion sind einfach anzuwenden, das Kalorienzählen entfällt, sie sind eintönig im Geschmack und nur als Einstieg in die Diät

45

zu empfehlen, da die Abbruchquote aufgrund der Eintönigkeit sehr hoch ist. Es entsteht kein Lerneffekt hin zu einer gesunden Ernährung auch nach der Diät.

Sonderdiäten, z. B. Hay'sche Trennkost, bedeutet weitgehend getrennte Aufnahme von Eiweiß und Kohlenhydraten. Bei der Atkins-Diät dürfen fast keine Kohlenhydrate gegessen werden, dafür aber tierische Fette in beliebiger Menge und Salat. Bei der Kartoffeldiät dürfen fast nur Kohlenhydrate in Form von Kartoffeln gegessen werden.

Beurteilung: Jede Diätform mit zu starker Betonung einer Nahrungsmittelgruppe ist wegen möglicher Mangelerscheinungen abzulehnen.

Ideal ist die kalorienreduzierte Mischkost. Dies Merkmal zeigt z. B. die Hay'sche Trennkost. Die Trennung ist im Alltag manchmal schwierig durchzuführen. Im Rahmen der Hay'schen Trennkost wird weniger gegessen, die Nährstoffaufnahme ist ausreichend, ein Lerneffekt ist zu verzeichnen.

Ausgewogene Diäten, d. h. kalorienreduzierte Mischkost nach verschiedenen Plänen, z. B. Weight Watchers, Pfundskur, Brigitte-Diät, kalorienreduzierte Vollwertkost, LOGI oder andere individuelle Pläne.

Beurteilung: Durch eine gesunde **kalorienreduzierte Mischkost** ist ein Lerneffekt zu verzeichnen, die Nährstoffzusammensetzung ist ausgeglichen. Es kommt zu einer langsamen Gewichtsabnahme, kein Jo-Jo-Effekt.

Literatur
Fink. Ernährung und Diätetik für die Kitteltasche

45.8   Welche Krankheiten stehen mit Übergewicht in Zusammenhang?

Stichworte
- Metabolisches Syndrom
- Diabetes Typ 2

Antwort
Ernährungsbedingte Erkrankungen:

- **Metabolisches Syndrom**, auch tödliches Quartett genannt (Diabetes ▶ Frage 10.17): androide Fettsucht, gestörter Kohlenhydratstoffwechsel, Fettstoffwechselstörungen und Hypertonie mit den Folgen Arteriosklerose, Herzinfarkt, Schlaganfall,
- **Diabetes Typ 2**,
- Gicht,
- Obstipation durch Bewegungsmangel und ballaststoffarme Ernährung,
- Gelenkbeschwerden durch Übergewicht.

Literatur
Lennecke et al. Therapie-Profile für die Kitteltasche

46 Verhütung

46.1 Welche Möglichkeiten der Verhütung kennen Sie? *

Stichworte

- Natürliche Methoden: Kalendermethode nach Knaus und Ogino, Temperaturmethode, Billings-Ovulationsmethode, Hormonmessung zur Bestimmung der Ovulation
- Mechanische Barrieremethoden: Präservative, Scheidendiaphragma
- Hormonale Ovulations- und Nidationshemmer
- Intrauterinpessare (IUP)
- Subkutane Applikation
- Kutane Applikation
- Transdermale Applikation
- Operative Sterilisation

Antwort

Als **natürliche Kontrazeptionsmethode** wird die **Kalendermethode nach Knaus und Ogino** angewendet. Hierbei erfolgt die Beurteilung der fruchtbaren bzw. unfruchtbaren Tage nach der durchschnittlichen Länge des individuellen Zyklus. Bei konstantem Zyklus von 28 Tagen Länge gelten die Tage 1–9 und 16–28 als unfruchtbar. Bei unregelmäßigem Zyklus ist die Kalendermethode alleine nicht nutzbar. Diese Methode lässt sich mit der **Temperaturmethode**, also Messung der morgendlichen Basaltemperatur, oder der **Billings-Ovulationsmethode**, Beurteilung des morgendlichen Zervikalschleims, kombinieren, um die Sicherheit zu erhöhen. Auch mittels regelmäßiger **Hormonmessung** lässt sich der Zeitbereich der Ovulation bestimmen. Zur Auswertung sind kleine Computer entwickelt worden (Persona®), die der Frau rotes bzw. grünes Licht geben.

Diese natürlichen Methoden gelten als „mittel sicher" mit einem Pearl-Index von 1–6. Der Pearl-Index entspricht der Zahl der ungewollten Schwangerschaften pro 100 Frauenjahre.

Als **mechanische Barrieremethoden** können **Präservative** auf Seiten des Mannes bzw. ein **Scheidendiaphragma** auf Seiten der Frau angewendet werden. Die Verwendung eines lokalen Spermizids (Patentex® Ovula) hat ebenfalls einen mittleren Pearl-Index von 2.

46

Am häufigsten verwendet werden **hormonale Ovulationshemmer** bzw. **Nidations-hemmer**, die sogenannte Anti-Baby-Pille, ▸ Frage 46.2. Sie gehören mit einem Pearl-Index von < 1 auch zu den sichersten Verhütungsmitteln.

Intrauterinpessare sind zur Empfängnisverhütung eingeführte Kunststoffgebilde, die die Nidationswahrscheinlichkeit herabsetzen. Durch Abgabe von Kupferionen (Multi-load®) wirken sie gleichzeitig spermizid; Levonorgestrel als Wirkstoff (Mirena®) verstärkt die Wirkung des Pessars. Im NuvaRing® kommen Ethinylestradiol und Etonogestrel zur Wirkung. Auch er wird mit einem Pearl-Index von < 1 als sehr sicher bewertet.

Zur **subkutanen Applikation** steht Implanon NXT® zur Verfügung. Es handelt sich hierbei um ein streichholzgroßes Plastikstäbchen, das unter der Haut kontinuierlich Eto-nogestrel freisetzt. Es wirkt wie andere hormonale Kontrazeptiva über eine Hemmung der Ovulation und eine Viskositätserhöhung des Zervikalschleims.

Zur **transdermalen Anwendung** wurde Evra® entwickelt, das eine Kombination aus Ethinylestradiol mit einem Gestagen enthält.

Eine endgültige Verhütungsmethode ist die **operative Sterilisation** durch Tubensterili-sation bzw. Vasektomie. Zu bedenken ist, dass die Zeugungsfähigkeit nach Vasektomie erst nach bis zu neun Monaten erlischt.

Literatur

Lennecke et al. Therapie-Profile für die Kitteltasche

46.2   Welche Arten von Pillen gibt es? Wie wirken sie?

Stichworte

- Hormonale Ovulationshemmer: Ein-, Zwei-, Dreiphasen-Pillen
- Hormonale Nidationshemmer: Minipille

Antwort

Mittels einer dem Zyklus angepassten Gabe von Estrogenen und Gestagenen wird in den Regelkreis der periodischen Hormonausschüttung der Frau eingegriffen. Durch hormo-nale Gegenregulation erfolgt ein Ausbleiben der Ovulation. Diese Pillen wirken als **Ovu-lationshemmer**. Nach 21 Tagen regelmäßiger Hormoneinnahme folgen 7 Tage Pillen-pause, in denen es zu einer Abbruchblutung kommt. Verwendet werden:

- **Einphasenpillen** mit einer konstanten Estrogen-Gestagen-Kombination, z. B. Ethinyl-estradiol und Levonorgestrel (Miranova®),
- **Zweiphasenpräparate** mit einem hohen Estrogen-Anteil und einem niedrigen Gesta-gen-Anteil in der ersten Hälfte und einer normalen Kombination in der zweiten Hälfte der Einnahme, z. B. Ethinylestradiol und Desogestrel (Biviol®),
- **Dreiphasenpillen** (Sequenzmethode) mit drei unterschiedlichen Estrogen-Gestagen-Anteilen je nach Zyklusphase, z. B. Ethinylestradiol und Levonorgestrel (Trinovum®).

Einphasenpräparate gibt es in der Zwischenzeit auch als transdermales therapeutisches System (Evra®) und als Vaginalring (NuvaRing®).

Auch der alleinige Einsatz von Gestagenen kann eine Schwangerschaft sicher verhü-ten. In diesem Fall verhindert das Gestagen die Störung der Eireifung und das Einnisten des Eis, die Präparate wirken also als **Nidationshemmer**. Gleichzeitig erhöhen sie die Viskosität des Zervikalschleims, sie erschweren also die Penetration der Spermien. Bei einem Drittel aller Frauen wird die Ovulation unterdrückt. Gestagene können in verschiedener Applikationsform zum Einsatz kommen:

- sogenannte **Minipille:** z. B. Desogestrel (Cerazette®),
- Dreimonatsspritze: z. B. Medroxyprogesteron (Depo-Clinovir®),
- Implantat: Etonogestrel (Implanon NXT®),
- Intrauterinpessar: Levonorgestrel (Mirena®).

Der Vorteil von Dreimonatsspritze, Implantat und Intrauterinpessar besteht in der konstanten Wirksamkeit, ohne dass die Frau an die regelmäßige Einnahme denken muss. Gerade bei Gestagenen ist eine regelmäßige Einnahme möglichst alle 24 Stunden erforderlich, um die optimale Wirksamkeit zu erreichen.

Literatur
Lennecke et al. Therapie-Profile für die Kitteltasche

46.3 Eine Kundin zeigt Ihnen, dass ihr Evra®-Pflaster nicht mehr klebt. Kann es neu fixiert werden?

Stichworte
- Evra®: Matrixpflaster
- TTS: Beschaffenheit, Anwendung, Arzneistoffe in TTS

Antwort
Evra® ist ein **Matrixpflaster**, das als **transdermales therapeutisches System** eine Kombination aus Ethinylestradiol mit einem Gestagen enthält und als Kontrazeptivum eingesetzt wird.

Der Wirkstoff ist in eine Pflasterzubereitung eingearbeitet. Das Pflaster wird auf eine trockene Hautstelle geklebt, über die Kontaktfläche mit der Haut wird der Wirkstoff über die vorbestimmte Zeit (hier 24 Std.) konstant freigesetzt. Zum Saunabesuch oder Thermalbaden nimmt man es ab und deponiert es auf einer glatten Oberfläche, z. B. auf einer Spiegeloberfläche. Das gleiche Pflaster sollte aber nicht mehr als zweimal „zwischengelagert" werden, weil es sonst zu viel von seiner Haftfähigkeit verliert. Bei unbefriedigenden Hafteigenschaften empfehlen einige Firmen die zusätzliche Fixierung mittels eines Pflasterklebestreifens wie Hansaplast® oder Fixomull®. Dabei ist auf einen vollständigen Kontakt des Pflasters mit der Haut zu achten, um die vorgesehene Freisetzung zu erreichen. Sicherer und eleganter ist die Anwendung eines neuen Pflasters.

Ähnliche Empfehlungen gelten für alle TTS. Eine Liste aller TTS ist in der Lauer-Taxe unter Arzneiform „Pflaster, transdermale" zu finden.

Literatur
Kircher. Arzneiformen richtig anwenden

46

46.4 Eine junge Frau möchte von Ihnen die Pille danach. Wie gehen Sie vor?

Stichworte

- Notfallverhütung
- Ungeschützter Geschlechtsverkehr
- Vergewaltigung
- Kontraindikationen: akute oder chronische Darmerkrankungen, Leberfunktionsstörungen, Wechselwirkungen über CYP 3A4
- Levonorgestrel, Ulipristalacetat

Antwort

Bei der sog. „Pille danach" handelt es sich um eine **Notfallverhütung**, die nach einem ungeschützten Geschlechtsverkehr von Frauen genutzt werden kann. Für die Abgabe stehen in den ABDA-Leitlinien zur Qualitätssicherung unter dem Punkt „Selbstmedikation" eine „Handlungsempfehlung: Rezeptfreie Abgabe von Notfalkontrazeptiva" inkl. Checkliste zur Beratung und weitere Informationsmaterialien zur Verfügung.

Die erste Frage gilt der betroffenen Frau, ob die gewünschte „Pille danach" für die junge Frau selber ist. Wenn die Kundin nicht diejenige ist, die das Notfallkontrazeptivum einnehmen will, sollte eine Abgabe nicht erfolgen. Die nächste Frage wird bei sehr jungen Frauen (< 18 Jahren) die nach ihrem Alter sein. Bei Mädchen < 14 Jahren darf keine Abgabe ohne Einverständnis eines Erziehungsberechtigten erfolgen und sollte auf jeden Fall ein Arztbesuch empfohlen werden. Bei Jugendlichen zwischen 14 und 18 Jahren sollte eine Dokumentation der Beratung z. B. mithilfe der Checkliste der ABDA-Leitlinie erfolgen.

Als nächstes gilt es zu hinterfragen, ob der stattgefundene Geschlechtsverkehr tatsächlich „**ungeschützt**" war. Das ist natürlich der Fall, wenn keine Verhütungsmittel verwendet wurden oder wenn es zu Fehlanwendungen oder Versagen eines Kondoms oder anderer Methoden, wie der Temperaturmethode, gekommen ist. Hat die Frau allerdings bisher mit einem hormonalen Kontrazeptivum verhütet und hier eine Einnahme vergessen oder ist es zu Anwendungsfehlern z. B. vom Nuvaring® gekommen, so ist evtl. in der Fachinformation nachzulesen, ob eine nachträgliche Einnahme oder ein verzögertes Wiedereinsetzen ausreicht, um einen Schutz wiederherzustellen.

Ist das nicht der Fall, ist eine weitere Frage die nach dem Zeitpunkt des ungeschützten Geschlechtsverkehrs. Liegt dieser Zeitpunkt länger als 120 Stunden, also fünf Tage, zurück, besteht keine sinnvolle Indikation für die Einnahme eines Notfallkontrazeptivums. Es wäre schlichtweg dafür zu spät und im Fall einer ungewollten Schwangerschaft wäre ein möglichst kurzfristiger Besuch bei einem Gynäkologen erforderlich.

Besteht der Verdacht, dass die junge Frau aufgrund eines vorherigen ungeschützten Verkehrs bereits schwanger ist, darf keine Abgabe erfolgen. Auch hier ist die Kundin zum Arzt zu schicken.

Bei Verdacht auf eine Gewaltanwendung im Zusammenhang mit dem Geschlechtsverkehr, also bei einer **Vergewaltigung**, ist die Frau ebenfalls so schnell wie möglich von einem Arzt zu untersuchen, um evtl. forensische Hinweise zu sichern.

In allen anderen Fällen muss jetzt mit Fragen abgeklärt werden, ob **Kontraindikationen** gegen die Anwendung vorliegen. Akute gesundheitliche Probleme, wie eine akute Gastroenteritis, oder chronische Darmerkrankungen (M. Crohn), aber auch schwere

Leberfunktionsstörungen oder die Einnahme anderer Arzneimittel mit Wechselwirkungspotenzial über die Induktion von CYP 3A4 (z. B. Rifampicin, Phenytoin, Phenobarbital, Carbamazepin, Johanniskraut bzw. Hypericin, Ritonavir, Efavirenz) würden die Wirkung der Pille danach unsicher oder risikoreich machen. Von einer Abgabe ist abzusehen. Auch hier sollte die Frau zum Arzt geschickt werden. In allen Fällen könnte der Arzt die Einlage einer Kupferspirale durchführen.

Patientinnen mit schwerem Asthma, die mit Glucocorticoiden behandelt werden, wird die Einnahme von Ulipristalacetat nicht empfohlen. Eine relative Kontraindikation besteht für Levonorgestrel bei Patientinnen mit hohem Risiko für thromboembolische Ereignisse.

Wenn keine Kontraindikationen vorliegen, kann jetzt die Abgabe eines Notfallkontrazeptivums erfolgen. Wenn der ungeschützte Geschlechtsverkehr höchstens 72 Stunden, also 3 Tage, her ist, können sowohl **Levonorgestrel** (PiDaNa®, Unofem® Hexal) als auch **Ulipristalacetat** (Ellaone®) angewendet werden. Wenn mehr als 72 Stunden, aber weniger als 120 Stunden, als weniger als 5 Tage, vergangen sind, kann Ulipristalacetat (Ellaone®) zum Einsatz kommen. Beide Wirkstoffe sind keine „Abtreibungspillen", sondern können nur den Zeitpunkt des Eisprungs um mehrere Tage verzögern. Falls in der Zwischenzeit bereits eine Befruchtung eines Eies stattgefunden hat, kann diese weder rückgängig gemacht werden, noch kann ein Einnisten verhindert werden. Deshalb ist die Wirksamkeit beider Präparate besser, je zeitiger nach dem Vorfall die Einnahme erfolgt.

Innerhalb eines Zyklus sollte maximal eine Notfallverhütung stattfinden. Die Patientin ist bei Bedarf über geeignete Verhütungsmethoden zu beraten. (▶ Frage 46.1).

Literatur

ABDA. www.abda.de/leitlinien0
Lennecke et al. Selbstmedikation für die Kitteltasche

46

47 Vitamine, Spurenelemente

47.1 **Welche Vitamine können Sie in der Apotheke problemlos empfehlen? Welche Vitamine sollte man nicht in höheren Dosen über einen längeren Zeitraum einnehmen?**

Stichworte

- Wasserlösliche Vitamine: problemlos (Ausnahmen: Niereninsuffizienz, Vitamin B_6, Vitamin C)
- Fettlösliche Vitamine: Überdosierung möglich, Vitamin A und D

Antwort

Generell gilt, dass **wasserlösliche Vitamine** über die Niere ausgeschieden werden und deshalb nicht überdosiert werden können. Voraussetzung für die Ausscheidung ist eine normale **Nierenfunktion**. **Vitamin B_6** (Pyridoxin) wird in den therapeutischen Dosierungen (bis zu 20 mg/Tag) problemlos vertragen, aber nicht ohne ärztliche Verordnung über eine längere Zeit empfohlen. Bei Zufuhr von 500 mg/Tag über Monate zeigen sich Neuropathien oder Dermatitiden. Bei Einnahme von **Vitamin C** (Ascorbinsäure) im Grammbereich kommt es gelegentlich zu gastrointestinalen Störungen und Durchfall, möglicherweise zu Oxalatsteinen und zu einer erhöhten Kariesanfälligkeit durch Säureangriff des Zahnschmelzes.

Problematischer sind die **fettlöslichen Vitamine**. Sie werden über die Faeces ausgeschieden, können sich jedoch im Fettgewebe anreichern und im Fall der Vitamine A (Retinol) und D (Colecalciferol) schwere Gesundheitsschäden hervorrufen.

Akute **Vitamin-A-Überdosierung** führt zu Kopfschmerzen, Schwindel, Benommenheit und Erbrechen, bei Kindern wurde bei chronischer Überdosierung zusätzlich Appetitlosigkeit, Austrocknen der Haut, Haarausfall, Mundwinkelrhagaden, Knochenschmerzen, Hirndrucksymptomatik und Wachstumsverzögerungen beobachtet.

Vitamin-D-Überdosierung führt zu Hypercalcämie, Hypercalcurie, Erbrechen, Schwindel, Muskelschwäche und Kalkablagerungen in Niere, Leber und Blutgefäßen.

Vitamin K (Menadion) kann bei Neugeborenen in hoher Dosierung eine Hämolyse auslösen.

Überdosierungen von Vitamin E (Tocopherol) sind nicht bekannt. Dennoch gehen die Empfehlungen dahin, dass über längere Zeit eine Dosierung von 400 mg/Tag nicht überschritten werden soll.

Literatur

Fink. Ernährung und Diätetik für die Kitteltasche

Mutschler et al. Arzneimittelwirkungen

47.2   Wie wird Vitamin E angewandt?

Stichworte

- Antioxidans
- Vorkommen in pflanzlichen Ölen
- Einnahme von 100–400 mg/Tag, in Kurzzeitanwendung bis zu 1000 mg/Tag
- Langzeitanwendung: 400 mg/Tag

Antwort

Vitamin E (Tocopherol) ist ein **Antioxidans**. Es schützt mehrfach ungesättigte Fettsäuren in den Membranlipiden, in Lipoproteinen und im Depotfett vor Oxidation. Es fängt Lipidperoxidradikale ab und wird dabei selbst zum Vitamin-E-Radikal. Durch Vitamin C erfolgt anschließend wieder die Umwandlung in Vitamin E.

Vitamin E ist in **Pflanzenölen,** vor allem in Weizenkeimöl, Sonnenblumenöl und Olivenöl enthalten. Mit der Nahrung wird der Bedarf an Vitamin E gedeckt, der laut DGE 12–15 mg/Tag beträgt (1 mg = 1 IE). **Mangelerscheinungen** können bei Patienten mit unzureichender Gallensekretion, A-β-Lipoproteinämien oder chronisch entzündlichen Darmerkrankungen auftreten. Sie zeigen sich in einer Verkürzung der Erythrozytenlebensdauer, Muskelschwäche und Neuropathien.

Therapeutisch werden Dosen von **100–1000 mg/Tag** zur Behandlung von neurologischen Symptomen eines manifesten Mangels eingesetzt. Der Nutzen einer Vitamin-E-Einnahme zur Behandlung anderer Erkrankungen (rheumatischer Erkrankungen, Tumorprophylaxe, Durchblutungsstörungen) ist stark umstritten und nicht belegt.

Überdosierungen sind nicht bekannt. Dennoch gehen die Empfehlungen dahin, dass eine **Langzeitanwendung** über **400 mg/Tag** nicht erfolgen sollte, um negative Effekte auf das Herzinfarkt- und Schlaganfallrisiko zu vermeiden. Das gilt vor allem für die Risikogruppe der Raucher.

Literatur

Fink. Ernährung und Diätetik für die Kitteltasche

Mutschler et al. Pharmakologie kompakt

47

47.3 Welche Vitamine oder Spurenelemente haben antioxidative Eigenschaften?

Stichworte

- Reaktive Sauerstoffspezies
- Maligne Tumoren, degenerative Erkrankungen, Alterungsvorgang
- Vitamin A, C, E, Selen

Antwort

Antioxidanzien schützen andere Moleküle vor (schädlichen) oxidativen Reaktionen. Bei einer Vielzahl von Lebensprozessen entstehen **reaktive Sauerstoffspezies** (Singulett-Sauerstoff, Superoxidradikalanionen, Hydroxylradikale, Peroxide), die durch Angriff an Nukleinsäuren Mutationen oder durch Reaktionen mit Lipiden und Proteinen Zellschäden induzieren können. Reaktive Sauerstoffspezies gelten heute als wesentlicher Faktor bei der Entstehung von **malignen Tumoren** und **degenerativen Erkrankungen**, wie Arteriosklerose, Katarakt sowie beim **Alterungsvorgang**.

Eine Schädigung des Körpers wird physiologisch durch Antioxidanzien verhindert. Dazu gehören Tocopherole, Carotine, Ascorbinsäure und Enzyme, z. B. durch Glutathion-Peroxidasen und Superoxiddismutasen. Diese Enzyme enthalten die Spurenelemente Kupfer, Zink und Selen. Aus diesem Grund werden **Vitamin A** bzw. seine Vorstufen, die Carotinoide, **Vitamin C** (Ascorbinsäure), **Vitamin E** (Tocopherol) und das Spurenelement **Selen** zu den Antioxidanzien gezählt.

Literatur

Fink. Ernährung und Diätetik für die Kitteltasche

Mutschler et al. Arzneimittelwirkungen

47.4 Wie wird Zink angewandt? *

Stichworte

- Metalloenzyme
- T-Lymphozyten, T-Killer- und T-Helferzellen
- Wundheilungsstörungen, Immunschwäche

Antwort

Zink ist Bestandteil vieler **Metalloenzyme**, die essenziell sind bei der Nukleinsäuresynthese, für den Metabolismus von Wachstumshormonen, Insulin und Sexualhormonen. Ebenfalls sind die Konzentration von **T-Lymphozyten**, sowie die Aktivität von **T-Killerzellen** und **T-Helferzellen** von der Zinkkonzentration abhängig.

Bei Zinkmangel sind die zinkabhängigen Enzyme nicht wirksam. Dabei kann es zu Störungen des gesamten Stoffwechsels, vor allem des Nukleinsäurestoffwechsels, kommen. Ein Zeichen von Zinkmangel sind **Wundheilungsstörungen**. Außerdem wirkt sich ein Zinkmangel auf das **Immunsystem** aus.

Bei einer Substitution mit Zink erhofft man sich, Zinkmangelerscheinungen zu behandeln, ohne dass üblicherweise ein Zinkmangel diagnostiziert wurde. Tatsächlich liegt die tägliche Aufnahme nach DGE am unteren Rand der Empfehlung. Empfohlen werden

10–20 mg/Tag, aufgenommen werden zwischen 11 und 14 mg/Tag. In der Nahrung ist Zink in Käse und Fleischprodukten enthalten.

Eingesetzt wird es vor allem zur Abwehrstärkung in einer Dosierung von 10–20 mg/Tag.

Literatur

Fink. Ernährung und Diätetik für die Kitteltasche

Mutschler et al. Arzneimittelwirkungen

Souci et al. Lebensmitteltabelle für die Praxis

47.5 Ist beim Spurenelement Selen eine Substitution sinnvoll? Kann es zu Überdosierungen kommen?

Stichworte

- Antioxidanzien
- Selenmangel/Bedarf
- Überdosierungen

Antwort

Selen ist Bestandteil der Glutathionperoxidase und damit Bestandteil eines **antioxidativen Schutzsystems**, das der Lipidperoxidation in Zellmembranen und Zellorganellen entgegenwirkt. Zudem hat Selen eine Entgiftungsfunktion, weil es mit Schwermetallen unlösliche Selenide bildet. Es hat einen positiven Einfluss auf das Immunsystem, wird für die Lymphozytenproliferation, die Synthese von Antikörpern, TNF-α und Interferonen benötigt.

Selen ist in der Nahrung hauptsächlich an Proteine gebunden, deswegen kann es bei proteinarmer Ernährung zu **Selenmangel** kommen. Bei Selenmangel treten vermehrt Kardiomyopathien, Osteoarthropathien und Krebserkrankungen auf.

Vor diesem Hintergrund erscheint eine Selensubstitution sinnvoll. Allerdings hat Selen eine geringe therapeutische Breite: 3 mg/Tag gelten für den Menschen als chronisch toxisch, neuere Untersuchungen geben sogar nur 8 µg pro kg KG an für einen 70 kg schweren Menschen (560 µg/Tag). Das Verhältnis von notwendiger therapeutischer Dosis zu chronisch toxischer Dosis beträgt 1:50; damit gilt ein **Bedarf** von 10–12 µg/Tag. Bei **Überdosierung** kommt es zu Leberzirrhose, Herzmuskelschwäche und Haarausfall. Ein frühes Zeichen einer Selenvergiftung ist ein knoblauchartiger Atemgeruch.

Literatur

Fink. Ernährung und Diätetik für die Kitteltasche

47

48 Warzen

48.1 Wie werden Warzen behandelt? Wann gehören sie in ärztliche Therapie?

Stichworte
- Humanes Papillom-Virus (HPV)
- Ärztliche Behandlung
- Selbstmedikation: Keratolytika, Ätzmittel, Urtinkturen aus Schöllkraut oder Thuja, Vereisung
- Hohes Rezidivrisiko
- Spontanremissionen

Antwort
Warzen sind gutartige Hauttumoren. Der verantwortliche Erreger ist ein Virus, das **humane Papillom-Virus** (HPV) in vielen verschiedenen Ausprägungen. Genitale Feigwarzen (Condylomata acuminata) und Plantarwarzen (Verrucae plantares, Dornwarzen) an den Fußsohlen müssen ärztlich behandelt werden. Gewöhnliche Warzen werden dann entfernt, wenn sie kosmetisch störend sind oder wenn die Menge der Warzen für den Menschen eine psychische Belastung darstellt.

Die **Warzenbehandlung durch den Arzt** ist operativ möglich. Man kann Warzen abschaben, elektrisch verschorfen, mittels Laser etc. beseitigen. Auch die Vereisung mit flüssigem Stickstoff ist möglich. Medikamentös kann der Arzt keratolytisch wirkende Lokaltherapeutika verordnen, z. B. die Kombination aus Fluorouracil als topisch wirkendem Zytostatikum, Salicylsäure als Keratolytikum und Dimethylsulfoxid (Verrumal® rp!), das die Eindringtiefe des Mittels verstärkt. Das Chemotherapeutikum Podophyllotoxin (Condylox® rp!) und der Immunmodulator Imiquimod (Aldara® 5 % Creme rp!) werden bei Feigwarzen angewendet.

In der **Selbstmedikation** stehen viele apothekenpflichtige Mittel zur Verfügung: **Keratolytika** wie Salicylsäure lösen die überschüssige Hornhaut auf. **Ätzmittel** wie Milchsäure oder Trichloressigsäure zerstören infiziertes Gewebe, z. B. Milchsäure und Salicylsäure (Clabin® plus, Duofilm® als Tinktur); Salicylsäure (Guttaplast® als Pflaster, Collomack® Topical); Chloressigsäure (Acetocaustin® als Lösung), Trichloressigsäure (Wartner® Stift gegen Warzen), Ameisensäure (Endwarts®).

Auch homöopathisch mit Urtinkturen aus **Schöllkraut** oder Thuja können Warzen erfolgreich behandelt werden.

Vereisungsmittel mit Dimethylether (Wartner® Warzen Spray) erzeugen eine extreme Kälte, die punktgenau die Warze erfrieren soll. Unter der erfrorenen Warze entsteht ein Bläschen, das mit Warze nach ca. 14 Tagen abfällt.

Warzen haben generell ein **hohes Rezidivrisiko**, da das Papillom-Virus nicht immer vollständig beseitigt werden kann. Auch ohne jede Therapie neigen Warzen oft zu **Spontanremissionen**, sodass manchmal Abwarten die beste Therapie ist.

Literatur

Lennecke et al. Selbstmedikation für die Kitteltasche

Mutschler et al. Arzneimittelwirkungen

48.2 Ein Kunde zeigt Ihnen eine Warze: Was empfehlen Sie?

Stichworte

- Salicylsäure und Milchsäure, Vereisen, Schöllkraut-Urtinktur, Thuja-Urtinktur
- Beratungstipps

Antwort

Ist es eine gewöhnliche Warze, kann sie in der Selbstmedikation behandelt werden (▶ Frage 48.1). Sie können Ihrem Kunden eine Lösung zum Auftragen empfehlen, die sowohl ein Keratolytikum als auch ein Ätzmittel enthält, z. B. **Salicylsäure und Milchsäure** (Clabin® plus, Duofilm®). Ist ihm die Applikation eines Pflasters angenehmer, empfehlen Sie ihm das Salicylsäurepflaster (Guttaplast®). Auch die **Vereisung** hilft oft (Wartner®). Bei Kindern können Sie die homöopathischen Mittel **Schöllkraut-Urtinktur** oder **Thuja-Urtinktur**, die extern angewendet werden, empfehlen. Das spagyrische Mittel Verintex® spag./Verintex® N Kombipackung wird eingenommen und auf die Warze aufgetragen.

Beratungstipps: Wichtig ist, die umgebende Haut vor der Behandlung mit den aggressiven Lokaltherapeutika zu schützen, am besten mit einer Fettsalbe. Empfehlen Sie nach ein paar Tagen ein Teilbad zur leichteren Ablösung des Warzengewebes. Nach erfolgreicher Warzenentfernung kann das Hautareal mit einer dexpanthenolhaltigen Salbe (Bepanthen® Salbe) gepflegt werden.

Sollten im Bereich der Warze Blutungen auftreten oder der Erfolg ganz ausbleiben, ist in jedem Fall auch bei gewöhnlichen Warzen der Arzt zu Rate zu ziehen.

48

Literatur

Lennecke et al. Selbstmedikation für die Kitteltasche

49 Wundversorgung

49.1 Wie läuft eine physiologische Wundheilung ab? Wie kommt es zur Narbenbildung?

Stichworte

- Primäre und sekundäre Wundheilung
- Reinigungsphase, Granulationsphase, Epithelisierungsphase, Narbenbildung

Antwort

Voraussetzung für eine **primäre Wundheilung** sind glatte, eng aneinander liegende Wundränder (z. B. mit einer Naht oder Klammerpflastern), ein minimaler Gewebeschaden, ein gut durchblutetes Wundgebiet und die Abwesenheit von Fremdkörpern oder Infektionen. Diese meist chirurgischen Wunden heilen mit einer strichförmigen, fast unsichtbaren Narbe ab.

Bei offenen, infizierten Wunden mit Gewebeverlust wird die entstandene Lücke durch die **sekundäre Wundheilung** geschlossen. Der Defekt wird nach und nach mit Granulationsgewebe aufgefüllt und dieses zu Narbengewebe umgebaut.

Die Reparationsvorgänge der Wundheilung laufen in drei, sich zeitlich überlappenden Phasen ab:

Die **Reinigungsphase** (Tag 1–3) dient der unmittelbaren Schadensbegrenzung. Durch Blutgerinnung erfolgt ein provisorischer Wundverschluss und Schutz gegen eindringende Keime. Durch Wasseransammlungen im Interzellularraum steht Reinigungsflüssigkeit für die Wundexsudation bereit. Eingewanderte Granulozyten bilden die erste Front der Immunabwehr.

Etwa ab dem 2. Tag beginnt die **Granulationsphase**, die sich über etwa 14 Tage ziehen kann. Neue Gefäße sprießen ins Wundgebiet ein, Fibroblasten nutzen das durch die Blutgerinnung entstandene Fibrinnetz als Matrix. Sie produzieren Kollagen, das dem Gewebe seine Festigkeit verleiht, und Proteoglykane, eine gallertartige Grundsubstanz des Bindegewebes. Die zahlreichen Gefäße verleihen dem Granulationsgewebe seine dunkelrosa Farbe.

Wenn das Hautniveau erreicht ist, überhäuten in der **Epithelisierungsphase** Keratinozyten das Granulationsgewebe vom Wundrand her. Der endgültige Umbau des **Narbengewebes** kann noch Monate bis Jahre in Anspruch nehmen, dabei sinkt die Narbe etwas ein und verblasst.

Literatur

Schäfer. Allgemeinpharmazie

49.2 Bei welchen Begleiterkrankungen oder als Nebenwirkung welcher Medikamente ist die Wundheilung gestört?

Stichworte

- Begleiterkrankungen: Diabetes mellitus, Bindegewebserkrankungen, Leberschäden, postoperative Komplikationen
- Arzneimittelnebenwirkung: Glucocorticoide, Thrombozytenaggregationshemmer, Antikoagulanzien, Zytostatika, Immunsuppressiva

Antwort

Begleiterkrankungen: Zahlreiche Folgeerscheinungen des **Diabetes mellitus** führen zu einer problematischen Wundheilung. Durch eine periphere sensomotorische Neuropathie resultieren eine verminderte Verletzungsempfindlichkeit sowie eine verminderte Schweißproduktion. Die Haut wird trocken und rissig, die Immunabwehr ist herabgesetzt. Weitere kritische Faktoren sind eine hyperglykämische Stoffwechsellage, Ödembildung, Niereninsuffizienz oder Adipositas. **Bindegewebserkrankungen** werden für eine gestörte Wundheilung problematisch, wenn die Wunde im Bereich des pathologisch veränderten Gewebes liegt. Ausgedehnte **Leberschäden** gehen einher mit schweren Gerinnungsstörungen. Gleichzeitiger Eiweißmangel fördert die Ausbildung von Hämatomen und Wundinfektionen. **Postoperative Komplikationen** wie Thrombosen, Thromboembolien oder Pneumonie können zu Wundinfektionen führen.

Arzneimittelnebenwirkung: Glucocorticoide haben immunsuppressive Eigenschaften und wirken schädigend auf die Kollagensynthese. Es bildet sich ein ungesundes Granulationsgewebe, zu erkennen am wässrig-glasigen, schwach rosa Aussehen. **Thrombozytenaggregationshemmer** und **Antikoagulanzien** behindern die Blutgerinnung. Sie sollten mindestens 5–7 Tage vor geplanten Operationen abgesetzt werden. **Zytostatika** hemmen die Zellteilung. Als ein Ort erhöhter Zellteilung wird auch im Wundgewebe die Heilung erheblich verzögert.
Die Gabe von **Immunsuppressiva** erhöht durch die geschwächte Erregerabwehr das Risiko von Wundinfektionen.

Literatur

Probst, Vasel-Biergans. Wundmanagement

49

49.3 Welche Wunden müssen desinfiziert werden? Wie wird das gemacht? *

Stichworte

- Nur bei Wundinfektion
- Antiseptika vor Antibiotika
- Antiseptika: Octenidin, Polihexanid, PVP-Iod, Chlorhexidin
- Antibiotika: z. B. Silber-Sulfadiazin

Antwort

Bei Auftreten einer **Wundinfektion** mit den Zeichen einer lokalen Entzündung wird die Wunde mit **Antiseptika** behandelt. Zurzeit sind vier Antiseptika für die Wundbehandlung zugelassen: Octenidin, Polihexanid, Polyvinylpyrrolidon-Iod (PVP-Iod) und Chlorhexidin.

Octenidin (Octenisept®) unverdünnt auf die Wunde und die angrenzenden Hautbezirke einsprühen oder eine getränkte sterile Kompresse auflegen. Die Wirksamkeit ist auch noch nach 6 Stunden feststellbar. Octenidin stellt, kurzfristig und gezielt eingesetzt, eine gute, wenn auch teurere Alternative zur PVP-Iod-Behandlung dar. Nicht zusammen mit PVP-Iod anwenden, weil es reizende Iod-Radikale freisetzen kann! Antiseptika sollten in der Regel nur kurzfristig (2–6 Tage) angewendet werden.

PVP-Iod (Betaisodona®) ein- bis mehrmals täglich anwenden, eine Entfärbung zeigt die erschöpfte Wirksamkeit an. Nur kurzfristig ohne ärztliche Anweisung einsetzen! Bei einer großflächigen Anwendung von PVP-Iod wird 1–4 % des Iods resorbiert. Das ist vor allem bei Patienten mit Schilddrüsenerkrankungen (s. Schilddrüsenerkrankungen ▸ Frage 39.2), Säuglingen unter 6 Monaten, Schwangeren und Stillenden zu beachten.

Polihexanid (Serasept®) ist gut gewebeverträglich und besitzt ein breites mikrobiozides Spektrum gegen Bakterien und Pilze. Die Wundabdeckung mit einer getränkten sterilen Kompresse (2–4-mal täglich) ist der Spülung vorzuziehen, denn die Mindesteinwirkzeit beträgt 10–15 Minuten. Zur Behandlung von vereiterten Wunden wird bevorzugt die 0,04-prozentige Lösung eingesetzt, zur wiederholten Spülung reicht anschließend eine Konzentration von 0,02 %.

Chlorhexidin (Bepanthen® Antiseptische Wundcreme) sollte nicht gleichzeitig mit anderen antiseptischen Mitteln angewendet werden, weil sich die Wirkungen beeinträchtigen können.

Die Anwendung von Farbstoffen wie Kristallviolett ist auf offenen Wunden obsolet.

Wegen des hohen Risikos für Kontaktsensibilisierungen und Resistenzentwicklungen erfolgt der Einsatz von **Antibiotika** auf Wunden nur bei ausgewählten Indikationen: Prophylaxe und Therapie von Wundinfektionen bei Verbrennungen 2. und 3. Grades mit **Silber-Sulfadiazin** (Flammazine®).

Literatur

Probst, Vasel-Biergans. Wundmanagement

Wie versorgen Sie eine Brandwunde?

Stichworte

- Erstversorgung
- Verbrennungen der Grade I–IV

Antwort

In der **Erstversorgung** bringen Sie den Verletzten zuerst aus dem Gefahrenbereich, danach setzen Sie den Notruf ab. Kühlen Sie die Verbrennung etwa 20 Minuten lang mit handwarmem Wasser (nie mit Eis, wegen der zusätzlichen Gewebeschädigung und der Schockgefahr). Entfernen Sie während der Kühlung Kleidung und Schmuck, belassen Sie mit der Haut verklebte Kleidung. Decken Sie die Brandwunde anschließend keimfrei und locker mit einem sterilen Wundverband oder Metalline®-Tüchern, im Notfall mit Alufolie oder nicht fusselnden Tüchern, ab. Erwachsene sind bei Brandwunden ab 15 % der Körperoberfläche schockgefährdet, Kinder bereits ab 7–8 %. Notarzt rufen!

   Verbrennungen des Grades I, d. h. oberflächliche Schädigungen der Haut wie z. B. Sonnenbrand, können Sie ohne ärztliche Hilfe versorgen: Zunächst Kühlung mit Gelen oder Lotionen (z. B. Brand- und Wundgel Medice®) oder feuchten Umschlägen (auch mit Joghurt oder Quark), später Hautpflege mit fetthaltigen Salben oder Cremes (z. B. mit dexpanthenolhaltigem Bepanthen®-Schaumspray).

   Verbrennungen des Grades IIa sind oberflächliche Schädigungen der Haut mit Bildung von Brandblasen. Im Gegensatz zu den tief dermalen Verbrennungen des **Grades IIb** lässt sich hier die Rötung wegdrücken. Zur Behandlung lassen Sie die Blasen möglichst unberührt. Decken Sie kleinere Verbrennungen mit einem nicht klebenden Wundschnellverband (z. B. Curaplast®), einer Salbenkompresse (z. B. Atrauman®) oder durch eine mit Silikon beschichtete Gaze (z. B. Mepitel®) ab. Größere Verbrennungen des **Grades II a** und der **Grade IIb bis IV** gehören in die ärztliche Behandlung.

Literatur

Gebler, Kindl. Pharmazie für die Praxis
Probst, Vasel-Biergans. Wundmanagement

Schlauchverband, Mullkompresse, Mullbinde: Woraus bestehen sie? Wie werden sie angewendet?

Stichworte

- Schlauchverband: Strickware zum Fixieren, für Verbände
- Mullkompressen: gebleichtes Baumwollgewebe zur Primärversorgung, zur Reinigung der Wundumgebung, als Arzneimittelträger, als Saugverband in Verbindung mit imprägnierten Wundgazen
- Mullbinden: Gewebe aus unterschiedlichen Garnen zur Fixierung

Antwort

Schlauchverbände (z. B. Stülpa®) sind Strickwaren. Sie sind sehr dehnbar und passen sich gut den Körperformen an. Ihr Einsatzgebiet ist vielfältig: z. B. Fixieren von Wundauflagen, als Glieder- und Rumpfverbände oder als Unterzug bei Gipsverbänden.

49

Mullkompressen werden aus Verbandmull, d. h. gebleichtem Baumwollgewebe hergestellt, 8-, 16- oder 32-fach gelegt, die Schnittkanten sind eingeschlagen (z. B. ES-Kompres-
sen®). Je häufiger sie gelegt sind, umso größer ist das Saugvermögen. Sie dienen der Primärversorgung von Akutwunden, der Reinigung der Wundumgebung, als Arzneimittelträger, z. B. für Externa, oder 32-fach gelegt als Saugkörper in Kombination mit
imprägnierten Wundgazen. Nachteilig sind unter anderem ihr Verkleben mit der Wunde
und die häufig notwendigen Verbandwechsel.

Mullbinden bestehen aus Garnen unterschiedlicher Zusammensetzung und dienen
der Fixierung. Elastische Mullbinden (z. B. Elastomull®) schnüren nicht ab, verrutschen
nicht, engen die Beweglichkeit nicht ein und sind wasser- und luftdurchlässig.

Literatur

Schäfer. Allgemeinpharmazie

Vasel-Biergans, Eitel-Hirschfeld. Wilson/Kohm Verbandmittel, Krankenpflegeartikel, Medizinprodukte

49.6   Was versteht man unter feuchter Wundbehandlung?   *

Stichworte

- Alginate, Hydrofiber-Verbände: bei sehr tiefen, nässenden Wunden
- Hydrogele: bei trockenen Wunden oder wenig Exsudat in Granulations- oder Epitheli-
  sierungsphase
- Hydrokolloide: bei mäßig bis starkem Exsudat in allen Heilungsphasen
- Schaumstoffverbände: bei mäßig bis starkem Exsudat, von flachen bis zu tiefen Wun-
  den

Antwort

Konventionelle Verbandstoffe wie Kompressen, Verbandmull oder Wundschnellver-
bände haben ihren Einsatz in der Akutversorgung von Wunden oder bei Bagatellwunden.
Sie sind ausschließlich Hilfsmittel zur Abdeckung oder Polsterung.

Unter feuchter – besser: ideal-feuchter – Wundbehandlung versteht man Wundauflagen, die über einen längeren Zeitraum angewandt werden, optimal auf die Bedürfnisse
der unterschiedlichen Wunden angepasst sind und so selbst das therapeutische Prinzip
darstellen. Wichtig für eine gute Wundheilung ist ein warmes, ideal-feuchtes Mikroklima
auf der Wundoberfläche, da bei Körpertemperatur sowohl die Zellteilung als auch die
Aktivität der Immunzellen ideal ist. Folgende Materialien werden eingesetzt:

Alginate (z. B. Sorbalgon®) oder **hydrophile Faserverbände** (z. B. Aquacel®): Trockene
Alginat- bzw. Carboxymethylcellulosefasern saugen Exsudat auf und wandeln sich in ein
feuchtes Gel. Sie werden vorwiegend bei sehr tiefen, stark nässenden Wunden eingesetzt.

Hydrogele (z. B. Purilon Gel®): Als halbfeste Zubereitung in der Tube oder als Gel-
kompresse können Hydrogele durch ihren hohen Wassergehalt Schorf und Beläge aufweichen und so die Selbstreinigung der Wunde unterstützen. Sie werden v. a. bei trockenen
bis mäßig sezernierenden Wunden in der Granulations- oder Epithelisierungsphase eingesetzt.

Hydrokolloide (Comfeel®): Eine Suspension feiner, gelbildender Partikel ist in eine
hydrophobe Klebematrix eingebettet. Durch diese Matrix haftet die Kompresse ohne

zusätzliche Fixierung auf der Wunde. Unter Aufnahme von Exsudat lösen sich die hydrophilen Partikel und bilden auf dem Wundgrund ein Gel, das nicht mehr klebt. Eine sichtbare Blasenbildung bis zur Größe der Wunde zeigt an, dass die Adsorptionskapazität erschöpft ist. Je nach Schichtdicke der Kompresse werden Hydrogele bei leicht bis stark sezernierenden Wunden in allen Heilungsphasen eingesetzt.

Schaumstoffkompressen (Mepilex®): Schäume aus Polyurethan in unterschiedlicher Schichtdicke und unterschiedlicher Porengröße sorgen für die sehr variablen Einsatzmöglichkeiten dieser Kompressen. Sie eignen sich für Wunden mit mäßiger bis starker Exsudatmenge von flachen bis zu tiefen Wunden. Vor allem unter Kompressionsverbänden sind ihre guten Polstereigenschaften von Nutzen.

Literatur

Vasel-Biergans, Eitel-Hirschfeld. Wilson/Kohm Verbandmittel, Krankenpflegeartikel, Medizinprodukte

Vasel-Biergans. Wundauflagen für die Kitteltasche

49.7 Was heißt Zemuko?

Stichworte

- Zellstoff-Mull-Kompresse

Antwort

Gegenüber Watte-Mull-Kompressen sind **Zellstoff-Mull-Kompressen** (Zemuko® nahtlos) nicht ganz so weich und saugfähig. Sie werden als stabile Salben- und Medikamententräger verwendet. Diese Produktgruppe wird zunehmend durch Zellstoff-Vliesstoff-Kombinationen ersetzt, die sowohl als Salben- und Medikamententräger als auch als Polstermaterial eingesetzt werden. Die Firma Lohmann und Rauscher verwendet den Namen Zemuko® ohne den Begriff „nahtlos" für diese Produkte.

Literatur

Vasel-Biergans, Eitel-Hirschfeld. Wilson/Kohm Verbandmittel, Krankenpflegeartikel, Medizinprodukte

49.8 Was sind Salbenkompressen? Wann werden sie angewandt?

Stichworte

- Wundgazen, imprägniert mit Fettsalben oder O/W-Emulsionen
- Versorgung oberflächlicher Schürf- oder Risswunden

Antwort

Salbenkompressen sind grobmaschige **Wundgazen**, die mit hydrophober Salbe (Grassolind®), Carbogelen wie Vaseline (GoTa-tül®) oder Öl-in-Wasser-Emulsionen (Adaptic®) imprägniert sind. Sie werden wegen ihrer Luft- und Feuchtigkeitsdurchlässigkeit auf mäßig bis stark nässenden Brandwunden, **oberflächlichen Schürf- oder Risswunden** eingesetzt. Sie verkleben nicht mit der Wunde und leiten das Exsudat ungehindert an die dahinterliegende Saugkompresse ab. Um den Sekretablauf nicht zu behindern, dürfen Salbenkompressen auf der Wunde niemals zusammengelegt werden! Salbenkompressen müssen liegend gelagert werden.

Wirkstoffhaltige Salbenkompressen sind wegen der Allergisierungsgefahr, Resistenzbildung und verzögerter Wundheilung von fraglichem Nutzen.

Literatur

Vasel-Biergans, Eitel-Hirschfeld. Wilson/Kohm Verbandmittel, Krankenpflegeartikel, Medizinprodukte

Vasel-Biergans. Wundauflagen für die Kitteltasche

49.9   Ihnen werden drei Pflaster vorgelegt: Klammerpflaster, Elastopad®, Fingerkuppenpflaster. Wie werden sie angewandt?   *

Stichworte

- Klammerpflaster: ersetzt Wundnaht bei kleineren Wunden
- Elastopad®: zur Behandlung des Schielens und nach Operationen
- Fingerkuppenpflaster: bei Verletzungen der Fingerspitze

Antwort

Klammerpflaster sind gut geeignet, um bei kleineren Wunden die Wundklammerung oder Wundnaht zu ersetzen. Sie sind mit Polyacrylat-Klebemasse in den Farben weiß (Leukostrip®) oder hautfarben (Leukostrip® S) erhältlich.

Elastopad® wird als Augenokklusionsverband zur Prophylaxe und Behandlung des Schielens sowie nach Augenoperationen verschiedener Indikationen angewandt.

Fingerkuppenpflaster gibt es in Pilz-, Schmetterlings- oder anderen geeigneten Formen, als gebrauchsfertige Zuschnitte. Der Finger wird bis zur Schmalstelle auf das Pflaster gelegt, das dann nach oben über den Finger geschlagen und festgeklebt wird.

Literatur

Vasel-Biergans, Eitel-Hirschfeld. Wilson/Kohm Verbandmittel, Krankenpflegeartikel, Medizinprodukte

49.10   Verschiedene Pflaster: aluminiumbedampftes Pflaster, Zinkoxid-Kautschuk-Pflaster, Polyacrylat-Pflaster. Wofür werden sie eingesetzt? Welche Besonderheiten sind zu beachten?

Stichworte

- Aluminiumbedampftes Pflaster: geringe Verklebungstendenz
- Zinkoxid-Kautschuk-Pflaster, Polyacrylat-Pflaster

Antwort

Aluminium-bedampfte Pflaster sind besonders geeignet, um Verklebungen mit der Wunde zu vermeiden (aluderm®).

Vorteil der **Zinkoxid-Kautschuk-Klebemasse** auf Pflastern ist ihre gute Klebekraft. Nachteilig ist ihre Temperatur- und Feuchtigkeitsanfälligkeit. Schon bei Körpertemperatur erweicht die Klebemasse und umschließt dabei die Körperhaare. Das Abziehen ist dadurch schmerzhaft und hinterlässt Kleberückstände. Diese Pflaster sind röntgenstrahlenundurchlässig und nicht sterilisierbar. Pflasterallergien werden häufig beobachtet. Da die Klebemassen der einzelnen Hersteller unterschiedliche Ausgangsstoffe enthalten, kann u. U. durch den Wechsel auf das Zinkoxid-Kautschuk-Pflaster eines anderen Herstellers eine Allergie vermieden werden.

Polyacrylat-Pflaster rufen äußerst selten Allergien hervor, besitzen aber eine schlechtere Klebekraft und sollten daher nicht im Gelenkbereich eingesetzt werden. Sie sind röntgenstrahlendurchlässig, sterilisierbar und unempfindlich gegen Klimaschwankungen.

Generell kleben Pflaster nur auf trockener fettfreier Haut. Benzin erleichtert das Abziehen von Zinkoxid-Kautschuk-Pflastern, wenn die Pflasterränder vor dem Entfernen betupft werden.

Literatur
Schäfer. Allgemeinpharmazie

Vasel-Biergans, Eitel-Hirschfeld. Wilson/Kohm Verbandmittel, Krankenpflegeartikel, Medizinprodukte

49.11 Leukoplast®-Rolle: Wofür ist das Pflaster gedacht? Wie klebt das Pflaster?

Stichworte
- Heftpflaster auf Spulen gerollt
- Fixierung von Wundauflagen, Kanülen etc.
- Zinkoxid-Kautschuk-Klebemasse

Antwort
Das **Heftpflaster** Leukoplast® ist zur **Fixierung** von Wundauflagen, Kanülen, Schläuchen und zur Endfixierung von elastischen Binden oder Schlauchverbänden gedacht. Durch die **Zinkoxid-Kautschuk-Klebemasse** (▶ Frage 49.10) klebt das Pflaster äußerst zuverlässig.

Literatur
Vasel-Biergans, Eitel-Hirschfeld. Wilson/Kohm Verbandmittel, Krankenpflegeartikel, Medizinprodukte

49

49.12 Folgende Gegenstände erkennen: Armtragegurt, Augenklappe, Ohrenbinde, Arterienabbinder. Wie werden sie eingesetzt?

Stichworte

- Armtragegurt: Ruhigstellung
- Augenklappe: Schutz des Auges
- Ohrenbinde: Schutz des Ohrs
- Arterienabbinder: Abbinden der Schlagader zur Blutentnahme oder bei Verletzungen

Antwort

Armtragegurte dienen zur Ruhigstellung des Arms. **Augenklappen** haben eine steife Einlage und dienen dem Schutz des Auges ohne Kompresse. **Ohrenbinden** bestehen aus weichem schwarzem Tuch, sind meist dreieckig geformt, und besitzen Bänder zum Befestigen. **Arterienabbinder** sind Gurtbänder mit spezieller Schnalle, die zum Abbinden der Schlagader bei Blutentnahmen oder bei Verletzungen benutzt werden.

Literatur

Vasel-Biergans, Eitel-Hirschfeld. Wilson/Kohm Verbandmittel, Krankenpflegeartikel, Medizinprodukte

50 Zytostatikaherstellung

50.1 Was müssen Sie bei der Herstellung von Zytostatika beachten? *

Stichworte
- Anzeigepflicht
- Räumlichkeiten, Sicherheitswerkbank
- Pharmazeutisches Personal
- Betriebsanweisung, Gefahrstoffverzeichnis

Antwort
Für maximalen Personen- und Produktschutz sollten Zytostatika zentral in der Apotheke hergestellt werden und nicht dezentral, z. B. auf den Krankenhausstationen oder in der Arztpraxis. Eine Eigenherstellung müssen Sie bei der zuständigen Behörde **anzeigen** (▸ Frage 50.3).

Der **Herstellungsraum** sollte von anderen Arbeitsbereichen abgetrennt und mit einem Reinraumbelüftungssystem ausgestattet sein. Die eigentliche Zubereitung erfolgt in einer **Sicherheitswerkbank**, die den Herstellenden vor Zytostatikabestandteilen schützt, das Produkt von Schwebstoffen frei hält und eine unbeabsichtigte Verschleppung von Verunreinigungen verhindert.

Für die Herstellung wird ausschließlich **pharmazeutisches Personal** eingesetzt, das regelmäßig arbeitsmedizinisch untersucht werden sollte. Schwangere, stillende Mütter und Jugendliche unterliegen dem Mutterschutz- bzw. dem Jugendarbeitsschutzgesetz und sind deswegen nicht zur Zubereitung zugelassen. Alle Beschäftigten müssen vor Aufnahme dieser Tätigkeit anhand einer **Betriebsanweisung** in pharmazeutischen und gefahrstoffrechtlichen Aspekten arbeitsplatzbezogen geschult werden. Informationsquelle für die Mitarbeiter ist auch das **Gefahrstoffverzeichnis**. Diese Schulung muss mindestens einmal im Jahr wiederholt werden.

Literatur
Barth. Zytostatika
Gebler, Kindl. Pharmazie für die Praxis

50

50.2   Was sind persönliche Schutzmaßnahmen?   *

Stichworte

- Zytostatika-Schutzhandschuhe
- Schutzkittel
- Schutzbrille
- Atemschutz

Antwort

Die persönliche Schutzausrüstung wird bei allen Arbeiten mit Zytostatika von der Vorbereitung und Applikation bis zur Entsorgung benötigt.

Geeignete flüssigkeitsdichte, sterile **Zytostatika-Schutzhandschuhe** sind z. B. aus Latex oder Nitril, dunkel eingefärbt, möglichst doppelwandig und mit Stulpen. Sie dienen sowohl dem Personen- als auch dem Produktschutz und sollten alle 30 Minuten gewechselt werden.

Zur Zubereitung geeignete **Schutzkittel** sind steril, vorne hochgeschlossen, flüssigkeitsabweisend, fusselfrei, hinreichend lang und haben eng anliegende Bündchen.

Bei allen Arbeiten außerhalb der Werkbank sollte zum Schutz der Augen eine sogenannte **Korbschutzbrille** getragen werden, die den Augenraum umschließt und sich an das Gesicht anschmiegt.

Zum **Atemschutz** gegen flüssige und feste Partikel dienen partikelfiltrierende Halbmasken mit mindestens mittlerem Abscheidevermögen (P2-Masken), besser noch Masken mit hohem Abscheidevermögen (P3-Masken). Sie schützen allerdings nicht vor Gasen und Dämpfen.

Literatur

Barth. Zytostatika

50.3   Wem muss eine Eigenherstellung von Zytostatika in der Apotheke angezeigt werden?

Stichworte

- Zuständige Behörde für den Umgang mit Gefahrstoffen
- Amtsapotheker/Pharmazierat
- Amt für Arbeitsschutz und Arbeitssicherheit

Antwort

Die Herstellung und Verwendung von karzinogenen Stoffen muss der **zuständigen Behörde,** d. h. dem **Amtsapotheker/Pharmazierat** und dem **Staatsamt für Arbeitsschutz und Arbeitssicherheit** (STAFA), 14 Tage vorher angezeigt werden (§ 37 GefStoffV). Weiterhin gehören zur Anzeigepflicht unter anderem das Herstellungsverfahren, die Indikation des Stoffs, Schutzmaßnahmen und Schutzausrüstung sowie die Anzahl der Beschäftigten, die den Umgang ausüben.

Literatur
ApBetrO
Apothekengesetz
Barth. Zytostatika

50.4 Welche Rechtsnormen gelten bei der Herstellung von Zytostatika?   *

Stichworte
- Arzneimittelgesetz, Apothekenbetriebsordnung
- Arbeitsschutzgesetz
- Chemikaliengesetz, Gefahrstoffverordnung
- Technische Regeln für Gefahrstoffe
- Europäisches Arzneibuch
- Mutterschutz-, Jugendarbeitsschutzgesetz

Antwort
Neben **Arzneimittelgesetz und Apothekenbetriebsordnung** gehören die folgenden Gesetze und Verordnungen zu den wichtigsten Vorschriften:

Der Arbeitgeber erstellt zur Sicherheit seiner Arbeitnehmer gemäß dem **Arbeitsschutzgesetz** Arbeitsschutzmaßnahmen. Die Arbeitnehmer wiederum müssen sich bei ihrer Arbeit weisungsgemäß verhalten.

Aus dem **Chemikaliengesetz** (ChemG) resultiert die **Gefahrstoffverordnung** (GefStoffV): Hier sind Vorschriften für den Umgang mit krebserzeugenden und erbgutverändernden Gefahrstoffen in Konzentrationen > 0,1 % festgelegt. Der Umgang ist dabei unter anderem definiert als Herstellen, Gewinnen, Be- und Verarbeiten, Abfüllen, Mischen oder Vernichten. Für Arzneimittel, die diese Gefahrstoffe in geringeren Konzentrationen enthalten, gelten Arzneimittelgesetz, Apothekengesetz und Apothekenbetriebsordnung.

Die **Technischen Regeln für Gefahrstoffe** (TRGS) werden von einem Ausschuss aus Vertretern unterschiedlicher Berufsgruppen (gemäß § 52 GefStoffV) erstellt. In ihnen werden unter anderem das Inverkehrbringen, die Schutzmaßnahmen und der Umgang mit Gefahrstoffen geregelt.

Im **Europäischen Arzneibuch** finden sich Methoden zur aseptischen Herstellung steriler Zubereitungen, die beachtet werden müssen.

Schwangere, stillende Mütter und Jugendliche unterliegen dem **Mutterschutz- bzw. dem Jugendarbeitsschutzgesetz** und sind deswegen nicht zur Zubereitung zugelassen.

Literatur
Barth. Zytostatika

50

51 Sonstige Praxisfragen

51.1 Welche Interaktionen gibt es zwischen Nahrungsbestandteilen und Arzneimitteln?

Stichworte
- Resorptionsverzögerung, Bioverfügbarkeit verbessert
- Beeinflussung des First-Pass-Effekts
- Grapefruitsaft
- Vitamin K

Antwort

Nur bei wenigen Arzneistoffen ist geklärt, wie sich gleichzeitige Nahrungszufuhr auf die Wirkstoffkinetik auswirkt. Letztendlich gelten dieselben Mechanismen wie bei Interaktionen zwischen Arzneistoffen: pharmakokinetische Wechselwirkungen können sowohl bei der Resorption, bei der Metabolisierung und bei der Ausscheidung auftreten.

Häufig kommt es zu einer **Resorptionsverzögerung** durch Änderung des Magen-pH-Werts, der Magenentleerung sowie der Darmmotilität. Die Antituberkulotika Rifampicin (Eremfat®) und Isoniazid (Isozid®) oder der β-Rezeptorenblocker Celiprolol (Selectol®) werden z. B. bei Einnahme nach dem Essen nur verzögert und in geringem Umfang resorbiert. Die Bioverfügbarkeit von Levodopa (Madopar®) verringert sich bei gleichzeitiger Einnahme mit eiweißreicher Nahrung, weil L-DOPA bei der Aufnahme ins Blut und ins ZNS mit neutralen Aminosäuren um aktive Transportmechanismen in der Darmwand und der Blut-Hirn-Schranke konkurriert. Die Einnahme von Minocyclin (Aknosan®, Minakne®) oder Gyrasehemmern, z. B. Ciprofloxacin (Ciprobay®), zusammen mit Milch bzw. calcium-, magnesium- oder eisenreichen Nahrungsmitteln führen durch Bildung unlöslicher Chelate ebenfalls zu einer verringerten Resorption der Arzneistoffe. Das gleiche gilt für Bisphosphonate und L-Thyroxin. Die Einnahme von Antazida muss zur Verhinderung von Adsorption und Resorptionsverhinderung mit zwei Stunden Abstand zur Einnahme anderer Arzneimittel erfolgen.

Andererseits wird die **Bioverfügbarkeit** einiger lipophiler Arzneistoffe **verbessert**, wenn sie gemeinsam mit einer fetthaltigen Mahlzeit eingenommen werden, z. B. Spironolacton (Aldactone®), Phenytoin (Phenhydan®), Itraconazol (Sempera®) und Terbinafin (Lamisil®).

Für die Biotransformation liegen noch wenige Studien vor. Bekannt ist, dass Enzyminduktoren in der Nahrung, z. B. auf Holzkohle gegrilltes Fleisch, den Arzneistoffabbau beschleunigen. Auf der anderen Seite wird bei Propranolol der **First-Pass-Effekt** verringert, wenn es zum Essen eingenommen wird.

Grapefruit-Saft kann die Aktivität von Cytochrom-P450-Isoenzymen hemmen. Die Folge ist ein verringerter hepatischer First-Pass-Effekt und ein erhöhter Wirkspiegel vieler Arzneistoffe, die durch Cytochrom P450 metabolisiert werden, z. B. Verapamil (Isoptin®) oder Ciclosporin (Sandimmun®).

Enthält die Nahrung größere Mengen von **Vitamin K** wird die Wirkung von Antikoagulanzien vom Dicoumarol-Typ abgeschwächt, z. B. Phenprocoumon (Marcumar®).

Literatur

Mutschler et al. Arzneimittelwirkungen

51.2 Was ist Chronopharmakologie? Welche Beispiele kennen Sie?

Stichworte
- Biorhythmik der Arzneimittelwirkung
- Lokalanästhetika und Analgetika: Dosierung in der Nacht erhöhen
- Glucocorticoide: morgens
- Theophyllin: zur Nacht
- Antihypertensiva: morgens
- H_2-Antihistaminika: zur Nacht
- Cisplatin: zur Nacht

Antwort

Chronopharmakologie ist die Lehre von den tageszeitabhängigen Wirkunterschieden von Arzneimitteln beim Menschen, sozusagen die **Biorhythmik der Arzneimittelwirkung.** Unterschiede können pharmakodynamischer oder pharmakokinetischer Art sein.

Schmerzen werden vom Menschen zu unterschiedlichen Zeiten unterschiedlich erlebt. Das höchste Schmerzempfinden ist in der Nacht und in den frühen Morgenstunden. In dieser Zeit wirken **Lokalanästhetika und Analgetika** schwächer, ihre Dosis muss entsprechend zur Nacht erhöht werden.

Der Blutspiegel von **Glucocorticoiden** schwankt physiologischerweise: Morgens liegen hohe, im Lauf des Tages immer niedrigere Cortisonspiegel vor. Die Behandlung sollte sich diesem Rhythmus anpassen, um die physiologischen Rückkoppelungsmechanismen zwischen Nebennierenrinde und Hypothalamus nicht zu stören.

Antiasthmatika, wie **Theophyllin**, werden vor allem zur Nacht genommen. Die Bioverfügbarkeit von Theophyllin ist bei gleicher Dosis morgens besser als nachmittags; allerdings treten die Asthmaanfälle aufgrund des nächtlichen Abfalls der Cortisonspiegel vor allem zur Nacht auf.

Antihypertensiva werden vor allem morgens genommen, um die morgendlichen Blutdruckspitzen abzufangen.

H_2-**Antihistaminika** werden einmal täglich zur Nacht eingenommen, weil der Hauptteil der Magensäure in der Ruhephase des Körpers nachts gebildet wird. Diese Einnahme-

51

vorschrift gilt für Protonenpumpenhemmer nicht, weil ihre Wirkung verzögert eintritt und über mehr als 24 Stunden anhält.

Werden Zytostatika, vor allem **Cisplatin**, zur Nacht eingenommen, verbessern sich Heilungsquote und Überlebensrate bei Verringerung der unerwünschten Nebenwirkungen.

Literatur

Mutschler et al. Arzneimittelwirkungen

51.3   Welche Arzneimittel sind besonders lichtempfindlich?

Stichworte

- Calciumantagonisten: Nifedipin, Nisoldipin, Nitrendipin
- Diuretika: Furosemid, Piretanid
- Carvedilol

Antwort

Saft- und Tropfenpräparate werden zur Vermeidung unnötiger Lichteinstrahlung meist in dunklen Flaschen ausgeliefert. Empfehlenswert ist es, alle Säfte und Tropfen zudem in ihrem Umkarton aufzubewahren. Beispiel für lichtempfindliche flüssige Peroralia sind die Calciumantagonisten Nitrendipin (Bayotensin® akut Lösung) und Nifedipin (Nifehexal® Lösung), die Antibiotika Rifampicin (Eremfat® Sirup) und Clarithromycin (Klacid® Saft), (trizyklische) Psychopharmaka wie Haloperidol (Haloperidol ratiopharm®), Fluphenazin-HCl (Lyogen®), Promethazin-HCl (Promethazin neuraxpharm®), Trimipramin (Stangyl® Tropfen) und Chlorprotixen (Truxal® Saft), Vitamin D (Colecalciferol in Vigantol® Oel) und Furosemid (Lasix® Liquidum).

Lichtempfindliche feste Peroralia sind in lichtabhaltenden Folien eingeblistert. Am besten sollten sie jedoch zusätzlich im Umkarton aufbewahrt werden. Ein Problem ergibt sich, wenn Tages- oder Wochendispenser mit lichtempfindlichen Peroralia gestellt werden sollen. Hier darf die Tablette auf keinen Fall aus dem Blisterstreifen herausgedrückt werden, sondern sie muss herausgeschnitten werden, ohne die Folie zu öffnen.

Beispiele, die häufig eine Rolle spielen, sind die **Calciumantagonisten Nifedipin** (Adalat®), **Nisoldipin** (Baymycard®), **Nitrendipin** (Bayotensin®), **Amlodipin** (Norvasc®).

Ebenfalls häufig wird **Furosemid** (Lasix®) und **Piretanid** (Arelix®) verordnet. Für die Herz-Kreislauf-Therapie spielen **Molsidomin** (Corvaton®) und **Carvedilol** (Dilatrend®) eine Rolle.

Literatur

Kircher. Arzneiformen richtig anwenden

51.4   Was ist Evidence-Based Medicine?

Stichworte

▪ Evidenz-basierte Medizin

Antwort

Unter **Evidenz-basierter Medizin** versteht man ein medizinisches Vorgehen, bei dem diagnostische und/oder therapeutische Entscheidungen auf der Basis systematisch zusammengetragener und bewerteter wissenschaftlicher Erkenntnisse getroffen werden. Von hoher Evidenz sind ausreichend große, methodisch hochwertige, randomisierte und doppelblinde klinische Studien. Von höchster Evidenz gilt eine systematische Übersicht auf der Basis methodisch hochwertiger klinischer Studien (systematische Reviews, Meta-Analysen).

Zur Bewertung der vorliegenden Studien kann ein Fragenkatalog zugrunde gelegt werden, der die Qualität der Studie hinterfragt. Es werden Fragen gestellt z. B. zu Eigenschaften des Studiendesigns (randomisiert, doppelblind, Auswahl der Probanden), Kriterien der Auswertung (Verlust beim Follow-Up, Subgruppenanalyse), klinische Relevanz der Ergebnisse (primäre Zielgrößen, Surrogatparameter, fixe Endpunkte), Nutzenanalyse (number needed to treat). Auf folgende Begriffe stoßen Sie in diesem Zusammenhang immer wieder:

▪ Randomisiert: Zufallsbedingte Verteilung der in die Studie eingeschlossenen Patienten auf Kontroll- und Verumgruppe. Ziel ist es, zwei strukturell gleichwertige Teilgruppen zu generieren, die sich in ihren Eigenschaften und ihrer Prognose nicht unterscheiden.
▪ Doppelblind: Im Verlauf der Studie wissen weder die Patienten noch die behandelnden Ärzte, ob sie bei der Behandlung ein Verum oder ein Placebo bzw. die Kontrolle verwenden.
▪ Bias: Verzerrung oder systematischer Fehler.
▪ Endpunkte: Zielgrößen sind möglichst konkrete Ereignisse in Bezug auf Morbidität, wie das Auftreten eines Herzinfarkts oder Schlaganfalls sowie Mortalität, also Todesfälle bei den untersuchten Patienten. Häufig werden Surrogatparameter gemessen, wie Blutdruck, Blutzucker- oder Blutfettwerte, die aber immer mit einer Unsicherheit in Bezug auf ihre klinische Relevanz behaftet sind.
▪ Risikoreduktion: Zur Beurteilung des Ereignisrisikos mit und ohne Behandlung wird die Ereignisrate in der Verumgruppe durch die Ereignisrate der Kontrollgruppe geteilt. Diese Berechnung ergibt das relative Risiko. Wenn in der Verumgruppe 5 von 1000 Patienten sterben und in der Kontrollgruppe 10 von 1000, beträgt das relative Risiko unter Verum 0,5. Das ergibt eine relative Risikoreduktion von 50 %. Diese Zahl wird von Pharmafirmen gerne für ihr Marketing verwendet. Bei der Berechnung der absoluten Risikoreduktion wird die Inzidenz des Ereignisses mit einbezogen. Sie berechnet sich als Betrag der Differenz aus dem Quotienten (Anzahl der Ereignisse in der Verumgruppe geteilt durch die Gesamtzahl der Patienten der Verumgruppe) und dem Quotienten (Anzahl der Ereignisse in der Kontrollgruppe geteilt durch die Gesamtzahl der Patienten der Kontrollgruppe). Das Ergebnis ergibt einen Wert von 0,005 für die absolute Risikoreduktion (ARR).
▪ Number needed to treat (NNT): Anzahl der Patienten, die notwendig sind, um ein unerwünschtes Ereignis zu vermeiden. Rechnerisch ist die NNT der Kehrwert der ARR. In dem Beispiel müssen also 200 Patienten behandelt werden, um ein unerwünschtes Ereignis zu verhindern.

51

Für eine optimale Therapie für den einzelnen Patienten ist die Kombination aus individueller Erfahrung des Therapeuten und aus „externer" klinischer Evidenz erforderlich. Würde der Arzt allein aufgrund seiner Erfahrung behandeln, würde es bald zur Anwendung veralteter Behandlungsmethoden kommen. Würde er sich allein an klinischen Studienergebnissen orientieren, könnte eine Kochbuchmedizin entstehen, die die individuellen Belange des Patienten nicht mehr in die klinische Erwägung einbezieht.

Literatur

Günther. Anleitung zur Bewertung klinischer Studien
Mutschler et al. Arzneimittelwirkungen

51.5 Welche Sonderleistungen können Sie in Ihrer Apotheke anbieten?

Stichworte

- Arzneimittelbezogene Dienstleistungen: Pharmazeutische Betreuung, Medikationsmanagement
- Physiologisch-chemische Untersuchungen von Blutdruck, Blutzucker, Blutfettwerten
- Gewichtskontrolle, Body-Mass-Index, Fettanteile des Gewebes
- Wasser-, Luft-, Bodenanalysen
- Haarmineralanalysen
- Screening-Untersuchung auf Suchtstoffe
- Ernährungsberatung, Reiseberatung, Impfberatung
- Pilzberatung

Antwort

Die ABDA hat einen Leistungskatalog (LeiKa) zusammengestellt, in dem sämtliche pharmazeutische Dienstleistungen aufgeführt sind.

Arzneimittelbezogene Dienstleistungen sind z. B. das Medikationsgespräch, das Erstellen eines Medikationsprofils, die Überprüfung der häuslichen Arzneimittelvorräte oder die Anleitung zur richtigen Anwendung besonderer Arzneiformen, Medikationsanalyse, Bestandteile der **Pharmazeutischen Betreuung oder Medikationsmanagements.**

Zu Zwecken des Screenings und der Verlaufskontrolle einer Therapie werden in Apotheken physiologische Parameter und andere Messwerte bestimmt, z. B. **Blutdruck, Blutzucker** und der Gesamtcholesterolwert gemessen, manchmal auch die genaue Aufschlüsselung der **Blutfettwerte** ermittelt. Wichtig bei allen Werten, die in der Apotheke bestimmt werden, ist, dass wir mit diesen Werten keine Diagnose stellen können und dürfen. Auffällige Messwerte sind ein Grund, den Kunden zu einer ärztlichen Untersuchung zu schicken.

Zur **Gewichtskontrolle** können wir das Gewicht bestimmen, den **Body-Mass-Index** (BMI) errechnen, den **Fettanteil** des Gewebes ermitteln.

Schwangerschaftstests werden kaum noch in Apotheken, sondern meist zu Hause von den Kundinnen selbst durchgeführt. Andere Harnuntersuchungen, z. B. auf Blut, Eiweiß oder Ketonkörper sind ebenfalls möglich, aber selten gewünscht.

Die Durchführung von **Wasser-, Luft- und Bodenanalysen** werden meist an ein externes Labor weitergegeben. In der Apotheke erfolgt die professionelle Bewertung und Handlungshinweise für den Kunden.

Die Möglichkeit der **Haarmineralanalyse** besteht ebenfalls.

In Apotheken können **Screening-Untersuchungen auf Suchtstoffe** erfolgen.

Neben diesen Messungen können Apotheken besondere Beratungsleistungen anbieten. Dazu gehören die **Ernährungsberatung**, die **Reiseberatung** und die **Impfberatung.**

Wer sich gut auskennt, kann in der Pilzsaison den Kunden helfen, selbst gesammelte **Pilze** eindeutig zu identifizieren, um Vergiftungen zu entgehen.

Weitere Leistungen sind das Vermieten von Hilfsmitteln und die Überprüfung von Verbandkästen.

Literatur

ABDA. www.abda.de/leika.html

Gebler, Kindl. Pharmazie für die Praxis

51.6 Kennen Sie die Priscus-Liste oder die Forta-Klassifikation? Wofür benötigen Sie diese im Apothekenalltag?

Stichworte

- Priscus-Liste
- Forta-Liste
- Start/Stopp-Kriterien

Antwort

Ältere Menschen zeigen meist veränderte Organfunktionen, einen eingeschränkten körperlichen Allgemeinzustand und eine Vielzahl von Diagnosen mit entsprechender Polymedikation. Entsprechend fällt die Bewertung zum Einsatz von Arzneimitteln für diese Patientengruppe oft anders aus als für ansonsten gesunde, jüngere Patienten.

Nach dem Vorbild der US-amerikanischen Beers-Liste hat eine Arbeitsgruppe von deutschen Experten im Forschungsverbund „Priscus" (lat. alt, altehrwürdig) eine Liste von potenziell inadäquater Medikation für ältere Menschen (auch PIM-Liste genannt) erstellt. Diese Liste umfasst zurzeit 83 Wirkstoffe, die in Deutschland eine Rolle spielen. Die Liste nennt den jeweiligen Wirkstoff, die Begründung, Therapie-Alternativen, Maßnahmen, falls das Arzneimittel trotzdem verwendet werden soll und eine Auflistung von zu vermeidenden Begleiterkrankungen.

Es finden sich Wirkstoffe aus fast allen wichtigen Wirkstoffgruppen, wie Analgetika, Antiarrhythmika, Antidepressiva, Antihypertensiva oder Sedativa. Wirkstoffbeispiele sind aus der Gruppe der Antihistaminika Dimetinden (Fenistil®) oder Clemastin (Tavegil®) wegen übermäßig starker anticholinerger Nebenwirkungen, kognitiver Leistungsabnahme und EKG-Veränderungen. Als Alternative stehen hier die nicht-sedierenden und nicht-anticholinerg wirkenden neueren Antihistaminika Loratadin oder Cetirizin zur Verfügung. Statt Indometacin, Acemetacin, Piroxicam oder Meloxicam sollen aufgrund eines sehr hohen Risikos für gastrointestinale Blutungen alternativ Paracetamol oder die schwach wirkenden Opioide Tramadol (Tramal®) oder Codein (in Kombination mit Paracetamol Talvosilen®) eingesetzt werden.

51

FORTA ist ein Akronym und steht für „Fit for the Aged". Die Kriterien von Forta bewerten Wirkstoffe in Hinblick auf ihre Eignung für die Anwendung im Alter und stufen Arzneimittel in vier Kategorien A-D ein, wobei Arzneistoffe der Kategorie A in Studien eine positive Nutzenbewertung für ältere Patienten zeigen konnten, in Kategorie B nachgewiesene Wirksamkeit mit Einschränkungen aufweisen, in Kategorie C ein ungünstiges Nutzen-Risiko-Verhältnis beachtet werden muss und Arzneistoffe in Kategorie D bei älteren Patienten vermieden werden sollen. Alte Antihistaminika und typische nichtsteroidale Antirheumatika werden hier zu Kategorie D klassifiziert.

Zur Therapiebeurteilung hilfreich sind auch die START/STOPP-Kriterien. In diesen Screening-Tools finden sich Kriterien zum Ansetzen einer bisher fehlenden Medikation bzw. Absetzen einer potenziell inadäquaten Medikation.

In der Hausärztlichen Leitlinie „Multimedikation" wird auf die jeweiligen Listen bzw. Kriterien Bezug genommen. Ärzte verwenden sie, um bei Ansetzen einer Therapie Wirkstoffe für einen Patienten möglichst optimal auszuwählen. Apotheker verwenden sie, um die bestehende Medikation eines Patienten zu analysieren und evtl. Anpassungen vorzuschlagen.

Literatur

Ärztliches Zentrum für Qualität in der Medizin (äzq). Hausärztliche Leitlinie „Multimedikation"

Forta. www.umm.uni-heidelberg.de/ag/forta/

Priscus. www.priscus.net

Schäfer. Allgemeinpharmazie

51.7   Sie werden nach Abkürzungen auf Rezepten gefragt: Was bedeutet M. D. S., ad man. med., sine conf., q. s., p. c.?

Stichworte

- Lateinische Nomenklatur

Antwort

Die Abkürzungen stehen für die **lateinische Nomenklatur** ärztlicher Anweisungen an den Apotheker.

Die allgemeine Aufforderung zur Rezeptbelieferung heißt: M. D. S. = misce, da, signa (mische, übergebe und kennzeichne).

Die üblichen Mengenangaben bei der Verordnung einer Rezeptur, wie $\overline{aa}$ = ana partes (zu gleichen Teilen), ad lib. = ad libitum (nach Belieben) oder q. s. = quantum satis (genügend viel) sind meist gut bekannt.

Vor einer solchen Rezeptur steht bei traditionell rezeptierenden Ärzten vielleicht noch: M. f. ungt. = Misce, fiat unguentum (Mische, es soll eine Salbe entstehen).

Schwieriger wird es bei geteilten Arzneiformen, z. B. Pulver oder Kapseln: entweder wird die Rezeptur einer einzelnen Einheit, also eines Pulverbriefchens oder einer Kapsel ausgeführt und es folgt d. t. d. = dentur tales doses (solche Mengen sollen gegeben werden) und es folgt die Anzahl. Oder der Arzt rezeptiert die Gesamtmenge und gibt an, in wie viele Einzeldosen diese Gesamtmenge aufgeteilt werden soll: div. i. part. aeq. = divide in partes aequales (teile in gleiche Teile).

Ad man. med. = ad manum medice (zu Händen des Arztes) steht auf manchen Sprechstundenbedarfsrezepten.

Zum Gebrauch kann ad us. extern. = ad usum externum (zur äußerlichen Anwendung) oder ad us. vet. = ad usum veterinarium (zum Gebrauch für Tiere) stehen.

Seltener sind Angaben des Arztes zu den zu verwendenden Gefäßen: ad caps. gel. = ad capsulas gelatinosas (in Gelatinesteckkapseln), ad vitr. ggt. = ad vitrum guttatorium (in eine Tropfflasche) oder gar sine conf. = sine confectione (ohne Verpackung).

Manchmal tauchen noch genauere Angaben zur Anwendung auf. Allgemein bekannt sind i. m. = intra musculum (intramuskulär) und i. v. = intra venam (intravenös). Geheimnisvoll, aber einfach sind a. c. = ante cenam (vor dem Essen) und p. c. = post cenam (nach dem Essen).

Literatur

Gebler, Kindl. Pharmazie für die Praxis

51

Teil B
Spezielle Rechtsgebiete

52 Apothekengesetz (ApoG)

> **Allgemein**

52.1 Was steht im Apothekengesetz?

Stichworte
- Allgemeine Vorschriften zu Aufgaben und Betrieb von Apotheken

Antwort
Im Apothekengesetz, genauer gesagt im Gesetz über das Apothekenwesen, finden Sie **allgemeine Vorschriften** bezüglich:

- Aufgaben der Apotheke,
- Betriebserlaubnis,
- Gesellschaftsformen,
- Verpachtung und Verwaltung der Apotheke,
- Betreibens einer Krankenhaus-, Bundeswehr-, Zweig- oder Notapotheke,
- gesetzlicher Grundlagen für die Apothekenbetriebsordnung,
- Straf- und Bußgeldbestimmungen.

Literatur
Hügel, Mecking, Kohm. Pharmazeutische Gesetzeskunde
Neukirchen. Pharmazeutische Gesetzeskunde

52

Erster Abschnitt: Die Erlaubnis

52.2   Wie ist der Apothekerberuf definiert?

Stichworte

▪ Versorgung der Bevölkerung mit Arzneimitteln

Antwort

Eine Definition des Apothekerberufes finden Sie in der Bundes-Apothekerordnung: „Der Apotheker ist berufen, die **Bevölkerung** ordnungsgemäß **mit Arzneimitteln zu versorgen**. Er dient damit der Gesundheit des einzelnen Menschen und des gesamten Volkes."

Darüber hinaus bestimmt die Bundes-Apothekerordnung gemeinsam mit der auf ihrer Grundlage erlassenen Approbationsordnung die Anforderungen an die Ausbildung und Approbation als Apotheker und macht sie zur Voraussetzung der Ausübung des Apothekerberufs.

Unter Ausübung des Apothekerberufs versteht die Bundes-Apothekerordnung die Ausübung einer pharmazeutischen Tätigkeit unter der Berufsbezeichnung „Apotheker" oder „Apothekerin". Dies umfasst insbesondere folgende pharmazeutische Tätigkeiten:

▪ Herstellung der Darreichungsform von Arzneimitteln,
▪ Arzneimittelforschung, Entwicklung, Herstellung, Prüfung von Arzneimitteln, Tätigkeiten in der Arzneimittelzulassung, Pharmakovigilanz und Risikoabwehr in der pharmazeutischen Industrie,
▪ Arzneimittelprüfung in einem Laboratorium für die Prüfung von Arzneimitteln,
▪ Lagerung, Qualitätserhaltung und Vertrieb von Arzneimitteln auf der Großhandelsstufe,
▪ Bevorratung, Herstellung, Prüfung, Lagerung, Vertrieb und Abgabe von unbedenklichen und wirksamen Arzneimitteln der erforderlichen Qualität in der Öffentlichkeit zugänglichen Apotheken,
▪ Herstellung, Prüfung, Lagerung und Abgabe von unbedenklichen und wirksamen Arzneimitteln der erforderlichen Qualität in Krankenhäusern,
▪ Information und Beratung über Arzneimittel als solche, einschließlich ihrer angemessenen Verwendung,
▪ Meldung von unerwünschten Arzneimittelwirkungen an die zuständigen Behörden,
▪ personalisierte Unterstützung von Patienten bei der Selbstmedikation,
▪ Beiträge zu örtlichen oder landesweiten gesundheitsbezogenen Kampagnen,
▪ Tätigkeiten im Arzneimittel-, Apotheken- und Medizinproduktewesen der öffentlichen Gesundheitsverwaltung in Behörden des Bundes, der Länder und der Kommunen sowie in Körperschaften des öffentlichen Rechts und in Berufs- und Fachverbänden,
▪ Tätigkeiten in Lehre und Forschung an Universitäten sowie in der Lehre an Lehranstalten und Berufsschulen in pharmazeutischen Fachgebieten.

Literatur

Approbationsordnung für Apotheker

Bundes-Apothekerordnung § 1

52.3 Welchem Zweck dienen die öffentlichen Apotheken?

Stichworte

- Arzneimittelversorgung der Bevölkerung

Antwort

Die Apotheken sind für die Sicherstellung einer ordnungsgemäßen **Arzneimittelversorgung der Bevölkerung** zuständig.

Literatur

ApoG § 1

Hügel, Mecking, Kohm. Pharmazeutische Gesetzeskunde

Neukirchen. Pharmazeutische Gesetzeskunde

52.4 Welche Voraussetzungen müssen erfüllt sein, damit eine Betriebserlaubnis für eine öffentliche Apotheke erteilt wird?   *

Stichworte

- Persönliche und betriebliche Voraussetzungen
- Abnahme von der zuständigen Behörde

Antwort

Wenn Sie eine Apotheke betreiben wollen, brauchen Sie eine Erlaubnis der zuständigen Behörde, d. h. der Bezirksregierung oder des Regierungspräsidiums.

Zu den **persönlichen** und **betrieblichen Voraussetzungen** für diese Erlaubnis siehe ▶ Frage 52.5. Bei Filialapotheken muss ein verantwortlicher Apotheker angestellt sein.

Vor der Eröffnung muss Ihre Apotheke von der **zuständigen Behörde abgenommen** werden.

Literatur

ApoG §§ 1, 2, 6

Hügel, Mecking, Kohm. Pharmazeutische Gesetzeskunde

Neukirchen. Pharmazeutische Gesetzeskunde

52.5 Was benötigen Sie für eine Betriebserlaubnis? Wo kann sie beantragt werden?   *

Stichworte

- Bedingungen zur Antragstellung
- Regierungspräsidium/Bezirksregierung

52

Antwort

Sie müssen folgende **Bedingungen zur Antragstellung** erfüllen:

- Geschäftsfähigkeit: Sie müssen voll geschäftsfähig sein.
- Approbation: Sie müssen die deutsche Approbation als Apotheker vorweisen.
- Zuverlässigkeit: Beweis Ihrer Zuverlässigkeit ist die Vorlage eines polizeilichen Führungszeugnisses ohne Verfehlungen.
- Unabhängigkeit: Weder eine Beteiligung von Ärzten noch von Dritten, wie z. B. einem Vermieter, ist zulässig.
- Betriebsräume: Das Vorhandensein der nach der Apothekenbetriebsordnung geforderten Betriebsräume (s. Apothekenbetriebsordnung ▸ Frage 53.17) muss mit einem Mietvertrag oder Kaufvertrag nachgewiesen werden.
- Ärztliches Attest: Körperliche, geistige Gesundheit und Suchtunabhängigkeit muss durch ein Attest nachgewiesen werden.
- Apothekentätigkeit: Vor der Antragstellung müssen Sie mindestens sechs Monate als Apotheker gearbeitet haben, wenn Sie zuvor für mehr als zwei Jahre keine pharmazeutische Tätigkeit ausgeübt haben.

Wenn Sie die pharmazeutische Prüfung nicht in Deutschland abgelegt haben, dürfen Sie nur eine Apotheke übernehmen, die bereits seit mindestens drei Jahren existiert. Diese Einschränkung gilt nicht, wenn Sie bereits mindestens drei Jahre ununterbrochen als Apotheker in Deutschland gearbeitet haben.

Die Erlaubnis kann in den meisten Bundesländern bei den **Regierungspräsidien** bzw. **Bezirksregierungen** beantragt werden.

Literatur

ApoG § 2

Hügel, Mecking, Kohm. Pharmazeutische Gesetzeskunde

Neukirchen. Pharmazeutische Gesetzeskunde

52.6   Eine Apothekerin hat in ihrem Haus eine Apotheke. Nun hat sie auf dem gleichen Grundstück neu gebaut und die Apotheke aus dem Altbau in den Neubau verlegt. Was muss sie tun?

Stichworte

- Neue Räumlichkeiten: neue Betriebserlaubnis

Antwort

Die Betriebserlaubnis einer Apotheke ist unter anderem an das Vorhandensein geeigneter Räume gebunden. Daher muss die Apothekerin beim Bezug **neuer Räumlichkeiten** auch eine **neue Betriebserlaubnis** beantragen.

Literatur

ApBetrO § 4

ApoG § 2

Neukirchen. Pharmazeutische Gesetzeskunde

52.7 Welche Voraussetzungen müssen Sie erfüllen, wenn Sie eine Apotheke pachten wollen? *

Stichworte

- Voraussetzungen für Erlaubnis zum Betrieb einer Apotheke

Antwort

Sie müssen dieselben **Voraussetzungen** für die **Erlaubnis zum Betrieb einer Apotheke** erfüllen, wie ein Apotheker, der eine Apotheke als Inhaber betreiben will: Zuverlässigkeit, Geschäftsfähigkeit, deutsche Approbation, Unabhängigkeit, körperliche und geistige Gesundheit, Apothekentätigkeit (▸ Frage 52.5). Die Apothekenräume und die Ausstattung sind vom Verpächter zu stellen.

Literatur

ApoG § 2
Hügel, Mecking, Kohm. Pharmazeutische Gesetzeskunde
Neukirchen. Pharmazeutische Gesetzeskunde

52.8 Wie ist der Mehrbesitz von Apotheken in Deutschland geregelt? *

Stichworte

- 4 Apotheken: Hauptapotheke und 3 Filialapotheken

Antwort

In Deutschland gilt nach § 2 des Apothekengesetzes: Ein Apotheker darf bis zu **4 Apotheken** betreiben. Eine dieser Apotheken muss er persönlich führen.

Literatur

ApoG § 2

52.9 Was ist eine Filialapotheke? *

Stichworte

- Apothekenleiter: Hauptapotheke + 3 Filialapotheken
- Verantwortlicher Apotheker
- Innerhalb desselben Kreises oder in einander benachbarten Kreisen
- Ausstattung wie Hauptapotheke

Antwort

Ein Apotheker darf neben seiner **Hauptapotheke bis zu 3 Filialapotheken** betreiben. Diese Filialapotheken führt er als Erlaubnisinhaber nicht persönlich, er stellt zur Führung jeweils einen **verantwortlichen Apotheker** ein. Dieser verantwortliche Apotheker übernimmt die Pflichten des Apothekenleiters, seine rechtliche Stellung entspricht im Prinzip der eines Verwalters. Die Hauptapotheke und die Filialapotheken müssen **innerhalb des-**

52

selben Kreises oder in einander **benachbarten Kreisen** liegen. An die **Ausstattung** einer Filialapotheke werden die gleichen Anforderungen gestellt wie an die der Hauptapotheke, z. B. Räume, Labor, Literatur. Auch für eine Filialapotheke brauchen Sie eine Erlaubnis der Behörde, der Sie auch den verantwortlichen Apotheker melden müssen. Einen Wechsel des verantwortlichen Apothekers müssen Sie zwei Wochen vorher schriftlich der Behörde anzeigen.

Literatur

ApoG § 2

52.10   Wann kann eine Betriebserlaubnis widerrufen werden?

Stichworte

▨ Voraussetzungen nicht (mehr) gegeben

Antwort

Die Betriebserlaubnis wird zurückgenommen, wenn eine der **Voraussetzungen,** die zu ihrer Erteilung führten, bei der Erteilung **nicht vorgelegen hat**. Sie wird widerrufen, wenn eine der Voraussetzungen nachträglich **nicht mehr vorliegt** (▶ Frage 52.5).

Die Betriebserlaubnis erlischt durch Tod, Verzicht, Rücknahme oder Widerruf der Approbation als Apotheker oder wenn ein Jahr lang von der Erlaubnis kein Gebrauch gemacht wurde.

Literatur

ApoG §§ 3, 4
Neukirchen. Pharmazeutische Gesetzeskunde

52.11   Ein Ehepaar besitzt zwei Apotheken: Welche Möglichkeiten bestehen für den Überlebenden, wenn der Ehepartner stirbt? *

Stichworte

▨ Verwaltung
▨ Übernahme
▨ Verkauf
▨ Verpachtung

Antwort

Für längstens zwölf Monate kann der Ehepartner die Apotheke **verwalten** lassen. Der überlebende Ehepartner kann die zweite Apotheke **selbst übernehmen, verkaufen** oder **verpachten** bis er erneut heiratet oder eine neue Lebenspartnerschaft eingeht. Die Apotheke kann ebenfalls verpachtet werden bis das jüngste erbberechtigte Kind das 23. Lebensjahr vollendet hat. Ergreift eines der Kinder vor Vollendung des 23. Lebensjahrs den Apothekerberuf, so kann die Frist verlängert werden.

Literatur

ApoG §§ 2, 9, 13

Hügel, Mecking, Kohm. Pharmazeutische Gesetzeskunde

Neukirchen. Pharmazeutische Gesetzeskunde

52.12　In welcher Rechtsform dürfen mehrere Apotheker eine Apotheke betreiben? Ist eine interne Spezialisierung der Inhaber erlaubt?　*

Stichworte

- Offene Handelsgesellschaft
- Interne Spezialisierung erlaubt

Antwort

Mehrere Personen zusammen können eine Apotheke praktisch nur in der Rechtsform einer **offenen Handelsgesellschaft** (OHG) betreiben. Geschäftlich sind alle Gesellschafter gleich berechtigt und gleich verantwortlich. Grundsätzlich erfolgt eine gemeinsame Vertretung/Geschäftsführung durch alle Gesellschafter. **Intern** können sich die **einzelnen Inhaber spezialisieren**, die gemeinsame Verantwortung für alle Bereiche bleibt.

Literatur

ApoG § 8

Hügel, Mecking, Kohm. Pharmazeutische Gesetzeskunde

Neukirchen. Pharmazeutische Gesetzeskunde

52.13　Wann darf eine Apotheke verpachtet werden?　*

Stichworte

- Krankheit, Alter
- Tod des Inhabers

Antwort

Eine Apotheke darf verpachtet werden:

- wenn der Apothekeninhaber aus einem wichtigen persönlichen Grund die Apotheke zeitweise oder auf Dauer nicht selbst betreiben kann, z. B. wegen **Krankheit** oder **Alter** bzw. wenn die Betriebserlaubnis widerrufen wurde.
- nach dem **Tod des Inhabers** durch seine erbberechtigten Kinder oder durch den überlebenden erbberechtigten Ehegatten oder Lebenspartner bis das jüngste Kind das 23. Lebensjahr vollendet hat. Ergreift eines dieser Kinder vor Vollendung des 23. Lebensjahrs den Apothekerberuf, so kann die Frist verlängert werden.
- nach dem Tod des Inhabers durch den überlebenden erbberechtigten Ehegatten oder Lebenspartner bis zu seiner erneuten Heirat oder der Begründung einer neuen Lebenspartnerschaft, sofern er nicht selbst eine Erlaubnis zum Betrieb einer Apotheke erhält.

52

Stirbt der Verpächter vor Ablauf der Pachtzeit, so kann das Pachtverhältnis für die Dauer von höchstens 12 Monaten fortgesetzt werden.

Der Pächter braucht eine Erlaubnis der zuständigen Behörde zum Betrieb der Apotheke.

Stirbt der Pächter einer Apotheke vor Ablauf der vereinbarten Pachtzeit, so kann der Verpächter die Apotheke für die Dauer von höchstens 12 Monaten durch einen Apotheker verwalten lassen, bis er z. B. einen neuen Pächter gefunden hat. Die zuständige Behörde muss dies genehmigen.

Literatur

ApoG §§ 9, 13

Hügel, Mecking, Kohm. Pharmazeutische Gesetzeskunde

Neukirchen. Pharmazeutische Gesetzeskunde

52.14 Ein Apothekenbesitzer ist so krank, dass er seine Apotheke nicht mehr selber leiten kann: Was passiert, wenn der Enkel noch Pharmazie studiert?

Stichworte

- Apotheke verpachten

Antwort

Wenn der Apothekenbesitzer wegen Krankheit seine Apotheke nicht mehr selbst leiten kann, kann er die **Apotheke verpachten.** Der Enkel, der noch Pharmazie studiert, kann die Apotheke nach Erlangung der Approbation und Ablauf der Pachtzeit selbst übernehmen.

Literatur

ApoG § 9

Neukirchen. Pharmazeutische Gesetzeskunde

52.15 Was ist der Vorteil, wenn Sie eine Apotheke pachten im Vergleich zum Kauf einer Apotheke? *

Stichworte

- Apotheke ist ausgestattet
- Weniger Eigenkapital

Antwort

Wenn Sie eine Apotheke pachten, so pachten Sie die **Räume mit der Ausstattung,** die für eine Apotheke vorgeschrieben sind. Das Warenlager des Verpächters ist hierin nicht enthalten und muss von Ihnen sofort abgekauft werden. Als Pachtzins können Sie einen festen oder einen umsatzabhängigen Betrag (in der Regel 4–6 %) vereinbaren. Für apothekenrechtlich notwendige bauliche Veränderungen ist der Verpächter zuständig. Der Verpächter hat kein Recht, in den Apothekenbetrieb einzugreifen. In Ihren beruflichen

Entscheidungen sind Sie also als Pächter so frei wie ein Apothekeninhaber. Der Hauptvorteil liegt sicherlich darin, dass Sie **weniger Eigenkapital** investieren müssen, als beim Kauf einer Apotheke, da Sie ja nur das Warenlager übernehmen. Weitere Zahlungen an den Verpächter werden als Pachtzins monatlich fällig.

Literatur

ApoG § 9
Hügel, Mecking, Kohm. Pharmazeutische Gesetzeskunde
Neukirchen. Pharmazeutische Gesetzeskunde

52.16 In Ihrem Ort wird demnächst ein neues Pflegeheim eröffnen. Welche Voraussetzungen müssen Sie erfüllen, wenn Sie als Apotheke dieses Heim versorgen wollen? *

Stichworte

- Versorgungsvertrag

Antwort

Ihre versorgende Apotheke und das versorgte Heim müssen sich innerhalb desselben Kreises oder in einander benachbarten Kreisen befinden. Sie müssen mit dem Träger des Heims einen **Vertrag** bezüglich der **Versorgung** der Bewohner mit Arzneimitteln und apothekenpflichtigen Medizinprodukten abschließen. Hier muss die Art und der Umfang der Versorgung geregelt sein, ebenso Ihr Zutrittsrecht zum Heim, sowie Ihre Pflichten zur Überprüfung der ordnungsgemäßen, bewohnerbezogenen Aufbewahrung der von Ihnen gelieferten Produkte und zur Information und Beratung der Heimbewohner und des Personals. Eine halbjährliche Begehung ist empfohlen.

Der Vertrag darf die freie Apothekenwahl der Heimbewohner nicht einschränken und keine Ausschließlichkeitsregelung zugunsten Ihrer Apotheke enthalten. Sind außer Ihrer Apotheke noch andere Kollegen an der Heimbelieferung beteiligt, so müssen Sie in Ihrem Vertrag die Zuständigkeitsbereiche klar abgrenzen. Dieser Vertrag muss von der zuständigen Behörde (dem Regierungspräsidium bzw. der Bezirksregierung) genehmigt werden. Die Versorgung muss vor Beginn dieser Behörde angezeigt werden.

Literatur

ApoG § 12a

52.17 Welche Voraussetzungen müssen Sie erfüllen, wenn Sie Arzneimittel künftig auch über das Internet anbieten wollen? *

Stichworte

- Erlaubnis der zuständigen Behörde
- Zusätzlich zum üblichen Apothekenbetrieb
- Qualitätssicherungssystem: versandte Arzneimittel, Beratung, Auslieferung

52

Antwort

Sie dürfen apothekenpflichtige Arzneimittel in Deutschland nur versenden, wenn Sie dafür eine **Erlaubnis der zuständigen Behörde** (Regierungspräsidium bzw. Bezirksregierung) haben. Der Versand darf nur **zusätzlich** zu Ihrem **üblichen Apothekenbetrieb** erfolgen, eine ausschließliche Internetapotheke ist in Deutschland nicht erlaubt. Sie müssen ein **Qualitätssicherungssystem** erarbeiten, das sicherstellt, dass

- das von Ihnen versandte Arzneimittel so verpackt, transportiert und ausgeliefert wird, dass seine Qualität und Wirksamkeit erhalten bleibt,
- das versandte Arzneimittel der in der Bestellung genannten Person entsprechend den Angaben des Auftraggebers ausgeliefert wird und ggf. die Auslieferung schriftlich bestätigt wird,
- der Besteller darüber informiert wird, wenn die Versendung nicht innerhalb der Frist von 2 Tagen bzw. der vereinbarten Frist erfolgen kann,
- alle bestellten Arzneimittel geliefert werden, die verfügbar und erlaubt sind,
- Sie ein Melde- und Informationssystem für Arzneimittelrisiken für Ihre Patienten haben,
- der Patient darauf hingewiesen wird, dass er bei Problemen mit der Medikation mit dem behandelnden Arzt Kontakt aufnehmen soll,
- die behandelte Person darauf hingewiesen wird, dass sie als Voraussetzung für die Arzneimittelbelieferung eine Telefonnummer anzugeben hat, unter der sie durch pharmazeutisches Personal der Apotheke ohne zusätzliche Gebühren beraten wird (Zeiten und Möglichkeiten der Beratung sind anzugeben),
- ein System zur Sendungsverfolgung unterhalten wird,
- eine kostenfreie Zweitzustellung veranlasst wird,
- eine Transportversicherung abgeschlossen ist.

Arzneimittel mit den Wirkstoffen Lenalidomid, Pomalidomid, Thalidomid, Levonorgestrel oder Ulipristalacetat (zur Notfallkontrazeption) dürfen nicht versendet werden.

Um Arzneimittel über das Internet anbieten zu dürfen, müssen Sie außerdem auf jeder Seite, auf der Sie Arzneimittel anbieten, ein EU-einheitliches Versandhandelslogo einstellen. Dieses Logo können Sie bei Ihrer Aufsichtsbehörde (Regierungspräsidium oder Bezirksregierung) beantragen.

Literatur

ApBetrO § 17
ApoG § 11a

52.18 Welche Aufgaben haben Sie als Verwalter einer Apotheke? Wann darf eine Apotheke verwaltet werden?   *

Stichworte

- Aufgaben des Verwalters: Einhaltung ApBetrO, Vorschriften des Arzneimittelverkehrs
- Verwaltung bei Tod des Erlaubnisinhabers, Zweigapotheken

Antwort

Als Verwalter sind Sie für die Beachtung der **Apothekenbetriebsordnung** und der **Vorschriften über den Arzneimittelverkehr** sowie die Herstellung von Arzneimitteln verantwortlich. Sie werden von den Erben des Inhabers oder im Fall einer Zweigapotheke vom Inhaber selbst angestellt. Sie sind also – im Gegensatz zum Pächter oder Inhaber – nicht selbstständig. Für die Zeit der Verwaltung brauchen Sie eine Genehmigung der Behörde.

Nach dem **Tod des Erlaubnisinhabers** dürfen die Erben die Apotheke inkl. Filialapotheken für längstens 12 Monate verwalten lassen. Auch **Zweigapotheken** werden verwaltet.

Literatur
ApoG § 13
Hügel, Mecking, Kohm. Pharmazeutische Gesetzeskunde
Neukirchen. Pharmazeutische Gesetzeskunde

Zweiter Abschnitt: Krankenhausapotheken, Bundeswehrapotheken, Zweigapotheken, Notapotheken

---

52.19 Ist die Arzneimittelversorgung des Personals in einer Krankenhausapotheke zulässig?

Stichworte
- Arzneimittelversorgung des Personals ist zulässig

Antwort

Nach § 14 des Apothekengesetzes darf die Krankenhausapotheke die im Krankenhaus beschäftigten Personen mit Arzneimitteln für deren unmittelbaren eigenen Bedarf versorgen.

Literatur
ApoG § 14
Hügel, Mecking, Kohm. Pharmazeutische Gesetzeskunde
Neukirchen. Pharmazeutische Gesetzeskunde

52.20 Welche Apothekensonderformen gibt es?   *

Stichworte
▪ Krankenhausapotheke, Bundeswehrapotheke, Zweigapotheke, Notapotheke

Antwort
Sonderformen der Apotheken sind:

▪ Krankenhausapotheken: Erlaubnisinhaber ist der Träger des Krankenhauses, ein Apothekenleiter ist angestellt.
▪ Bundeswehrapotheken: Regelungen über Errichtung und Betrieb der Bundeswehrapotheken werden durch den Verteidigungsminister erlassen.
▪ Zweigapotheken: Tritt ein Notstand in der Arzneimittelversorgung durch Fehlen einer Apotheke ein, so kann eine nahe gelegene Apotheke die Genehmigung erhalten, eine Zweigapotheke zu eröffnen (▶ Frage 52.23).
▪ Notapotheken: Bei Vorliegen eines Notstands in der Arzneimittelversorgung der Bevölkerung kann, wenn nach 6 Monaten kein anderer Apotheker einen Antrag auf Betrieb einer Apotheke oder Zweigapotheke gestellt hat, eine Gemeinde die Erlaubnis zum Betrieb einer Notapotheke erhalten. Die Gemeinde muss einen leitenden Apotheker anstellen.

Literatur
ApoG §§ 14–17
Hügel, Mecking, Kohm. Pharmazeutische Gesetzeskunde
Neukirchen. Pharmazeutische Gesetzeskunde

52.21 Welche Aufgaben und Verpflichtungen muss eine krankenhausversorgende Apotheke erfüllen?   *

Stichworte
▪ Sicherstellung der Versorgung mit Arzneimitteln
▪ Versorgungsvertrag

Antwort
Eine krankenhausversorgende Apotheke hat neben der Versorgung der Bevölkerung auch die **ordnungsgemäße Versorgung** von einem oder mehreren Krankenhäusern mit Arzneimitteln sicherzustellen. Der Inhaber der Apotheke muss mit dem Krankenhaus – oder den Krankenhäusern – einen **Versorgungsvertrag** abschließen, in dem die genauen Bedingungen und Aufgaben geregelt sind bezüglich der

▪ Versorgung der einzelnen Stationen mit Arzneimitteln für Patienten, die voll-, teil- oder nachstationär behandelt oder ambulant operiert werden,
▪ Abgabe von Arzneimitteln an Personen, die im Krankenhaus beschäftigt sind,
▪ Abgabe von Arzneimitteln an Patienten nach ambulanter oder stationärer Behandlung zur Überbrückung eines Wochenendes oder Feiertags,

- Versorgung mit Arzneimitteln für Institutsambulanzen, sozialpädiatrische Zentren und ermächtigte Krankenhausärzte zur unmittelbaren Anwendung,
- bedarfsgerechten und im Notfall unverzüglichen Belieferung mit besonders dringend benötigten Arzneimitteln,
- Überprüfung der Arzneimittelvorräte auf den Stationen durch einen Apotheker,
- Information und Beratung des Personals des Krankenhauses über Arzneimittel und zweckmäßige sowie wirtschaftliche Arzneimitteltherapien.
- Der Leiter der versorgenden Apotheke oder ein von ihm beauftragter Apotheker ist Mitglied in der Arzneimittelkommission des Krankenhauses.

Für die Lagerung der Arzneimittel zur Krankenhausversorgung braucht es einen separaten Raum oder mindestens separate und entsprechend gekennzeichnete Lagerbereiche, um eine Vermischung der Krankenhausware mit normaler Handelsware für die öffentliche Apotheke zu verhindern.

Literatur
ApBetrO § 4
ApoG § 14
Hügel, Mecking, Kohm. Pharmazeutische Gesetzeskunde
Neukirchen. Pharmazeutische Gesetzeskunde

52.22 Wie ist die Arzneimittelversorgung im Krankenhaus geregelt? *

Stichworte
- Krankenhausapotheke, krankenhausversorgende Apotheke
- Arzneimittelliste

Antwort
Die Arzneimittelversorgung im Krankenhaus kann über eine **Krankenhausapotheke** oder eine **krankenhausversorgende Apotheke**, d.h. eine öffentliche Apotheke, die einen Versorgungsvertrag mit dem Krankenhaus abgeschlossen hat, sichergestellt werden.

Die Krankenhausapotheke oder krankenhausversorgende Apotheke muss eine ausreichende Menge an Arzneimitteln und Medizinprodukten zur Sicherstellung einer ordnungsgemäßen Versorgung der Patienten vorrätig halten. Diese Arzneimittel und Medizinprodukte sind aufzulisten. Die **Liste** wird von der Arzneimittelkommission des Krankenhauses erstellt, deren Mitglied der Krankenhausapotheker ist.

Literatur
ApBetrO § 30
ApoG § 14
Hügel, Mecking, Kohm. Pharmazeutische Gesetzeskunde
Neukirchen. Pharmazeutische Gesetzeskunde

52

52.23 Welche Voraussetzungen sind an die Eröffnung einer Zweigapotheke geknüpft? *

Stichworte

- Notstand in der Arzneimittelversorgung
- Genehmigung durch Behörde
- Räume, Verwalter

Antwort

Tritt infolge des Fehlens einer Apotheke ein **Notstand in der Arzneimittelversorgung** der Bevölkerung auf, so kann die zuständige **Behörde** dem Inhaber einer nahe gelegenen Apotheke den Betrieb einer Zweigapotheke gestatten. Diese Genehmigung wird für fünf Jahre erteilt und kann verlängert werden. Geeignete **Räume** müssen vorhanden sein: Eine Zweigapotheke muss mindestens aus einer Offizin, ausreichend Lagerraum und einem Nachtdienstzimmer bestehen. Ein Labor ist nicht vorgeschrieben. Ein Apotheker muss als **Verwalter** angestellt werden.

Die Entscheidung, wann ein Notstand in der Arzneimittelversorgung festzustellen ist, ist eine Ermessensfrage der zuständigen Behörde.

Literatur

ApBetrO § 4
ApoG § 16
Hügel, Mecking, Kohm. Pharmazeutische Gesetzeskunde
Neukirchen. Pharmazeutische Gesetzeskunde

53 Apothekenbetriebsordnung (ApBetrO)

> **Erster Abschnitt**

53.1 Was ist der Unterschied zwischen Apothekengesetz und Apothekenbetriebsordnung? *

Stichworte
- Gesetz: Allgemeine Vorschriften
- Verordnung: Regelung der Einzelheiten

Antwort
Ein **Gesetz** kann immer nur **allgemeine Vorschriften** zu einem Thema beinhalten. Nähere Ausführungen würden den Rahmen eines Gesetzes sprengen. Daher verweisen Gesetze häufig auf **Verordnungen**, in denen **Einzelheiten geregelt** werden. Auf der Grundlage des Apothekengesetzes wurde die Apothekenbetriebsordnung erlassen. In ihr finden Sie z. B. detaillierte Regelungen zum Betrieb von Apotheken, zum Personal der Apotheke, der Herstellung, Prüfung und Abgabe von Arzneimitteln. Die Apothekenbetriebsordnung ist somit genauso bindend wie das Apothekengesetz, auf dem sie beruht.

Literatur
ApBetrO
ApoG § 21

53.2   Für welche Apotheken gilt die ApBetrO?

Stichworte

- In Deutschland betriebene öffentliche Apotheken und Apothekensonderformen

Antwort

Die Apothekenbetriebsordnung gilt für alle **in Deutschland betriebenen öffentlichen Apotheken** einschließlich **Apothekensonderformen** wie krankenhausversorgende Apotheken, Zweig-, Notapotheken und Krankenhausapotheken.

Literatur

ApBetrO § 1

53.3   Wie sind apothekenübliche Waren definiert?   *

Stichworte

- § 1a Abs. 10 Apothekenbetriebsordnung

Antwort

Apothekenübliche Waren sind in **§ 1a Abs. 10 Apothekenbetriebsordnung** aufgelistet. Dazu gehören:

- Medizinprodukte, die nicht der Apothekenpflicht unterliegen (z. B. Blutdruckmessgeräte),
- Mittel sowie Gegenstände und Informationsträger, die der Gesundheit von Menschen und Tieren unmittelbar dienen oder diese fördern (z. B. Diabetesratgeberbroschüren),
- Mittel zur Körperpflege (z. B. Handcreme),
- Prüfmittel, Chemikalien, Reagenzien, Laborbedarf (z. B. pH-Messstreifen),
- Schädlingsbekämpfungs- und Pflanzenschutzmittel (z. B. Stechmückenspray),
- Mittel zur Aufzucht von Tieren (z. B. Fischaufzuchtmittel).

Literatur

ApBetrO § 1a Abs. 10
Cyran, Rotta. Apothekenbetriebsordnung Kommentar
Hügel, Mecking, Kohm. Pharmazeutische Gesetzeskunde
Neukirchen. Pharmazeutische Gesetzeskunde

53.4   Gehören Akupressurpflaster zu den apothekenüblichen Waren?

Stichworte

- Medizinprodukt
- Apothekenübliche Ware

Antwort

Ja, denn es handelt sich bei Akupressurpflastern um **Medizinprodukte** und damit um eine **apothekenübliche Ware** nach § 1a Abs. 10 der Apothekenbetriebsordnung.

Literatur
ApBetrO § 1a Abs. 10
Cyran, Rotta. Apothekenbetriebsordnung Kommentar
Hügel, Mecking, Kohm. Pharmazeutische Gesetzeskunde
Neukirchen. Pharmazeutische Gesetzeskunde

53.5 Was sind apothekenübliche Dienstleistungen?

Stichworte
- Beratung
- Einfache Gesundheitstests
- Anpassen von Medizinprodukten

Antwort
Apothekenübliche Dienstleistungen sind Dienstleistungen, die der Gesundheit von Menschen oder Tieren dienen oder diese fördern. Dazu zählen insbesondere:

- die **Beratung** in Gesundheits- und Ernährungsfragen, im Bereich Gesundheitserziehung und -aufklärung, zu Vorsorgemaßnahmen, über Medizinprodukte,
- die Durchführung von **einfachen Gesundheitstests,**
- das patientenindividuelle **Anpassen von Medizinprodukten** sowie
- die Vermittlung von gesundheitsbezogenen Informationen.

Literatur
ApBetrO § 1a Abs. 10
Cyran, Rotta. Apothekenbetriebsordnung Kommenta

Zweiter Abschnitt

53.6 Was müssen Sie tun, wenn Sie eine Apotheke eröffnen möchten?   *

Stichworte
- Voraussetzungen als Apothekenleiter
- Räume mit Zugang von öffentlichen Verkehrsflächen
- Warenlager
- Betäubungsmittelwarenlager
- Wissenschaftliche Hilfsmittel

Antwort
Wer eine Apotheke betreiben will, braucht eine Erlaubnis der zuständigen Behörde (Bezirksregierung, Regierungspräsidium). **Voraussetzung für die Apothekenleitung** ist Ihre persönliche Eignung, wozu unter anderem Ihre Geschäftsfähigkeit und Ihre Zuverlässigkeit gehören (s. Apothekengesetz ▸ Frage 52.5).

Weiterhin müssen Sie, per Besitz oder Mietvertrag, das Vorhandensein geeigneter **Räume mit Zugang von öffentlichen Verkehrsflächen** nachweisen (▶ Frage 53.17).

Um eine ordnungsgemäße Versorgung der Bevölkerung mit Arzneimitteln zu gewährleisten, benötigen Sie ein entsprechendes **Warenlager.** Vorrätig halten müssen Sie einen durchschnittlichen Wochenbedarf von Arzneimitteln, apothekenpflichtigen und weiteren Medizinprodukten wie Verbandstoffen, Einwegspritzen und Einwegkanülen (▶ Frage 53.43).

Bevor Sie eine Apotheke und das dazu gehörende **Betäubungsmittelwarenlager** übernehmen, müssen Sie die Teilnahme am BtM-Verkehr dem BfArM (Bundesopiumstelle) anzeigen (s. Betäubungsmittelgesetz ▶ Frage 58.4).

Weiterhin müssen Sie **wissenschaftliche Hilfsmittel** bereithalten. Dazu gehören Nachschlagewerke wie das Arzneibuch, Literatur zur Beratung von Kunden und Ärzten sowie die geltenden Rechtsvorschriften (▶ Frage 53.20).

Vor der Eröffnung muss die Apotheke von der zuständigen Behörde abgenommen werden.

Literatur

ApoG §§ 1, 2, 6
ApBetrO §§ 4, 5, 15
Cyran, Rotta. Apothekenbetriebsordnung Kommentar
Hügel, Mecking, Kohm. Pharmazeutische Gesetzeskunde
Neukirchen. Pharmazeutische Gesetzeskunde

53.7 Welche Voraussetzungen müssen Sie erfüllen, wenn Sie eine Apotheke leiten möchten?

Stichworte
- Bedingungen zur Erteilung einer Betriebserlaubnis
- Persönliche Leitung
- Arzneimittel, apothekenübliche Medizinprodukte und apothekenübliche Waren nach § 1a Abs. 10 ApBetrO

Antwort

Als Apothekeninhaber wie als Pächter müssen Sie die **Bedingungen zur Erteilung einer Betriebserlaubnis erfüllen.** Dazu gehören beispielsweise Ihre Approbation, das Vorhandensein von geeigneten Betriebsräumen sowie Ihre körperliche und geistige Gesundheit (Apothekengesetz ▶ Frage 52.5).

Sie sind verpflichtet eine Apotheke **persönlich zu leiten**, wobei Sie sich bei Vorliegen wichtiger persönlicher Gründe für maximal drei Monate im Jahr vertreten lassen können (▶ Frage 53.10). Jede weitere berufliche Tätigkeit müssen Sie vor Ihrer Aufnahme der zuständigen Behörde anzeigen.

Sie dürfen in Ihrer Apotheke neben **Arzneimitteln** und **apothekenpflichtigen Medizinprodukten** nur **apothekenübliche Waren** nach § 1a der **Apothekenbetriebsordnung** anbieten, wobei der Arzneimittelversorgungsauftrag stets vorrangig ist.

Literatur

ApBetrO § 2

Cyran, Rotta. Apothekenbetriebsordnung Kommentar

Hügel, Mecking, Kohm. Pharmazeutische Gesetzeskunde

Neukirchen. Pharmazeutische Gesetzeskunde

53.8 Darf ein Apothekenleiter neben seiner Apotheke ein Reformhaus eröffnen?

Stichworte

- Persönliche Leitung seiner Apotheke
- Abtrennung anderweitig genutzter Räume

Antwort

Prinzipiell ja! Der Apothekenleiter hat allerdings die Pflicht, seine **Apotheke persönlich zu leiten**, d. h. diese Tätigkeit muss hauptberuflich ausgeübt werden. Eine Nebentätigkeit, die auf Dauer ausgeführt werden soll, ist der zuständigen Behörde anzuzeigen.

Die **Betriebsräume** der Apotheke müssen von anderweitig gewerblich oder freiberuflich genutzten Räumen durch Wände oder Türen **abgetrennt** sein.

Literatur

ApBetrO § 2, § 4 Abs. 1

Cyran, Rotta. Apothekenbetriebsordnung Kommentar

Hügel, Mecking, Kohm. Pharmazeutische Gesetzeskunde

Neukirchen. Pharmazeutische Gesetzeskunde

53.9 Darf ein Apothekerassistent Vertretungen übernehmen? *

Stichworte

- Zeitlich begrenzt

Antwort

Ja, wenn er hinsichtlich seiner Kenntnisse und Fähigkeiten geeignet ist und im Jahr vor der Vertretung mindestens 6 Monate hauptberuflich in einer Apotheke oder Krankenhausapotheke beschäftigt war. Vor Beginn der Vertretung ist die zuständige Behörde zu informieren. Ein Apothekenleiter kann sich allerdings nicht von einem Apothekerassistenten vertreten lassen, wenn es sich z. B. um eine Hauptapotheke mit Filialen oder eine krankenhausversorgende Apotheke handelt, die Apotheke patientenindividuell Arzneimittel stellt bzw. verblistert oder Arzneimittel zur parenteralen Anwendung hergestellt werden.

Die Vertretungsdauer ist **zeitlich begrenzt** auf 4 Wochen pro Jahr und Apotheke.

Literatur

ApBetrO § 2 Abs. 6

Cyran, Rotta. Apothekenbetriebsordnung Kommentar

Hügel, Mecking, Kohm. Pharmazeutische Gesetzeskunde

Neukirchen. Pharmazeutische Gesetzeskunde

53.10 Wie lange und aus welchen Gründen darf sich ein Apothekenleiter vertreten lassen? *

Stichworte
- Max. 3 Monate pro Jahr (Ausnahmen)
- Urlaub, wichtiger persönlicher Grund

Antwort
Eine Vertretung des Apothekenleiters, z. B. wegen **Urlaub**, ist für **maximal 3 Monate** im Jahr möglich, wenn die Vertretung durch einen Apotheker durchgeführt wird (durch Pharmazieingenieur/Apothekerassistent 4 Wochen pro Jahr; ▶ Frage 53.9). Die zuständige Behörde kann einer Überschreitung der 3 Monate zustimmen, wenn ein in der Person des Apothekenleiters liegender **wichtiger Grund** vorliegt, wie z. B. eine lange andauernde Krankheit, ein zur Wiederherstellung der Gesundheit notwendiger Genesungsurlaub, Schwangerschaft, Mutterschutz, Erziehungsurlaub, Wehrdienst oder Zivildienst.

Literatur
ApBetrO § 2 Abs. 5
Cyran, Rotta. Apothekenbetriebsordnung Kommentar
Hügel, Mecking, Kohm. Pharmazeutische Gesetzeskunde
Neukirchen. Pharmazeutische Gesetzeskunde

53.11 Was ist eine PTA? Welche Ausbildung, welche Aufgaben und Rechte hat sie? *

Stichworte
- Pharmazeutische Tätigkeiten unter Aufsicht

Antwort
Die Ausbildung zur pharmazeutisch-technischen Assistentin besteht aus einem zweijährigen Lehrgang an einer PTA-Schule und einer halbjährigen praktischen Ausbildung in der Apotheke. Danach findet eine staatliche Prüfung statt. Voraussetzung für die Ausbildung ist ein Realschulabschluss oder ein anderer gleichwertiger Abschluss.

Eine PTA darf **pharmazeutische Tätigkeiten unter Aufsicht** eines Apothekers durchführen. Zu ihren Aufgaben gehören die Entwicklung, Herstellung, Prüfung und Abgabe von Arzneimitteln, die Information und Beratung über Arzneimittel sowie die Überprüfung der Arzneimittelvorräte in Krankenhäusern.

Literatur
ApBetrO § 1a Abs. 2, 3, § 3 Abs. 5a
Gesetz über den Beruf des PTA
Hügel, Mecking, Kohm. Pharmazeutische Gesetzeskunde
Neukirchen. Pharmazeutische Gesetzeskunde

53.12 Was darf eine PKA? Darf eine PKA Arzneimittel herstellen? *

Stichworte
■ Unterstützung des pharmazeutischen Personals

Antwort
Eine PKA (pharmazeutisch-kaufmännische Angestellte) gehört zum nicht pharmazeutischen Personal in der Apotheke. Daher darf sie in der Apotheke keine pharmazeutische Tätigkeit, wozu das Herstellen von Arzneimitteln gehört, ausführen. Sie darf das **pharmazeutische Personal** bei der Herstellung und Prüfung der Arzneimittel **unterstützen** und beim Abfüllen, Abpacken und der Vorbereitung der Arzneimittel zur Abgabe behilflich sein. Unter Aufsicht eines Apothekers darf die PKA selbst Arzneimittel umfüllen einschließlich abfüllen und abpacken oder kennzeichnen.

Literatur
ApBetrO § 3

53.13 Welche Berufsgruppen arbeiten in der Apotheke? *

Stichworte
■ Pharmazeutisches Personal, nicht pharmazeutisches Personal

Antwort
Pharmazeutisches Personal: Apotheker; Personen, die sich in der Ausbildung zum Apothekerberuf befinden; pharmazeutisch-technische Assistenten; Personen, die sich in der Ausbildung zum Beruf des PTA befinden; Apothekerassistenten; Pharmazieingenieure; Apothekenassistenten; pharmazeutische Assistenten.

Nicht pharmazeutisches Personal: Apothekenhelfer, Apothekenfacharbeiter, pharmazeutisch-kaufmännische Angestellte.

Literatur
ApBetrO § 1a
Cyran, Rotta. Apothekenbetriebsordnung Kommentar
Hügel, Mecking, Kohm. Pharmazeutische Gesetzeskunde
Neukirchen. Pharmazeutische Gesetzeskunde

53.14 Darf eine routinierte PTA eine Apotheke kurz alleine führen? *

Stichworte
■ Arbeiten unter Aufsicht eines Apothekers

Antwort
Nein, da eine PTA aufgrund ihrer Ausbildung pharmazeutische Tätigkeiten nur unter **Aufsicht eines Apothekers** ausführen darf.

Literatur

ApBetrO § 3 Abs. 5

Cyran, Rotta. Apothekenbetriebsordnung Kommentar

Hügel, Mecking, Kohm. Pharmazeutische Gesetzeskunde

Neukirchen. Pharmazeutische Gesetzeskunde

53.15   Ist eine Apotheke in einem Einkaufszentrum möglich?

Stichworte

- Geeignete Räume
- Zugang zu öffentlicher Fläche

Antwort

Eine Apotheke ist in einem Einkaufszentrum möglich, wenn die **Räume geeignet** sind, um einen ordnungsgemäßen Apothekenbetrieb zu gewährleisten. Dazu gehört auch, dass die Offizin ohne Schwierigkeiten für Kunden **von öffentlicher Verkehrsfläche aus zugänglich** ist, z. B. von der Straße. Der ungehinderte Zugang zum Eingang der Apotheke muss auch dann gewährleistet sein, wenn das Einkaufszentrum nicht geöffnet, die Apotheke aber dienstbereit ist.

Literatur

ApBetrO § 4

Cyran, Rotta. Apothekenbetriebsordnung Kommentar

Hügel, Mecking, Kohm. Pharmazeutische Gesetzeskunde

Neukirchen. Pharmazeutische Gesetzeskunde

53.16   Wen fragen Sie, wenn Sie unsicher sind, ob ein Produkt eine apothekenübliche Ware ist?

Stichworte

- Regierungspräsidium, Amtsapotheker

Antwort

Bei Unsicherheit über die Einordnung eines Produkts als apothekenübliche Ware können die **Regierungspräsidien bzw. Bezirksregierungen** bzw. die **Amtsapotheker** helfen.

Literatur

Verordnung über die Zuständigkeiten im Arzneimittelwesen § 4

53.17 **Welche Betriebsräume gehören in eine Apotheke? Wie groß müssen diese sein? Wie sieht ein Beratungsplatz aus?**   *

Stichworte

- Grundfläche mind. 110 m²
- Offizin, Laboratorium, Lagerraum, Nachtdienstzimmer
- Vertraulichkeit der Beratung

Antwort

Die Betriebsräume von Apotheke oder Filialapotheke müssen nach Art, Größe, Zahl, Lage und Einrichtung geeignet sein, einen ordnungsgemäßen Apothekenbetrieb (insbesondere Entwicklung, Herstellung, Prüfung, Lagerung, Verpackung und Abgabe von Arzneimitteln und Medizinprodukten sowie Information und Beratung) zu gewährleisten. Die Grundfläche der Apothekenbetriebsräume muss **mindestens 110 m²** betragen.

Eine Apotheke muss mindestens bestehen aus

- einer **Offizin** (mit möglichst barrierefreiem Zugang zu öffentlicher Verkehrsfläche und mit einem Bereich zur vertraulichen Beratung),
- einem **Laboratorium** (mit Abzug mit Absaugvorrichtung oder entsprechender Einrichtung mit gleicher Funktion ausgestattet),
- ausreichendem **Lagerraum** (eine Lagerung unterhalb einer Temperatur von 25 °C muss möglich sein),
- einem **Nachtdienstzimmer**.

Die Betriebsräume müssen so angeordnet sein, dass jeder Raum ohne Verlassen der Apotheke zugänglich ist (○ Abb. 53.1).

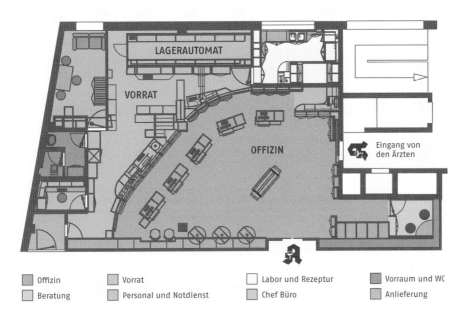

○ **Abb. 53.1** Beispielhafter Grundriss einer Apotheke

Die **Vertraulichkeit der Beratung** muss gewahrt werden können. Ein Rezepturbereich, der von mindestens drei Seiten raumhoch abgetrennt ist (außer wenn er im Labor integriert ist) und ein separater Teerezepturbereich müssen vorhanden sein. Nicht in einer Raumeinheit mit den übrigen Räumen können das Nachtdienstzimmer, Räume für die Lagerung für Krankenhaus- oder Heimbelieferung, für Versandhandel, Stellen, Verblistern oder Parenteraliaherstellung sein. Diese Räume müssen sich jedoch in angemessener Nähe befinden, sie dürfen sich nicht im versorgten Heim oder Krankenhaus befinden und müssen von der zuständigen Behörde (z. B. Regierungspräsidium oder Bezirksregierung) genehmigt werden.

Zur Ausstattung einer Zweigapotheke siehe ▸ Frage 52.23.

Literatur

ApBetrO § 4

Cyran, Rotta. Apothekenbetriebsordnung Kommentar

Hügel, Mecking, Kohm. Pharmazeutische Gesetzeskunde

Neukirchen. Pharmazeutische Gesetzeskunde

53.18 Welche Ausstattung gehört in ein Apothekenlabor bzw. in eine Rezeptur?

Stichworte

- Abzug
- Geräte zur Arzneimittelherstellung und -prüfung

Antwort

Das Labor muss mit einem **Abzug** mit Absaugvorrichtung oder einer vergleichbaren Einrichtung mit gleicher Funktion ausgestattet sein. Die jeweiligen baurechtlichen Bestimmungen müssen eingehalten werden.

Nach § 4 Abs. 7 der Apothekenbetriebsordnung muss die Apotheke so mit Geräten ausgestattet sein, dass Arzneimittel, insbesondere

- Lösungen, Emulsionen, Suspensionen,
- Salben, Cremes, Gele, Pasten,
- Kapseln, Pulver,
- Drogenmischungen sowie
- Zäpfchen und Ovula **ordnungsgemäß hergestellt und** diese auch **geprüft** werden können.

Dies gilt auch für sterile Arzneimittel, soweit es sich nicht um Parenteralia handelt. Wasser für Injektionszwecke kann auch als Fertigarzneimittel in ausreichender Menge vorrätig gehalten werden. Die für die Prüfung nach anerkannten pharmazeutischen Regeln erforderlichen Geräte und Prüfmittel müssen vorhanden sein.

Literatur

ApBetrO § 4

Cyran, Rotta. Apothekenbetriebsordnung Kommentar

Hügel, Mecking, Kohm. Pharmazeutische Gesetzeskunde

Landesbaurechtliche Verordnungen

Neukirchen. Pharmazeutische Gesetzeskunde

53.19 Ist die Rezeptur im Labor erlaubt? Was müssen für organisatorische Maßnahmen ergriffen werden?

Stichworte

■ Labor oder mind. von 3 Seiten raumhoch abgetrennter Bereich

Antwort

Die Herstellung von Rezepturen im Labor ist erlaubt, wenn dieses dafür geeignet ist und eine einwandfreie hygienische Herstellung gewährleistet ist. Ein spezieller Raum ist nicht vorgeschrieben, d. h. Rezepturen können im **Labor** oder in einem von **mindestens drei Seiten raumhoch abgetrennten Bereich** in der Apotheke hergestellt werden. Eine Verunreinigung der Rezeptursubstanzen oder der Behältnisse muss ausgeschlossen sein.

Literatur

ApBetrO § 4

Cyran, Rotta. Apothekenbetriebsordnung Kommentar

Hügel, Mecking, Kohm. Pharmazeutische Gesetzeskunde

Neukirchen. Pharmazeutische Gesetzeskunde

53.20 Welche Literatur muss in der Apotheke vorhanden sein? Wo ist das festgelegt?

Stichworte

■ Literatur zur Herstellung und Prüfung
■ Literatur zur Information und Beratung
■ Maßgebliche Rechtsvorschriften

Antwort

In der Apotheke müssen nach § 5 der Apothekenbetriebsordnung vorhanden sein:

■ wissenschaftliche Hilfsmittel, die zur **Herstellung und Prüfung** von Arzneimitteln und Ausgangsstoffen nach den anerkannten pharmazeutischen Regeln im Rahmen des Apothekenbetriebs notwendig sind, insbesondere das Arzneibuch,
■ wissenschaftliche Hilfsmittel zur **Information und Beratung** des Kunden über Arzneimittel,
■ wissenschaftliche Hilfsmittel zur Information und Beratung der zur Ausübung der Heilkunde, Zahn- oder Tierheilkunde berechtigten Personen über Arzneimittel,
■ Texte der für den Apothekenbetrieb **maßgeblichen Rechtsvorschriften**.

Die wissenschaftlichen und sonstigen Hilfsmittel müssen auf dem aktuellen Stand gehalten werden und können auch auf elektronischen Datenträgern vorhanden sein.

Literatur
ApBetrO § 5
Cyran, Rotta. Apothekenbetriebsordnung Kommentar
Hügel, Mecking, Kohm. Pharmazeutische Gesetzeskunde
Neukirchen. Pharmazeutische Gesetzeskunde

53.21 Was ist der Unterschied zwischen Rezeptur, Defektur und Großherstellung? Was muss dokumentiert werden? Wie ist zu kennzeichnen?   *

Stichworte
- Rezepturarzneimittel: individuelle Einzelherstellung mit Herstellungsanweisung, Plausibilitätsprüfung und Herstellungsprotokoll
- Defekturarzneimittel: Hunderterregel, Herstellung mit Herstellungs- und Prüfanweisung, Herstellungs- und Prüfprotokoll
- Kennzeichnung

Antwort
Rezepturarzneimittel: Unter einem Rezepturarzneimittel versteht man die **individuelle Einzelherstellung** eines Arzneimittels aufgrund einer Verschreibung oder aufgrund sonstiger Anforderung.

Eine **Herstellungsanweisung** ist vor der Herstellung schriftlich zu erstellen. Die Verschreibung ist von einem Apotheker nach pharmazeutischen Gesichtspunkten zu beurteilen (**Plausibilitätsprüfung**) und über die Herstellung ist ein **Herstellungsprotokoll** zu führen. Zur Freigabe der Rezeptur ist das Herstellungsprotokoll um das Ergebnis der für die Freigabe durchgeführten mindestens organoleptischen Prüfung und seiner Bestätigung durch einen Apotheker zu ergänzen.

Defekturarzneimittel: Unter einem Defekturarzneimittel versteht man ein Arzneimittel, das im Rahmen des üblichen Apothekenbetriebs im Voraus an einem Tag in bis zu hundert abgabefertigen Packungen oder in einer diesen entsprechenden Menge hergestellt wird, sogenannte **Hunderterregel**.

Eine konkrete **Herstellungs- und eine Prüfanweisung** sind vor der Herstellung schriftlich zu erstellen. Über die Herstellung ist ein **Herstellungsprotokoll,** über die Prüfung ein **Prüfprotokoll** anzufertigen. Die Freigabe ist durch einen Apotheker auf dem Herstellungsprotokoll zu dokumentieren.

Nach AMG bedarf es für das Inverkehrbringen eines Arzneimittels nur dann keiner Zulassung, wenn es zur Anwendung beim Menschen bestimmt ist und aufgrund nachweislich häufiger ärztlicher oder zahnärztlicher Verschreibungen in den wesentlichen Herstellungsschritten in einer Apotheke in Chargengrößen bis zu 100 abgabefertigen Packungen an einem Tag im Rahmen des üblichen Apothekenbetriebs hergestellt wird und zur Abgabe in dieser Apotheke bestimmt ist. Für im Voraus hergestellte Tierarzneimittel und Arzneimittel, die von Heilpraktikern verschrieben oder auf Kundenwunsch hergestellt werden, bedarf es somit einer Zulassung für das Inverkehrbringen.

Großherstellung: Unter Großherstellung verstand man die Herstellung von Arzneimitteln im Rahmen des üblichen Apothekenbetriebs über den Umfang der Defektur hinaus. Mit der Novellierung der ApBetrO im Juni 2012 wurde die Großherstellung gestrichen.

Kennzeichnung: In der Apotheke hergestellte Rezepturarzneimittel zur Anwendung bei Menschen oder nicht lebensmittelliefernden Tieren, müssen mit folgenden Angaben gut lesbar und auf Deutsch (außer der wirksamen und der sonstigen Bestandteile) gekennzeichnet sein:

1. Name und Anschrift der abgebenden Apotheke und, soweit unterschiedlich, des Herstellers,
2. Inhalt nach Gewicht, Rauminhalt oder Stückzahl,
3. Art der Anwendung,
4. Gebrauchsanweisung,
5. Wirkstoffe nach Art und Menge und sonstige Bestandteile nach der Art,
6. Herstellungsdatum,
7. Verwendbarkeitsfrist mit dem Hinweis „verwendbar bis" unter Angabe von Tag, Monat und Jahr und, soweit erforderlich, Angabe der Haltbarkeit nach dem Öffnen des Behältnisses oder nach Herstellung der gebrauchsfertigen Zubereitung,
8. soweit erforderlich, Hinweise auf besondere Vorsichtsmaßnahmen, für die Aufbewahrung oder für die Beseitigung von nicht verwendeten Arzneimitteln oder sonstige besondere Vorsichtsmaßnahmen, um Gefahren für die Umwelt zu vermeiden, und
9. soweit das Rezepturarzneimittel aufgrund einer Verschreibung zur Anwendung bei Menschen hergestellt wurde, Name des Patienten.

Soweit für das Rezepturarzneimittel ein Fertigarzneimittel als Ausgangsstoff eingesetzt wird, genügt anstelle der Angabe nach Nummer 5 die Angabe der Bezeichnung des Fertigarzneimittels. Die Angaben nach Nummer 8 können auch in einem Begleitdokument gemacht werden. Defekturarzneimittel sind Fertigarzneimittel und entsprechend zu kennzeichnen (siehe § 10 AMG). Die Angabe der Zulassungs- oder Registernummer entfällt hier.

Literatur

AMG §§ 10, 21 Abs. 2 Nr. 1
Cyran, Rotta. Apothekenbetriebsordnung Kommentar
Hügel, Mecking, Kohm. Pharmazeutische Gesetzeskunde
Neukirchen. Pharmazeutische Gesetzeskunde
ApBetrO §§ 1a, 7, 8, 14

53.22 Wie unterscheidet sich die Herstellungsanweisung einer Rezeptur von der einer Defektur?

Stichworte
- Herstellungsanweisung für Rezeptur
- Herstellungsanweisung für Defektur

Antwort

Die Herstellungsanweisung einer **Rezeptur** muss mindestens Festlegungen treffen

- zur Herstellung der jeweiligen Darreichungsform einschließlich der Herstellungstechnik und der Ausrüstungsgegenstände,
- zur Vorbereitung des Arbeitsplatzes,
- zur Plausibilitätsprüfung,
- zu primären Verpackungsmaterialien und zur Kennzeichnung,
- zu Inprozesskontrollen, soweit diese durchführbar sind sowie
- zur Freigabe und zur Dokumentation.

Die Herstellungsanweisung einer **Defektur** ist für jede Defektur individuell zu erstellen mit Aussagen

- zu den einzusetzenden Ausgangsstoffen, den primären Verpackungsmaterialien und den Ausrüstungsgegenständen,
- zur Vorbereitung des Arbeitsplatzes,
- zu den technischen und organisatorischen Maßnahmen, um Kreuzkontaminationen und Verwechslungen zu vermeiden,
- zur Festlegung der einzelnen Arbeitsschritte, einschließlich der Sollwerte,
- zu Inprozesskontrollen,
- zur Kennzeichnung, einschließlich des Herstellungsdatums und des Verfalldatums oder der Nachprüfung, und, soweit erforderlich, zu Lagerungsbedingungen und Vorsichtsmaßnahmen sowie
- zur Freigabe zum Inverkehrbringen.

Literatur

ApBetrO §§ 7, 8
Cyran, Rotta. Apothekenbetriebsordnung Kommentar

53.23   Ihnen wird eine Kopie von einem Rückruf aus der Deutschen Apotheker Zeitung vorgelegt: Hydrocortison mikrofein war fälschlicherweise als Triamcinolonacetonid gekennzeichnet. Wie wird so ein Fehler aufgedeckt?

Stichworte

- Verpflichtung zur Identitätsbestimmung von Ausgangsstoffen

Antwort

Bei Ausgangsstoffen muss die ordnungsgemäße Qualität festgestellt werden. Wenn die Qualität durch ein gültiges Analysenzertifikat nachgewiesen ist, muss mindestens eine **Identitätsbestimmung** in der Apotheke durchgeführt werden. Zur Meldung der fehlerhaften Charge siehe ▸ Frage 53.40 und sonstige Rechtsfragen ▸ Frage 61.3.

Literatur

ApBetrO § 11

Cyran, Rotta. Apothekenbetriebsordnung Kommentar

Hügel, Mecking, Kohm. Pharmazeutische Gesetzeskunde

Neukirchen. Pharmazeutische Gesetzeskunde

53.24 Wie beschriftet man ein Rezepturarzneimittel? *

Stichworte

■ Deutsch, deutlich, dauerhaft

Antwort

Ein Rezepturarzneimittel muss auf **Deutsch** (Ausnahme: Wirkstoffe und sonstige Bestandteile), **deutlich lesbar und in dauerhafter Weise** beschriftet sein. Zu den Inhalten siehe ▸ Frage 53.21.

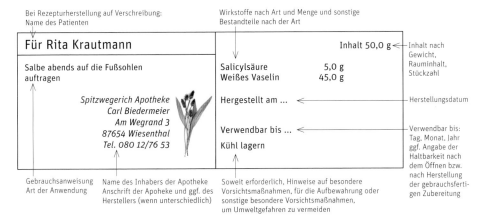

● **Abb. 53.2** Rezepturetikett

Literatur

ApBetrO § 14

Cyran, Rotta. Apothekenbetriebsordnung Kommentar

Hügel, Mecking, Kohm. Pharmazeutische Gesetzeskunde

Neukirchen. Pharmazeutische Gesetzeskunde

53.25 Bei welchen Temperaturen kann in der Apotheke gelagert werden? *

Stichworte
- 2–8 °C, unter 25 °C

Antwort
Nach der Apothekenbetriebsordnung müssen Arzneimittel so gelagert werden, dass ihre Qualität nicht nachteilig beeinflusst wird. Eine Lagerhaltung unterhalb 25 °C muss möglich sein.

In der Apotheke muss es somit zwei Temperaturzonen geben:

- **2–8 °C:** Im Kühlschrank sind z. B. Sera, Impfstoffe und Insuline zu lagern.
- **Unter 25 °C:** In einem Kühlraum oder auch in einem Kühlschrank sind v. a. temperaturempfindliche Vitaminpräparate und Augentropfen zu lagern.
  Die Raumtemperatur darf nicht über 25 °C ansteigen, um z. B. Suppositorien nicht schmelzen zu lassen.

Literatur
ApBetrO §§ 4, 16
Cyran, Rotta. Apothekenbetriebsordnung Kommentar
Hügel, Mecking, Kohm. Pharmazeutische Gesetzeskunde
Neukirchen. Pharmazeutische Gesetzeskunde

53.26 Wo ist festgelegt, dass Apotheken Arzneimittel-Kühlschrank und BtM-Schrank haben müssen? *

Stichworte
- ApBetrO: Lagerung ohne Qualitätsverlust
- BtMG: Gegen unbefugte Entnahme gesichert

Antwort
Nach der **Apothekenbetriebsordnung** müssen Arzneimittel so gelagert werden, dass ihre **Qualität nicht nachteilig beeinflusst** wird. Also muss für entsprechend aufzubewahrende bzw. zu lagernde Arzneimittel ein Kühlschrank vorhanden sein (▸ Frage 53.25).

Nach dem **Betäubungsmittelgesetz** müssen Betäubungsmittel **gegen unbefugte Entnahme gesichert** werden. Dazu muss in der Apotheke ein BtM-Tresor vorhanden sein (s. Umgang mit Betäubungsmitteln ▸ Frage 58.9). Eine Lagerung in einem abschließbaren, klimatisierten Kommissionierer ist nicht gestattet, weil Betäubungsmittel separat gelagert werden müssen.

Für kühlpflichtige Betäubungsmittel wie Sativex® muss ein abschließbarer Kühlschrank vorhanden sein.

Literatur
ApBetrO § 16
BtMG § 15

53.27 Was passiert, wenn der Kühlschrank kurzzeitig zu kalt oder zu warm war? Wie wird gemessen?

Stichworte

- Schäden nach pharmazeutischem Sachverstand abschätzen
- Minimum-Maximum-Thermometer

Antwort

Wenn der Kühlschrank kurzzeitig zu kalt oder zu warm war, müssen Sie je nach Inhalt und Empfindlichkeit der gelagerten Arzneimittel unterschiedlich verfahren. So ist zum Beispiel ein Insulin bei kurzzeitiger zu warmer Aufbewahrung sicherlich weiterhin wirksam, während dies bei einem Lebendimpfstoff schon zu einem Wirkungsverlust führen kann. Insulin sollte dagegen nicht zu kalt gelagert werden, da es sehr empfindlich auf Gefrieren (mit sogenanntem Frosting) reagiert. Hier ist also der **pharmazeutische Sachverstand** gefragt.

Gemessen wird die Kühlschranktemperatur an der wärmsten Stelle des Kühlschranks bzw. direkt bei den zu kühlenden Arzneimitteln. Nur durch ein **Minimum-Maximum-Thermometer** können Sie sicherstellen, dass z. B. ein Stromausfall bei Nacht oder am Wochenende bemerkt wird. Die Temperatur sollte täglich überprüft und dokumentiert werden.

Literatur

Gebler, Kindl. Pharmazie für die Praxis

53.28 Wer darf Medikamente von der Apotheke an Kunden ausliefern?

Stichworte

- Mit vorheriger Beratung: zuverlässiger Bote
- Ohne vorherige Beratung: pharmazeutisches Personal

Antwort

Arzneimittel dürfen an Kunden zugestellt werden. Der **Bote** muss **zuverlässig** sein, aber keine pharmazeutische Ausbildung besitzen. Sofern in der Apotheke noch keine Beratung stattgefunden hat, muss die Beratung allerdings durch **das pharmazeutische Personal** der Apotheke in unmittelbarem Zusammenhang mit der Auslieferung erfolgen.

Literatur

ApBetrO § 17
Cyran, Rotta. Apothekenbetriebsordnung Kommentar

53.29 Was muss bei der Abgabe von Arzneimitteln von der Apotheke auf der Verschreibung angegeben werden?

Stichworte

- ApBetrO

Antwort

- Name der Apotheke und deren Anschrift,
- Namenszeichen des Apothekers, Apothekerassistenten, Pharmazieingenieurs oder des Apothekenassistenten, der das Arzneimittel abgegeben, oder des Apothekers, der die Abgabe beaufsichtigt hat,
- Datum der Abgabe,
- Preis des Arzneimittels,
- Pharmazentralnummer (wenn das Arzneimittel zur Anwendung beim Menschen bestimmt ist).

Der Apothekenleiter kann die Befugnis zum Abzeichnen von Verschreibungen auch einer PTA übertragen, sodass in dem Fall zusätzlich auch das Namenszeichen der PTA auf dem Rezept angegeben ist.

Literatur

ApBetrO § 17

53.30 Was bedeutet für Sie als Apotheker die Pflicht zur Information und Beratung? *

Stichworte

- Beraten ohne ärztliche Therapie zu beeinträchtigen
- Anwendungsinformationen

Antwort

Als Apotheker sind Sie kein Arzt und dürfen (und können) somit keine Diagnose stellen. Nach § 20 ApBetrO müssen Sie im Rahmen des QMS sicherstellen, dass Kunden und die zur Ausübung der Heilkunde, Zahn- oder Tierheilkunde berechtigten Personen hinreichend über Arzneimittel und apothekenpflichtige Medizinprodukte informiert und beraten werden. Dies kann vom Apothekenleiter nicht nur an Apotheker, sondern auch an andere Angehörige des pharmazeutischen Personals delegiert werden. Dann muss der Apothekenleiter schriftlich festlegen, in welchen Fällen grundsätzlich ein Apotheker hinzuzuziehen ist. Die **Therapie** der Ärzte oder der anderen zur Ausübung der Heilkunde berechtigten Personen **darf dadurch nicht beeinträchtigt werden.** Außerdem müssen Sie dem Kunden bei der Abgabe eines Arzneimittels ohne Verschreibung die erforderlichen **Anwendungsinformationen** geben. Bei der Information und Beratung sind insbesondere Aspekte der Arzneimittelsicherheit zu berücksichtigen. Die sachgerechte Anwendung, eventuelle Neben- oder Wechselwirkungen, die sachgerechte Aufbewahrung oder Entsorgung müssen, soweit erforderlich, Inhalt der Beratung sein. Weiterer Beratungsbedarf ist durch Nachfrage festzustellen und ggf. anzubieten. Im Fall der Selbstmedikation ist zu prüfen, ob das gewünschte Arzneimittel für den Kunden geeignet ist und ob ein Arztbesuch anzuraten ist. Der Apothekenleiter muss Entscheidungshilfen bereitstellen, auch in Bezug auf Behandlungsoptionen, Verfügbarkeit, Sicherheit und Qualität der von ihm erbrachten Leistungen. Er muss klare Rechnungen und Preisinformationen sowie Informationen über den Erlaubnisstatus der Apotheke und den Versicherungsstatus bereithalten.

Als Leiter einer krankenhausversorgenden Apotheke sind Sie auch für die Information und Beratung der Ärzte des Krankenhauses bezüglich der Arzneimittel zuständig.

Literatur
ApBetrO § 20
Cyran, Rotta. Apothekenbetriebsordnung Kommentar
Hügel, Mecking, Kohm. Pharmazeutische Gesetzeskunde
Neukirchen. Pharmazeutische Gesetzeskunde

53.31 Welche Arzneimittelrisiken treten in der Apotheke auf?

Stichworte
- Beanstandungen bzgl. eines Arzneimittels
- Risiken bei der Anwendung

Antwort
In der Apotheke treten zum einen **Beanstandungen** durch Qualitäts- und Verpackungsmängel, Mängel der Kennzeichnung oder der Packungsbeilage auf, zum anderen erfahren Sie in der Apotheke von Kunden häufig mehr als der Arzt über **Risiken** durch aufgetretene Neben- und Wechselwirkungen mit anderen Arzneimitteln und über missbräuchliche Anwendung. Beide Arten von Arzneimittelrisiken sind in der Apotheke zu dokumentieren und an die AMK bzw. die zuständige Behörde weiterzuleiten (s. sonstige Rechtsfragen ▶ Frage 61.3). Für Medizinprodukte gilt die Medizinprodukte-Sicherheitsplanverordnung. Auch hier können Sie zur Erfüllung der Meldeverpflichtung bei Vorkommnissen die AMK-Meldebögen verwenden.

Literatur
ApBetrO § 21
Cyran, Rotta. Apothekenbetriebsordnung Kommentar
Hügel, Mecking, Kohm. Pharmazeutische Gesetzeskunde
MPSV
Neukirchen. Pharmazeutische Gesetzeskunde

53.32 Dürfen bei einer verordneten Rezeptur Stoffe ausgetauscht werden?

Stichworte

▪ Hilfsstoffe dürfen ausgetauscht werden

Antwort

Bei der Herstellung einer Rezeptur dürfen Ausgangsstoffe, die keine eigene arzneiliche Wirkung haben und die arzneiliche Wirkung nicht nachteilig beeinflussen können, ohne Zustimmung des Verschreibenden verwendet werden. Das heißt **Hilfsstoffe dürfen ausgetauscht** werden, eine Zugabe von beispielsweise Aerosil® ist möglich.

Literatur

ApBetrO § 7
Cyran, Rotta. Apothekenbetriebsordnung Kommentar
Hügel, Mecking, Kohm. Pharmazeutische Gesetzeskunde
Neukirchen. Pharmazeutische Gesetzeskunde

53.33 Wie sieht ein Herstellungsprotokoll aus? Wann muss es ausgefüllt werden?   *

Stichworte

▪ Rezeptur-, Defekturarzneimittel

Antwort

Ein Herstellungsprotokoll muss ausgefüllt werden bei der Herstellung eines Rezeptur- oder eines Defekturarzneimittels. Es muss mindestens enthalten:
    Bei der Herstellung eines **Rezepturarzneimittels:**

▪ Art und Menge der Ausgangsstoffe und deren Chargenbezeichnungen,
▪ Herstellungsparameter,
▪ soweit Inprozesskontrollen vorgesehen sind, deren Ergebnis,
▪ Name des Patienten und des verschreibenden Arztes oder Zahnarztes,
▪ bei Arzneimitteln zur Anwendung bei Tieren den Namen des Tierhalters und der Tierart sowie den Namen des verschreibenden Tierarztes,
▪ bei Rezepturarzneimitteln auf Kundenwunsch den Namen des Kunden,
▪ den Namen der herstellenden Person,
▪ die Freigabebestätigung.

Bei der Herstellung eines **Defekturarzneimittels:**

▪ Herstellungsdatum und Chargenbezeichnung,
▪ die eingesetzten Ausgangsstoffe sowie deren Einwaagen oder Abmessungen und deren Chargenbezeichnungen,
▪ die Ergebnisse der Inprozesskontrollen,
▪ die Herstellungsparameter,
▪ die Gesamtausbeute und ggf. die Anzahl der abgeteilten Darreichungsformen,

▣ das Verfalldatum oder das Nachtestdatum,
▣ die Unterschrift der herstellenden Person,
▣ die Freigabebestätigung.

Literatur
ApBetrO §§ 7, 8
Cyran, Rotta. Apothekenbetriebsordnung Kommentar
Hügel, Mecking, Kohm. Pharmazeutische Gesetzeskunde
Neukirchen. Pharmazeutische Gesetzeskunde

53.34 Welche Prüfungen müssen in der Apotheke durchgeführt werden? *

Stichworte
▣ Ausgangsstoffe
▣ Fertigarzneimittel
▣ Rezeptur-/Defekturarzneimittel

Antwort
Bei allen **Ausgangsstoffen** muss eine ordnungsgemäße Qualität festgestellt werden. Wenn die Qualität durch ein gültiges Prüfzertifikat nachgewiesen ist, muss mindestens die Identität in der Apotheke festgestellt werden.

Bei **Fertigarzneimitteln** erfolgt die Prüfung stichprobenweise. Wenn sich keine Anhaltspunkte ergeben, die Zweifel an der ordnungsgemäßen Qualität des Arzneimittels begründen, ist eine Sinnesprüfung ausreichend (▸ Frage 51.39).

Rezeptur- und **Defekturarzneimittel** müssen nach den anerkannten pharmazeutischen Regeln, z. B. des Arzneibuchs, geprüft werden.

Über alle Prüfungen müssen Prüfprotokolle angefertigt werden (▸ Frage 53.35).

Literatur
ApBetrO §§ 6, 7, 8, 11, 12
Cyran, Rotta. Apothekenbetriebsordnung Kommentar
Hügel, Mecking, Kohm. Pharmazeutische Gesetzeskunde
Neukirchen. Pharmazeutische Gesetzeskunde

53.35 Wie sehen Prüfprotokolle aus? *

Stichworte
▣ Generell: Datum, Ergebnisse der Prüfung, Unterschrift des prüfenden Apothekers
▣ Ausgangsstoffe: bei vorhandenem gültigem Analysenzertifikat nur Identitätsprüfung
▣ Fertigarzneimittel: Name des pharmazeutischen Unternehmers, Bezeichnung und Darreichungsform, Charge oder Herstellungsdatum
▣ Rezepturarzneimittel: Plausibilitätsprüfung, Ergebnis der Prüfung im Herstellungsprotokoll
▣ Defekturarzneimittel: Prüfanweisung, Datum der Prüfung, Ergebnisse

Antwort

Ausgangsstoffe: Der prüfende oder die Prüfung beaufsichtigende Apotheker hat unter Angabe der Charge sowie des Datums und der Ergebnisse der Prüfung zu bescheinigen, dass das Arzneimittel nach den anerkannten pharmazeutischen Regeln geprüft worden ist und die erforderliche Qualität aufweist. Wird diese Prüfung unter Verantwortung des Apothekenleiters außerhalb der Apotheke in einem Betrieb, der eine Herstellungserlaubnis nach § 13 AMG bzw. eine entsprechende Erlaubnis einer Behörde eines anderen EU-Mitgliedstaates oder nach § 1 Abs. 2 in Verbindung mit § 2 des Gesetzes über das Apothekenwesen besitzt, durchgeführt (Analysenzertifikat), so ist in der Apotheke mindestens die Identität des Arzneimittels festzustellen und dies zu dokumentieren und zusammen mit dem Analysenzertifikat aufzubewahren.

Fertigarzneimittel: Das Prüfprotokoll muss mindestens den Namen oder die Firma des pharmazeutischen Unternehmers, die Bezeichnung und Darreichungsform des Arzneimittels, die Chargenbezeichnung oder das Herstellungsdatum, das Datum und die Ergebnisse der Prüfung sowie das Namenszeichen des prüfenden oder die Prüfung beaufsichtigenden Apothekers enthalten.

Rezepturarzneimittel: Zunächst ist die Verschreibung von einem Apotheker nach pharmazeutischen Gesichtspunkten zu prüfen und zu dokumentieren (Plausibilitätsprüfung). Hier ist zu berücksichtigen: die Dosierung, die Applikationsart, die Art, Menge, Kompatibilität der Ausgangsstoffe sowie deren gleichbleibende Qualität in dem fertig hergestellten Rezepturarzneimittel über dessen Haltbarkeitszeitraum und die Haltbarkeit des Rezepturarzneimittels. Die Freigabe der Rezeptur ist mit dem Ergebnis der für die Freigabe vorgenommenen mindestens organoleptischen Prüfung im Herstellungsprotokoll zu dokumentieren.

Defekturarzneimittel: Das Prüfprotokoll muss die zugrundeliegende Prüfanweisung nennen und insbesondere Angaben zum Datum der Prüfung, zu den Prüfergebnissen und deren Freigabe durch den verantwortlichen Apotheker, der die Prüfung durchgeführt hat, enthalten.

Literatur

ApBetrO §§ 6, 7, 8, 11, 12
Cyran, Rotta. Apothekenbetriebsordnung Kommentar
Hügel, Mecking, Kohm. Pharmazeutische Gesetzeskunde
Neukirchen. Pharmazeutische Gesetzeskunde

53.36 Was muss auf einem Prüfzertifikat für Ausgangsstoffe aufgeführt sein? Warum ist das Datum der Prüfung auf dem Prüfzertifikat wichtig?   *

Stichworte

▨ Prüfzertifikat
▨ Beurteilungskriterium für Nachprüfung

Antwort

Auf dem **Prüfzertifikat** muss vermerkt sein:

- Bezeichnung des geprüften Stoffs,
- Charge des geprüften Stoffs oder Herstellungsdatum,
- Datum der Prüfung,
- Ergebnisse der Prüfung im Einzelnen unter Angabe der Prüfvorschrift,
- Bestätigung, dass das Arzneimittel nach den anerkannten pharmazeutischen Regeln geprüft worden ist und die erforderliche Qualität aufweist,
- Datum und Namenszeichen des prüfenden oder die Prüfung beaufsichtigenden Apothekers.

Das Datum der Prüfung ist wichtig als **Beurteilungskriterium** für eine notwendig werdende **Nachprüfung**, da Ausgangsstoffe in angemessenen Zeiträumen erneut auf ihre erforderliche Qualität zu prüfen sind.

Literatur
ApBetrO § 6
Cyran, Rotta. Apothekenbetriebsordnung Kommentar
Hügel, Mecking, Kohm. Pharmazeutische Gesetzeskunde
Neukirchen. Pharmazeutische Gesetzeskunde

53

53.37 Was sind praktikable Prüfmethoden für Ausgangsstoffe? ∗

Stichworte
- Monographien des Deutschen Arzneibuchs, andere Arzneibücher, pharmazeutisch anerkannte Regeln

Antwort

Sind die Ausgangsstoffe als Arzneimittel im Deutschen Arzneibuch, Europäischen Arzneibuch oder Homöopathischen Arzneibuch aufgeführt, standardzugelassen oder standardregistriert, so sind die **entsprechenden Monographien** maßgebend. Dies gilt auch für Ausgangsstoffe, die nicht in den geltenden, jedoch in früheren Ausgaben der Arzneibücher oder in Arzneibüchern von anderen Staaten (z. B. USP) aufgeführt sind. Es dürfen auch andere Methoden und Geräte, als die in Arzneibüchern genannten, angewandt werden, wenn die erzielten Ergebnisse die gleichen sind (Ausnahme: homöopathische Arzneimittel). Fehlen Monographien oder sonstige allgemein anerkannte pharmazeutische Regeln über die Prüfung und Qualität von Arzneimitteln, muss eine spezielle Prüfvorschrift ausgearbeitet werden.

Diese Prüfvorschrift muss nach den Arzneimittelprüfrichtlinien enthalten:

- Bezeichnung der wirksamen Bestandteile und der sonstigen Bestandteile,
- Beschreibung entsprechend der Monographien des Arzneibuchs und bei homöopathischen Arzneimitteln des Homöopathischen Arzneibuchs,
- Methoden zum Nachweis der Identität,
- Reinheitsprüfung, insbesondere auf Verunreinigungen, die schädliche Wirkungen haben, die Haltbarkeit des Arzneimittels beeinflussen oder die Analysenergebnisse

verfälschen könnten; es müssen Reinheitskriterien vorliegen, die zur Qualitätssicherung notwendig sind,

- Methoden zur Bestimmung des Gehalts,
- Angaben zu besonderen Vorsichtsmaßnahmen bei der Lagerung,
- Angaben über die Fristen für die Verwendbarkeit des Ausgangsstoffs bzw. eines Nachprüfdatums.

Literatur

ApBetrO § 6

EWG-Richtlinie 75/318 Anhang 1

Feiden. Arzneimittelprüfrichtlinien

Hügel, Mecking, Kohm. Pharmazeutische Gesetzeskunde

Neukirchen. Pharmazeutische Gesetzeskunde

53.38 Wie sieht ein ausgefülltes Rezepturetikett aus?   *

Stichworte

- Rezepturarzneimittel
- Rezepturarzneimittel als Teilmengen von Fertigarzneimitteln
- Rezepturarzneimittel für lebensmittelliefernde Tiere

Antwort

In der Apotheke hergestellte **Rezepturarzneimittel** zur Anwendung bei Menschen oder nicht lebensmittelliefernden Tieren müssen auf den Behältnissen und gegebenenfalls den äußeren Umhüllungen gekennzeichnet sein. In gut lesbarer Schrift, auf dauerhafte Weise und in deutscher Sprache (mit Ausnahme der Nr. 5) muss angegeben sein (§ 14 ApBetrO, Abs. 1, s. Beispieletikett ▸ Frage 53.24):

1. der Name und die Anschrift der abgebenden Apotheke und, soweit unterschiedlich, des Herstellers,
2. der Inhalt nach Gewicht, Rauminhalt oder Stückzahl,
3. die Art der Anwendung,
4. die Gebrauchsanweisung,
5. die Wirkstoffe nach Art und Menge und sonstige Bestandteile nach der Art,
6. das Herstellungsdatum,
7. die Verwendbarkeitsfrist mit dem Hinweis „verwendbar bis" unter Angabe von Tag, Monat, Jahr und, soweit erforderlich, Angabe der Haltbarkeit nach dem Öffnen des Behältnisses oder nach Herstellung der gebrauchsfertigen Zubereitung,
8. soweit erforderlich, Hinweise auf besondere Vorsichtsmaßnahmen für die Aufbewahrung oder für die Beseitigung nicht verwendeter Arzneimittel oder sonstige besondere Vorsichtsmaßnahmen zur Vermeidung von Umweltgefahren,
9. wurde das Rezepturarzneimittel aufgrund einer Verschreibung hergestellt, Name des Patienten.

Handelt es sich bei dem Rezepturarzneimittel um eine **Teilmenge von Fertigarzneimitteln,** so sind auf den Behältnissen und gegebenenfalls äußeren Umhüllungen anzugeben (§ 10 AMG, § 14 ApBetrO, Abs. 1a):

1. der Name des pharmazeutischen Unternehmers oder die Firma (ggf. inkl. des örtlichen Vertreters) und deren Anschrift,
2. die Bezeichnung des Arzneimittels, Stärke, Darreichungsform, und soweit zutreffend, dem Hinweis, dass es zur Anwendung für Säuglinge, Kinder oder Erwachsene bestimmt ist,
3. die Zulassungsnummer,
4. die Chargenbezeichnung (Ch.-B.),
5. die Darreichungsform,
6. der Inhalt nach Gewicht, Rauminhalt oder Stückzahl,
7. die Art der Anwendung,
8. die Wirkstoffe nach Art und Menge und sonstige Bestandteile nach der Art,
9. bei gentechnologisch gewonnenen Arzneimitteln der Wirkstoff und die Bezeichnung des bei der Herstellung verwendeten gentechnisch veränderten Mikroorganismus oder die Zelllinie,
10. das Verfalldatum mit dem Hinweis „verwendbar bis",
11. ggf. der Hinweis „verschreibungspflichtig" oder „apothekenpflichtig",
12. Hinweis: Arzneimittel unzugänglich für Kinder aufbewahren,
13. ggf. besondere Vorsichtsmaßnahmen für die Beseitigung oder sonstige besondere Vorsichtsmaßnahmen,
14. Verwendungszweck bei nicht verschreibungspflichtigen Arzneimitteln,
15. Name und Anschrift der Apotheke.

Für Frau Rita Krautmann	Roxithromycin 300 mg xy-Pharma Filmtabletten xy-Weg 9 Stück xy-Stadt
Morgens 1 Tablette einnehmen	
Spitzwegerich Apotheke *Carl Biedermeier* *Am Wegrand 3* *87654 Wiesenthal* *Tel. 080 12/76 53*	Zur Behandlung bakterieller Infektionen Zul.Nr. 66666.00.00 Ch.-B. 123456 Verwendbar bis ...* Verschreibungspflichtig Herstellungsdatum

*Tag, Monat, Jahr

○ Abb. 53.3 Rezepturetikett eines Rezepturarzneimittels als Teilmenge eines Fertigarzneimittels

Rezepturarzneimittel, die in der Apotheke **für lebensmittelliefernde Tiere** hergestellt werden, müssen nach den §§ 10, 11 AMG gekennzeichnet werden. Es sind folgende Angaben zu machen:

1. ggf. Bezeichnung des Arzneimittels, Angabe der Stärke, der Darreichungsform und der Tierart,
2. Wirkstoffe nach Art und Menge und sonstige Bestandteile nach Art,
3. Chargenbezeichnung,

4. ggf. Zulassungsnummer („Zul.-Nr."),
5. ggf. Name und Anschrift des pharmazeutischen Unternehmers,
6. Tierart, bei der das Arzneimittel angewendet werden soll,
7. Art der Anwendung,
8. Wartezeit,
9. Verfalldatum (Monat und Jahr),
10. ggf. besondere Vorsichtsmaßnahmen für die Beseitigung,
11. Hinweis, dass Arzneimittel unzugänglich für Kinder aufbewahrt werden sollen, ggf. weitere besondere Vorsichtsmaßnahmen für die Aufbewahrung und Warnhinweise,
12. der Hinweis „für Tiere",
13. die Darreichungsform,
14. der Inhalt nach Gewicht, Rauminhalt oder Stückzahl,
15. ggf. „verschreibungspflichtig" oder „apothekenpflichtig".

Für das Pferd Moritz von Frau Krautmann x Straße, y-Stadt	Inhalt nach Gewicht, Rauminhalt, Stückzahl
Spitzwegerich Apotheke *Carl Biedermeier* *Am Wegrand 3* *87654 Wiesenthal* *Tel. 080 12/76 53*	Wirksame Bestandteile nach Art und Menge Sonstige Bestandteile Darreichungsform Gebrauchsanweisung Verwendbar bis ... (Monat/Jahr) Ch.-B. Art der Anwendung Wartezeit.../ keine Wartezeit Herstellungsdatum »Für Tiere« Unzugänglich für Kinder aufzubewahren

○ **Abb. 53.4** Rezepturetikett für ein Tierarzneimittel

Literatur

AMG §§ 10, 11
ApBetrO § 14
Cyran, Rotta. Apothekenbetriebsordnung Kommentar
Hügel, Mecking, Kohm. Pharmazeutische Gesetzeskunde
Neukirchen. Pharmazeutische Gesetzeskunde

53.39 Fertigarzneimittelprüfung in der Apotheke: Wie oft wird geprüft? Worauf wird geprüft?   *

Stichworte

▪ Stichprobenweise Prüfung

Antwort

Die Prüfung erfolgt **stichprobenweise**, nach APV-Richtlinie mindestens ein Arzneimittel pro Tag. Wenn sich keine Anhaltspunkte ergeben, die Zweifel an der ordnungsgemäßen Qualität des Arzneimittels begründen, ist eine Sinnesprüfung ausreichend, d.h. eine Überprüfung, ob die Bezeichnung und die Chargenbezeichnung des Fertigarzneimittels mit dem im Behältnis befindlichen Arzneimittel übereinstimmt (Verwechslungen, falsche Etikettierung) und ob organoleptische Qualitätsveränderungen (Aussehen, Geruch) wahrnehmbar sind. Über die Prüfung wird ein Prüfprotokoll geführt. Dieses muss mindestens enthalten:

- den Namen oder die Firma des pharmazeutischen Unternehmers, bei Medizinprodukten des Herstellers oder seines Bevollmächtigten,
- die Bezeichnung und bei Arzneimitteln zusätzlich die Darreichungsform,
- die Chargenbezeichnung oder das Herstellungsdatum,
- das Datum und die Ergebnisse der Prüfung,
- das Namenszeichen des prüfenden oder die Prüfung beaufsichtigenden Apothekers.

Literatur

ApBetrO § 12
APV-Richtlinie
Cyran, Rotta. Apothekenbetriebsordnung Kommentar
Hügel, Mecking, Kohm. Pharmazeutische Gesetzeskunde
Neukirchen. Pharmazeutische Gesetzeskunde

53.40 Wie können Sie mitwirken bei der Erfassung von Arzneimittelrisiken?   *

Stichworte

- Prüfung von Fertigarzneimitteln
- Arzneimittelkommission

Antwort

Nach § 12 der Apothekenbetriebsordnung müssen Sie **Fertigarzneimittel,** die nicht in der Apotheke hergestellt worden sind, **stichprobenartig prüfen.** Fällt Ihnen im Rahmen dieser Prüfung ein Qualitätsmangel des Arzneimittels auf, so füllen Sie einen Meldebogen der **Arzneimittelkommission** der Deutschen Apotheker (AMK) aus und senden ihn ein.

Bei der AMK wird das Arzneimittel gegebenenfalls nochmals überprüft und es wird das BfArM, die zuständigen Landesbehörden und der Hersteller informiert. Das BfArM koordiniert dann die weiteren Maßnahmen in Absprache mit dem Hersteller und der Landesbehörde (s. sonstige Rechtsfragen ▸ Frage 61.3).

Sollte samstags eine fehlerhafte Charge auftauchen, so ist je nach Gefahrenpotenzial die Meldung direkt ans BfArM zu erstatten.

Literatur

AMG § 63
ApBetrO §§ 12, 21
Cyran, Rotta. Apothekenbetriebsordnung Kommentar
Hügel, Mecking, Kohm. Pharmazeutische Gesetzeskunde
Neukirchen. Pharmazeutische Gesetzeskunde

53.41 **Was muss in der Apotheke dokumentiert werden? Wie wird es dokumentiert?** *

Stichworte

- Betäubungsmittel
- Verschreibungspflichtige Tierarzneimittel
- Importarzneimittel
- Blutzubereitungen/Sera
- Thalidomid-/Lenalidomid-/Pomalidomid-haltige Arzneimittel
- Rückruf/Rückgabe von Arzneimitteln und Medizinprodukten
- Überprüfung der Arzneimittelvorräte im Krankenhaus
- Prüfungen, Herstellungen, Fertigarzneimittelprüfungen

Antwort

Betäubungsmittel: Der Nachweis von Verbleib und Bestand der Betäubungsmittel in der Apotheke ist unverzüglich nach Bestandsänderung nach amtlichem Formblatt zu führen. Es können Karteikarten oder Betäubungsmittelbücher mit fortlaufend nummerierten Seiten verwendet werden. Die Aufzeichnung kann auch mittels elektronischer Datenverarbeitung erfolgen, sofern jederzeit der Ausdruck der gespeicherten Angaben in der Reihenfolge des amtlichen Formblattes gewährleistet ist. Aufzuzeichnen sind:

- Bezeichnung des Arzneimittels oder Arzneistoffs,
- Datum des Zugangs oder des Abgangs,
- zugegangene oder abgegangene Menge und der sich daraus ergebende Bestand,
- Name oder Firma und Anschrift des Lieferers oder des Empfängers,
- der Name und die Anschrift des verschreibenden Arztes, Zahnarztes oder Tierarztes und die Nummer des Betäubungsmittelrezeptes.

Monatlich ist durch den Apothekeninhaber eine Kontrolle des Bestands durchzuführen und durch Namenszeichen und Datum zu dokumentieren. Die Aufzeichnungen und die Durchschläge der BtM-Rezepte sind mindestens drei Jahre nach der letzten Eintragung aufzubewahren.

Verschreibungspflichtige Tierarzneimittel: Über den Erwerb von verschreibungspflichtigen Tierarzneimitteln sind Nachweise zu führen, z. B. in Form der geordneten Lieferscheine, Rechnungen oder Warenbegleitscheine, aus denen sich Lieferant, Art und Menge der Arzneimittel (einschließlich Chargenbezeichnung) sowie Datum des Erwerbs ergeben. Zur Dokumentation der Abgabe ist aufzubewahren: eine Kopie der Verschreibung mit Name und Anschrift des Empfängers und des Tierarztes, Bezeichnung und Menge des Arzneimittels einschließlich Chargenbezeichnung und Datum der Abgabe.

Bei verschreibungspflichtigen Tierarzneimitteln, die zur Anwendung bei Tieren bestimmt sind, die der Gewinnung von Lebensmitteln dienen, muss eine Verordnung in zweifacher Ausfertigung vorgelegt werden, die Durchschrift der Verschreibung verbleibt in der Apotheke. Auf dem Original ist die Chargenbezeichnung anzugeben. Diese ist dem Tierhalter mitzugeben.

Importarzneimittel: Bei Fertigarzneimitteln, die nach § 73 Abs. 3 des AMG eingeführt werden, muss dokumentiert werden:

- Bezeichnung des eingeführten Arzneimittels,
- der Name oder die Firma und die Anschrift des pharmazeutischen Unternehmers,
- die Chargenbezeichnung, die Menge des Arzneimittels und die Darreichungsform,
- der Name oder die Firma und die Anschrift des Lieferanten,
- der Name und die Anschrift der Person, für die das Arzneimittel bestimmt ist,
- der Name und die Anschrift des verschreibenden Arztes oder Tierarztes,
- das Datum der Bestellung und der Abgabe,
- das Namenszeichen des Apothekers, der das Arzneimittel abgegeben oder die Abgabe beaufsichtigt hat.

Blutzubereitungen/Sera: Bei Erwerb und Abgabe von Blutzubereitungen, Sera aus menschlichem Blut und gentechnisch hergestellten Plasmaproteinen zur Behandlung von Hämostasestörungen sind zum Zweck der Rückverfolgung zu dokumentieren und mindestens 30 Jahre aufzubewahren (▸ Frage 61.25)

- die Bezeichnung des Arzneimittels,
- die Chargenbezeichnung und die Menge des Arzneimittels,
- das Datum des Erwerbs und der Abgabe,
- Name und Anschrift des verschreibenden Arztes und des Lieferanten,
- Name, Vorname, Geburtsdatum, Adresse des Patienten (bei Praxisbedarf: Name und Anschrift der Praxis).

Thalidomid-/Lenalidomid-/Pomalidomid-haltige Arzneimittel: Bei Erwerb und Abgabe dieser Arzneimittel ist zu dokumentieren:

- Bezeichnung und Chargenbezeichnung des Arzneimittels,
- Menge,
- Datum des Erwerbs und der Abgabe,
- Name und Anschrift des Lieferanten,
- Name und Anschrift des verschreibenden Arztes,
- Name und Anschrift des Patienten.

Rückruf/Rückgabe von Arzneimitteln und Medizinprodukten: Der Apothekenleiter muss Arzneimittelrisiken, die in der Apotheke festgestellt werden, sowie die daraufhin veranlassten Überprüfungen und Maßnahmen dokumentieren. Wurde ein Rückruf veranlasst, so ist die daraufhin erfolgende Rückgabe von Arzneimitteln bzw. Medizinprodukten ebenfalls zu dokumentieren.

Überprüfung der Arzneimittelvorräte im Krankenhaus: Der Leiter einer Krankenhausapotheke oder krankenhausversorgenden Apotheke muss mindestens halbjährlich die Arzneimittelvorräte auf den Stationen überprüfen. Hierüber ist ein Protokoll anzufertigen.

Ausgangsstoffe, Herstellung, Prüfungen von Fertigarzneimitteln und apothekenpflichtigen Medizinprodukten: Die Herstellung von Arzneimitteln sowie die Prüfungen von Ausgangsstoffen, Fertigarzneimitteln und apothekenpflichtigen Medizinprodukten in der Apotheke sind zu dokumentieren (▸ Frage 53.34–53.37, ▸ Frage 53.39).

Alle Aufzeichnungen über die Herstellung, Prüfung, Überprüfung der Arzneimittel und apothekenpflichtigen Medizinprodukte im Krankenhaus, Lagerung, Einfuhr, das Inverkehrbringen, den Rückruf, die Rückgabe aufgrund eines Rückrufes, die Prüfung von Ausgangsstoffen sowie die Nachweise über den Erwerb und die Abgabe von verschreibungspflichtigen Tierarzneimitteln sind vollständig und mindestens bis ein Jahr nach Ablauf des Verfalldatums, jedoch nicht weniger als fünf Jahre lang, aufzubewahren (Blutzubereitungen 30 Jahre). Die Aufbewahrung ist auch auf Datenträger möglich, wenn sichergestellt ist, dass die Daten während der Aufbewahrungsfrist verfügbar sind und innerhalb kurzer Zeit lesbar gemacht werden können.

Literatur
ApBetrO §§ 12, 17, 18, 19, 21, 22, 32
BtMVV §§ 13, 14
Cyran, Rotta. Apothekenbetriebsordnung Kommentar
Hügel, Mecking, Kohm. Pharmazeutische Gesetzeskunde
Neukirchen. Pharmazeutische Gesetzeskunde

53.42 Nennen und erläutern Sie Richtlinien zur Lagerung von Fertigarzneimitteln in der Apotheke: Gibt es eine Mengenbegrenzung?

Stichworte
- Qualität
- Mindestmengen zur Sicherstellung der Arzneimittelversorgung

Antwort
Arzneimittel sind übersichtlich und so zu lagern, dass ihre **Qualität** nicht nachteilig beeinflusst wird und Verwechslungen vermieden werden. Arzneimittel, Ausgangsstoffe, Medizinprodukte, Behältnisse, apothekenübliche Waren und Prüfmittel, deren ordnungsgemäße Qualität nicht festgestellt wurde, sind gesondert zu lagern. Lagerungshinweise des Arzneibuchs sind zu beachten. Als **Mindestmengen** zur Sicherstellung der Arzneimittelversorgung gelten die in ▶ Frage 53.43 genannten Daten.

Literatur
ApBetrO §§ 15, 16
Cyran, Rotta. Apothekenbetriebsordnung Kommentar
Hügel, Mecking, Kohm. Pharmazeutische Gesetzeskunde
Neukirchen. Pharmazeutische Gesetzeskunde

53.43 Wie ist die Versorgung der Bevölkerung mit Arzneimitteln im Notfall gewährleistet?   *

Stichworte
- Öffentliche Apotheke: Arzneimittelversorgung für 1 Woche
- Krankenhausversorgende Apotheke: Krankenhausbedarf für 2 Wochen

Antwort

Öffentliche Apotheke: Die zur Sicherstellung einer ordnungsgemäßen Versorgung der Bevölkerung mit Arzneimitteln und apothekenpflichtigen Medizinprodukten notwendigen Mengen müssen vorrätig gehalten werden. Diese müssen mindestens dem durchschnittlichen **Bedarf für 1 Woche** entsprechen. Darüber hinaus sind in der Apotheke vorrätig zuhalten:

- Analgetika,
- BtM, darunter Opioide zur Injektion sowie zum Einnehmen mit unmittelbarer und solche mit veränderter Wirkstofffreisetzung,
- Glucocorticosteroide zur Injektion,
- Antihistaminika zur Injektion,
- Glucocorticoide zur Inhalation zur Behandlung von Rauchgasvergiftungen,
- Antischaummittel,
- Medizinische Kohle,
- Tetanus-Impfstoff,
- Tetanus-Hyperimmun-Globulin,
- Epinephrin zur Injektion,
- 0,9 %ige Kochsalzlösung zu Injektion,
- Verbandstoffe, Einwegspritzen und -kanülen, Katheter, Überleitungsgeräte für Infusionen sowie Produkte zur Blutzuckerbestimmung,

In der Apotheke vorrätig gehalten oder kurzfristig beschafft werden können muss:

- Botulismus-Antitoxin vom Pferd,
- Diphtherie-Antitoxin vom Pferd,
- Schlangengift-Immunserum, polyvalent, Europa,
- Tollwut-Impfstoff,
- Tollwut-Immunglobulin,
- Varizella-Zoster-Immunglobulin,
- C1-Esterase-Inhibitor,
- Hepatitis-B-Immunglobulin,
- Hepatitits-B-Impfstoff,
- Digitalis-Antitoxin,
- Opioide in transdermaler und transmucosaler Darreichungsform.

Krankenhausversorgende Apotheke/Krankenhausapotheke: Der Leiter einer krankenhausversorgenden Apotheke oder Krankenhausapotheke muss die zur Sicherstellung einer ordnungsgemäßen Arzneimittelversorgung der Patienten des Krankenhauses notwendigen Arzneimittel in einer Menge vorrätig halten, die mindestens dem durchschnittlichen **Bedarf für 2 Wochen** entspricht. Diese Arzneimittel sind in einer Arzneimittelliste aufgeführt (s. Apothekengesetz ▶ Frage 52.22).

Literatur

ApBetrO § 15
Cyran, Rotta. Apothekenbetriebsordnung Kommentar
Hügel, Mecking, Kohm. Pharmazeutische Gesetzeskunde
Neukirchen. Pharmazeutische Gesetzeskunde

53.44 Wie sind Standgefäße gekennzeichnet?

Stichworte

- ApBetrO

Antwort

Nach § 16 **ApBetrO** sind Standgefäße für Arzneimittel und Ausgangsstoffe eindeutig zu kennzeichnen. Eine gebräuchliche wissenschaftliche Bezeichnung ist zu verwenden. Der Inhalt ist durch zusätzliche Angaben zu kennzeichnen, soweit dies zur Feststellung der Qualität oder zur Vermeidung von Verwechslungen erforderlich ist. Auf dem Standgefäß ist das Verfalldatum oder ggf. ein Nachprüfdatum anzugeben. Die Vorgaben des Gefahrstoffrechts sind ggf. zu beachten.

Literatur

ApBetrO § 16
Cyran, Rotta. Apothekenbetriebsordnung Kommentar
Hügel, Mecking, Kohm. Pharmazeutische Gesetzeskunde
Neukirchen. Pharmazeutische Gesetzeskunde

53.45 Welche Produkte stehen in der Freiwahl, welche in der Sichtwahl?

Stichworte

- Freiwahl: nicht apothekenpflichtige, nicht verschreibungspflichtige Arzneimittel und apothekenübliche Waren
- Sichtwahl: meist apothekenpflichtige Arzneimittel, nicht verschreibungspflichtige Arzneimittel

Antwort

Der Apothekenleiter darf Arzneimittel, die der Apothekenpflicht unterliegen, nicht im Wege der Selbstbedienung in den Verkehr bringen. In der **Freiwahl** dürfen daher ausschließlich nicht apothekenpflichtige Arzneimittel oder apothekenübliche Waren, wie z. B. Nahrungsergänzungsmittel oder Sonnenschutzmittel (▸ Frage 53.3) angeboten werden.

In der **Sichtwahl** finden sich meist apothekenpflichtige, nicht verschreibungspflichtige Arzneimittel, auf die der Kunde keinen direkten Zugriff hat. Verschreibungspflichtige Arzneimittel dürfen nicht in der Frei- oder Sichtwahl angeboten werden.

Literatur

ApBetrO § 17
Cyran, Rotta. Apothekenbetriebsordnung Kommentar
Hügel, Mecking, Kohm. Pharmazeutische Gesetzeskunde
Neukirchen. Pharmazeutische Gesetzeskunde

53.46 Welche Sonderregelungen gelten im Apothekennotdienst?   *

Stichworte
- Dienstbereitschaft
- Substitution mit wirkstoffgleichem Präparat

Antwort
Apotheken sind zur ständigen **Dienstbereitschaft** verpflichtet. Zu folgenden Zeiten ist ein Teil der Apotheken davon ausgenommen: Montag bis Samstag von 0–8 Uhr, Montag bis Freitag von 18.30–24 Uhr, Samstag von 14–24 Uhr, am 24. und 31.12. von 14–24 Uhr, sonntags und an gesetzlichen Feiertagen. Die zuständige Behörde kann Apotheken zu weiteren Zeiten von der ständigen Dienstbereitschaft befreien. Die Arzneimittelversorgung muss zu diesen Zeiten durch eine andere Apotheke sichergestellt werden. Hier genügt es zur Gewährleistung der Dienstbereitschaft, wenn sich der Apothekenleiter oder eine vertretungsberechtigte Person in unmittelbarer Nachbarschaft zu den Apothekenbetriebsräumen aufhält und jederzeit erreichbar ist (Abrufbereitschaft).

Im Notdienst zu den oben genannten Zeiten darf eine Verschreibung über die Aut-idem-Regelung hinaus **substituiert** werden: Es darf ein anderes Arzneimittel als das verschriebene abgegeben werden, wenn dieses bezüglich des Anwendungsgebiets und der wirksamen Bestandteile nach Art und Menge übereinstimmt und bezüglich der Darreichungsform und der pharmazeutischen Qualität vergleichbar ist. Dies gilt für den Fall, dass das verschriebene Arzneimittel nicht verfügbar ist und ein dringender Fall vorliegt.

Literatur
ApBetrO §§ 17, 23
Cyran, Rotta. Apothekenbetriebsordnung Kommentar
Hügel, Mecking, Kohm. Pharmazeutische Gesetzeskunde
Neukirchen. Pharmazeutische Gesetzeskunde

53

53.47 Im Nachtdienst kommt ein Kunde mit einem vier Wochen alten Rezept, auf dem eine Rezeptur verordnet ist: Beliefern Sie das Rezept im Nachtdienst?

Stichworte
- Ausführung der Verschreibung in einer angemessenen Zeit

Antwort
Prinzipiell sind **Verschreibungen** von Personen, die zur Ausübung der Heilkunde, Zahnheilkunde oder Tierheilkunde berechtigt sind, **in einer angemessenen Zeit auszuführen.** Dies gilt auch für den Nachtdienst! Im Interesse der Patientensicherheit ist eine unverzügliche Belieferung empfehlenswert. Sie beliefern das Rezept – wenn ein Hilfsstoff nicht vorhanden ist, darf dieser ausgetauscht werden.

Literatur

ApBetrO § 17

Cyran, Rotta. Apothekenbetriebsordnung Kommentar

Hügel, Mecking, Kohm. Pharmazeutische Gesetzeskunde

Neukirchen. Pharmazeutische Gesetzeskunde

53.48 Wer regelt den Turnusdienst von Apotheken?   *

Stichworte

- Apothekerkammern

Antwort

Die Dienstbereitschaft und auch der Turnus der Apotheken werden gemäß § 4 der Verordnung über die Zuständigkeiten im Arzneimittelwesen in den meisten Bundesländern von den **Apothekerkammern** geregelt.

Literatur

ApBetrO § 23

Cyran, Rotta. Apothekenbetriebsordnung Kommentar

Hügel, Mecking, Kohm. Pharmazeutische Gesetzeskunde

Neukirchen. Pharmazeutische Gesetzeskunde

53.49 Darf eine Apotheke, die sich in einem Einkaufscenter befindet, ebenfalls sonntags öffnen?

Stichworte

- Ladenschlussgesetze der Bundesländer
- Verkaufsoffener Sonntag

Antwort

Nachdem das bundesweit gültige Ladenschlussgesetz seit 2006 durch entsprechende meist liberalere **Ladenschlussgesetze der Länder** ersetzt wurde, müssen sich Apothekeninhaber an das für ihr Bundesland geltende Gesetz halten. Meist sind hier einige Sonntage pro Jahr zur Öffnung freigegeben. Wenn z. B. maximal 4-mal im Jahr ein **verkaufsoffener Sonntag** (d. h. zusätzliche Öffnungszeit von fünf Stunden) erlaubt ist, so dürfen die Apotheken in der „verkaufsoffenen Zone" ebenfalls geöffnet haben. Eine Verpflichtung zur Öffnung besteht nicht.

Literatur

Urteil des Bundesverfassungsgerichts vom 16.1. 2002, Az1BvR 1236/99

53.50 Wie und wo ist die Dienstbereitschaft von Apotheken geregelt? *

Stichworte

- ApBetrO: ständige Dienstbereitschaft

Antwort

Nach **Apothekenbetriebsordnung** müssen Apotheken **ständig dienstbereit** sein. Von dieser Verpflichtung sind sie zu bestimmten Zeiten befreit (z. B. vor 8.00 Uhr morgens, nach 18.30 Uhr abends, samstags nach 14.00 Uhr), sofern die Arzneimittelversorgung durch andere Apotheken gewährleistet ist. Die zuständige Behörde kann diese Befreiung noch erweitern.

Das Ladenschlussgesetz galt bundesweit bis September 2006. Danach konnten die Bundesländer eigene Ladenschlussgesetze verabschieden, sodass inzwischen sehr unterschiedliche, meist liberale Regelungen gelten. In fast allen Bundesländern sind lediglich sonntags die Öffnungszeiten auf bestimmte Termine im Jahr limitiert.

In den meisten Bundesländern ist die zuständige Behörde für die Dienstbereitschaft die Landesapothekerkammer.

Krankenhausversorgende Apotheken müssen mit dem Träger des Krankenhauses Dienstbereitschaftsregelungen treffen, um die ordnungsgemäße Arzneimittelversorgung des Krankenhauses zu gewährleisten.

Literatur

ApBetrO § 23
Cyran, Rotta. Apothekenbetriebsordnung Kommentar
Hügel, Mecking, Kohm. Pharmazeutische Gesetzeskunde
Neukirchen. Pharmazeutische Gesetzeskunde

53.51 Muss eine Filiale Nachtdienst machen oder kann die Hauptapotheke das übernehmen? *

Stichworte

- Filiale muss Nachtdienst machen
- Ggf. Befreiung von Nachtdienstpflicht

Antwort

Prinzipiell gibt es bezüglich der Ausstattung und der Pflichten keine Unterschiede zwischen einer Hauptapotheke und einer Filiale. So ist eine **Filialapotheke genauso** dazu **verpflichtet,** Nachtdienst zu machen, wie jede andere Apotheke. Allerdings kann die zuständige Behörde eine Apotheke (z. B. Filiale), sofern ein berechtigter Grund vorliegt, **von der Pflicht befreien,** wenn die Arzneimittelversorgung in dieser Zeit durch eine andere Apotheke, die sich auch in einer anderen Gemeinde befinden kann (z. B. Hauptapotheke), sichergestellt ist.

Literatur

ApBetrO § 23

Cyran, Rotta. Apothekenbetriebsordnung Kommentar

Hügel, Mecking, Kohm. Pharmazeutische Gesetzeskunde

Neukirchen. Pharmazeutische Gesetzeskunde

53.52   Was sind Rezeptsammelstellen? Und was ist der Unterschied zu einer Pick-up-Stelle?   *

Stichworte

- Abgelegene Orte
- Verschlossener Behälter
- Einzelzustellung
- Pick-up-Stelle

Antwort

Rezeptsammelstellen sind Einrichtungen zum Sammeln von Verschreibungen. Die Einrichtung einer Rezeptsammelstelle wird von der zuständigen Behörde (meist Landesapothekerkammern nach § 4 der Verordnung über die Zuständigkeiten im Arzneimittelwesen) dann genehmigt, wenn sie zur ordnungsgemäßen Arzneimittelversorgung der Bevölkerung notwendig ist, da sich in zumutbarer Entfernung keine Apotheke befindet. Als **abgelegener Ort** oder Ortsteil kann gelten, wenn die nächste Apotheke z. B. 6 km oder mehr entfernt ist. Allerdings berücksichtigen die Behörden bei der Vergabe auch die Verkehrsverhältnisse und den Zeitaufwand, den Kunden zum Erreichen der Apotheke benötigen. Die Erlaubnis wird für höchstens 3 Jahre erteilt. Sie kann verlängert werden. Sollten sich mehrere Apotheken bewerben, kann diese Zeit auch geteilt werden. Rund 1260 Rezeptsammelstellen gibt es im Jahr 2017 in Deutschland.

Die Verschreibungen werden in **verschlossenen Behältern** gesammelt und zu bestimmten Zeiten von einem Boten der Apotheke, die die Erlaubnis innehat, geleert. Der Bote muss zum Personal der Apotheke gehören. Die Arzneimittel werden in der Apotheke für jeden Empfänger getrennt verpackt und, sofern sie nicht abgeholt werden, dem Empfänger **einzeln zugestellt** (zur Auslieferung siehe ▸ Frage 53.28).

Im Gegensatz zur Rezeptsammelstelle handelt es sich bei **Pick-up-Stellen** um eine Form des Versandhandels mit Arzneimitteln, für die eine Versandhandelserlaubnis erteilt werden muss. Dabei bestellt der Kunde das Arzneimittel bei seinem Anbieter und holt es dann an der Pick-up-Stelle ab.

Literatur

ApBetrO § 24

Cyran, Rotta. Apothekenbetriebsordnung Kommentar

Hügel, Mecking, Kohm. Pharmazeutische Gesetzeskunde

Neukirchen. Pharmazeutische Gesetzeskunde

53.53 Was ist der Unterschied zwischen einer öffentlichen Apotheke, einer krankenhausversorgenden Apotheke und einer Krankenhausapotheke? *

Stichworte
- Versorgungsvertrag mit Krankenhaus
- Belieferung des Krankenhauses
- Stationsbegehungen
- Beratung der Ärzte

Antwort
Eine krankenhausversorgende Apotheke ist eine öffentliche Apotheke, die **mit einem Krankenhaus** einen **Versorgungsvertrag** abgeschlossen hat und die **Belieferung** des **Krankenhauses** mit Arzneimitteln und apothekenpflichtigen Medizinprodukten sowie die Information und Beratung über diese Produkte, insbesondere von Ärzten, Pflegekräften und Patienten übernimmt. Weitere Verpflichtungen, wie halbjährliche **Stationsbegehungen** und die **Beratung der Ärzte,** werden im Versorgungsvertrag geregelt.

◻ Tab. 51.1 Unterschiede zwischen einer Krankenhausapotheke und einer öffentlichen Apotheke

Öffentliche Apotheke	Krankenhausapotheke
Inhaber der Betriebserlaubnis ist der Apotheker.	Inhaber der Betriebserlaubnis ist der Träger des Krankenhauses, das den Apotheker einstellt.
Die öffentliche Apotheke muss von einer öffentlichen Verkehrsfläche (Straße) zugänglich sein.	Nur für Patienten des Krankenhauses und Krankenhauspersonal.
Betriebsräume müssen eine geschlossene Einheit bilden.	Es können auch Labormöglichkeiten außerhalb der Apotheke genutzt werden.
Größe: Mindestens 110 m².	Größe: Mindestens 200 m².
Nur ein Labor.	Zwei Labore (Rezeptur und Analytik getrennt).
Vertretung durch einen Apotheker für maximal 3 Monate im Jahr oder durch einen Apothekerassistenten oder Pharmazieingenieur für max. 4 Wochen möglich, wenn kein Apotheker gefunden werden kann.	Die Vertretung kann nur durch einen Apotheker übernommen werden. Der Apotheker ist Mitglied der Arzneimittelkommission und berät die Ärzte. Er überprüft regelmäßig die Arzneimittel- und Medizinproduktevorräte auf den Stationen.
Arzneimittel- und Medizinproduktevorrat für 1 Woche.	Arzneimittel- und Medizinproduktevorrat für 2 Wochen.

Literatur

ApBetrO §§ 26–33

Hügel, Mecking, Kohm. Pharmazeutische Gesetzeskunde

Neukirchen. Pharmazeutische Gesetzeskunde

53.54 Es soll ein neues Krankenhaus eröffnet werden. Wie kann die Arzneimittelversorgung erfolgen?   *

Stichworte

- Krankenhausapotheke
- Krankenhausversorgende Apotheke

Antwort

Vom Träger des Krankenhauses kann eine eigene **Krankenhausapotheke** als Funktionseinheit des Krankenhauses eröffnet und ein Apothekenleiter angestellt werden.

Es kann auch ein Vertrag mit der Apotheke eines anderen Krankenhauses oder einer öffentlichen Apotheke über die Versorgung des Krankenhauses mit Arzneimitteln und apothekenpflichtigen Medizinprodukten, die Information und Beratung der Ärzte und des Pflegepersonals und über die Überprüfung der Arzneimittel- und Medizinproduktevorräte auf den Stationen geschlossen werden (s. Apothekengesetz ▸ Frage 52.21). Dieser Vertrag für eine **krankenhausversorgende Apotheke** muss von der zuständigen Behörde genehmigt werden.

Literatur

ApBetrO § 26, 27

Cyran, Rotta. Apothekenbetriebsordnung Kommentar

Hügel, Mecking, Kohm. Pharmazeutische Gesetzeskunde

Neukirchen. Pharmazeutische Gesetzeskunde

53.55 Wie läuft eine Stationsbesichtigung ab?

Stichworte

- Mindestens halbjährliche Begehung: Arzneimittel- und Medizinproduktevorräte prüfen
- Apotheker
- Protokoll

Antwort

Mindestens halbjährlich muss ein **Apotheker** der Krankenhausapotheke bzw. der krankenhausversorgenden Apotheke die **Arzneimittel- und apothekenpflichtigen Medizinproduktevorräte** auf den Stationen **überprüfen**. Hierbei wird die einwandfreie und ordnungsgemäße Beschaffenheit, Aufbewahrung und Beschriftung der Arzneimittel und Medizinprodukte überprüft. Bei festgestellten Mängeln ist eine Frist zu setzen und bei Nichteinhaltung der Frist ist die zuständige Behörde zu informieren. Verfallene oder aus anderen Gründen unbrauchbar gewordene Arzneimittel und Medizinprodukte müssen durch den Apotheker vernichtet werden. Über jede Kontrolle ist ein **Protokoll** in vierfacher Ausfertigung anzufertigen (ein Teil für die Krankenhausleitung; ein Teil für den Arzt, der für die Arzneimittelversorgung der Station zuständig ist; ein Teil für die Pflegedienstleitung; ein Teil zur Aufbewahrung in der Apotheke).

Literatur
ApBetrO § 32
Cyran, Rotta. Apothekenbetriebsordnung Kommentar
Hügel, Mecking, Kohm. Pharmazeutische Gesetzeskunde
Neukirchen. Pharmazeutische Gesetzeskunde

53.56 Was versteht man unter patientenindividuellem Stellen von Arzneimitteln, was unter Verblistern?

Stichworte
- Stellen: wiederverwendbares Behältnis
- Verblistern: nicht wiederverwendbares Behältnis

Antwort
Nach der Definition in der Apothekenbetriebsordnung versteht man unter patientenindividuellem **Stellen** die patientenbezogene manuelle Neuverpackung von Fertigarzneimitteln auf Einzelanforderung für bestimmte Einnahmezeitpunkte des Patienten in einem **wiederverwendbaren Behältnis**.

Unter patientenindividuellem **Verblistern** versteht man die patientenbezogene manuelle oder maschinelle Neuverpackung von Fertigarzneimitteln auf Einzelanforderung für bestimmte Einnahmezeitpunkte des Patienten in einem **nicht wiederverwendbaren Behältnis**.

Literatur
ApBetrO § 1a

53.57 Worauf müssen Sie beim patientenindividuellen Stellen oder Verblistern achten?

Stichworte
- Separater Raum
- QMS
- Personalqualifikation

Antwort
Wenn Sie Arzneimittel stellen oder verblistern wollen, brauchen Sie dafür einen **separaten Raum**, der in einwandfreiem baulichen und hygienischen Zustand ist und dessen Wände, Oberflächen sowie der Fußboden leicht zu reinigen sind. Zumindest bei der maschinellen Verblisterung brauchen Sie zusätzlich eine Schleuse. Der Raum muss nicht in Raumeinheit mit den anderen Räumen der Apotheke sein, er muss sich jedoch in ange-

messener Nähe befinden. Er darf sich nicht im versorgten Heim oder Krankenhaus befinden. Auch wird er bei der Berechnung der Mindestfläche der Apotheke nicht einbezogen. Ausgenommen von den räumlichen Vorgaben ist das manuelle Stellen oder Verblistern für einen einzelnen Patienten im Ausnahmefall. Ihre Überwachungsbehörde (Regierungspräsidium oder Bezirksregierung) muss diesen Raum genehmigen.

In Ihrem **Qualitätsmanagementsystem** (QMS) müssen Sie Festlegungen treffen

- zur Auswahl der Arzneimittel, die für ein Stellen oder eine Neuverblisterung grundsätzlich in Frage kommen oder die nicht für das Stellen oder die Neuverblisterung geeignet sind.
- zur Entscheidung, welche Arzneimittel für eine gleichzeitige Einnahme gegebenenfalls nicht in demselben Einzelbehältnis aufbewahrt oder im selben Einzelblister verblistert werden können.
- zur Entscheidung, in welchen Ausnahmefällen einer schriftlichen ärztlichen Anforderung Tabletten geteilt werden können. Dies ist immer nur möglich, wenn ansonsten die Versorgung nicht gesichert werden kann. Dabei müssen Sie nachweisen, dass die Qualität der geteilten Tabletten über den Haltbarkeitszeitraum des Blisters stabil ist.
- ggf. zur Zwischenlagerung und Kennzeichnung der entblisterten Arzneimittel.
- zu den technischen und organisatorischen Maßnahmen, um die Qualität der entblisterten Arzneimittel zu erhalten und um insbesondere Kreuzkontaminationen und Verwechslungen zu vermeiden, einschließlich der Überprüfung ihrer Wirksamkeit.
- soweit Sie Blisterautomaten verwenden: zur Kalibrierung, Qualifizierung, Wartung und Reinigung der Blisterautomaten oder sonstiger kritischer Ausrüstungsgegenstände oder Geräte.
- zu den primären Verpackungsmaterialien und ihren Qualitätsprüfungen.
- zu den Herstellungsanweisungen und den Herstellungsprotokollen gemäß der Vorschriften für Rezepturen.
- zum Hygieneplan.
- zum hygienischen Verhalten des Personals am Arbeitsplatz und zur Art der Schutzkleidung für die Arzneimittelherstellung, einschließlich der Art und Weise und der Häufigkeit der Umkleidevorgänge.
- zum Personal: Es muss für die Tätigkeiten ausreichend qualifiziert sein und regelmäßig geschult werden. Die Schulungen sind zu dokumentieren.
- zur Herstellungserlaubnis: Wenn Sie in der Apotheke aufgrund einer Verordnung Arzneimittel stellen oder verblistern, so brauchen Sie dafür im Gegensatz zu Blisterzentren keine Herstellungserlaubnis. Eine Zulassung benötigen auch Blisterzentren nicht, wenn sie die Arzneimittel für Apotheken herstellen, denen dafür ein Rezept vorliegt.

Literatur

ApBetrO §§ 1a, 4, 34
AMG §§ 13, 21

53.58 Wie müssen gestellte bzw. verblisterte Arzneimittel gekennzeichnet werden?

Stichworte

▪ Name, Chargenbezeichnungen, Verfall, Apotheke

Antwort

Die hergestellten Arzneimittel bzw. Blister müssen mit folgenden Angaben gekennzeichnet sein:

▪ **Name** des Patienten,
▪ enthaltene Arzneimittel und ihre **Chargenbezeichnungen,**
▪ **Verfalldatum** des neu zusammengestellten Arzneimittels und seine Chargenbezeichnung,
▪ Einnahmehinweise,
▪ eventuelle Lagerungshinweise sowie
▪ Adresse der **Apotheke** und, soweit unterschiedlich, des Herstellers.

Dem neu verpackten Arzneimittel müssen Sie die Packungsbeilagen der enthaltenen Fertigarzneimittel beifügen.

Literatur

ApBetrO § 34

53

54 Arzneimittelgesetz (AMG)

54.1 Wozu dient das Arzneimittelgesetz? Wie wird dieses Ziel erreicht? *

Stichworte

- Qualität, Wirksamkeit, Unbedenklichkeit

Antwort

Zweck des AMG ist die ordnungsgemäße Arzneimittelversorgung von Mensch und Tier sicherzustellen und insbesondere für die **Qualität, Wirksamkeit** und **Unbedenklichkeit** der Arzneimittel zu sorgen.

Erreicht wird dies z. B. durch Vorschriften über Anforderungen an Arzneimittel, über deren Herstellung und Abgabe und über die Durchführung von klinischen Prüfungen.

Literatur

AMG § 1

Hügel, Mecking, Kohm. Pharmazeutische Gesetzeskunde

Neukirchen. Pharmazeutische Gesetzeskunde

54.2 Was sind Arzneimittel? *

Stichworte

- § 2 AMG

Antwort

Arzneimittel sind Stoffe und Zubereitungen aus Stoffen,

- die zur Anwendung im oder am menschlichen oder tierischen Körper bestimmt sind und als Mittel mit Eigenschaften zur Heilung oder Linderung oder zur Verhütung menschlicher oder tierischer Krankheiten oder krankhafter Beschwerden bestimmt sind oder
- die im oder am menschlichen oder tierischen Körper angewendet oder einem Menschen oder einem Tier verabreicht werden können, um entweder
  - die physiologischen Funktionen durch eine pharmakologische, immunologische oder metabolische Wirkung wiederherzustellen, zu korrigieren oder zu beeinflussen oder
  - eine medizinische Diagnose zu erstellen.

Als Arzneimittel gelten

- Gegenstände, die ein Arzneimittel enthalten oder auf die ein Arzneimittel aufgebracht ist und die dazu bestimmt sind, dauernd oder vorübergehend mit dem menschlichen oder tierischen Körper in Berührung gebracht zu werden (z. B. transdermale therapeutische Systeme),
- sterilisierte tierärztliche Instrumente zur Einmalanwendung (z. B. Harnkatheter für Tiere),
- Gegenstände, die in den tierischen Körper dauernd oder vorübergehend eingebracht werden (ausgenommen tierärztliche Instrumente),
- Verbandstoffe und chirurgische Nahtmaterialien zur Anwendung an Tieren,
- Stoffe und Zubereitungen aus Stoffen, die dazu bestimmt sind, die Beschaffenheit, den Zustand oder die Funktion des tierischen Körpers erkennen zu lassen oder der Erkennung von Krankheitserregern bei Tieren zu dienen (z. B. In-vitro-Diagnostika für Tiere).

Literatur
AMG § 2
Hügel, Mecking, Kohm. Pharmazeutische Gesetzeskunde
Neukirchen. Pharmazeutische Gesetzeskunde

54.3 Sind die Kamillenblüten, die Sie vom Großhändler als Bulkware geliefert bekommen, ein Arzneimittel?

Stichworte
- Kennzeichnung

Antwort

Die Teedroge ist in diesem Fall zunächst noch Rohstoff und noch kein Arzneimittel. Sie könnte ja auch z. B. zu einem Lebensmittel weiterverarbeitet werden. Erst durch die **Kennzeichnung** mit Indikationsangaben wird die Teedroge zum Arzneimittel.

Literatur

AMG § 2

Hügel, Mecking, Kohm. Pharmazeutische Gesetzeskunde

Neukirchen. Pharmazeutische Gesetzeskunde

54.4   Was wissen Sie über Nabelschnurblut? Ist es ein Arzneimittel? Benötigt man für die Produktion eine Herstellungserlaubnis?

Stichworte

▪ Arzneimittel, Herstellungserlaubnis nötig

Antwort

Nabelschnurblut ist ein **Arzneimittel.** Wer Arzneimittel, wie Nabelschnurblut, gewerbsmäßig zum Zwecke der Abgabe an andere herstellen will, benötigt eine **Herstellungserlaubnis** der Behörde.

Literatur

AMG §§ 2, 13

Hügel, Mecking, Kohm. Pharmazeutische Gesetzeskunde

Neukirchen. Pharmazeutische Gesetzeskunde

54.5   Wann ist ein Produkt ein Arzneimittel und wann ist es ein Nahrungsergänzungsmittel?   *

Stichworte

▪ Nahrungsergänzungsmittel: zur ergänzenden Ernährung
▪ Arzneimittel: Indikation, Wirkung

Antwort

Bei **Nahrungsergänzungsmitteln** handelt es sich um Lebensmittel, die dazu bestimmt sind, die Ernährung zu ergänzen. Sie bestehen aus einem Konzentrat von Nährstoffen oder sonstigen Stoffen mit ernährungsspezifischer oder physiologischer Wirkung und werden in dosierter Form (Kapseln, Pastillen, Tabletten, Flaschen mit Tropfeinsätzen o. Ä.) zur Aufnahme in abgemessenen, kleinen Mengen in den Verkehr gebracht. Ein Arzneimittel dagegen soll u.a. Krankheiten, Leiden, Körperschäden oder krankhafte Beschwerden heilen, lindern, verhüten oder erkennen.

Ein **Arzneimittel** muss vor dem Inverkehrbringen ein Zulassungsverfahren durchlaufen und seine Qualität, Wirksamkeit und Unbedenklichkeit nachweisen. Bei einem Arzneimittel darf z.B. auf der Packung eine Indikation angegeben sein, mit der auch geworben werden kann. Bei einem Nahrungsergänzungsmittel darf keine krankheitsbezogene Werbung veröffentlicht werden (Lebensmittel-, Bedarfsgegenstände- und Futtermittelgesetzbuch ▶ Frage 56.2).

Literatur
AMG § 2, 21
Hügel, Mecking, Kohm. Pharmazeutische Gesetzeskunde
NEM-V § 1
Neukirchen. Pharmazeutische Gesetzeskunde

54.6 Ihr Kunde hat einen Zeitungsausschnitt dabei mit folgender Werbung. Eine Herstelleradresse ist nicht angegeben. Dürfen Sie das Präparat für ihn bestellen?

„Effektiv Krebs bekämpfen mit Apfelblütenessenzkapseln, krebsfrei in 3 Monaten", 120 Stück, PZN 07890123

Stichworte
- Arzneimittel: Indikation, Wirkung
- Nahrungsergänzungsmittel: zur ergänzenden Ernährung

Antwort

Sie müssen zunächst prüfen, ob das Präparat in Deutschland in den Verkehr gebracht werden darf. Wichtig ist dafür die Ermittlung, ob es sich um ein **Arzneimittel** oder ein **Nahrungsergänzungsmittel** handelt (▸ Frage 54.5). Die Angabe einer PZN bedeutet dabei nicht, dass das Präparat rechtmäßig im Verkehr ist. Sie müssen sowohl die Inhaltsstoffe als auch die Erscheinung und die Werbung zu dem Präparat prüfen. Ein Problem dabei ist, dass Sie oft keine Aussagen in Ihrer Lauertaxe zu einem derartigen Produkt finden werden. Hilfreich ist in dem Fall oft die NEM-Liste in der über 4000 Produkte gelistet sind (Literatur am Ende des Buchs).

Bei dem hier genannten fiktiven Beispiel handelt es sich sicherlich nicht um ein Nahrungsergänzungsmittel. Auch die Zweckbestimmung ist eine arzneiliche, sodass Sie das Präparat nicht bestellen dürfen.

Literatur
AMG § 2, 21
NEM-Liste

54.7 Was versteht man unter Inverkehrbringen von Fertigarzneimitteln? *

Stichworte
- Vorrätighalten zur Abgabe, Abgabe

Antwort

Laut Definition des Arzneimittelgesetzes ist das Inverkehrbringen von Fertigarzneimitteln das **Vorrätighalten zum Verkauf** oder zu sonstiger Abgabe, das Feilhalten, das Feilbieten und die **Abgabe** an andere.

Feilhalten bezeichnet ein erkennbares Bereitstellen zum Zwecke des Verkaufs, Feilbieten das Anbieten der Ware selbst und Vorrätighalten zum Verkauf, den Besitz oder die Aufbewahrung auch ohne dass die Verkaufsabsicht erkennbar ist.

Literatur
AMG § 4

Hügel, Mecking, Kohm. Pharmazeutische Gesetzeskunde

Kloesel, Cyran. Arzneimittelrecht Kommentar

Neukirchen. Pharmazeutische Gesetzeskunde

54.8   Was bezeichnet man als Herstellen?   *

Stichworte
▪ Definition Herstellen

Antwort
Das Arzneimittelgesetz **definiert das Herstellen** als das Gewinnen, das Anfertigen, das Zubereiten, das Be- oder Verarbeiten, das Umfüllen einschließlich Abfüllen, das Abpacken, das Kennzeichnen und die Freigabe von Arzneimitteln.

Literatur
AMG § 4

Hügel, Mecking, Kohm. Pharmazeutische Gesetzeskunde

Neukirchen. Pharmazeutische Gesetzeskunde

54.9   Was ist der Unterschied zwischen einem pharmazeutischen Unternehmer und einem Hersteller?   *

Stichworte
▪ Pharmazeutischer Unternehmer: Inverkehrbringen unter eigenem Namen
▪ Hersteller: stellt das Arzneimittel her, u. U. als Zulieferer im Lohnauftrag

Antwort
Ein **pharmazeutischer Unternehmer** ist nach § 4 AMG bei zulassungs- oder registrierungspflichtigen Arzneimitteln der Inhaber der Zulassung bzw. der Registrierung. Pharmazeutischer Unternehmer ist auch, wer Arzneimittel unter seinem Namen in den Verkehr bringt. Der pharmazeutische Unternehmer muss nicht der **Hersteller** eines Arzneimittels sein. Unter dem Herstellen eines Arzneimittels versteht man nach § 4 AMG das Gewinnen, Anfertigen, Zubereiten, Be- oder Verarbeiten, das Umfüllen einschließlich Abfüllen, das Abpacken, das Kennzeichnen und die Freigabe. Oft werden Arzneimittel durch andere als den pharmazeutischen Unternehmer z. B. im Lohnauftrag hergestellt.

Literatur
AMG § 4
Hügel, Mecking, Kohm. Pharmazeutische Gesetzeskunde
Neukirchen. Pharmazeutische Gesetzeskunde

54.10 Was versteht man unter einem Fertigarzneimittel? *

Stichworte
- § 4 AMG

Antwort
Fertigarzneimittel sind Arzneimittel, die im Voraus hergestellt und in einer zur Abgabe an den Verbraucher bestimmten Packung in den Verkehr gebracht werden oder andere zur Abgabe an Verbraucher bestimmte Arzneimittel, bei deren Zubereitung ein industrielles Verfahren angewendet wird oder die (außer in Apotheken) gewerblich hergestellt werden.

Literatur
AMG § 4
Hügel, Mecking, Kohm. Pharmazeutische Gesetzeskunde
Neukirchen. Pharmazeutische Gesetzeskunde

54

Zweiter Abschnitt

54.11 Was ist ein bedenkliches Arzneimittel? *

Stichworte
- Negatives Nutzen-Risiko-Verhältnis

Antwort
Bedenklich sind Arzneimittel, bei denen nach derzeitigem Wissensstand der begründete Verdacht besteht, dass sie bei bestimmungsgemäßem Gebrauch schädliche Wirkungen haben, die über ein nach den Erkenntnissen der medizinischen Wissenschaft vertretbares Maß hinausgehen, z. B. Amygdalin-haltige Arzneimittel in bestimmten Konzentrationen (Bittermandelwasser DAB 6).

Eine abschließende Liste dafür gibt es nicht, es ist Ihr pharmazeutischer Sachverstand gefragt. Hinweise bekommen Sie z. B. über Veröffentlichungen der AMK oder des BfArM.

Literatur
AMG § 5
Hügel, Mecking, Kohm. Pharmazeutische Gesetzeskunde
Neukirchen. Pharmazeutische Gesetzeskunde

54.12 Ein Patient legt Ihnen eine Verschreibung mit einer Borsäure-haltigen Rezeptur vor. Was tun Sie?

Stichworte

- Rücksprache mit dem Arzt
- Abgabe verweigern

Antwort

Zubereitungen, die Borsäure enthalten sind mit wenigen Ausnahmen bedenkliche Arzneimittel mit einer negativen Nutzen-Risiko-Bewertung. Eine unbedenkliche Ausnahme stellt z. B. die Verwendung in Augentropfen dar.

Nach § 5 AMG ist es verboten, bedenkliche Arzneimittel in den Verkehr zu bringen. Wenn ein Arzt ein bedenkliches Arzneimittel aufschreibt bzw. Sie im Rahmen Ihrer Plausibilitätsprüfung bei einer Rezeptur zu dem Ergebnis kommen, dass die Rezeptur für den Patienten bedenklich ist, müssen Sie mit dem Arzt **Kontakt aufnehmen** und ihn darüber informieren, dass das Arzneimittel bedenklich ist. Auch wenn der Arzt auf der Belieferung des Rezeptes besteht, dürfen Sie das Arzneimittel **nicht abgeben**. Nach § 95 AMG können Sie sonst mit bis zu 3 Jahren Freiheitsstrafe bestraft werden. Wenn Sie sich bezüglich der Bedenklichkeit eines Arzneimittels nicht sicher sind, können Sie z. B. in der Liste der bedenklichen Stoffe/Rezepturen im NRF nachschauen (diese ist aber nicht abschließend; s. auch ▶ Frage 54.13).

Literatur

AMG §§ 5, 95

Hügel, Mecking, Kohm. Pharmazeutische Gesetzeskunde

Neukirchen. Pharmazeutische Gesetzeskunde

54.13 Wie erfahren Sie von bedenklichen Arzneimitteln?   *

Stichworte

- Fachzeitschriften
- Rote-Hand-Briefe, Schnellinformationen
- Rundfunk, Polizei

Antwort

Informationen über bedenkliche Arzneimittel finden Sie regelmäßig in der Rubrik „Wichtige Mitteilungen" in den **Fachzeitschriften** wie der Deutschen Apotheker Zeitung oder der Pharmazeutischen Zeitung. Die jeweiligen Seiten werden herausgetrennt, jedem Mitarbeiter des pharmazeutischen Personals zur Kenntnis vorgelegt und dann in einem Dokumentationsordner abgelegt. Auch die Berichte der Arzneimittelkommissionen erscheinen hier regelmäßig. Sie können sie aber auch im Internet abrufen unter www.deutsche-apotheker-zeitung.de. Eilige Informationen erhalten Sie oft über **Rote-Hand-Briefe** und **Schnellinformationen,** die Ihnen über den Großhändler zugestellt werden.

Ganz dringliche Warnungen werden über **Polizei** und **Rundfunk** verbreitet.

Betroffene Arzneimittel müssen sofort aus der Schublade entfernt werden, weil bereits das Vorrätighalten als Inverkehrbringen gewertet wird.

Literatur

Gebler, Kindl. Pharmazie für die Praxis

54.14 Nennen Sie Verbote, die im Arzneimittelgesetz stehen! *

Stichworte

- Verbot bedenklicher Arzneimittel
- Verbote zum Schutz vor Täuschung
- Verbot der Selbstbedienung
- Verbringungsverbot

Antwort

Verbot bedenklicher Arzneimittel (§ 5 AMG): Es ist verboten, bedenkliche Arzneimittel, d. h. Arzneimittel, bei denen der begründete Verdacht besteht, dass sie bei bestimmungsgemäßem Gebrauch schädliche Wirkungen haben, die über ein vertretbares Maß hinausgehen, in den Verkehr zu bringen.

Verbote zum Schutz vor Täuschung (§ 8 AMG): Es ist verboten, Arzneimittel herzustellen oder in den Verkehr zu bringen, die durch Abweichung von den anerkannten pharmazeutischen Regeln in ihrer Qualität nicht unerheblich gemindert sind, die mit irreführender Bezeichnung, Angabe oder Aufmachung versehen sind oder hinsichtlich ihrer Identität oder Herkunft falsch gekennzeichnet sind (Fälschungen). Eine Irreführung liegt insbesondere dann vor, wenn Arzneimitteln Wirkungen oder eine therapeutische Wirksamkeit beigelegt werden, die sie nicht haben, wenn fälschlich behauptet wird, ein Erfolg sei mit Sicherheit zu erwarten oder es träten keine schädlichen Wirkungen ein und wenn Angaben verwendet werden, die hinsichtlich der Qualität eines Arzneimittels täuschen. Außerdem ist es verboten, Arzneimittel in den Verkehr zu bringen, deren Verfalldatum abgelaufen ist.

Verbot der Selbstbedienung (§ 52 AMG): Es ist verboten, Arzneimittel durch Automaten oder andere Formen der Selbstbedienung in den Verkehr zu bringen. Ausgenommen von diesem Verbot sind Arzneimittel, die im Reisegewerbe abgegeben werden dürfen, Arzneimittel zur Verhütung der Schwangerschaft oder von Geschlechtskrankheiten beim Menschen, die zum Verkehr außerhalb der Apotheken freigegeben sind, ausschließlich zum äußeren Gebrauch bestimmte Desinfektionsmittel, Sauerstoff und freiverkäufliche Arzneimittel.

Verbringungsverbot (§ 73 AMG): Arzneimittel, die der Pflicht zur Zulassung oder Registrierung unterliegen, dürfen nach Deutschland nur importiert werden, wenn sie zugelassen oder registriert sind und bei einem Arzneimittel aus der EU oder den Vertragsstaaten der Empfänger pharmazeutischer Unternehmer, Großhändler oder Tierarzt ist, eine Apotheke betreibt oder als Krankenhausträger von einer Apotheke eines anderen EU-Staates gemäß Apothekengesetz mit Arzneimitteln versorgt wird. Auch an Endverbraucher dürfen diese Arzneimittel versendet werden, soweit der Versand von einer Apotheke eines EU/EWR-Mitgliedstaates gemäß den deutschen Vorschriften zum Versandhandel oder zum elektronischen Handel erfolgt. Bei Arzneimitteln aus Drittstaaten braucht der Ein-

54

führer eine Einfuhrerlaubnis. Für diese Regelung gibt es eine ganze Reihe Ausnahmen, unter anderem bei Humanarzneimitteln,

- die für den Eigenbedarf von wissenschaftlichen Einrichtungen benötigt werden,
- die als Proben der zuständigen Bundesoberbehörde zum Zweck der Zulassung oder der Chargenüberprüfung übersandt werden,
- die in einem Land der EU rechtmäßig im Verkehr sind und von einer Apotheke in geringer Menge auf besondere Bestellung einzelner Personen bestellt sind und im Rahmen des üblichen Apothekenbetriebs abgegeben werden,
- die in einem Drittstaat rechtmäßig im Verkehr sind, von einer Apotheke in geringer Menge auf ärztliche oder zahnärztliche Verschreibung für eine Person bestellt sind und im Rahmen des üblichen Apothekenbetriebs abgegeben werden,
- die im Herkunftsland legal im Verkehr sind, und privat in einer dem üblichen persönlichen Bedarf entsprechenden Menge aus einem EU/EWR-Staat bezogen werden.

Es ist darüber hinaus verboten, gefälschte Arzneimittel oder gefälschte Wirkstoffe nach Deutschland zu verbringen. Die zuständige Behörde kann in begründeten Fällen, insbesondere zu Untersuchungs- oder Strafverfolgungszwecken, Ausnahmen zulassen.

Literatur

AMG §§ 5, 6a, 8, 52, 73

Hügel, Mecking, Kohm. Pharmazeutische Gesetzeskunde

Neukirchen. Pharmazeutische Gesetzeskunde

54.15 Ein Arzneimittel wird in Deutschland vom Hersteller xy hergestellt, im EU-Ausland vom Hersteller yz. Da das Produkt im Ausland billiger ist, verlangen viele Krankenkassen, dass der Apotheker aus wirtschaftlichen Gründen den billigeren Import abgeben muss. Wie muss die Ware aussehen, damit sie in Deutschland verkehrsfähig ist?   *

Stichworte

- Zulassung
- Deutsche Kennzeichnung

Antwort

Das importierte Arzneimittel der Firma yz muss in Deutschland verkehrsfähig, d. h. zugelassen sein. Diese **Zulassung** kann von dem pharmazeutischen Unternehmer, der das Arzneimittel importiert, beantragt werden – auf Unterlagen des Originalherstellers kann er dabei verweisen. Der pharmazeutische Unternehmer benötigt eine Herstellungserlaubnis für das Arzneimittel, er muss es **in deutscher Sprache** kennzeichnen und selbst auf der Packung angegeben sein. Außerdem muss er das Arzneimittel freigeben. Er übernimmt alle Pflichten für das Arzneimittel, wie Produkthaftpflichtversicherung u. a.

Literatur
AMG §§ 10, 11, 21
Hügel, Mecking, Kohm. Pharmazeutische Gesetzeskunde
Neukirchen. Pharmazeutische Gesetzeskunde

54.16 Welche Angaben müssen auf der Packungsbeilage für Humanarzneimittel gemacht werden?   *

Stichworte

- § 11 AMG

Antwort

In der Packungsbeilage müssen folgende Angaben gemacht werden:

- Überschrift „Gebrauchsinformation".
- Bezeichnung des Arzneimittels.
- Stoff- oder Indikationsgruppe oder Wirkungsweise.
- Anwendungsgebiete.
- Gegenanzeigen.
- Vorsichtsmaßnahmen für die Anwendung.
- Wechselwirkungen mit anderen Mitteln.
- Warnhinweise.
- Dosierungsanleitung.
- Art der Anwendung.
- Häufigkeit der Verabreichung, ggf. mit Angabe des genauen Zeitpunkts.
- Dauer der Behandlung, falls diese festgelegt werden soll.
- Ggf. Hinweise für den Fall der Überdosierung, der unterlassenen Einnahme oder Hinweise auf die Gefahr von unerwünschten Folgen des Absetzens.
- Soweit erforderlich die ausdrückliche Empfehlung, bei Fragen zur Klärung der Anwendung den Arzt oder Apotheker zu befragen.
- Nebenwirkungen.
- Hinweis, dass der Patient dem Arzt oder Apotheker jede Nebenwirkung mitteilen soll, die in der Packungsbeilage nicht aufgeführt ist.
- Hinweis auf das Verfalldatum und Warnung davor, das Arzneimittel nach Ablauf des angegebenen Verfalldatums anzuwenden.
- Besondere Vorsichtsmaßnahmen für die Aufbewahrung und die Angabe der Haltbarkeit nach Öffnung des Behältnisses oder nach Herstellung der gebrauchsfertigen Zubereitung durch den Anwender, falls erforderlich.
- Soweit erforderlich Warnung vor bestimmten sichtbaren Anzeichen dafür, dass das Arzneimittel nicht mehr zu verwenden ist.
- Vollständige qualitative Zusammensetzung nach Wirkstoffen und sonstigen Bestandteilen sowie quantitative Zusammensetzung nach Wirkstoffen unter Verwendung gebräuchlicher Bezeichnungen für jede Darreichungsform des Arzneimittels.
- Darreichungsform und Inhalt nach Gewicht, Rauminhalt oder Stückzahl für jede Darreichungsform des Arzneimittels.
- Name oder Firma und die Anschrift des pharmazeutischen Unternehmers und, soweit vorhanden, seines örtlichen Vertreters.

- Name und Anschrift des Herstellers oder des Einführers, der das Fertigarzneimittel für das Inverkehrbringen freigegeben hat.
- Ggf. Verzeichnis der in den weiteren EU-Mitgliedstaaten genehmigten Bezeichnungen.
- Das Datum der letzten Überarbeitung der Packungsbeilage.
- Ggf. der Hinweis „dieses Arzneimittel unterliegt einer zusätzlichen Überwachung" unter Hinzufügung eines schwarzen Symbols und eines erläuternden Textes.
- Bei radioaktiven Arzneimitteln Vorsichtsmaßnahmen, die der Patient während der Zubereitung und der Verabreichung ergreifen muss und Vorsichtsmaßnahmen für die Entsorgung.
- Bei Sera ist die Art des Lebewesens, aus dem sie gewonnen sind, bei Virusimpfstoffen das Wirtssystem, das zur Virusvermehrung gedient hat, anzugeben.
- Bei Arzneimitteln aus humanem Blutplasma zur Fraktionierung die Angabe des Herkunftslandes des Blutplasmas.
- Bei traditionellen pflanzlichen Arzneimitteln muss bei den Anwendungsgebieten angegeben werden, dass das Arzneimittel ein traditionelles Arzneimittel ist, das ausschließlich aufgrund langjähriger Anwendung für das Anwendungsgebiet registriert ist. Zusätzlich ist der Hinweis aufzunehmen, dass der Anwender bei fortdauernden Krankheitssymptomen oder bei anderen als in der Packungsbeilage erwähnten Nebenwirkungen einen Arzt oder eine andere in einem Heilberuf tätige qualifizierte Person konsultieren sollte.

Bei homöopathischen Arzneimitteln müssen folgende Angaben gemacht werden:

- Der deutlich erkennbare Hinweis „Homöopathisches Arzneimittel",
- Ursubstanzen nach Art und Menge und der Verdünnungsgrad,
- Name und Anschrift des pharmazeutischen Unternehmers und, soweit vorhanden, seines örtlichen Vertreters,
- Name und Anschrift des Herstellers durch den die Freigabe erfolgt ist (soweit abweichend vom pharmazeutischen Unternehmer),
- Art der Anwendung,
- Darreichungsform,
- Inhalt nach Gewicht, Rauminhalt oder Stückzahl,
- Hinweis, dass Arzneimittel unzugänglich für Kinder aufbewahrt werden sollen, weitere besondere Vorsichtsmaßnahmen für die Aufbewahrung und Warnhinweise, einschließlich weitere Angaben, soweit diese für eine sichere Anwendung erforderlich oder vorgeschrieben sind,
- Registrierungsnummer mit der Abkürzung „Reg.-Nr." und der Angabe „Registriertes homöopathisches Arzneimittel, daher ohne Angabe einer therapeutischen Indikation",
- Hinweis an den Anwender, bei während der Anwendung des Arzneimittels fortdauernden Krankheitssymptomen medizinischen Rat einzuholen,
- ggf. der Hinweis „Apothekenpflichtig".

Literatur

AMG § 11

Hügel, Mecking, Kohm. Pharmazeutische Gesetzeskunde

Neukirchen. Pharmazeutische Gesetzeskunde

> **Dritter Abschnitt**

54.17 Benötigt ein Arzt eine Herstellungserlaubnis, wenn er Lasix® in Ringerlösung spritzt?

Stichworte
- Keine Herstellungserlaubnis für Anwendung an eigenen Patienten

Antwort
Eine Herstellungserlaubnis ist grundsätzlich nötig, wenn ein Arzneimittel gewerbs- oder berufsmäßig hergestellt wird. Es gibt jedoch einige Ausnahmen: Ein Arzt, der Lasix® in Ringerlösung spritzt, um dies **an einem bestimmten Patienten selbst anzuwenden**, braucht dafür **keine Herstellungserlaubnis**, sofern er das Arzneimittel selbst herstellt oder es unter seiner unmittelbaren fachlichen Verantwortung herstellen lässt. Die Lasix®-Ringerlösung darf also vom Arzt hergestellt und beim Patienten infundiert werden, sie darf aber nicht dem Patienten mitgegeben werden. Das gilt auch für die Herstellung und Verabreichung von Zytostatikazubereitungen. Bezüglich bestimmter Arzneimittel, z. B. solcher für neuartige Therapien oder für klinische Prüfungen, gelten diese Ausnahmen nicht.

Literatur
AMG § 13
Hügel, Mecking, Kohm. Pharmazeutische Gesetzeskunde
Neukirchen. Pharmazeutische Gesetzeskunde

54.18 Welchen personellen Anforderungen muss ein pharmazeutischer Unternehmer genügen, um eine Herstellungserlaubnis gemäß § 13 AMG zu erhalten und Fertigarzneimittel in den Verkehr bringen zu dürfen?   *

Stichworte
- Sachkundige Person, verantwortliche Person
- Stufenplan-, Informationsbeauftragter

Antwort
Eine Herstellungserlaubnis ist grundsätzlich notwendig für die gewerbs- oder berufsmäßige Herstellung eines Arzneimittels. Von dieser Erlaubnispflicht gibt es einige Ausnahmen, z. B. für Apotheken bei der Herstellung von Arzneimitteln im Rahmen des üblichen Apothekenbetriebs (Rezeptur, Defektur), für Ärzte und Heilpraktiker (▶ Frage 54.17), Groß- und Einzelhändler (für das Umfüllen, Abpacken oder Kennzeichnen bestimmter Arzneimittel).

Damit einem Betrieb eine Herstellungserlaubnis erteilt wird, muss eine **sachkundige Person** (Qualified Person) benannt sein. Diese muss die erforderliche Sachkenntnis und Zuverlässigkeit besitzen und die ihr obliegenden Verpflichtungen ständig erfüllen können. Wer Gewebe oder Gewebezubereitungen, die nicht mit industriellen Verfahren verarbeitet werden und deren wesentliche Be- oder Verarbeitungsverfahren in der EU hinreichend bekannt sind, be- oder verarbeiten, konservieren, prüfen oder in den Verkehr bringen will, benötigt eine **verantwortliche Person** nach § 20c AMG.

Wer als pharmazeutischer Unternehmer Fertigarzneimittel in den Verkehr bringen will, braucht einen **Stufenplan-** und einen **Informationsbeauftragten.** Der Stufenplanbeauftragte kann gleichzeitig sachkundige Person oder verantwortliche Person sein. Der Informationsbeauftragte kann gleichzeitig Stufenplanbeauftragter sein.

Literatur

AMG §§ 13, 14, 15, 20c, 63a 74a

Hügel, Mecking, Kohm. Pharmazeutische Gesetzeskunde

Neukirchen. Pharmazeutische Gesetzeskunde

54.19 Zur Herstellung welcher Wirkstoffe benötigt man eine Herstellungserlaubnis?

Stichworte

- Wirkstoffe menschlicher, tierischer, mikrobieller Herkunft oder gentechnisch hergestellt

Antwort

Wer folgende **Wirkstoffe** gewerbs- oder berufsmäßig zum Zwecke der Abgabe an andere herstellen will, braucht dafür eine Herstellungserlaubnis:

- **menschlicher** Herkunft, z. B. Immunglobuline,
- **tierischer** Herkunft, z. B. Heparin,
- **mikrobieller** Herkunft, z. B. Antibiotika,
- **gentechnisch** hergestellt, z. B. Insuline.

Literatur

AMG § 13

Hügel, Mecking, Kohm. Pharmazeutische Gesetzeskunde

Neukirchen. Pharmazeutische Gesetzeskunde

54.20 Welche Voraussetzungen benötigen Sie, um als sachkundige Person nach § 14 AMG zu arbeiten? Wie sieht Ihre Tätigkeit aus?   *

Stichworte

- Sachkenntnis, Zuverlässigkeit

Antwort

Um als sachkundige Person zu arbeiten, müssen Sie die erforderliche **Zuverlässigkeit** und **Sachkenntnis** nachweisen können. Diese Sachkenntnis erbringen Sie durch die Approbation als Apotheker oder das Zeugnis über eine nach abgeschlossenem Hochschulstudium der Pharmazie, der Chemie, der Biologie, der Human- oder der Veterinärmedizin abgelegte Prüfung. Hier müssen Sie zusätzlich bestimmte Unterrichtsinhalte nachweisen.

Zusätzlich weisen Sie eine mindestens zweijährige praktische Tätigkeit auf dem Gebiet der qualitativen und quantitativen Analyse sowie sonstiger Qualitätsprüfungen von Arzneimitteln vor.

Für die Herstellung und Prüfung von Blutzubereitungen, Sera menschlichen oder tierischen Ursprungs, Impfstoffen, Allergenen, Testsera und Testantigenen gelten spezielle Anforderungen an die Sachkunde. Als sachkundige Person tragen Sie die Verantwortung dafür, dass jede Charge des Arzneimittels entsprechend den Vorschriften über den Verkehr mit Arzneimitteln hergestellt und geprüft wurde. Sie bescheinigen die Einhaltung dieser Vorschriften für jede Arzneimittelcharge vor deren Inverkehrbringen.

Literatur
AMG §§ 14, 15, 19
Hügel, Mecking, Kohm. Pharmazeutische Gesetzeskunde
Neukirchen. Pharmazeutische Gesetzeskunde

54

54.21 Welche personellen Voraussetzungen sind für die Herstellung von Blutsera erforderlich?

Stichworte
- Herstellungserlaubnis

Antwort
Wer Blutsera herstellen will, braucht dafür eine **Herstellungserlaubnis.** Die personellen Voraussetzungen bestehen in einer sachkundigen Person. Die sachkundige Person einer Einrichtung, in der Blutsera hergestellt werden, muss als Sachkenntnis-Nachweis die Approbation als Apotheker oder ein abgeschlossenes Hochschulstudium der Pharmazie, der Chemie, der Biologie, der Human- oder Veterinärmedizin nachweisen. Außerdem benötigt sie eine mindestens 3-jährige Tätigkeit auf dem Gebiet der medizinischen Serologie oder Mikrobiologie.

Literatur
AMG §§ 13–15
Hügel, Mecking, Kohm. Pharmazeutische Gesetzeskunde
Neukirchen. Pharmazeutische Gesetzeskunde

> **Vierter Abschnitt**

54.22 Wann darf eine Apotheke Arzneimittel herstellen?
Wann wird eine Zulassung benötigt?   *

Stichworte
- Rezeptur/Defektur
- Nachweislich häufige Verschreibung durch Arzt, Zahnarzt

Antwort

Eine Apotheke darf im Rahmen der **Rezeptur** Arzneimittel aufgrund der Verschreibung einer Person, die zur Ausübung der Heilkunde, Zahn- oder Tierheilkunde berechtigt ist, oder auf Kundenwunsch herstellen. Im Voraus darf eine Apotheke als **Defektur** Arzneimittel im Rahmen des üblichen Apothekenbetriebs in Chargengrößen bis zu hundert abgabefertigen Packungen an einem Tag herstellen. Die entsprechenden Voraussetzungen der Apothekenbetriebsordnung sind zu beachten (Personal, Räume, Zulassung, s. Apothekenbetriebsordnung ▸ Frage 53.21).

Auch für die Herstellung von Blistern oder für das Abfüllen aus unveränderten Arzneimitteln aufgrund einer Verschreibung bedarf es keiner Zulassung.

Für das Inverkehrbringen von Fertigarzneimitteln, die Arzneimittel im Sinne des § 2 Abs. 1 oder Abs. 2 Nr. 1 AMG sind (▸ Frage 54.2), bedarf es einer Zulassung oder einer Genehmigung der Kommission der Europäischen Gemeinschaften oder des Rates der Europäischen Union.

Es bedarf für das Inverkehrbringen eines Arzneimittels keiner Zulassung, wenn es zur Anwendung beim Menschen bestimmt ist, aufgrund **nachweislich häufiger ärztlicher oder zahnärztlicher Verschreibungen** in den wesentlichen Herstellungsschritten in einer Apotheke in Chargengrößen bis zu 100 abgabefertigen Packungen an einem Tag im Rahmen des üblichen Apothekenbetriebs hergestellt wird und zur Abgabe in dieser Apotheke bestimmt ist.

Es bedarf ebenfalls keiner Zulassung z. B. für Arzneimittel, die zur klinischen Prüfung bei Menschen, bei Tieren oder zur Rückstandsprüfung bestimmt sind, für bestimmte Gewebezubereitungen und einige Arzneimittel, bei deren Herstellung Stoffe menschlicher Herkunft eingesetzt werden.

Literatur
AMG § 21

Hügel, Mecking, Kohm. Pharmazeutische Gesetzeskunde

Neukirchen. Pharmazeutische Gesetzeskunde

54.23 Welche Stellen sind in Deutschland für die Zulassung von Arzneimitteln zuständig? *

Stichworte
- BfArM
- BVL
- PEI

Antwort
Für die Zulassung der Arzneimittel und die Risikoüberwachung nach der Zulassung sind zuständig (s. Institutionen ▸ Frage 62.2):

- das **Bundesinstitut für Arzneimittel und Medizinprodukte** (BfArM),
- das **Bundesamt für Verbraucherschutz und Lebensmittelsicherheit** (BVL) für Tierarzneimittel,
- das **Paul-Ehrlich-Institut** (PEI) für Sera, Impfstoffe und Blutprodukte.

Literatur
AMG § 21
Hügel, Mecking, Kohm. Pharmazeutische Gesetzeskunde
Neukirchen. Pharmazeutische Gesetzeskunde

54

54.24 Welche Möglichkeiten der Zulassung von Arzneimitteln gibt bzw. gab es? *

Stichworte
- National, zentral, dezentral, Mutual Recognition Procedure, Standardzulassung, fiktive Zulassung, Nachzulassung

Antwort
Nationales Zulassungsverfahren: Zulassungsbehörde für „konventionelle" Humanarzneimittel ist das Bundesinstitut für Arzneimittel und Medizinprodukte (BfArM) mit Ausnahme der Bereiche Sera, Impfstoffe, Testallergene, Testsera, Testantigene und Blutzubereitungen. Für diese ist das Paul-Ehrlich-Institut (PEI) Zulassungsbehörde. Für die nationale und europäische Zulassung von Tierarzneimitteln ist das Bundesinstitut für Verbraucherschutz und Lebensmittelsicherheit (BVL) zuständig (▸ Frage 54.27).

Zentrales Verfahren: Für alle Arzneimittel, die im Anhang der europäischen Verordnung (EG) Nr. 726/2004 genannt sind, muss bei der Europäischen Arzneimittelagentur (EMA) eine zentrale Zulassung beantragt werden. Das gilt für Arzneimittel, die einen neuen Wirkstoff enthalten oder innovativ sind. Die wissenschaftliche Bewertung der Unterlagen zu Qualität, Wirksamkeit und Unbedenklichkeit einschließlich Umweltverträglichkeit wird hier vom Ausschuss für Humanarzneimittel (CHMP) vorgenommen, der monatlich bei der EMA tagt. Dieser erstellt am Ende des Verfahrens ein wissenschaftliches Gutachten und gibt eine positive oder negative Empfehlung zur Zulassung.

Die zentrale Zulassung wird danach von der Europäischen Kommission für alle Staaten der EU erteilt. Nach Erteilung der Zulassung durch die Europäische Kommission veröffentlicht die EMA basierend auf dem Gutachten des CHMP einen abschließenden Bericht, den sogenannten European Public Assessment Report (EPAR) über das Arzneimittel. Ein zentral zugelassenes Arzneimittel kann damit in der gesamten EU/dem gesamten EWR vermarktet werden.

Dezentrales Verfahren: Hierbei handelt es sich um ein Verfahren für Arzneimittel, die nicht zentral zugelassen werden müssen. Es kann bei diesem Verfahren die Zulassung in mehreren europäischen Staaten gleichzeitig beantragt werden. Ein Staat übernimmt die Federführung im Zulassungsverfahren und prüft die Unterlagen. Zuständige Behörde in Deutschland ist je nach Arzneimittel das Bundesinstitut für Arzneimittel und Medizinprodukte (BfArM) oder das Paul-Ehrlich-Institut (PEI).

Mutual Recognition Procedure (MRP): Es handelt sich dabei um ein gegenseitiges Anerkennungsverfahren innerhalb der EU. Voraussetzung dafür ist eine bestehende nationale Zulassung. Es beruht auf der Anerkennung der nationalen Zulassung durch die Mitgliedstaaten der EU und ist ebenfalls nur für Arzneimittel möglich, die nicht zwingend zentral zugelassen werden müssen. Auch hier übernimmt ein Mitgliedstaat die Federführung bei der Bearbeitung der Unterlagen und der Beurteilung von Qualität, Wirksamkeit und Sicherheit.

Standardzulassung: ▸ Frage 54.36.

Fiktive Zulassung: Arzneimittel, die vor dem Inkrafttreten des AMG 1978 bereits im Verkehr waren, sind sogenannte „Altarzneimittel" und galten als „fiktiv" zugelassen. Für diese Arzneimittel existieren im § 105 AMG Sonderregelungen. Zur Erlangung einer „fiktiven" Zulassung reichte eine Anzeige des Arzneimittels bei der zuständigen Behörde innerhalb des ersten Halbjahres 1978. Diese fiktive Zulassung erlosch zum 30.04.1990, wenn bis dahin kein Antrag auf Verlängerung gestellt wurde.

Nachzulassung: Bei der Nachzulassung handelt es sich um die nachträgliche Erteilung einer förmlichen Zulassung für diejenigen Arzneimittel, die bereits vor dem Inkrafttreten des AMG im Jahr 1978 in Deutschland auf dem Markt waren (fiktiv zugelassene Arzneimittel) und für die daher der in diesem Gesetz geforderte Beleg von Wirksamkeit, Unbedenklichkeit und pharmazeutischer Qualität noch nicht erbracht war. Die Verpflichtung zur Nachzulassung beruht für die Mehrzahl dieser Arzneimittel auf europäischem Gemeinschaftsrecht.

Literatur

AMG §§ 21, 25b, 105, 109
Hügel, Mecking, Kohm. Pharmazeutische Gesetzeskunde
Neukirchen. Pharmazeutische Gesetzeskunde

54.25 Wie grenzen Sie Fertigarzneimittel von Medizinprodukten ab? *

Stichworte
- Arzneimittel: Zulassung
- Medizinprodukte: CE-Kennzeichnung

Antwort
Ein **Fertigarzneimittel** hat eine **Zulassungs- oder Registernummer**, während ein **Medizinprodukt** eine **CE-Kennzeichnung** trägt.

Nach dem Medizinproduktegesetz wird bei Medizinprodukten im Gegensatz zu Arzneimitteln die Hauptwirkung weder auf pharmakologischem oder immunologischem Wege noch durch Metabolismus erreicht (s. Medizinproduktegesetz ▸ Frage 57.1). Außerdem gibt es zwar Arzneimittel, aber keine Medizinprodukte für Tiere.

Literatur
AMG § 21

Hügel, Mecking, Kohm. Pharmazeutische Gesetzeskunde

MPG §§ 3, 6

Neukirchen. Pharmazeutische Gesetzeskunde

54.26 Welche Arzneimittel müssen nicht zugelassen werden?   *

Stichworte
- Defektur, Rezeptur, Arzneimittel im Katastrophenfall, bestimmte Gewebezubereitungen, klinische Prüfung, registrierte Arzneimittel

Antwort
Einer Zulassung bedarf es nicht für Arzneimittel, die

- zur Anwendung für Menschen bestimmt sind und aufgrund nachweislich häufiger ärztlicher oder zahnärztlicher Verschreibung in den wesentlichen Herstellungsschritten in der Apotheke in einer Menge bis zu 100 abgabefertigen Packungen an einem Tag im Rahmen des üblichen Apothekenbetriebs hergestellt werden und zur Abgabe in dieser Apotheke bestimmt sind (**Defektur**, Hunderterregel, ▸ Frage 54.22),
- als **Rezeptur** hergestellt werden,
- Zytostatikazubereitungen oder Zubereitungen für die parenterale Ernährung sind, sofern kein zugelassenes Arzneimittel zur Verfügung steht (bei Herstellung aufgrund einer Verschreibung),
- als Blister aus unveränderten Arzneimitteln hergestellt wurden,
- in unveränderter Form abgefüllt werden (in Apotheken aufgrund einer Verschreibung),
- Arzneimittel sind, bei deren Herstellung Stoffe menschlicher Herkunft eingesetzt werden und die zur autologen oder gerichteten, für eine bestimmte Person vorgesehenen Anwendung bestimmt sind oder aufgrund einer Rezeptur für einzelne Personen hergestellt werden (außer Impfstoffen, Gentransferarzneimitteln und somatischen Zell-

therapeutika mit Ausnahme der Aufbereitung oder Vermehrung autologer Körperzellen im Rahmen der Gewebezüchtung zur Geweberegeneration),

- für einzelne Personen aufgrund einer Rezeptur als Therapieallergene oder aus zugelassenen Arzneimitteln für Apotheken hergestellt werden,
- zur Anwendung bei Menschen bestimmt sind, antivirale oder antibakterielle Wirksamkeit haben und zur Behandlung einer bedrohlichen übertragbaren Krankheit, deren Ausbreitung eine sofortige und das übliche Maß (**Katastrophenfall**) erheblich überschreitende Bereitstellung von spezifischen Arzneimitteln erforderlich macht, aus Wirkstoffen hergestellt werden, die von den Gesundheitsbehörden für diese Zwecke bevorratet wurden, soweit ihre Herstellung in einer Apotheke zur Abgabe im Rahmen der bestehenden Betriebserlaubnis oder zur Abgabe an andere Apotheken erfolgt,
- **Gewebezubereitungen** sind, die der Pflicht zur Genehmigung nach § 21a unterliegen.
- zur **klinischen Prüfung** bestimmt sind,
- Fütterungsarzneimittel sind, die aus zugelassenen Arzneimittel-Vormischungen hergestellt wurden,
- für Einzeltiere oder Tiere eines bestimmten Bestands in Apotheken oder tierärztlichen Hausapotheken hergestellt wurden (Achtung Ausnahmen),
- zur Rückstandsprüfung bestimmt sind,
- Heilwässer, Bademoore oder andere Peloide sind, die nicht im Voraus hergestellt und nicht als Fertigarzneimittel in den Verkehr gebracht werden, oder die ausschließlich zur äußeren Anwendung oder zur Inhalation vor Ort bestimmt sind,
- Medizinische Gase sind und aus zugelassenen Arzneimitteln für einzelne Personen durch Umfüllen hergestellt werden,
- als homöopathische Arzneimittel registriert sind,
- als traditionelle pflanzliche **Arzneimittel registriert** sind.

Literatur
AMG § 21

Hügel, Mecking, Kohm. Pharmazeutische Gesetzeskunde

Neukirchen. Pharmazeutische Gesetzeskunde

54.27 Wer ist zuständige Behörde für die Zulassung von Tierarzneimitteln?

Stichworte
- Bundesamt für Verbraucherschutz und Lebensmittelsicherheit (BVL)
- Nationales/europäisches Zulassungsverfahren
- Registrierung homöopathischer Tierarzneimittel

Antwort
Bei Tierarzneimitteln wird wie bei Humanarzneimitteln zwischen einem nationalen und einem europäischen Zulassungsverfahren unterschieden und hier zwischen einem zentralen und einem dezentralen Verfahren. Auch die Registrierung homöopathischer Tierarzneimittel ist möglich.

Nationales Zulassungsverfahren

Es erfolgt auf Grundlage des AMG und gilt nur für Deutschland. Zuständige Behörde ist das **Bundesamt für Verbraucherschutz und Lebensmittelsicherheit (BVL)**.

Europäische Zulassungsverfahren

- **Zentrales Zulassungsverfahren:** Die Zulassung wird hier von der Kommission in Brüssel nach wissenschaftlicher Beurteilung durch die EMA erteilt und gilt dann EU-weit. Tierarzneimittel, die mit biotechnologischen Verfahren hergestellt sind, müssen das zentrale Zulassungsverfahren durchlaufen, innovative Tierarzneimittel können zentral zugelassen werden.
- **Dezentrales Zulassungsverfahren:** Hierbei handelt es sich um ein Verfahren, bei dem die Zulassung in mehreren europäischen Staaten gleichzeitig beantragt werden kann. Ein Staat übernimmt die Federführung im Zulassungsverfahren. Zuständige Behörde in Deutschland ist das Bundesamt für Verbraucherschutz und Lebensmittelsicherheit (BVL).
- **Mutual Recognition Verfahren:** Es handelt sich dabei, wie bei den Humanarzneimitteln, um ein gegenseitiges Anerkennungsverfahren. Voraussetzung dafür ist eine bestehende nationale Zulassung. Es beruht auf der Anerkennung der nationalen Zulassung durch die Mitgliedstaaten der EU.

Registrierung homöopathischer Tierarzneimittel

Für die Registrierung von homöopathischen Tierarzneimitteln ist das BVL die zuständige Behörde. Tierarzneimittel, die zur Anwendung bei Tieren bestimmt sind, die der Gewinnung von Lebensmitteln dienen, können nur registriert werden, wenn die Bestandteile nach Art und Menge und die Darreichungsform mit bis zum 31.12.1993 registrierten Tierarzneimitteln oder mit solchen, deren Registrierung bis dahin beantragt wurde, identisch ist. Mit Anwendungsgebieten darf bei registrierten Tierarzneimitteln nicht geworben werden.

Literatur

AMG §§ 21, 38, 39
Bundesamt für Verbraucherschutz und Lebensmittelsicherheit. www.bvl.bund.de
Hügel, Mecking, Kohm. Pharmazeutische Gesetzeskunde
Neukirchen. Pharmazeutische Gesetzeskunde

54.28 Welche Unterlagen und Daten zu Untersuchungen werden für die Zulassung von Arzneimitteln gebraucht? *

Stichworte

- Analytische, pharmakologisch-toxikologische und klinische Prüfung

Antwort

Folgende Unterlagen und Daten zu Untersuchungen sind vorzulegen:

- Name und Anschrift des Antragstellers und des Herstellers,
- Bezeichnung des Arzneimittels,
- Bestandteile des Arzneimittels nach Art und Mengen,

- Darreichungsform,
- Wirkungen,
- Anwendungsgebiete,
- Gegenanzeigen,
- Nebenwirkungen,
- Wechselwirkungen mit anderen Mitteln,
- Dosierung,
- Angaben über die Herstellung des Arzneimittels,
- Art der Anwendung und bei Arzneimitteln, die nur begrenzte Zeit angewendet werden sollen, die Dauer der Anwendung,
- Packungsgrößen,
- Art der Haltbarmachung, Dauer der Haltbarkeit, Art der Aufbewahrung, Ergebnisse von Haltbarkeitsversuchen,
- Methoden zur Kontrolle der Qualität,
- **analytische Prüfungen:** Ergebnisse physikalischer, chemischer, biologischer oder mikrobiologischer Versuche unter Angabe der Untersuchungsmethoden,
- **pharmakologisch-toxikologische Prüfungsergebnisse,**
- Ergebnisse der **klinischen Prüfungen,**
- GCP-Bestätigung für klinische Prüfungen, die außerhalb der EU durchgeführt wurden,
- Beschreibung des Pharmakovigilanz- und ggf. Risikomanagement-Systems des Antragstellers,
- bei Humanarzneimitteln: Risikomanagement-Plan mit Beschreibung des Risikomanagement-Systems,
- GMP-Bestätigung des Wirkstoffherstellers inkl. Auditbericht,
- Nachweise, dass der Antragsteller über einen Stufenplanbeauftragten verfügt,
- Nachweis der positiven Beurteilung jedes Wirkstoffs, wenn das Arzneimittel mehr als einen Wirkstoff enthält,
- Beurteilung der Umweltrisiken,
- Herstellungserlaubnis des Herstellers,
- Wortlaut der für das Behältnis, die äußere Umhüllung und die Packungsbeilage vorgesehenen Angaben.

Literatur
AMG § 22

Hügel, Mecking, Kohm. Pharmazeutische Gesetzeskunde

Neukirchen. Pharmazeutische Gesetzeskunde

54.29 Wann muss der Pharmazeutische Unternehmer eine neue Zulassung einreichen und wann reicht eine Anzeige beim BfArM?

Stichworte
- Genehmigung wesentlicher Änderungen
- Inverkehrbringen/Beendigen des Inverkehrbringens

Antwort

Der Pharmazeutische Unternehmer muss bei der Bundesoberbehörde (i. d. R. BfArM) **Änderungen wesentlicher Inhalte** der Zulassung, wie der Dosierung, der Art oder Dauer der Anwendung, der Anwendungsgebiete, eine Einschränkung der Gegenanzeigen, Nebenwirkungen oder Wechselwirkungen mit anderen Mitteln, der Wirkstoffe, der Packungsgröße genehmigen lassen, bevor er sie umsetzt.

Er muss der Bundesoberbehörde anzeigen, wenn sich Änderungen der Zulassungsangaben oder -unterlagen ergeben oder ihm Informationen vorliegen, die die Nutzen-Risiko-Beurteilung beeinflussen könnten.

Auch der Zeitpunkt des **Inverkehrbringens** und der **Beendigung des Inverkehrbringens** (vorübergehend oder endgültig) des Arzneimittels ist dem BfArM mitzuteilen.

Literatur

AMG § 29

54.30 Bei welchen zulassungspflichtigen Arzneimitteln kann auf die klinische Prüfung verzichtet werden? *

Stichworte
- Traditionell angewendete Arzneimittel
- Generika
- Neue Kombinationen bekannter Bestandteile

Antwort

Auf eine klinische Prüfung kann verzichtet werden, wenn anderes wissenschaftliches Erkenntnismaterial vorgelegt werden kann,

- bei Arzneimitteln, deren Wirkstoffe seit mindestens 10 Jahren in der EU allgemein medizinisch oder tiermedizinisch verwendet wurden, deren Wirkungen und Nebenwirkungen bereits bekannt und aus dem wissenschaftlichen Erkenntnismaterial ersichtlich sind, z. B. **traditionell angewendete Arzneimittel** wie Spitzwegerich-Hustensaft,
- bei einem Arzneimittel, das in seiner Zusammensetzung einem oben genannten Arzneimittel vergleichbar ist, dessen Wirkungen und Nebenwirkungen bereits bekannt sind, z. B. **Generika** wie ASS xy,
- bei einem Arzneimittel, das eine **neue Kombination bekannter Bestandteile** darstellt, für diese Bestandteile, z. B. pflanzliche Hustentropfen.

Zu berücksichtigen sind auch die medizinischen Erfahrungen der jeweiligen Therapierichtungen.

Literatur

AMG § 22

Hügel, Mecking, Kohm. Pharmazeutische Gesetzeskunde

Neukirchen. Pharmazeutische Gesetzeskunde

54.31 Welche zusätzlichen Unterlagen sind dem Antrag auf Zulassung von Arzneimitteln zur Anwendung bei Tieren, die der Gewinnung von Lebensmitteln dienen, beizufügen?

Stichworte

- Rückstandsprüfungen
- Umweltrisiken

Antwort

Bei Arzneimitteln, die für Tiere bestimmt sind, die der Gewinnung von Lebensmitteln dienen, sind von der Behörde zusätzlich gefordert:

- Unterlagen über **Rückstandsprüfungen** bezüglich der wirksamen Bestandteile und deren Metaboliten im Tierkörper. Darauf basierend sind Wartezeiten anzugeben.
- Bei einem Arzneimittel, dessen pharmakologisch wirksamer Bestandteil nicht in einer bestimmten EU-Verordnung aufgeführt ist, ist nachzuweisen, dass bei der Europäischen Arzneimittel-Agentur vor mindestens 6 Monaten ein Antrag auf Festsetzung von Rückstandshöchstmengen gestellt wurde.

Literatur

AMG § 23

Hügel, Mecking, Kohm. Pharmazeutische Gesetzeskunde

Neukirchen. Pharmazeutische Gesetzeskunde

54.32 Was müssen Sie beachten, wenn Sie einen neuen pflanzlichen Hustensaft auf den Markt bringen möchten?

Stichworte

- Registrierung
- (Standard-)Zulassung

Antwort

Bei pflanzlichen Arzneimitteln müssen Sie unterscheiden, ob es sich um Arzneimittel handelt, die seit mindestens 30 Jahren medizinisch verwendet werden (davon seit mindestens 15 Jahren in der EU). In dem Fall können Sie eine **Registrierung** für traditionelle pflanzliche Arzneimittel beantragen.

Wird diese Voraussetzung nicht erfüllt, so können Sie eventuell eine **Standardzulassung** nutzen oder müssen ansonsten ein reguläres Zulassungsverfahren durchlaufen (▸ Frage 54.24 und ▸ Frage 54.36).

Literatur

AMG §§ 21, 36, 39a

54.33 Welche Anforderungen werden bei der Zulassung von Generika gestellt?   *

Stichworte

- Bezugnehmende Zulassung

Antwort

Generika benötigen eine Zulassung. Bei den Zulassungsunterlagen können Sie als Antragsteller auf Unterlagen eines **Vorantragstellers Bezug nehmen**, sofern Sie die schriftliche Zustimmung des Vorantragstellers vorlegen. Die Zustimmung des Vorantragstellers brauchen Sie nicht, wenn Sie als Antragsteller nachweisen, dass die erstmalige Zulassung des Arzneimittels in einem Mitgliedstaat der Europäischen Gemeinschaft mindestens 8 Jahre zurückliegt. Ein Generikum, das so zugelassen wurde, darf frühestens nach Ablauf von 10 Jahren nach Erteilung der ersten Genehmigung für das Referenzarzneimittel in den Verkehr gebracht werden.

Literatur

AMG §§ 24a, 24b
Hügel, Mecking, Kohm. Pharmazeutische Gesetzeskunde
Neukirchen. Pharmazeutische Gesetzeskunde

54.34 Was versteht man unter der staatlichen Chargenprüfung?

Stichworte

- Chargenbezogene Freigabe für Sera, Impfstoffe, Testallergene

Antwort

Sera, Impfstoffe und **Testallergene** dürfen, auch wenn sie zugelassen sind, nur in den Verkehr gebracht werden, wenn sie **chargenbezogen** vom Paul-Ehrlich-Institut **freigegeben** worden sind. Für diese Freigabe ist eine Prüfung Voraussetzung, in der untersucht wird, ob die Charge nach dem jeweiligen Stand der Wissenschaft hergestellt und kontrolliert wurde. Außerdem wird die Qualität, Wirksamkeit und Unbedenklichkeit überprüft.

Literatur

AMG § 32
Hügel, Mecking, Kohm. Pharmazeutische Gesetzeskunde
Neukirchen. Pharmazeutische Gesetzeskunde

54

54.35 Welche Desinfektionsmittel sind nicht zulassungspflichtig?   *

Stichworte

▦ Desinfektionsmittel als Medizinprodukte

Antwort

Nicht zulassungspflichtig sind Desinfektionsmittel, die zur **Desinfektion von Medizinprodukten** bestimmt sind. Diese Desinfektionsmittel gelten selbst als Medizinprodukte und fallen somit unter das Medizinproduktegesetz.

Literatur

§ 3 MPG

Hügel, Mecking, Kohm. Pharmazeutische Gesetzeskunde

Neukirchen. Pharmazeutische Gesetzeskunde

54.36 Was ist eine Standardzulassung (Beispiel)?
Was wird bei einer Standardzulassung vorgegeben?   *

Stichworte

▦ Befreit von der Pflicht zur Einzelzulassung, da Gefährdung nicht zu befürchten und Qualität, Wirksamkeit, Unbedenklichkeit erwiesen

Antwort

Bestimmte Arzneimittel oder Arzneimittel in bestimmten Abgabeformen können durch die oberste Gesundheitsbehörde **von der Pflicht zur Einzelzulassung freigestellt** werden, wenn eine Gefährdung der Gesundheit von Mensch oder Tier nicht zu befürchten ist und wenn die Anforderungen an die erforderliche Qualität, Wirksamkeit und Unbedenklichkeit erwiesen sind. Die Freistellung kann zum Schutz der Gesundheit von Mensch oder Tier von einer bestimmten Herstellung, Zusammensetzung, Kennzeichnung, Packungsbeilage, Fachinformation oder Darreichungsform abhängig gemacht sowie auf bestimmte Anwendungsarten, Anwendungsgebiete oder -bereiche beschränkt werden. Welche Arzneimittel unter welchen Bedingungen als Standardzulassung verkehrsfähig sind, regelt die Verordnung über Standardzulassungen von Arzneimitteln.

Beispiel: Brennnesselkraut. Es werden genaue Angaben gemacht bezüglich der

▦ Bezeichnung des Fertigarzneimittels,
▦ Darreichungsform,
▦ Eigenschaften und Prüfungen,
▦ Behältnisse,
▦ Kennzeichnung,
▦ Packungsbeilage.

Literatur

AMG §§ 21, 36

Hügel, Mecking, Kohm. Pharmazeutische Gesetzeskunde

Neukirchen. Pharmazeutische Gesetzeskunde

54.37 Was versteht man unter Bulkware?

Stichworte
- Arzneimittelgroßgebinde

Antwort
Bulkware sind **Arzneimittel in großen Gebinden**, aus denen Fertigarzneimittel abgefüllt und abgepackt werden, z. B. abgefüllte, aber noch nicht gekennzeichnete und endgültig verpackte Ampullen.

Literatur
Kloesel, Cyran. Arzneimittelrecht. Kommentar

Fünfter Abschnitt

54.38 Welche Bedingungen müssen erfüllt sein, damit ein homöopathisches Arzneimittel in den Verkehr gebracht werden darf? *

Stichworte
- Registrierung
- Tausenderregel

Antwort
Ein homöopathisches Arzneimittel darf in den Verkehr gebracht werden, wenn es beim BfArM registriert wurde, eine Zulassung benötigt es nicht.

Die **Registrierung** ist nicht erforderlich für Arzneimittel, die von einem pharmazeutischen Unternehmer in Mengen bis zu 1000 Packungen in einem Jahr in den Verkehr gebracht werden. Für diese sogenannte **Tausenderregel** gibt es allerdings einige Ausnahmen und Einschränkungen, z. B. für Arzneimittel, die Tierkörper oder Körperteile, Stoffwechselprodukte von Mensch und Tier oder Mikroorganismen einschließlich Viren enthalten oder verschreibungspflichtige Arzneistoffe enthalten.

Soll für das homöopathische Arzneimittel eine Indikation angegeben werden, so muss es doch ein Zulassungsverfahren durchlaufen.

Literatur
AMG § 38
Hügel, Mecking, Kohm. Pharmazeutische Gesetzeskunde
Neukirchen. Pharmazeutische Gesetzeskunde

Sechster Abschnitt

54.39 Wo sind klinische Prüfungen rechtlich verankert?

Stichworte
- Arzneimittelgesetz
- RL 2001/20/EG
- VO (EU) 536/2014

Antwort

Rechtliche Voraussetzungen für klinische Prüfungen finden Sie primär im **Arzneimittelgesetz** (AMG). Dieses setzt die jeweiligen europäischen Regelungen um bzw. ergänzt sie.

Derzeit gilt auf europäischer Ebene zum einen die **Richtlinie 2001/20/EG**, die bereits 2004 in das deutsche AMG und die dazugehörige GCP-Verordnung übernommen wurde. Parallel dazu tritt nun die **europäische Verordnung (EU) Nr. 536/2014** über klinische Prüfungen mit Humanarzneimitteln und zur Aufhebung der Richtlinie 2001/20/EG teilweise in Kraft.

Diese wird dann unmittelbar für die gesamte EU gelten und wird durch das Arzneimittelgesetz lediglich ergänzt. Geplant ist das endgültige Inkrafttreten zurzeit 2019.

Literatur
AMG §§ 40, 41, 42
EU-Verordnung. VO (EU) 536/2014

54.40 Was sind klinische Prüfungen und welchem Zweck dienen sie? *

Stichworte
- Prüfungen zu Unbedenklichkeit oder Wirksamkeit von Arzneimitteln

Antwort

Das AMG definiert klinische **Prüfung** bei Menschen als jede am Menschen durchgeführte Untersuchung, die dazu bestimmt ist, klinische oder pharmakologische Wirkungen von Arzneimitteln zu erforschen oder nachzuweisen oder Nebenwirkungen festzustellen oder die Resorption, die Verteilung, den Stoffwechsel oder die Ausscheidung zu untersuchen, mit dem Ziel, sich von der **Unbedenklichkeit** oder **Wirksamkeit der Arzneimittel** zu überzeugen. Ausgenommen sind Untersuchungen, in deren Rahmen Erkenntnisse aus der Behandlung von Personen mit Arzneimitteln gemäß den in der Zulassung festgelegten Angaben anhand epidemiologischer Methoden analysiert werden, wenn dabei die Behandlung einschließlich Diagnose und Überwachung keinem vorab festgelegten Prüfplan, sondern ausschließlich der ärztlichen Praxis folgt.

Literatur
AMG § 4

54.41 Wie kann man sichergehen, dass schlechte Ergebnisse klinischer Studien veröffentlicht werden und nicht in der Schublade verschwinden?

Stichworte
▦ Genehmigungs- und Berichtspflicht

Antwort
Jede klinische **Prüfung mit Arzneimitteln** muss vorher von der Bundesoberbehörde (BfArM oder PEI) **genehmigt** werden. Dieser Behörde ist auch ein **Abschlussbericht** nach Beendigung einzureichen. Somit erfährt die Behörde sowohl von der Durchführung der klinischen Prüfung als auch von deren Ergebnis.

Literatur
AMG § 40
GCP-VO

54

54.42 Wer gehört zu einer Ethik-Kommission für eine klinische Prüfung mit Arzneimitteln? Wo sitzt diese Kommission? *

Stichworte
▦ Mitglieder: Mediziner, Jurist, Statistiker, Medizinethiker, Laie
▦ Bei Ärztekammern, Universitäten

Antwort
Anforderungen an die Zusammensetzung von Ethik-Kommissionen:

▦ Interdisziplinäre Zusammensetzung,
▦ Mitglieder beider Geschlechter,
▦ mindestens drei **Ärzte** mit Erfahrungen in der klinischen Medizin, davon ein Facharzt für klinische Pharmakologie oder für Pharmakologie und Toxikologie,
▦ ein **Jurist,**
▦ eine Person mit Erfahrung auf dem Gebiet der Versuchsplanung und **Statistik,**
▦ ein **Medizinethiker,**
▦ ein **Laie,**
▦ geladene Fachgutachter, falls erforderlich.

Ethik-Kommissionen müssen von der Bundesoberbehörde (BfArM) registriert werden, bevor sie ihre Tätigkeit aufnehmen.

Die Ethik-Kommissionen finden Sie bei den **Landesärztekammern** und den **Universitäten** (Universitätskliniken).

Literatur
AMG § 41a

54.43 Worauf müssen Personen bei einer klinischen Prüfung hingewiesen werden?

Stichworte

- Aufklärung über Wesen, Bedeutung, Tragweite
- Einverständnis zur Weitergabe und Einsichtnahme in Daten

Antwort

Personen, die an einer klinischen Prüfung teilnehmen wollen, müssen vor Beginn der klinischen Prüfung durch einen Arzt über **Wesen, Bedeutung und Tragweite der klinischen Prüfung** aufgeklärt werden. Sie müssen eine Einwilligung unterschreiben, in der sie zugleich erklären, dass sie mit der Aufzeichnung von Krankheitsdaten im Rahmen der klinischen Prüfung, ihrer **Weitergabe** zur Überprüfung an den Auftraggeber, an die zuständige Zulassungsbehörde oder die zuständige Bundesoberbehörde und, soweit es sich um personenbezogene Daten handelt, mit deren **Einsichtnahme** durch Beauftragte des Auftraggebers oder der Behörden einverstanden sind.

Literatur

AMG § 40

Hügel, Mecking, Kohm. Pharmazeutische Gesetzeskunde

Neukirchen. Pharmazeutische Gesetzeskunde

54.44 Welche prinzipiellen Voraussetzungen müssen zur klinischen Prüfung von Arzneimitteln beim Menschen bestehen? *

Stichworte

- Good Clinical Practice
- Genehmigung
- Ethik-Kommission
- Vertretbare Risiken
- Einwilligung
- Pharmakologisch-toxikologische Prüfung
- Probandenversicherung

Antwort

- Alle an der klinischen Prüfung beteiligten Personen halten die Vorschriften der **Good Clinical Practice** (GCP) ein.
- Die klinische Prüfung wurde **von der Bundesoberbehörde** (BfArM/PEI) **genehmigt**.
- Die klinische Prüfung wurde von der zuständigen **Ethik-Kommission** zustimmend bewertet.
- Der Sponsor oder ein Vertreter hat seinen Sitz in einem EU- oder EWR-Staat.
- Die vorhersehbaren Risiken und Nachteile sind gegenüber dem Nutzen für die betroffene Person **ärztlich vertretbar.**
- Die betroffene Person ist volljährig und in der Lage, Wesen, Bedeutung und Tragweite der klinischen Prüfung zu verstehen (Ausnahmen möglich).

- Die betroffene Person wurde von einem Arzt über die klinische Prüfung aufgeklärt (auch Datenschutz) und hat ihre **Einwilligung** gegeben (Ausnahmen möglich).
- Die Leitung einer klinischen Prüfung hat ein angemessen qualifizierter Prüfer mit einer mindestens zweijährigen Erfahrung in der klinischen Prüfung von Arzneimitteln.
- **Pharmakologisch-toxikologische Prüfungen** des Arzneimittels wurden nach dem Stand der wissenschaftlichen Erkenntnisse durchgeführt. Über die Ergebnisse und die voraussichtlichen Risiken der klinischen Prüfung werden alle Prüfer von dem verantwortlichen Wissenschaftler informiert.
- Für die medizinische Versorgung der betroffenen Personen ist ein Arzt (ggf. Zahnarzt) verantwortlich.
- Eine **Probandenversicherung** wurde, falls erforderlich, abgeschlossen für den Fall, dass bei der Durchführung der klinischen Prüfung ein Mensch getötet oder die Gesundheit eines Menschen verletzt wird. Diese Versicherung gewährt auch Leistungen, wenn kein anderer für den Schaden haftet.
- Eine Kontaktstelle beim BfArM bzw. PEI muss zur Verfügung stehen, bei der Informationen über die klinische Prüfung eingeholt werden können.

Literatur
AMG § 40
GCP-VO
Hügel, Mecking, Kohm. Pharmazeutische Gesetzeskunde
Neukirchen. Pharmazeutische Gesetzeskunde

54

54.45 Kann man eine klinische Prüfung mit Kindern durchführen?

Stichworte
- Weitere Einschränkungen: Arzneimittel für Krankheiten bei Kindern

Antwort
Bei einer klinischen Prüfung bei Minderjährigen gelten zusätzlich zu den prinzipiellen Voraussetzungen für die klinische Prüfung noch weitere **Einschränkungen:**

- Das zu prüfende Arzneimittel muss zum Erkennen oder **Verhüten von Krankheiten bei Minderjährigen** bestimmt sein.
- Die Anwendung des Prüfarzneimittels muss nach medizinischen Erkenntnissen angezeigt sein, um bei dem Minderjährigen Krankheiten zu erkennen oder sie vor Krankheiten zu schützen.
- Die klinische Prüfung muss für die Gruppe der Patienten, die an der gleichen Krankheit leidet, wie der Minderjährige, mit einem direkten Nutzen verbunden sein.
- Die Einwilligung wird durch den gesetzlichen Vertreter abgegeben. Dieser muss somit zuvor durch den Arzt aufgeklärt werden. Ist der Minderjährige in der Lage, Wesen, Bedeutung und Tragweite der klinischen Prüfung zu erkennen, so ist auch seine schriftliche Einwilligung nötig.
- Die klinische Prüfung muss für die Patienten mit möglichst wenig Belastungen und anderen vorhersehbaren Risiken verbunden sein. Belastungsgrad und Risikoschwelle müssen im Prüfplan definiert und vom Prüfer ständig überprüft werden.
- Vorteile – außer einer angemessenen Entschädigung – dürfen nicht gewährt werden.

Literatur

AMG § 41

Hügel, Mecking, Kohm. Pharmazeutische Gesetzeskunde

Neukirchen. Pharmazeutische Gesetzeskunde

54.46 Welche Unterlagen sind bei der Ethik-Kommission einzureichen?   *

Stichworte

▪ Antrag an Ethik-Kommission und Antrag an Bundesoberbehörde
▪ Zusätzliche Inhalte im Antrag an Ethik-Kommission

Antwort

Dem Antrag an die zuständige **Ethik-Kommission** und dem Antrag an die zuständige **Bundesoberbehörde** ist beizufügen:

▪ Kopie des Bestätigungsschreibens für die von der Europäischen Datenbank vergebene EudraCT-Nummer des Prüfplans,
▪ vom Sponsor unterzeichnetes Begleitschreiben, das die EudraCT-Nummer, den Prüfplancode des Sponsors und den Titel der klinischen Prüfung angibt, Besonderheiten der klinischen Prüfung hervorhebt und auf die Fundstellen der diesbezüglichen Informationen in den weiteren Unterlagen verweist,
▪ unterzeichneter Prüfplan,
▪ Name oder Firma und Anschrift des Sponsors (ggf. mit Vertreter in der EU/EWR),
▪ Namen und Anschriften der Prüfstelle, der Prüflabors sowie der Prüfer und des Leiters der klinischen Prüfung,
▪ Angabe der Berufe bei nicht ärztlichen Prüfern und Qualifikationsnachweis für die Studie,
▪ Prüferinformation,
▪ Bezeichnung und Charakterisierung der Prüfpräparate und ihrer Wirkstoffe,
▪ Gegenstand und Ziele der klinischen Prüfung,
▪ Anzahl, Alter und Geschlecht der betroffenen Personen,
▪ Erläuterung der Kriterien für die Auswahl der betroffenen Personen,
▪ Plan für eine Weiterbehandlung und medizinische Betreuung der betroffenen Personen nach dem Ende der klinischen Prüfung,
▪ mit Gründen versehene Angaben ablehnender Bewertungen der zuständigen Ethik-Kommissionen anderer Mitgliedstaaten der EU sowie Versagungen beantragter Genehmigungen durch die zuständigen Behörden anderer Mitgliedstaaten der EU,
▪ Bestätigung, dass betroffene Personen über die Weitergabe ihrer pseudonymisierten Daten aufgeklärt werden.

Der zuständigen **Ethik-Kommission** ist ferner vorzulegen:

▪ Erläuterung der Bedeutung der klinischen Prüfung,
▪ Bewertung und Abwägung der vorhersehbaren Risiken und Nachteile der klinischen Prüfung gegenüber dem erwarteten Nutzen für die betroffenen Personen,
▪ ggf. Rechtfertigung der Einbeziehung Minderjähriger und nicht einwilligungsfähiger Erwachsener,

- Erklärung zur Einbeziehung vom Sponsor oder Prüfer abhängiger Personen,
- Angaben zur Finanzierung der klinischen Prüfung,
- Lebensläufe der Prüfer,
- Angaben zu möglichen wirtschaftlichen und anderen Interessen der Prüfer im Zusammenhang mit den Prüfpräparaten,
- Angaben zur Eignung der Prüfstelle,
- Informationen und Unterlagen, die die betroffenen Personen erhalten, in deutscher Sprache sowie eine Darstellung des Verfahrens der Einwilligung nach Aufklärung,
- Beschreibung der vorgesehenen Untersuchungsmethoden,
- Beschreibung der vorgesehenen Verfahrensweise, mit der verhindert werden soll, dass betroffene Personen gleichzeitig an anderen klinischen Prüfungen oder Forschungsprojekten teilnehmen,
- Beschreibung der Dokumentation des Gesundheitszustands bei gesunden betroffenen Personen,
- ggf. Versicherungsnachweis,
- Vereinbarungen zu Prüfervergütung und Patientenentschädigung,
- Erklärung zur Einhaltung des Datenschutzes,
- Kriterien zur vorzeitigen Beendigung der klinischen Prüfung,
- bei multizentrischen Prüfungen eine Liste aller beteiligten Ethik-Kommissionen,
- die deutsche Zusammenfassung des Prüfplans, wenn dieser in englischer Sprache verfasst wurde.

Literatur
GCP-VO § 7

54.47 Welche Phasen gehören zur klinischen Prüfung?   *

Stichworte
- Phase I bis IV

Antwort
Phase I: Prüfung meist an gesunden, freiwilligen Probanden.

Phase II: Prüfung unter Kurzzeitanwendung an einer begrenzten Anzahl von Patienten zur Erfassung der Wirksamkeit und Unbedenklichkeit. Danach Beginn vergleichender Prüfungen zur Dosisfindung und zur Erfassung von Dosis-Wirkungs-Beziehungen.

Phase III: kontrollierte, meist randomisiert doppelblinde Studien im Vergleich zu therapeutischen Standards zum Nachweis der Wirksamkeit, der Verträglichkeit und zur Abklärung von Interaktionen.

Phase IV: klinische Prüfung nach Erteilung der Zulassung und nach dem Inverkehrbringen zur Erfassung von Langzeiteffekten und zur Therapieoptimierung.

Literatur
Schwarz. Leitfaden Klinische Prüfungen von Arzneimitteln und Medizinprodukten

54.48 **Welche besonderen Voraussetzungen müssen bei einer klinischen Prüfung bei einer Person, die an einer Krankheit leidet, zu deren Behandlung das zu prüfende Arzneimittel angewendet werden soll, geklärt sein?**   *

Stichworte

- Allgemeine Voraussetzungen
- Voraussetzungen bei Minderjährigen
- Voraussetzungen bei volljährigen Personen, die nicht in der Lage sind, Wesen, Bedeutung und Tragweite zu erkennen

Antwort

Allgemeine Voraussetzungen:

- Das zu prüfende Arzneimittel ist nach wissenschaftlichen Erkenntnissen geeignet, das Leben dieser Person zu retten, ihre Gesundheit wiederherzustellen oder ihr Leiden zu erleichtern, oder es ist ein direkter Nutzen für die Gruppe der Patienten, die an der gleichen Krankheit leiden, vorhanden.
- Auf die Einwilligungserklärung kann in dem Fall verzichtet werden, wenn der Patient dazu nicht in der Lage ist und eine sofortige Behandlung nötig ist, um das Leben der betroffenen Person zu retten, ihre Gesundheit wiederherzustellen oder ihr Leiden zu erleichtern. Die Einwilligung zur weiteren Teilnahme ist so bald wie möglich einzuholen.

Für **Minderjährige**, die an einer Krankheit leiden, gilt zusätzlich:

- Die Forschung bezieht sich auf einen klinischen Zustand, unter dem der betroffene Minderjährige leidet, ein Gruppennutzen ist vorhanden und die Forschung ist für die betroffene Person nur mit einem minimalen Risiko und einer minimalen Belastung verbunden.
- Die Forschung muss für die Bestätigung von anderweitig gewonnenen Daten unbedingt erforderlich sein.

Für **volljährige Personen**, die **nicht** in der Lage sind, **Wesen, Bedeutung** und **Tragweite** der klinischen Prüfung **zu erkennen**, gilt zusätzlich:

- Die Anwendung des Prüfpräparats muss nach wissenschaftlichen Erkenntnissen angezeigt sein, um das Leben der Person zu retten, ihre Gesundheit wiederherzustellen oder ihr Leiden zu erleichtern.
- Die Forschungen beziehen sich unmittelbar auf einen lebensbedrohlichen oder sehr geschwächten klinischen Zustand, in dem sich die betroffene Person befindet.
- Die klinische Prüfung ist für die betroffene Person mit möglichst wenig Belastungen und anderen vorhersehbaren Risiken verbunden; sowohl der Belastungsgrad als auch die Risikoschwelle werden im Prüfplan eigens definiert und vom Prüfer ständig überprüft.
- Es besteht auch die begründete Erwartung, dass der Nutzen der klinischen Prüfung die Risiken überwiegt oder dass keine Risiken bestehen.
- Die Einwilligung wird durch den gesetzlichen Vertreter oder Bevollmächtigten abgegeben.
- Vorteile mit Ausnahme einer angemessenen Entschädigung werden nicht gewährt.

Literatur

AMG § 41

Hügel, Mecking, Kohm. Pharmazeutische Gesetzeskunde

Neukirchen. Pharmazeutische Gesetzeskunde

Siebter Abschnitt

54.49 Was ist der Unterschied zwischen einem apotheken-
pflichtigen und einem freiverkäuflichen Arzneimittel?   *

Stichworte

- Risikoabhängige Einstufung

Antwort

Bestimmte Arzneimittelgruppen sind aufgrund des von ihnen ausgehenden **geringeren Risikos** für die Gesundheit von Mensch und Tier von der Apothekenpflicht befreit, wenn sie nicht durch Verordnung der Apothekenpflicht unterliegen oder verschreibungspflichtig sind. Freiverkäufliche Arzneimittel sind (soweit sie nicht in § 44 Abs. 3 AMG ausdrücklich ausgenommen sind):

- Arzneimittel, die von dem pharmazeutischen Unternehmer ausschließlich zu anderen Zwecken als zur Beseitigung oder Linderung von Krankheiten, Leiden, Körperschäden oder krankhaften Beschwerden zu dienen bestimmt sind,
- natürliche Heilwässer sowie deren Salze, auch als Tabletten (auch künstliche Heilwässer, wenn die Zusammensetzung der von natürlichen Heilwässern entspricht),
- Heilerde, Bademoore und andere Peloide, Zubereitungen zur Herstellung von Bädern, Seifen zum äußeren Gebrauch,
- Pflanzen und Pflanzenteile, auch zerkleinert, auch Mischungen, Destillate, Presssäfte (Lösungsmittel nur Wasser),
- Pflaster,
- zum äußeren Gebrauch bestimmte Desinfektionsmittel sowie Mund- und Rachendesinfektionsmittel.

In der Anlage zur Verordnung über apothekenpflichtige und freiverkäufliche Arzneimittel sind weitere Arzneimittel aufgelistet, die von der Apothekenpflicht befreit sind, da eine Gefährdung der Gesundheit von Mensch oder Tier, insbesondere durch unsachgemäße Behandlung, nicht zu befürchten ist.

Literatur

AMG §§ 44, 45

54

54.50 Welche Besonderheiten gibt es bei der Verschreibung von Mifegyne®? *

Stichworte

- Sondervertriebsweg, nicht über die Apotheke

Antwort

Pharmazeutische Unternehmer dürfen ein Arzneimittel, das zur Vornahme eines Schwangerschaftsabbruchs zugelassen ist, über einen **Sondervertriebsweg** nur an bestimmte Einrichtungen, in denen Schwangerschaftsabbrüche durchgeführt werden, und nur auf Verschreibung eines dort behandelnden Arztes abgeben. Diese Arzneimittel dürfen **nicht über die Apotheke** in den Verkehr gebracht werden. Die Packungen sind durch den Pharmazeutischen Unternehmer fortlaufend zu nummerieren und die Abgabe ist zu dokumentieren. Der behandelnde Arzt und die Einrichtung müssen Nachweise über den Erhalt und die Anwendung führen.

Literatur

AMG § 47a

Hügel, Mecking, Kohm. Pharmazeutische Gesetzeskunde

Neukirchen. Pharmazeutische Gesetzeskunde

54.51 Wann sind Arzneistoffe von der Verschreibungspflicht ausgenommen? Wann sind alle Arzneistoffe frei?

Antwort

Arzneistoffe, die nicht in der Verordnung über verschreibungspflichtige Arzneimittel gelistet sind, sind nicht verschreibungspflichtig (aber Achtung BtM!).

Alle Arzneistoffe (außer bestimmten Betäubungsmitteln) sind in homöopathischer Zubereitung ab der vierten Dezimalpotenz (also ab D4) von der Verschreibungspflicht befreit.

Literatur

AMG § 48

AMVV § 5

Hügel, Mecking, Kohm. Pharmazeutische Gesetzeskunde

Neukirchen. Pharmazeutische Gesetzeskunde

54.52 Was bedeutet verschärfte Verschreibung? *

Stichworte

- Verschreibungshöchstmengen
- Einschränkung der verordnenden Ärzte
- Besondere Rezeptformulare

Antwort

Für bestimmte verschreibungspflichtige Arzneimittel kann das Bundesministerium zusätzliche Auflagen machen. Für Stoffe oder Zubereitungen kann vorgeschrieben werden, dass

- sie nur abgegeben werden dürfen, wenn in der Verschreibung bestimmte **Höchstmengen** für den Einzel- und Tagesgebrauch nicht überschritten werden oder wenn die Überschreitung vom Verschreibenden ausdrücklich kenntlich gemacht worden ist (z. B. Betäubungsmittel),
- ein Arzneimittel auf eine Verschreibung nicht wiederholt abgegeben werden darf oder unter welchen Voraussetzungen eine wiederholte Abgabe zulässig ist (im Augenblick ohne praktische Relevanz),
- ein Arzneimittel **nur auf eine Verschreibung von Ärzten eines bestimmten Fachgebiets** zur Anwendung in für die Behandlung mit dem Arzneimittel zugelassenen Einrichtungen abgegeben werden darf und über die Verschreibung, Abgabe und Anwendung Nachweise geführt werden müssen (beispielsweise Arzneimittel zum Schwangerschaftsabbruch nur in speziellen Einrichtungen, genehmigungspflichtig),
- Vorschriften über die Form (**besondere Rezeptformulare**) und den Inhalt der Verschreibung eingehalten werden müssen, z. B. Betäubungsmittel.

Literatur

AMG § 48

Hügel, Mecking, Kohm. Pharmazeutische Gesetzeskunde

Neukirchen. Pharmazeutische Gesetzeskunde

54.53 Welche Arten der Verschreibungspflicht gibt es?   *

Stichworte

- Verschreibungspflicht nach § 48 AMG

Antwort

Verschreibungspflicht: Arzneimittel, die bestimmte Stoffe enthalten, die in der Verschreibungsverordnung aufgelistet sind, dürfen nur nach Vorlage einer ärztlichen, zahn- oder tierärztlichen Verschreibung an Verbraucher abgegeben werden.

Der Verschreibungspflicht unterliegen Arzneistoffe, die

- die Gesundheit des Menschen oder des Tieres auch bei bestimmungsgemäßem Gebrauch gefährden können, wenn sie ohne ärztliche, zahnärztliche oder tierärztliche Überwachung angewendet werden,
- häufig missbräuchlich verwendet werden.

Die früher geltende automatische Verschreibungspflicht wurde aus dem Arzneimittelgesetz gestrichen.

Literatur

AMG § 48

Banerjea. Scribas Tabelle – der verschreibungspflichtigen Arzneimittel und Medizinprodukte.

Hügel, Mecking, Kohm. Pharmazeutische Gesetzeskunde

Neukirchen. Pharmazeutische Gesetzeskunde

54.54 Wer darf freiverkäufliche Arzneimittel verkaufen?   *

Stichworte

- Sachkenntnis: PKA/Apothekenhelferin, PTA, Apotheker, Drogist
- Sachkenntnisprüfung

Antwort

Freiverkäufliche Arzneimittel im Einzelhandel darf verkaufen, wer die erforderliche **Sachkenntnis** nach § 50 AMG vorweisen kann. Die erforderliche Sachkenntnis besitzt, wer Kenntnisse und Fertigkeiten über das ordnungsgemäße Abfüllen, Abpacken, Kennzeichnen, Lagern und Inverkehrbringen von freiverkäuflichen Arzneimitteln, sowie Kenntnisse über rechtliche Vorschriften bezüglich freiverkäuflicher Arzneimittel nachweist. Das Zeugnis über die abgeschlossene Ausbildung, z. B. zur PKA/Apothekenhelferin, PTA, zum Apotheker oder Drogisten, ist für den Nachweis der Sachkunde ausreichend. Wer eine derartige Ausbildung nicht hat, kann eine **Sachkenntnisprüfung** bei der zuständigen Behörde oder einer von ihr bestimmten Stelle, z. B. der Industrie- und Handelskammer, ablegen. Die Sachkenntnis ist nicht erforderlich für die Abgabe von Fertigarzneimitteln im Einzelhandel, die

- im Reisegewerbe abgegeben werden dürfen (z. B. bestimmte Pflanzen und Pflanzenteile oder wässrige Extrakte davon, Heilwässer),
- zur Verhütung der Schwangerschaft oder von Geschlechtskrankheiten beim Menschen bestimmt sind,
- ausschließlich zum äußeren Gebrauch bestimmte Desinfektionsmittel sind,
- Sauerstoff.

In der Apotheke darf eine PKA/Apothekenhelferin aber keine freiverkäuflichen Arzneimittel verkaufen, da es sich hierbei um eine pharmazeutische Tätigkeit handelt, die in der Apotheke nur von pharmazeutischem Personal durchgeführt werden darf.

Literatur

AMG § 50

ApBetrO §§ 1a, 3

Hügel, Mecking, Kohm. Pharmazeutische Gesetzeskunde

Neukirchen. Pharmazeutische Gesetzeskunde

54.55 Dürfen freiverkäufliche Arzneimittel in der Apotheke im Rahmen der Selbstbedienung angeboten werden?

Stichworte
▪ Ja, weil Sachkenntnis vorhanden

Antwort
Freiverkäufliche Arzneimittel dürfen in der Apotheke in der Freiwahl stehen, da hier immer eine Person zur Verfügung steht, die die **Sachkenntnis** nach § 50 AMG besitzt.

Literatur
AMG § 50, 52

54.56 Darf ALDI freiverkäufliche Arzneimittel verkaufen?

Stichworte
▪ Ja, wenn Person mit Sachkenntnis anwesend

Antwort
ALDI darf freiverkäufliche Arzneimittel verkaufen. Da die Arzneimittel in der Selbstbedienung angeboten werden, muss während der Öffnungszeiten eine Person zur Verfügung stehen, die die erforderliche **Sachkenntnis** besitzt.

Literatur
AMG § 50, 52
Hügel, Mecking, Kohm. Pharmazeutische Gesetzeskunde
Neukirchen. Pharmazeutische Gesetzeskunde

54

Zehnter Abschnitt

54.57 Wie läuft die Beobachtung, Sammlung und Auswertung von Arzneimittelrisiken?   *

Stichworte
▪ Pharmakovigilanz-System
▪ Stufenplan/Stufenplanbeauftragter

Antwort
Das BfArM bzw. das PEI erfassen die im Zusammenhang mit der Verwendung von Arzneimitteln auftretenden Risiken wie Nebenwirkungen, Wechselwirkungen, Gegenanzeigen, Risiken für die Umwelt aufgrund der Anwendung von Tierarzneimitteln und Verfälschungen. Sie werten diese Informationen aus und koordinieren die daraufhin notwendigen Maßnahmen. Sie arbeiten dabei mit den Dienststellen der Weltgesundheitsorganisation,

den Arzneimittelbehörden anderer Länder, den Gesundheits- und Veterinärbehörden der Bundesländer sowie den Arzneimittelkommissionen der Kammern der Heilberufe zusammen. Sie betreiben ein **Pharmakovigilanz-System,** führen regelmäßig Audits ihres Pharmakovigilanz-Systems durch und erstatten alle zwei Jahre der Europäischen Kommission Bericht.

Sie überwachen die Ergebnisse von Maßnahmen zur Risikominimierung, beurteilen Aktualisierungen des Risikomanagement-Systems und werten Daten aus zur Beurteilung des Nutzen-Risiko-Verhältnisses von Arzneimitteln.

Der Inhaber der Zulassung eines Arzneimittels ist ebenfalls verpflichtet, ein Pharmakovigilanz-System einzurichten und zu betreiben. Er wertet sämtliche Informationen zu seinem Arzneimittel wissenschaftlich aus, prüft Möglichkeiten zur Risikominimierung und ergreift erforderlichenfalls entsprechende Maßnahmen. Er betreibt ein Risikomanagement-System für jedes Arzneimittel und überwacht die Maßnahmen zur Risikominimierung. Er erfasst und meldet ihm bekannt gewordene Verdachtsfälle schwerwiegender Nebenwirkungen der Bundesoberbehörde. Er fertigt regelmäßig entsprechend der Zulassung Unbedenklichkeitsberichte zu den Arzneimitteln und übermittelt diese der zuständigen Bundesoberbehörde.

Die Maßnahmen laufen dabei nach dem Schema des **Stufenplans** ab. Das BfArM/PEI nimmt mit dem betroffenen pharmazeutischen Unternehmen, der zuständigen Landesbehörde und ggf. weiteren Behörden Kontakt auf und koordiniert so zusammen mit dem pharmazeutischen Unternehmen und dessen **Stufenplanbeauftragten** die Maßnahmen (Gefahrenstufe I). Kann eine unmittelbare oder mittelbare Gefährdung von Mensch und Tier nicht ausgeschlossen werden und ergreift der pharmazeutische Unternehmer keine geeigneten Maßnahmen, so ist die Gefahrenstufe II erreicht. Das BfArM/PEI kann nun konkrete Maßnahmen zur Gewährleistung der Arzneimittelsicherheit anordnen (s. sonstige Rechtsfragen ▸ Frage 61.3).

Erforderlichenfalls wird die Öffentlichkeit über die Arzneimittelrisiken informiert.

Literatur

AMG §§ 62, 63, 63a bis 63j
Hügel, Mecking, Kohm. Pharmazeutische Gesetzeskunde
Neukirchen. Pharmazeutische Gesetzeskunde

54.58   Was versteht man unter Pharmakovigilanz?   *

Stichworte

▪ Risikoüberwachung

Antwort

Das Pharmakovigilanz-System ist ein System, das der Inhaber der Zulassung und die zuständige Bundesoberbehörde anwenden, um insbesondere **Risiken** von Arzneimitteln systematisch zu **überwachen.** Es dient der Überwachung der Sicherheit zugelassener Arzneimittel und der Entdeckung sämtlicher Änderungen des Nutzen-Risiko-Verhältnisses. Zur Durchführung siehe ▸ Frage 54.57.

Literatur

AMG § 4 und 10. Abschnitt

54.59 Welche Voraussetzungen benötigen Sie, um als Stufenplanbeauftragter zu arbeiten? Wie sieht Ihre Tätigkeit aus? *

Stichworte
- Zuverlässigkeit, Sachkunde
- Sammlung und Bewertung von Arzneimittelrisiken

Antwort
Um als Stufenplanbeauftragter zu arbeiten, müssen Sie die erforderliche **Zuverlässigkeit** und **Sachkunde** besitzen. Über die nötige Sachkunde verfügen Sie, wenn Sie das Hochschulstudium der Pharmazie, Humanmedizin, Humanbiologie oder Veterinärmedizin erfolgreich abgeschlossen haben und eine mindestens 2-jährige Berufserfahrung haben. Auch eine Qualifikation als sachkundige Person nach § 15 AMG weist die Sachkunde nach.

Als Stufenplanbeauftragter müssen Sie ein Pharmakovigilanz-System einrichten, führen und alle ihnen bekannt gewordenen **Meldungen** über Arzneimittelrisiken **sammeln, bewerten** und die notwendigen Maßnahmen koordinieren. Sie müssen Informationen für die Beurteilung des Nutzen-Risiko-Verhältnisses eines Arzneimittels auf Verlangen der Bundesoberbehörde zur Verfügung stellen und die diesbezüglichen Anzeigepflichten erfüllen. All dies müssen Sie dokumentieren.

Literatur
AMG § 63a
Hügel, Mecking, Kohm. Pharmazeutische Gesetzeskunde
Neukirchen. Pharmazeutische Gesetzeskunde

54.60 Was ist grauer Arzneimittelmarkt? *

Stichworte
- Arzneimittel aus unsicheren Vertriebswegen
- Erhöhte Gefahr von Arzneimittelfälschungen

Antwort
Unter grauem Arzneimittelmarkt versteht man den Handel mit **Fertigarzneimitteln aus unsicheren Vertriebswegen**, d. h. Vertriebswegen, die nicht mehr lückenlos rückverfolgt werden können. Es handelt sich dabei z. B. um nach Deutschland zurückgeleitete Arzneimittelspenden oder in die öffentliche Apotheke umgeleitete Krankenhausware. Mit nicht kontrollierbaren Vertriebswegen steigt auch die **Gefahr von Arzneimittelfälschungen**. Aus diesem Grund brauchen Betriebe, die Großhandel mit Arzneimitteln betreiben, nach § 52a AMG eine Erlaubnis und unterliegen der Überwachung durch die zuständige Behörde. Diese Betriebe dürfen selbst Arzneimittel nur vom Hersteller oder von Großhandelsbetrieben mit Erlaubnis beziehen und, mit wenigen Ausnahmen, nur an Apotheken oder andere Großhandelsbetriebe mit Erlaubnis abgeben. Die Betriebe unterliegen der Überwachung durch die zuständige Behörde.

Auf europäischer Ebene gibt es seit 2011 zum Schutz der Patienten eine EU-Richtlinie zur Bekämpfung von Arzneimittelfälschungen, die Anfang 2019 in Deutschland umge-

setzt sein muss. Diese sieht vor, dass Arzneimittel mit einem individualisierbaren Sicher-
heitsmerkmal gekennzeichnet werden müssen, durch das die Authentizität der Arznei-
mittelpackung verifiziert und das einzelne Produkt identifiziert werden kann. Diese Verpflichtung soll in der Regel für verschreibungspflichtige Arzneimittel gelten. Weitere
Kriterien für die Verpflichtung der Aufbringung können auch z. B. der Preis, die bisherige
Anzahl von Fälschungsvorfällen, spezifische Charakteristika des Arzneimittels, Schwere
des Indikationsgebiets oder sonstige Gesundheitsrisiken sein. Zurzeit wird an der praktischen Umsetzung der Vorgaben gearbeitet.

Literatur

AMG §§ 52a, 67

Richtlinie 2011/62/EU

Dreizehnter Abschnitt

54.61 Warum kommen Import-Arzneimittel aus den USA oft nicht durch den Zoll? *

Stichworte

- Einfuhr durch Firmen: mit Einfuhrerlaubnis, GMP-gerechte Herstellung
- Einfuhr durch Privatpersonen: prinzipiell nicht erlaubt, aber Ausnahmen
- Einzeleinfuhr durch Apotheken: auf ärztliche Verschreibung, Dokumentation

Antwort

Einfuhr durch Firmen: Wer Fertigarzneimittel gewerbs- oder berufsmäßig zum Zwecke
der Abgabe an andere aus Ländern, die nicht dem EWR angehören, einführen will,
braucht dafür eine **Einfuhrerlaubnis**. Diese Einfuhrerlaubnis wird für ein Drittland wie
die USA nur erteilt, wenn ein in Deutschland anerkanntes Zertifikat der zuständigen
Behörde des Herstellungslandes vorliegt, das die **GMP-gerechte Herstellung** des Arzneimittels bestätigt. Wird ein solches Zertifikat nicht mitgeliefert oder nicht anerkannt, so
muss die zuständige deutsche Behörde die Einhaltung von GMP durch ein Zertifikat
bestätigen. Daher muss die zuständige deutsche oder europäische Behörde sich regelmäßig im Herstellungsland durch Inspektionen über die Einhaltung von GMP vergewissern.
Eine weitere Voraussetzung für die Einfuhrerlaubnis sind bestimmte (GMP-)Anforde-
rungen an Räume und Personal.

Einfuhr durch Privatpersonen: Privatpersonen dürfen **prinzipiell** zulassungs- oder regis-
trierungspflichtige Fertigarzneimittel **nicht** nach Deutschland einführen. Ausgenommen
von diesem Verbot ist z. B. der genehmigte Versandhandel aus Apotheken innerhalb der
Europäischen Union.

Das Gesetz lässt jedoch auch für Privatpersonen einige weitere **Ausnahmen** zu für den Fall, dass die Arzneimittel

- im Einzelfall in geringen Mengen für die Versorgung bestimmter Tiere bei Tierschauen, Turnieren oder ähnlichen Veranstaltungen bestimmt sind,
- für das Oberhaupt eines auswärtigen Staates oder seine Begleitung für die Zeit seines Aufenthaltes in Deutschland bestimmt sind,
- zum persönlichen Gebrauch durch die Mitglieder einer diplomatischen Mission oder konsularischen Vertretung in Deutschland bestimmt sind,
- für den persönlichen Bedarf von Beamten internationaler Organisationen sowie deren Familienangehörige in Deutschland bestimmt sind,
- in Verkehrsmitteln mitgeführt werden und ausschließlich zum Gebrauch oder Verbrauch durch die beförderten Personen bestimmt sind,
- zum Gebrauch oder Verbrauch auf Seeschiffen bestimmt sind und dort verbraucht werden,
- bei der Einreise nach Deutschland in einer dem üblichen persönlichen Bedarf entsprechenden Menge eingebracht werden.

Einzeleinfuhr durch Apotheken: Da Privatpersonen Arzneimittel aus einem Nicht-EWR-Staat nicht selbst einführen dürfen (außer bei der Einreise), müssen sie sich eine **ärztliche, zahn- oder tierärztliche Verschreibung** ausstellen lassen. Die Apotheke führt dann das Arzneimittel ein. Unter bestimmten Voraussetzungen braucht die Apotheke dafür keine Einfuhrerlaubnis: Das Arzneimittel muss im Herkunftsland rechtmäßig im Verkehr sein und es darf in Deutschland hinsichtlich des Wirkstoffs kein identisches und hinsichtlich der Wirkstärke kein vergleichbares Fertigarzneimittel zur Verfügung stehen. Die Abgabe muss im Rahmen des üblichen Apothekenbetriebs erfolgen und ist – wie auch der Erwerb – zu **dokumentieren**. Sie können die Präparate in der Apotheke nicht unbesehen abgeben, sondern müssen z. B. beachten, dass Sie die Abgabe verweigern müssen, wenn die Arzneimittel bedenklich sind.

Literatur
AMG §§ 72, 72a, 73
Hügel, Mecking, Kohm. Pharmazeutische Gesetzeskunde
Neukirchen. Pharmazeutische Gesetzeskunde

54.62 Ein Kunde möchte anabol wirksame Kapseln aus den USA bestellen: Bestellen Sie ihm das Medikament?

Stichworte
- Unterschied Nahrungsergänzungsmittel – Arzneimittel

Antwort
Kapseln mit anabolen Wirkstoffen haben eine arzneiliche Zweckbestimmung. Auch wenn die Kapseln in den USA als **Nahrungsergänzungsmittel** auf dem Markt sind, sind sie nach deutschen Bestimmungen kein Lebensmittel sondern ein **zulassungspflichtiges Fertigarzneimittel**. Wenn Sie diese Kapseln für den Kunden bestellen, verstoßen Sie gegen das Verbringungsverbot für Arzneimittel des AMG.

Bei Bestellungen von Sportlern müssen Sie außerdem beachten, dass eine Abgabe von Arzneimitteln zu Dopingzwecken im Sport verboten ist. Dies gilt für Arzneimittel, die Stoffe enthalten, die in der in § 6a AMG genannten Anlage aufgeführt sind.

Literatur
AMG §§ 6a, 73

Hügel, Mecking, Kohm. Pharmazeutische Gesetzeskunde

Neukirchen. Pharmazeutische Gesetzeskunde

54.63 Wann wird in der Apotheke für einen Import ein Rezept benötigt?   *

Stichworte
▓ Nicht zugelassenes Fertigarzneimittel aus Drittland

Antwort
Ein ärztliches Rezept für eine Einfuhr benötigen Sie immer dann, wenn Sie ein in Deutschland **nicht zugelassenes Fertigarzneimittel** aus einem **Drittland** einführen wollen oder beim Verbringen eines verschreibungspflichtigen Arzneimittels aus dem EWR.

Literatur
AMG § 73 Abs. 3

Hügel, Mecking, Kohm. Pharmazeutische Gesetzeskunde

Neukirchen. Pharmazeutische Gesetzeskunde

54.64 Brauchen Sie eine Einfuhrerlaubnis, wenn Sie Heparin aus China als Rezeptursubstanz importieren möchten?

Stichworte
▓ Einfuhrerlaubnis für Wirkstoffe tierischer Herkunft

Antwort
Wer **Wirkstoffe** menschlicher, **tierischer** oder mikrobieller **Herkunft** oder solche, die auf gentechnischem Wege hergestellt werden gewerbs- oder berufsmäßig zur Abgabe an andere oder zur Weiterverarbeitung aus nicht EWR-Staaten einführen will, braucht dafür eine **Einfuhrerlaubnis**. Dies trifft auch zu, wenn Sie Heparin aus China als Rezeptursubstanz importieren möchten. Eine Ausnahme für Apotheken gibt es nicht.

Literatur
AMG § 72

> **Vierzehnter Abschnitt**

54.65 Welche Voraussetzungen benötigen Sie, um als Informations-beauftragter zu arbeiten? Wie sieht Ihre Tätigkeit aus? *

Stichworte

- Sachkenntnis, Zuverlässigkeit
- Keine irreführende Aufmachung, Werbung

Antwort

Voraussetzung für die Tätigkeit als Informationsbeauftragter ist die nötige **Zuverlässig-keit** und der Nachweis der erforderlichen **Sachkenntnis**. Der Informationsbeauftragte kann gleichzeitig Stufenplanbeauftragter sein. Als Informationsbeauftragter sind Sie ver-antwortlich für die wissenschaftliche Information über die Arzneimittel. Dies bedeutet insbesondere, dass Sie dafür verantwortlich sind, dass **keine irreführende Bezeichnung, Angabe oder Aufmachung** in Zusammenhang mit dem Arzneimittel gemacht wird und dass die Kennzeichnung, die Packungsbeilage, die Fachinformation und die Werbung mit dem Inhalt der Zulassung oder Registrierung übereinstimmen.

Literatur

AMG § 74a
Hügel, Mecking, Kohm. Pharmazeutische Gesetzeskunde
Neukirchen. Pharmazeutische Gesetzeskunde

54.66 Welche Berufsgruppen können Pharmaberater werden? Wie sieht das Berufsbild aus?

Stichworte

- Sachkenntnis
- Beratung von Heilberuflern über Arzneimittel

Antwort

Pharmaberater können Sie werden, wenn Sie die nötige **Sachkenntnis** besitzen, d. h. als Apotheker, nach abgeschlossenem Hochschulstudium der Pharmazie, der Chemie, der Biologie, der Human- oder Veterinärmedizin, als Apothekerassistent, als Person mit einer abgeschlossenen Ausbildung als technischer Assistent in der Pharmazie, Chemie, Biolo-gie, der Human- oder Veterinärmedizin, nach einer beruflichen Fortbildung als geprüfter Pharmareferent.

Gleichwertige Ausbildungen können von der zuständigen Behörde als ausreichend anerkannt werden.

Als Pharmaberater suchen Sie Angehörige der Heilberufe auf, um sie **über Arzneimit-tel zu beraten und informieren**.

Literatur
AMG § 75
Hügel, Mecking, Kohm. Pharmazeutische Gesetzeskunde
Neukirchen. Pharmazeutische Gesetzeskunde

Achtzehnter Abschnitt

**54.67 Was verstehen Sie unter Nachzulassung?
Für welche Arzneimittel ist sie erforderlich?
Welche Unterlagen müssen eingereicht werden?**   *

Stichworte

- Altarzneimittel
- Fiktive Zulassung
- Nachträgliche Prüfung auf Qualität, Wirksamkeit, Unbedenklichkeit

Antwort

Seit dem 1. Januar 1978 dürfen Arzneimittel in Deutschland erst in den Verkehr gebracht werden, wenn sie ein behördliches Zulassungsverfahren erfolgreich durchlaufen haben. Arzneimittel, die zu dem Zeitpunkt bereits im Verkehr waren (sogenannte **Altarzneimittel**), wurden als **fiktiv zugelassen** erklärt, um ihre weitere Verkehrsfähigkeit zu erhalten. Dies war allerdings nur eine vorübergehende Lösung. Bei Verzicht auf die Nachzulassung erlosch die fiktive Zulassung. Nachträglich mussten und müssen diese Arzneimittel ebenfalls **auf Qualität, Wirksamkeit und Unbedenklichkeit geprüft** werden und entweder von den deutschen Zulassungsbehörden BfArM, BVL oder PEI oder der EU-Kommission zugelassen oder registriert werden.

Literatur
AMG §§ 105 ff
Hügel, Mecking, Kohm. Pharmazeutische Gesetzeskunde
Neukirchen. Pharmazeutische Gesetzeskunde

55 Arzneimittelpreisverordnung (AMPreisV)

55.1 Was ist in der Arzneimittelpreisverordnung geregelt? Gibt es in der Apotheke Ausnahmen? *

Stichworte

- Preisspannen für Arzneimittel in der Apotheke, beim Tierarzt und beim Großhandel
- Notdienstgebühr
- Betäubungsmittelgebühr
- Gebühr für T-Rezepte
- Ausnahmen

Antwort

Die Arzneimittelpreisverordnung regelt die **Preisspannen** des Großhandels, sowie die Preisspannen und die Preise für besondere Leistungen der Apotheke und der Tierärzte bei der Abgabe im Wiederverkauf für apothekenpflichtige Fertigarzneimittel. Sie regelt für verschreibungspflichtige Fertigarzneimittel in der Apotheke und beim Tierarzt

- die Preisspannen sowie die Preise für besondere Leistungen der Apotheken,
- die Preisspannen der Tierärzte.

Die Apothekenzuschläge für Stoffe und Rezepturen sind hier geregelt sowie die **Notdienstgebühr** (2,50 €), die **Betäubungsmittelgebühr** (2,91 €) und die **Gebühr für T-Rezepte** (2,91 €).

Außerdem finden Sie hier die Rechtsgrundlage für die Erhebung der Gebühr zur Sicherstellung des Notdienstes (derzeit 16 Cent für jedes Fertigarzneimittel zur Anwendung bei Menschen).

Ausgenommen sind u. a. die Preisspannen und Preise bei einer Abgabe

- von freiverkäuflichen und nicht verschreibungspflichtigen OTC-Präparaten (Ausnahme: einzelne Indikationen),
- durch Krankenhausapotheken,
- an Krankenhäuser, Justizvollzugsanstalten,
- an Ärzte, wenn es sich um menschliche Blutzubereitungen oder gentechnologisch hergestellte Blutbestandteile, menschliches oder tierisches Gewebe handelt,

- von Infusionslösungen ab 500 ml zum Ersatz von Körperflüssigkeit oder zur Hämodialyse oder Peritonealdialyse,
- von öffentlich empfohlenen Schutzimpfungen an Krankenhäuser, Gesundheitsämter und Ärzte,
- von Impfstoffen zur Anwendung bei allgemeinen, insbesondere behördlichen oder betrieblichen Grippevorsorgemaßnahmen,
- an Gesundheitsämter zur Rachitisvorsorge,
- von Blutkonzentraten zur Anwendung bei der Bluterkrankheit,
- von Arzneimitteln zur Anwendung bei der Dialyse Nierenkranker,
- von aus Fertigarzneimitteln entnommenen Teilmengen (soweit Darreichungsform, Zusammensetzung und Stärke unverändert bleiben),
- von Fertigarzneimitteln in parenteralen Zubereitungen,
- Veterinärbehörden zur Durchführung öffentlich-rechtlicher Maßnahmen,
- an behördlich anerkannte zentrale Beschaffungsstellen für Arzneimittel,
- an Zahnärzte zur Anwendung am Patienten (nur wenn ausschließlich in der Zahnheilkunde verwendet).

Literatur
AMPreisV

55.2 Unterliegen Tees oder Import-Arzneimittel der Arzneimittelpreisverordnung?

Stichworte
- Verschreibungspflichtiges Arzneimittel

Antwort
Auch Tees und Teerezepturen unterliegen der Arzneimittelpreisverordnung, soweit es sich um **verschreibungspflichtige Arzneimittel** handelt. Dasselbe gilt auch für Import-Arzneimittel. Die Arzneimittelpreisverordnung regelt auch die Berechnung für Porto und Zollgebühren.

Literatur
§ 1 AMPreisV

55.3 Wie setzt sich der Apothekeneinkaufspreis (AEK)/Apothekenverkaufspreis (AVK) für Humanarzneimittel zusammen? Wird auf alle Produkte 19 % Mehrwertsteuer aufgeschlagen?   *

Stichworte
- Apothekeneinkaufspreis = Herstellerabgabepreis + 3,15 % Aufschlag (max. 37,80 €) + 0,70 € + MwSt.
- Apothekenverkaufspreis = Apothekeneinkaufspreis + 3 % Aufschlag + 8,35 € Festzuschlag + 16 Cent + MwSt.
- Ermäßigter Mehrwertsteuersatz

Antwort

Der Apothekengroßhandel kauft Fertigarzneimittel zum Herstellerabgabepreis. Er addiert dazu einen Zuschlag von 3,15 % (höchstens 37,80 Euro), plus einen Fixzuschlag von 0,70 Euro, plus Mehrwertsteuer. Dies ergibt den Apothekeneinkaufspreis. In der Apotheke wird bei verschreibungspflichtigen Arzneimitteln auf diesen **Apothekeneinkaufspreis** ein Aufschlag von 3 %, ein Festzuschlag von 8,35 Euro, ein Festzuschlag von 16 Cent für den Notdienstfonds und die Mehrwertsteuer hinzugerechnet, um den **Apothekenverkaufspreis** zu erhalten.

So kann es passieren, dass Ibuprofen 400 mg als verschreibungspflichtiges Präparat 11,80 Euro kostet aber nur 4,49 Euro als apothekenpflichtiges Präparat.

Weitere Vereinbarungen zwischen der Spitzenorganisation der Apotheker und dem Spitzenverband Bund der gesetzlichen Krankenkassen sind ggf. zu beachten.

Der **ermäßigte Mehrwertsteuersatz** von 7 % wird in der Apotheke nur für Lebensmittel, wie Nahrungsergänzungsmittel oder diätetische Lebensmittel erhoben. Arzneimittel unterliegen dem vollen Mehrwertsteuersatz.

Literatur

AMPreisV §§ 2, 3

55

56 Lebensmittel-, Bedarfsgegenstände- und Futtermittelgesetzbuch (LFGB)

56.1 Welche Apothekenwaren fallen unter das Lebensmittel-, Bedarfsgegenstände- und Futtermittelgesetzbuch (LFGB)? *

Stichworte
- Mineralwässer, Nahrungsergänzungsmittel, Tees, Körperpflegeartikel

Antwort
Zum Beispiel gelten folgende Waren, die unter das LFGB fallen als apothekenüblich, da sie der Gesundheit unmittelbar dienen oder diese fördern, und dürfen somit in Apotheken verkauft werden:

- diätetische Lebensmittel,
- in § 2 Abs. 2 Nr. 2 DiätV genannte Lebensmittel des allgemeinen Verzehrs, z. B. Krankenkost, Säuglingsnahrung,
- Fruchtnektare, Fruchtsäfte, Gemüsesäfte, Gewürze, Honig, Hustenbonbons,
- **Mineralwässer,** Quellwässer, Tafelwässer,
- Spezialnahrung für Hochleistungssportler,
- Stoffe und Zubereitungen zur **Nahrungsergänzung,**
- **Tee** und teeähnliche Erzeugnisse (Ausnahme: Verzehr überwiegend zum Genuss).

Außerdem sind folgende Produkte, die unter das LFGB fallen, apothekenüblich:

- Mittel zur Aufzucht von Tieren,
- Mittel zur **Körperpflege.**

Literatur
ApBetrO § 1a
Hügel, Mecking, Kohm. Pharmazeutische Gesetzeskunde
Neukirchen. Pharmazeutische Gesetzeskunde

56.2 Welchen Vorteil hat es, Tee als Lebensmittel und nicht als Arzneimittel anzubieten?

Stichworte

- Weniger strenge Vorschriften nach LFGB als nach AMG

Antwort

Tees als Arzneimittel müssen, da sie z. B. zur Heilung, Linderung oder Verhütung von Krankheiten dienen (s. Arzneimittelgesetz ▸ Frage 54.2), eine bestimmte Qualität und Wirksamkeit nachweisen. Tee als Lebensmittel hat keine derartige Zweckbestimmung (▸ Frage 56.3). Daher **unterliegen Arzneitees dem AMG und damit viel strengeren Vorschriften** als Lebensmitteltees. Wollen Sie zum Beispiel Kamillentee als Lebensmittel in den Verkehr bringen, so muss es sich nicht um Arzneibuchware handeln, d. h. der Tee ist billiger. Allerdings dürfen Sie dann auch nicht mit arzneimittelüblichen Eigenschaften wie Heilung oder Linderung von Krankheiten oder Ähnlichem werben.

Literatur

Hügel, Mecking, Kohm. Pharmazeutische Gesetzeskunde
LFGB § 12

56.3 Was ist der Unterschied zwischen Lebensmitteln und Arzneimitteln? *

56

Stichworte

- Zweckbestimmung

Antwort

Ein Lebensmittel hat laut Definition die **Zweckbestimmung** vom Menschen in unverändertem, zubereitetem oder verarbeitetem Zustand verzehrt zu werden (▸ Frage 56.4). Es darf dem Menschen nicht schaden. Ein Arzneimittel soll z. B. Krankheiten oder krankhafte Beschwerden heilen, lindern, verhüten oder erkennen.

Ein Arzneimittel muss vor dem Inverkehrbringen ein Zulassungsverfahren durchlaufen und seine Qualität, Wirksamkeit und Unbedenklichkeit nachweisen. Um Arzneimittel herstellen zu dürfen, brauchen Sie eine Herstellungserlaubnis und eine Betriebsstätte, die bestimmte räumliche und personelle Voraussetzungen erfüllt. Zur Herstellung und zum Inverkehrbringen von Lebensmitteln benötigen Sie nur eine Gewerbeerlaubnis, keine besondere Ausbildung.

Literatur

AMG §§ 2, 21
Hügel, Mecking, Kohm. Pharmazeutische Gesetzeskunde
LFGB §§ 1, 2

56.4   Wie sind Lebensmittel definiert?

Stichworte

- Europäische Verordnung 178/2002

Antwort

Europäische Verordnung 178/2002: Lebensmittel sind alle Stoffe und Erzeugnisse, die dazu bestimmt sind oder von denen nach vernünftigem Ermessen erwartet werden kann, dass sie in verarbeitetem, teilweise verarbeitetem und unverarbeitetem Zustand von Menschen aufgenommen werden (Ausnahme: z. B. Arzneimittel).

Literatur

Europäische Verordnung 178/2002
Hügel, Mecking, Kohm. Pharmazeutische Gesetzeskunde
LFGB § 2

56.5   Unter welches Gesetz fallen Diätetika?

Stichworte

- Lebensmittel-, Bedarfsgegenstände- und Futtermittelgesetzbuch
- Verordnung über diätetische Lebensmittel

Antwort

Diätetika fallen unter das **Lebensmittel-, Bedarfsgegenstände- und Futtermittelgesetzbuch**. Es gibt eine spezielle Verordnung, die sich auf Diätetika bezieht, die **Verordnung über diätetische Lebensmittel** (DiätV).

Diätetika dienen zwar besonderen Ernährungsanforderungen, z. B. durch Krankheit, Überempfindlichkeit oder während der Schwangerschaft, sie dienen aber dennoch überwiegend zur Ernährung des Menschen.

Literatur

DiätV § 1
Hügel, Mecking, Kohm. Pharmazeutische Gesetzeskunde
LFGB § 1

56.6   Darf Brot vom Bauern als Diätetikum angeboten werden?

Stichworte

- Nein, Ausnahme: für besondere Ernährungserfordernisse

Antwort

Nein, nur wenn das Produkt der Verordnung über diätetische Lebensmittel entspricht. Lebensmittel des allgemeinen Verzehrs dürfen nicht den Zusatz „diätetisches Lebensmittel" haben.

Das Brot muss **für besondere Ernährungserfordernisse** im Vergleich zu normalem Brot modifiziert sein (z. B. kochsalzarm).

Literatur

DiätV § 1

Hügel, Mecking, Kohm. Pharmazeutische Gesetzeskunde

56

57 Medizinproduktegesetz (MPG)

57.1 Woran erkennen Sie ein Medizinprodukt? Wie ist es definiert im Unterschied zum Arzneimittel? *

Stichworte

- CE-Kennzeichen
- Hauptwirkung nicht pharmakologisch, immunologisch oder durch Metabolismus

Antwort

Ein Medizinprodukt erkennen Sie daran, dass es im Gegensatz zum Arzneimittel **CE-gekennzeichnet** ist. Es trägt keine Zulassungs- oder Registernummer.

Nach dem Medizinproduktegesetz sind Medizinprodukte definiert als Instrumente, Apparate, Vorrichtungen, Stoffe, Zubereitungen aus Stoffen oder andere Gegenstände einschließlich Software, die vom Hersteller zur Anwendung für Menschen zum Zwecke der

- Erkennung, Verhütung, Überwachung, Behandlung, Linderung oder Kompensierung von Krankheiten, Verletzungen oder Behinderungen,
- Untersuchung, Ersetzung oder Veränderung des anatomischen Aufbaus oder eines physiologischen Vorgangs,
- Empfängnisregelung

zu dienen bestimmt sind und deren bestimmungsgemäße **Hauptwirkung weder** durch **pharmakologisch** oder **immunologisch wirkende Mittel noch** durch **Metabolismus** erreicht wird, deren Wirkungsweise aber durch solche Mittel unterstützt werden kann.

Im Unterschied zu den Medizinprodukten wirken Arzneimittel meist auf pharmakologischem oder immunologischem Wege oder durch Metabolismus.

Es gibt keine Medizinprodukte für Tiere.

Literatur

Hügel, Mecking, Kohm. Pharmazeutische Gesetzeskunde
MPG § 3
Neukirchen. Pharmazeutische Gesetzeskunde

57.2 Welche Klassen von Medizinprodukten gibt es? Nennen Sie für jede Klasse Beispiele! *

Stichworte
▨ Klasse I, IIa, IIb, III, IVD

Antwort
Medizinprodukte werden risikoabhängig in Klassen eingeteilt:

▨ **Klasse I:** geringes Risikopotenzial, eventuell mit Messfunktion oder steril, Beispiele: Holzmundspatel, Fieberthermometer, sterile Wundkompresse,
▨ **Klasse IIa:** mittleres Risikopotenzial, Beispiele: sterile Blutlanzetten, chirurgisches Nahtmaterial zum Hautverschluss,
▨ **Klasse IIb:** höheres Risikopotenzial, Beispiele: Dialysekonzentrate, Intrauterinpessare ohne Wirkstoff, Blutbeutel, Implantate (nicht für Herz-Kreislauf- oder Nervensystem),
▨ **Klasse III:** höchstes Risikopotenzial, Beispiele: Implantate am Herz, zentralen Kreislauf- oder Nervensystem; Medizinprodukt in Verbindung mit arzneilich wirksamen Stoffen (Wundauflage mit Antibiotika, Katheter mit Heparin).

Ebenfalls als Medizinprodukte gelten **In-vitro-Diagnostika** (IVD). Dabei handelt es sich z. B. um Reagenzien, Geräte oder Kits zur In-vitro-Untersuchung von Proben aus dem menschlichen Körper, wie Blut oder Gewebe, z. B. auf pathologische Zustände oder zur Überwachung therapeutischer Maßnahmen. Im Gegensatz dazu handelt es sich bei In-vivo-Diagnostika (zur Untersuchung im menschlichen Körper, z. B. Röntgenkontrastmittel) in der Regel um Arzneimittel.

Auch die In-vitro-Diagnostika (IVD) werden risikoabhängig in Gruppen eingeteilt:

▨ sonstige IVD (geringstes Risiko),
▨ IVD zur Eigenanwendung, Beispiel: Schwangerschaftstest,
▨ IVD gemäß Anhang II der Richtlinie 98/79/EG Liste B, Beispiel: Reagenzien zur Bestimmung von Röteln, Zytomegalie, Chlamydien,
▨ IVD gemäß Anhang II der Richtlinie 98/79/EG Liste A (höchstes Risiko), Beispiel: Reagenzien zur Blutgruppenbestimmung und zur Bestimmung von HIV, Hepatitis B, C, D in Proben menschlichen Ursprungs.

Literatur
Hügel, Mecking, Kohm. Pharmazeutische Gesetzeskunde
MPG § 3
Neukirchen. Pharmazeutische Gesetzeskunde
RL 93/42/EG, 98/79/EG

57

57.3   Welche weitere Einteilung von Medizinprodukten außer den Klassen kennen Sie?

Stichworte

- Aktives/nicht aktives Medizinprodukt

Antwort

Ein **aktives Medizinprodukt** ist auf eine Stromquelle oder eine andere Energiequelle als die unmittelbar durch den menschlichen Körper oder die Schwerkraft erzeugte Energie angewiesen, z. B. ein elektronisches Blutdruckmessgerät.

Ein **nicht aktives Medizinprodukt** ist auf keine Energiequelle als die unmittelbar durch den menschlichen Körper oder die Schwerkraft erzeugte Energie angewiesen, z. B. eine Einmalspritze.

Literatur

Hügel, Mecking, Kohm. Pharmazeutische Gesetzeskunde
MPG § 3
Neukirchen. Pharmazeutische Gesetzeskunde

57.4   Handelt es sich bei IslaMoos® um ein Arzneimittel oder ein Medizinprodukt? Woran erkennt man das?   *

Stichworte

- CE-Kennzeichnung
- Keine Zulassungs-/Registernummer

Antwort

IslaMoos® ist ein Medizinprodukt. Sie können dies an der **CE-Kennzeichnung** erkennen und am **Fehlen einer Zulassungs- oder Registernummer** auf der Verpackung.

IslaMoos® ist ein Medizinprodukt der Klasse I, also kann die Firma selbst das Konformitätsbewertungsverfahren ohne Beteiligung einer benannten Stelle durchführen. Sie erkennen dies an der fehlenden 4-stelligen Kennnummer der benannten Stelle unter dem CE-Kennzeichen.

Literatur

Hügel, Mecking, Kohm. Pharmazeutische Gesetzeskunde
MPG § 6
Neukirchen. Pharmazeutische Gesetzeskunde

57.5   Ist eine Spüllösung für die Augen ein Arzneimittel oder Medizinprodukt?

Stichworte

- Ohne pharmakologische bzw. immunologische oder durch Metabolismus ausgelöste Wirkung

Antwort

Ein Produkt, das ausschließlich zur Spülung der Augen bestimmt ist, **ohne eine pharmakologische, immunologische oder durch Metabolismus ausgelöste Wirkung** zu haben, ist ein Medizinprodukt. Ist der Spüllösung jedoch ein Arzneistoff zugesetzt, der die Hauptwirkung ausmacht, so handelt es sich um ein Arzneimittel.

Literatur

Hügel, Mecking, Kohm. Pharmazeutische Gesetzeskunde
MPG § 3
Neukirchen. Pharmazeutische Gesetzeskunde

57.6 Was ist bei Medizinprodukten, die mit einem Arzneistoff kombiniert sind, vor dem Inverkehrbringen zu beachten?   *

Stichworte

■ Konsultationsverfahren

Antwort

Wenn ein Medizinprodukt mit einem Arzneistoff kombiniert ist und der Arzneistoff die Wirkung des Produkts auf den menschlichen Körper ergänzt, muss vor dem Inverkehrbringen ein **Konsultationsverfahren** durchgeführt werden, d. h. die zuständige Behörde (in Deutschland BfArM oder PEI) bewertet die Sicherheit, Qualität und Nützlichkeit des verwendeten Arzneistoffs, z. B. Heparinkatheter.

Literatur

Hügel, Mecking, Kohm. Pharmazeutische Gesetzeskunde
MPG §§ 4, 6
Neukirchen. Pharmazeutische Gesetzeskunde

57

57.7 Welche Medizinprodukte sind zertifizierungspflichtig durch eine benannte Stelle? Gibt es feste Zuständigkeiten bezüglich der benannten Stelle?   *

Stichworte

■ Konformitätsbewertungsverfahren für Klasse I steril oder mit Messfunktion, Klasse IIa, IIb, III, bestimmte IVD

Antwort

Medizinprodukte dürfen nur in den Verkehr gebracht werden, wenn sie zuvor ein **Konformitätsbewertungsverfahren** durchlaufen haben. Mit Ausnahme der Produkte nach Klasse I (nicht steril und ohne Messfunktion) und der sonstigen IVD ist für dieses Konformitätsbewertungsverfahren eine benannte Stelle einzuschalten, die unter anderem das Qualitätssicherungssystem des Herstellers zertifiziert.

Ob eine benannte Stelle eingeschaltet war, erkennen Sie daran, dass unter dem CE-Kennzeichen gegebenenfalls die vierstellige Nummer der benannten Stelle aufgebracht ist.

Literatur
Hügel, Mecking, Kohm. Pharmazeutische Gesetzeskunde
MPG §§ 4, 6
Neukirchen. Pharmazeutische Gesetzeskunde

57.8 Worin liegt der prinzipielle Unterschied zwischen den rechtlichen Voraussetzungen für das Inverkehrbringen von Medizinprodukten der Klasse I (unsteril, ohne Messfunktion) und denen für Arzneimittel?

Stichworte
- Medizinprodukte: keine staatliche Kontrolle vor Marktzugang
- Arzneimittel: Zulassung

Antwort
Für alle Medizinprodukte der Klasse I, die ohne Messfunktion und nicht steril sind, gibt es keine Verpflichtung des Herstellers, eine staatliche oder anderweitig unabhängige Stelle einzuschalten, die die Medizinprodukte oder die Unterlagen des Herstellers zu dem Medizinprodukt vor dem Inverkehrbringen prüft. Die korrekte Entwicklung, Herstellung und Prüfung des Medizinprodukts liegt zunächst in der alleinigen Verantwortung des Herstellers. Es gibt vor dem Inverkehrbringen **keine staatliche Kontrolle der Medizinprodukte** in Form einer Zulassung analog der **Zulassung von Arzneimitteln** nach Arzneimittelrecht.

Literatur
MPG § 6

57.9 Gibt es Schwangerschaftstests auch außerhalb von Apotheken?

Stichworte
- Verordnung zur Regelung der Abgabe von Medizinprodukten

Antwort
Nach der **Verordnung zur Regelung der Abgabe von Medizinprodukten** (MPAV) sind Medizinprodukte apothekenpflichtig, wenn sie entweder verschreibungspflichtig sind, wie z. B. oral anzuwendende Sättigungspräparate auf Cellulosebasis zur Behandlung des Übergewichts, oder in der Anlage 2 zur MPAV genannt sind, wie z. B. Hämodialysekonzentrate oder die einen Stoff enthalten, der ein apothekenpflichtiges Arzneimittel darstellt. Dies trifft für Schwangerschaftstests nicht zu, daher sind diese nicht apothekenpflichtig.

Literatur
MPAV § 2

57.10 Gibt es Medizinprodukte, die rechtmäßig auf dem Markt sind und kein CE-Kennzeichen tragen?

Stichworte
- Sonderanfertigungen
- Medizinprodukte/IVDs aus Eigenherstellung
- Medizinprodukte zur klinischen Prüfung
- In-vitro-Diagnostika (IVD) zur Leistungsbewertungsprüfung

Antwort
Medizinprodukte, die ohne CE-Kennzeichnung auf den Markt kommen, sind

- **Sonderanfertigungen**, wie z. B. Kompressionsstrümpfe, speziell gefertigte Brillen oder Schuhanfertigungen,
- **Medizinprodukte/IVD aus Eigenherstellung**, das sind solche, die z. B. in einem Krankenhaus hergestellt und angewendet werden, ohne in den Verkehr gebracht zu werden, sie kommen also eigentlich nicht auf den Markt,
- **Medizinprodukte zur klinischen Prüfung,**
- **In-vitro-Diagnostika (IVD) zur Leistungsbewertungsprüfung.**

Literatur
MPG § 6

57

57.11 Was bedeutet die CE-Kennzeichnung auf Medizinprodukten?   *

Stichworte
- Sicherheit, Leistungsfähigkeit, Nutzen, Überwachung

Antwort
Mit der CE-Kennzeichnung dokumentiert der Hersteller eines Medizinprodukts die lückenlose Konformität seines Produkts mit den gesetzlichen Bestimmungen.

Das bedeutet, dass die Erfüllung aller Anforderungen in dem Konformitätsbewertungsverfahren nachgewiesen wurde, insbesondere

- die **Sicherheit,**
- die **Leistungsfähigkeit** und der **Nutzen,**
- die **Überwachung** des Herstellers und des Medizinprodukts.

Literatur
MPG § 6

58 Umgang mit Betäubungsmitteln

Betäubungsmittelgesetz (BtMG),
Betäubungsmittelverschreibungsverordnung (BtMVV)

58.1 Was ist im Betäubungsmittelgesetz geregelt? Was ist in der Betäubungsmittelverschreibungsverordnung geregelt? *

Stichworte
- BtMG: Verkehr mit BtM
- BtMVV: Regelungen über Verschreibung, Abgabe und Nachweise von BtM

Antwort
Das **Betäubungsmittelgesetz** definiert, was Betäubungsmittel sind, und regelt den Verkehr mit Betäubungsmitteln, so z. B. die Erlaubnispflicht und ihre Ausnahmen, die Aufbewahrung von BtM, Straf- und Bußgeldvorschriften bei Verstößen.

Die **Betäubungsmittelverschreibungsverordnung**, die auf der Grundlage des BtMG erlassen wurde, enthält Vorschriften über das Verschreiben von BtM durch den Arzt, die Abgabe in der Apotheke und über Nachweise des Verbleibs von BtM.

Literatur
BtMG
BtMVV
Hügel, Mecking, Kohm. Pharmazeutische Gesetzeskunde
Neukirchen. Pharmazeutische Gesetzeskunde

58.2 Definieren Sie Betäubungsmittel! *

Stichworte
- Betäubungsmittelgesetz, Anlage I–III

Antwort

Betäubungsmittel (BtM) im Sinne des **Betäubungsmittelgesetzes** sind die in den **Anlagen I bis III** aufgeführten Stoffe und Zubereitungen:

- Anlage I: nicht verkehrsfähige BtM (z. B. Furethidin),
- Anlage II: verkehrsfähige, aber nicht verschreibungsfähige BtM (z. B. Ausgangsstoffe für die Herstellung von Arzneimitteln, wie Dextropropoxyphen),
- Anlage III: verkehrsfähige und verschreibungsfähige BtM (z. B. Buprenorphin).

Literatur

BtMG § 1

Hügel, Mecking, Kohm. Pharmazeutische Gesetzeskunde

Neukirchen. Pharmazeutische Gesetzeskunde

58.3 Definieren Sie die Begriffe Stoff, Zubereitung, ausgenommene Zubereitung, Herstellen nach BtMG! *

Stichworte

- Stoff
- Zubereitung
- Ausgenommene Zubereitung
- Herstellen

Antwort

Folgende Definitionen gelten nach dem BtMG:

Stoff: Ein chemisches Element, eine chemische Verbindung sowie deren natürlich vorkommende Gemische und Lösungen, eine Pflanze, Alge, Pilz oder Flechte sowie deren Teile und Bestandteile in bearbeitetem oder unbearbeitetem Zustand, ein Tierkörper, auch lebender Tiere, sowie Körperteile, -bestandteile und Stoffwechselprodukte von Mensch und Tier in bearbeitetem oder unbearbeitetem Zustand oder Mikroorganismen einschließlich Viren sowie deren Bestandteile oder Stoffwechselprodukte.

Zubereitung: Ein Stoffgemisch oder die Lösung eines oder mehrerer Stoffe ohne Rücksicht auf den Aggregatzustand außer den natürlich vorkommenden Gemischen und Lösungen.

Ausgenommene Zubereitung: Eine in den Anlagen I bis III bezeichnete Zubereitung, die von den betäubungsmittelrechtlichen Vorschriften ganz oder teilweise ausgenommen ist. Wenn eine Zubereitung von den betäubungsmittelrechtlichen Vorschriften ausgenommen ist (z. B. aufgrund der Dosierung oder für bestimmte Patientengruppen), muss sie auch nicht auf einem BtM-Rezept verordnet werden.

Herstellen: Das Gewinnen, Anfertigen, Zubereiten, Be- oder Verarbeiten, Reinigen und Umwandeln des Betäubungsmittels.

58

Literatur

BtMG § 2

Hügel, Mecking, Kohm. Pharmazeutische Gesetzeskunde

Neukirchen. Pharmazeutische Gesetzeskunde

58.4   Welche Maßnahmen bezüglich der Übernahme des BtM-Warenlagers müssen Sie als neuer Apothekenbesitzer beachten?   *

Stichworte

- Betäubungsmittelverkehr anzeigen
- Nummer der Bundesopiumstelle

Antwort

Bevor Sie eine Apotheke und das dazu gehörende BtM-Warenlager übernehmen, müssen Sie die Teilnahme am **BtM-Verkehr** dem **BfArM (Bundesopiumstelle) anzeigen** unter Angabe von

- Name und Anschrift des Anzeigenden und der Apotheke,
- Ausstellungsdatum und ausstellende Behörde der Betriebserlaubnis,
- Datum des Beginns der Teilnahme am BtM-Verkehr.

Sie erhalten daraufhin eine **BtM-Nummer**, die an die Betriebserlaubnis gebunden ist und bei Inhaberwechsel erlischt.

Literatur

BtMG § 4

Hügel, Mecking, Kohm. Pharmazeutische Gesetzeskunde

Neukirchen. Pharmazeutische Gesetzeskunde

58.5   Wer bedarf einer Erlaubnis zur Teilnahme am BtM-Verkehr?   *

Stichworte

- Ausnahmen von der generellen Erlaubnispflicht: Apotheken, tierärztliche Hausapotheken, Patienten, Speditionen, Ärzte, Zahnärzte, Tierärzte

Antwort

Prinzipiell braucht jeder, der BtM anbaut, herstellt, mit ihnen Handel treibt, einführt, ausführt, abgibt, veräußert, erwirbt, sonst in den Verkehr bringt eine Erlaubnis vom BfArM (Bundesopiumstelle).

Ausgenommen hiervon ist die öffentliche **Apotheke** oder **Krankenhausapotheke** im Rahmen ihres Betriebs, wenn sie

- BtM der Anlage II oder III herstellt, auch ausgenommene Zubereitungen,
- BtM der Anlage II oder III erwirbt,
- BtM der Anlage III aufgrund einer ärztlichen Verschreibung abgibt,

- BtM der Anlage II oder III an den Inhaber einer Erlaubnis zum Erwerb zurückgibt,
- BtM der Anlage II oder III an den Betriebsnachfolger abgibt,
- BtM der Anlage I, II oder III zur Untersuchung oder zur Weiterleitung an eine berechtigte Untersuchungsstelle oder zur Vernichtung entgegennimmt,
- Opioide der Anlage III in Form von Fertigarzneimitteln in transdermaler oder transmucosaler Darreichungsform an eine Apotheke zur Deckung des nicht aufschiebbaren BtM-Bedarfs eines ambulant versorgten Palliativpatienten abgibt, wenn die empfangende Apotheke die BtM nicht vorrätig hat.

Ähnliches gilt für **tierärztliche Hausapotheken**.

Auch der **Patient**, der aufgrund eines Rezepts oder aufgrund der Teilnahme an einer klinischen Prüfung oder an einem Härtefallprogramm BtM erwirbt, die **Spedition**, die gewerbsmäßig zwischen befugten Teilnehmern BtM befördert, der **Arzt, Zahnarzt** oder **Tierarzt**, der im Rahmen des grenzüberschreitenden Dienstleistungsverkehrs BtM der Anlage III aus- oder einführt und der Patient, der aufgrund ärztlicher, zahn- oder tierärztlicher Verschreibung BtM der Anlage III erworben hat und sie als Reisebedarf aus- oder einführt, braucht hierfür keine Erlaubnis.

Literatur
BtMG §§ 3, 4
Hügel, Mecking, Kohm. Pharmazeutische Gesetzeskunde
Neukirchen. Pharmazeutische Gesetzeskunde

58.6   Dürfen BtM aus dem Ausland eingeführt werden?

Stichworte
- Genehmigung der Bundesopiumstelle
- Ausnahmen

58

Antwort
Wer Betäubungsmittel aus dem Ausland einführen will, braucht auch als Apotheke dafür eine **Genehmigung der Bundesopiumstelle** beim BfArM. **Ausnahmen**, die keine Erlaubnis benötigen: Ein Arzt, Zahnarzt oder Tierarzt, der im Rahmen des grenzüberschreitenden Dienstleistungsverkehrs BtM der Anlage III einführt oder ein Patient, der aufgrund einer Verschreibung BtM der Anlage III erworben hat und sie als Reisebedarf einführt.

Literatur
BtMG §§ 3, 4
Hügel, Mecking, Kohm. Pharmazeutische Gesetzeskunde
Neukirchen. Pharmazeutische Gesetzeskunde

58.7 Kann man Diazepam 10 mg ohne weiteres exportieren?

Stichworte
▪ Ausgenommene Zubereitung bei Ausfuhr als BtM

Antwort
Diazepam 10 mg ist eine ausgenommene Zubereitung. Für **ausgenommene Zubereitungen** (außer solchen mit Codein oder DHC) gelten die betäubungsmittelrechtlichen Vorschriften bezüglich der Einfuhr, Ausfuhr und Durchfuhr, d. h. Sie brauchen auch **für die Ausfuhr eine Erlaubnis** des BfArM.

Literatur
BtMG §§ 3, 4
Hügel, Mecking, Kohm. Pharmazeutische Gesetzeskunde
Neukirchen. Pharmazeutische Gesetzeskunde

58.8 Darf für ein BtM geworben werden?

Stichworte
▪ Keine Laienwerbung

Antwort
Für BtM der Anlage I darf nicht geworben werden. Für BtM der Anlagen II und III darf nur in Fachkreisen der Industrie und des Handels sowie bei Personen, die eine Apotheke oder tierärztliche Hausapotheke betreiben, geworben werden. Für BtM der Anlage III darf außerdem bei Ärzten, Zahn- und Tierärzten geworben werden. Eine **Laienwerbung ist generell nicht gestattet.**

Literatur
BtMG § 14
Hügel, Mecking, Kohm. Pharmazeutische Gesetzeskunde
Neukirchen. Pharmazeutische Gesetzeskunde

58.9 Wo lagert man eine Betäubungsmittel-Rezeptur?   *

Stichworte
▪ Gesonderte Aufbewahrung
▪ Diebstahlsicher

Antwort
Betäubungsmittel wie auch Betäubungsmittel-Rezepturen müssen **gesondert aufbewahrt** und gegen unbefugte Entnahme gesichert sein. In der Apotheke bewahrt man sie **diebstahlsicher** im Tresor auf.

Literatur
BtMG § 15
Hügel, Mecking, Kohm. Pharmazeutische Gesetzeskunde
Neukirchen. Pharmazeutische Gesetzeskunde

58.10   Wie vernichten Sie BtM in der Apotheke?   *

Stichworte
- Vernichtung in Gegenwart von Zeugen
- Protokoll
- BtM-Karteikarte

Antwort

Nicht mehr verwendungsfähige BtM müssen Sie als **Inhaber in Gegenwart von 2 Zeugen so vernichten,** dass eine Wiedergewinnung ausgeschlossen ist und der Umweltschutz beachtet wird (z. B. eine Morphin-Tablette in etwas Wasser suspendieren, in Kaffeesatz aufnehmen und mit dem Restmüll in die Müllverbrennung geben). Die Vernichtung müssen Sie in einem **Protokoll** dokumentieren, das von Ihnen und den Zeugen unterschrieben wird. Tragen Sie den Verlust als Abgang in die **BtM-Karteikarte** ein.

Verfahren Sie analog bei der Vernichtung von BtM-Altarzneimitteln, die Ihnen von Angehörigen in die Apotheke zurückgebracht werden. Eine Änderung des Bestands auf der BtM-Karteikarte erübrigt sich hier. Auch verdorbene, falsch hergestellte oder heruntergefallene BtM-Rezepturen vernichten Sie in gleicher Weise und vermerken Sie den Abgang in der BtM-Karteikarte.

Literatur
BtMG § 16
Hügel, Mecking, Kohm. Pharmazeutische Gesetzeskunde
Neukirchen. Pharmazeutische Gesetzeskunde

58

58.11   Wie wird der Verbleib von Betäubungsmitteln in der Apotheke dokumentiert?   *

Stichworte
- BtM-Rezeptdurchschlag
- BtM-Kartei

Antwort

Nach der Abgabe eines BtM an einen Patienten wird ein **Durchschlag des BtM-Rezeptes** (Teil 1) abgeheftet. Außerdem ist für jedes BtM getrennt in der **BtM-Kartei** zu dokumentieren:

- die Bezeichnung des BtM,
- das Datum des Zu- bzw. Abgangs,
- die zu- bzw. abgegangene Menge und der daraus resultierende Bestand,

- der Name und die Adresse des Lieferanten bzw. des Empfängers,
- der Name und die Adresse des verordnenden Arztes,
- die Nummer des BtM-Rezeptes.

Auch die Vernichtung von BtM wird durch ein Protokoll dokumentiert und in der BtM-Kartei vermerkt. Die Dokumentation ist für 3 Jahre aufzubewahren.

Literatur
BtMG § 17
BtMVV §§ 13, 14
Hügel, Mecking, Kohm. Pharmazeutische Gesetzeskunde
Neukirchen. Pharmazeutische Gesetzeskunde

58.12 Darf die BtM-Kartei auch über EDV geführt werden?   *

Stichworte
- Monatlich ausdrucken, Bestand überprüfen und durch leitenden Apotheker unterschreiben

Antwort
Die BtM-Kartei kann auch über EDV geführt werden. Da der leitende Apotheker **einmal im Monat** verpflichtet ist, den Bestand zu überprüfen und dies abzuzeichnen, muss dann jeweils ein **Ausdruck** gemacht werden, der unterschrieben wird.

Literatur
BtMVV § 13
Hügel, Mecking, Kohm. Pharmazeutische Gesetzeskunde
Neukirchen. Pharmazeutische Gesetzeskunde

58.13 Auf einem BtM-Abgabebeleg stehen die folgenden Substanzen aus der Anlage I des BtMG: Lysergid, Norcodein, Mescalin. Wann dürfen diese Substanzen noch verwendet werden?

Stichworte
- Zu wissenschaftlichen oder anderen im öffentlichen Interesse liegenden Zwecken mit Ausnahmegenehmigung durch Oberbehörde
- In Konzentrationen bis maximal 0,001 %

Antwort
Die Betäubungsmittel der Anlage I des BtMG sind nicht verkehrsfähig. Ausgenommen ist die Verwendung **zu wissenschaftlichen** oder anderen **im öffentlichen Interesse liegenden Zwecken** mit Erlaubnis des BfArM.

Ebenfalls ausgenommen sind Zubereitungen aus Stoffen der Anlage I für die Diagnostik oder Analytik außerhalb des menschlichen oder tierischen Körpers oder in Konzentrationen **bis maximal 0,001 %** oder Zubereitungen, in denen die Stoffe isotopenmodifiziert oder besonders ausgenommen sind.

Literatur
BtMG § 3 und Anlage I
Hügel, Mecking, Kohm. Pharmazeutische Gesetzeskunde
Neukirchen. Pharmazeutische Gesetzeskunde

58.14 Wo finden Sie, welcher Arzt welche Mengen BtM verschreiben darf?

Stichworte
- §§ 2–4 BtMVV

Antwort
§ 2 BtMVV gibt vor, wie viele und welche BtM in welcher Höchstmenge der Arzt innerhalb von 30 Tagen verschreiben darf. In begründeten Einzelfällen und unter Wahrung der erforderlichen Sicherheit des BtM-Verkehrs darf der Arzt bei einem von ihm auf Dauer behandelten Patienten hinsichtlich der Zahl der verschriebenen BtM und der Höchstmenge abweichen. Er muss die Verschreibung dann mit einem „A" kennzeichnen.

Der Zahnarzt darf für einen Patienten innerhalb von 30 Tagen eines der in § 3 BtMVV genannten BtM (z. B. Tilidin) in der dort genannten Höchstmenge verordnen.

Der Tierarzt darf für ein Tier innerhalb von 30 Tagen eines der in § 4 BtMVV genannten BtM (z. B. Hydrocodon) in der dort genannten Höchstmenge verordnen.

Literatur
BtMVV §§ 2, 3, 4
Hügel, Mecking, Kohm. Pharmazeutische Gesetzeskunde
Neukirchen. Pharmazeutische Gesetzeskunde

58

58.15 Welche Hinweise geben Sie einem Patienten, der sein verordnetes Betäubungsmittel auf eine Reise ins Ausland mitnehmen muss?

Stichworte
- Länder, die zum Schengener Abkommen gehören
- Andere Länder

Antwort
Ein Patient darf sein BtM, das er aufgrund einer Verschreibung von einem Arzt bekommen hat, auch ins Ausland mitnehmen. Da es sein kann, dass der Zoll die Rechtmäßigkeit des Besitzes der BtM anzweifelt, sollten Sie Ihrem Patienten raten, sich eine Bestätigung des Arztes ausstellen zu lassen.

Innerhalb der **Länder, die zum Schengener Raum gehören**, gibt es ein mehrsprachiges Formular, das vom Arzt ausgestellt und von der Landesgesundheitsbehörde (z. B. Gesundheitsamt) beglaubigt wird.

Für **andere Länder** gibt es einen Leitfaden für Reisende des Internationalen Suchtstoffkontrollamtes (INCB), der für Ihren Patienten sehr sinnvoll sein kann. Ein vorgeschriebenes Formular gibt es jedoch nicht.

Literatur

Bundesinstitut für Arzneimittel und Medizinprodukte

58.16 Im Nachtdienst klingelt ein Kunde und sagt, er käme vom ärztlichen Notdienst und solle sich Paracodin® aus der Apotheke holen.

Stichworte

■ Rezeptpflicht

Antwort

Dihydrocodein gilt zwar für nicht alkohol- oder betäubungsmittelabhängige Personen als ausgenommene Zubereitung bis 2,5 % oder 100 mg je abgeteilte Form, ein **Rezept** ist aber auf jeden Fall vorzulegen. Betäubungsmittel- oder alkoholabhängigen Personen darf Dihydrocodein nur auf BtM-Rezept verordnet werden.

Literatur

BtMG Anlage III
Hügel, Mecking, Kohm. Pharmazeutische Gesetzeskunde
Neukirchen. Pharmazeutische Gesetzeskunde

58.17 In der Schweiz ist ein Schmerzmittel, in dem auch Codein enthalten ist, nur apothekenpflichtig: Darf das Medikament nach Vorlage einer ärztlichen Verschreibung von Ihrer Apotheke bestellt und in Deutschland abgegeben werden?

Stichworte

■ Ausnahme von der Einfuhrgenehmigungspflicht

Antwort

Prinzipiell braucht auch eine Apotheke für die Einfuhr von Betäubungsmitteln der Anlage III inklusive der ausgenommenen Zubereitungen eine Genehmigung durch die Bundesopiumstelle beim BfArM. Nur für Codein und Dihydrocodein in ausgenommenen Zubereitungen gilt eine **Ausnahme** von der **Einfuhrgenehmigungspflicht.** Daher brauchen Sie für die Einfuhr von codein- oder dihydrocodeinhaltigen Arzneimitteln keine Genehmigung des BfArM, allerdings benötigen Sie dennoch eine ärztliche Verschreibung für einen Patienten, um das Medikament einführen und abgeben zu dürfen und ein vergleichbares Arzneimittel darf in Deutschland nicht verfügbar sein (§ 73 Abs. 3 AMG).

Literatur
BtMG Anlage III
Hügel, Mecking, Kohm. Pharmazeutische Gesetzeskunde
Neukirchen. Pharmazeutische Gesetzeskunde

58.18 Wie sind die Abläufe bei einer BtM-Bestellung beim Großhandel und anschließend in der Apotheke? Darf eine Apotheke ohne Genehmigung BtM an ihre Filiale abgeben? *

Stichworte
- Abgabebelegverfahren
- Betriebserlaubnis für alle Apotheken

Antwort
Die BtM-Bestellung wird zunächst wie jede andere Arzneimittelbestellung per Computer oder telefonisch beim Großhandel getätigt. Der Großhandel füllt ein amtliches Formblatt, den **Abgabebeleg** (bestehend aus Abgabemeldung, Empfangsbestätigung, Lieferschein und Lieferscheindoppel) aus. Er liefert das BtM und behält die Abgabemeldung und das Lieferscheindoppel. Der Fahrer des Großhandels gibt das BtM zusammen mit dem restlichen Abgabebeleg (dem Lieferschein und der Empfangsbestätigung) persönlich in der Apotheke ab oder das BtM wird mit dem restlichen Abgabebeleg zugesandt. Die Angaben auf dem Abgabebeleg werden in der Apotheke geprüft und gegebenenfalls korrigiert. Die Empfangsbestätigung wird unterschrieben dem Fahrer mitgegeben bzw. zurückgeschickt. Spätestens am folgenden Werktag übersendet der Großhandel die Abgabemeldung an das Bundesinstitut für Arzneimittel und Medizinprodukte (BfArM). In der Apotheke werden der Bezug des Betäubungsmittels und der neue Bestand in der BtM-Karteikarte dokumentiert. Der in der Apotheke verbleibende Lieferschein wird chronologisch geordnet 3 Jahre aufbewahrt.

Wenn der Großhandel das BtM versehentlich falsch geliefert hat, müssen Sie die Annahme verweigern und dies auf der Empfangsbestätigung vermerken. Sollten Sie erst später merken, dass ein falsches BtM geliefert wurde, so müssen Sie einen neuen Abgabebeleg an den Großhandel ausfüllen.

Der BtM-Verkehr zwischen der Haupt- und den Filialapotheken ist nicht genehmigungspflichtig, da die Apotheken denselben Inhaber mit einer **Betriebserlaubnis für alle Apotheken** haben. Über den BtM-Zugang und -Abgang muss aber in der jeweiligen BtM-Kartei Buch geführt werden. Die abgebende Apotheke muss einen BtM-Abgabebeleg ausfüllen.

Literatur
Betäubungsmittel-Binnenhandelsverordnung §§ 3–5
BtMG §§ 3, 4
Hügel, Mecking, Kohm. Pharmazeutische Gesetzeskunde
Neukirchen. Pharmazeutische Gesetzeskunde

58

58.19 Wie ist die BtM-Bestellung auf Praxisbedarf geregelt?

Stichworte
- Kennzeichnung „Praxisbedarf"
- Durchschnittlicher Zweiwochenbedarf

Antwort
BtM für den Praxisbedarf werden auf einem BtM-Rezept mit der **Kennzeichnung „Praxisbedarf"** verordnet. Eine Verschreibung über Praxisbedarf darf den **durchschnittlichen Zweiwochenbedarf** abdecken, der Vorrat in der Praxis sollte nicht über einem Monatsbedarf liegen.

Literatur
BtMVV § 2
Hügel, Mecking, Kohm. Pharmazeutische Gesetzeskunde
Neukirchen. Pharmazeutische Gesetzeskunde

58.20 Welche Angaben müssen auf einem BtM-Rezept gemacht werden? Wie viele BtM dürfen auf einem Rezept stehen?   *

Stichworte
- Angaben
- In 30 Tagen 2 der in § 2 Abs. 1 BtMVV genannten Betäubungsmittel oder eines der weiteren in Anlage III genannten Betäubungsmittel

Antwort
Folgende **Angaben** müssen auf einem BtM-Rezept gemacht werden:

- Name, Vorname und Anschrift des Patienten (bei tierärztlicher Verschreibung: Tierart sowie Name, Vorname und Anschrift des Tierhalters),
- Ausstellungsdatum,
- Arzneimittelbezeichnung, eventuell Bezeichnung und Stärke des BtM,
- Menge des verschriebenen BtM,
- Gebrauchsanweisung mit Einzel- und Tagesmenge oder der Hinweis auf eine überlassene schriftliche Anweisung, bei Substitutionsmitteln zusätzlich die Reichdauer in Tagen,
- die Buchstaben „A", „S", „Z", „K", „T" oder „N", wenn zutreffend (▸ Frage 58.27),
- Name des verschreibenden Arztes, Berufsbezeichnung, Anschrift und Telefonnummer,
- der Vermerk „Praxisbedarf", falls zutreffend,
- Unterschrift des Verordners.

Außer der Unterschrift dürfen die Angaben auf dem Rezept auch durch eine andere Person als den Verschreibenden erfolgen. Im Falle einer Änderung der Verschreibung hat der verschreibende Arzt die Änderung auf allen Teilen des Rezeptes zu vermerken und durch seine Unterschrift zu bestätigen.

Für einen Patienten darf der Arzt innerhalb von **30 Tagen 2 der in § 2 Abs. 1 BtMVV genannten Betäubungsmittel** unter Einhaltung der aufgeführten Höchstmengen oder **eines der weiteren in Anlage III genannten Betäubungsmittel** (mit wenigen Ausnahmen) verschreiben. In begründeten Fällen und unter Wahrung der erforderlichen Sicherheit des BtM-Verkehrs darf diese Zahl oder die Höchstmenge überschritten werden, wenn die Verordnung für einen Patienten in Dauerbehandlung ist. In dem Fall muss die Verschreibung mit einem „A" gekennzeichnet sein. Für den Praxisbedarf gilt diese Begrenzung nicht. Entsprechende Regelungen für Zahn- und Tierärzte sind in den §§ 3 und 4 genannt.

Literatur
BtMVV §§ 2–4, 9
Hügel, Mecking, Kohm. Pharmazeutische Gesetzeskunde
Neukirchen. Pharmazeutische Gesetzeskunde

58.21 **Wann darf die Höchstmenge überschritten werden?**

Stichworte
- In begründeten Einzelfällen
- Rezept-Kennzeichnung mit „A"

Antwort
Höchstmengen dürfen **in begründeten Einzelfällen** und unter Wahrung der erforderlichen Sicherheit des BtM-Verkehrs überschritten werden, wenn der Patient in einer Dauerbehandlung des Arztes steht. Das BtM-Rezept muss mit einem **„A"** versehen werden.

Literatur
BtMVV § 2, 4
Hügel, Mecking, Kohm. Pharmazeutische Gesetzeskunde
Neukirchen. Pharmazeutische Gesetzeskunde

58

58.22 **Ihnen wird ein BtM-Rezept vorgelegt, auf dem eine 25 %ige Cocainlösung verschrieben wird: Dürfen Sie die Lösung abgeben?** *

Stichworte
- Nein, Überschreitung der Höchstkonzentration

Antwort
Die Lösung darf wegen einer **Überschreitung der Höchstkonzentration** nicht abgegeben werden. Cocain darf nur zur Lokalanästhesie am Kopf in einer Lösung bis 20 % oder als Salbe bis 2 % und nur für den Praxisbedarf abgegeben werden. Zahnärzte dürfen Cocain überhaupt nicht verschreiben.

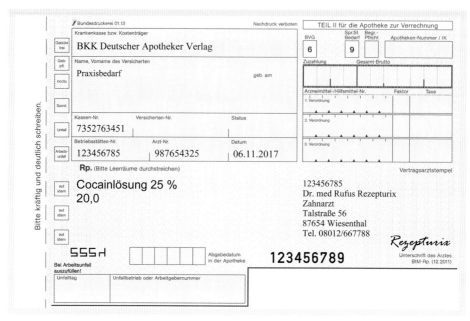

Bundesdruckerei 01.13 | Nachdruck verboten

TEIL II für die Apotheke zur Verrechnung

Krankenkasse bzw. Kostenträger

BKK Deutscher Apotheker Verlag

Gebühr frei

Geb.-pft.

noctu

Sonst.

Unfall

Arbeits-unfall

Name, Vorname des Versicherten

Praxisbedarf   geb. am

Kassen-Nr.   Versicherten-Nr.   Status

7352763451

Betriebsstätten-Nr.   Arzt-Nr.   Datum

123456785   987654325   06.11.2017

BVG   6   Spr.St. Begr.-Bedarf Pflicht   9   Apotheken-Nummer / IK

Zuzahlung   Gesamt-Brutto

Arzneimittel-/Hilfsmittel-Nr.   Faktor   Taxe

1. Verordnung

2. Verordnung

3. Verordnung

Vertragsarztstempel

Bitte kräftig und deutlich schreiben.

Rp. (Bitte Leerräume durchstreichen)

Cocainlösung 25 %
20,0

123456785
Dr. med Rufus Rezepturix
Zahnarzt
Talstraße 56
87654 Wiesenthal
Tel. 08012/667788

Rezepturix

aut idem
aut idem
aut idem

555H   Abgabedatum in der Apotheke   **123456789**

Unterschrift des Arztes
BtM-Rp. (12.2011)

Bei Arbeitsunfall auszufüllen!

Unfalltag   Unfallbetrieb oder Arbeitgebernummer

Abb. 58.1 Betäubungsmittelrezept, Sprechstundenbedarf

Literatur

BtMVV §§ 2, 3, 4

Hügel, Mecking, Kohm. Pharmazeutische Gesetzeskunde

Neukirchen. Pharmazeutische Gesetzeskunde

58.23 Was gilt für BtM-Rezepte in Altenheimen?   *

Stichworte

- Eventuell nicht an den Patienten aushändigen
- Umwidmung

Antwort

Der verschreibende Arzt kann bestimmen, dass eine **Verschreibung nicht an den Patienten im Altenheim ausgehändigt wird.** Er kann das Rezept selbst in einer Apotheke einlösen oder jemanden damit beauftragen. Das Betäubungsmittel wird dann durch den Arzt oder beauftragtes Pflegepersonal dem Patienten verabreicht oder zum unmittelbaren Verbrauch überlassen. In dem Fall werden die BtM unter Verantwortung des Arztes im Altenheim gelagert. Der Bestand ist zu dokumentieren. Betäubungsmittel, die so gelagert wurden und nicht mehr benötigt werden, können vom Arzt **umgewidmet**, d. h. für einen anderen Patienten dieses Alten- und Pflegeheimes oder Hospizes erneut verschrieben werden oder der versorgenden Apotheke zum Zwecke der Weiterverwendung in einem Alten- und Pflegeheim oder Hospiz zurückgegeben werden.

Literatur
BtMVV § 5b
Hügel, Mecking, Kohm. Pharmazeutische Gesetzeskunde
Neukirchen. Pharmazeutische Gesetzeskunde

58.24 Ein junger Arzt betreut einen Palliativpatienten, der auf die Versorgung durch Betäubungsmittel angewiesen ist. Der Arzt möchte von Ihnen wissen, ob er dem Patienten ein BtM überlassen kann, ohne sich strafbar zu machen.

Stichworte

▪ Nicht aufschiebbarer Bedarf eines Palliativpatienten

Antwort

Der Arzt darf normalerweise keine Betäubungsmittel abgeben.

Ausgenommen davon ist lediglich der Fall, dass ein ambulant versorgter Palliativpatient einen **nicht aufschiebbaren BtM-Bedarf** hat und dieser nicht rechtzeitig durch eine Verschreibung gedeckt werden kann. In diesem Ausnahmefall darf der Arzt dem Patienten höchstens die Dreitagesbedarfsmenge überlassen.

Voraussetzung dafür ist, dass das BtM in einer dienstbereiten Apotheke innerhalb desselben Kreises oder eines Nachbarkreises nicht vorrätig ist und nicht rechtzeitig beschafft werden kann oder dass der Patient oder ihn versorgende Personen das BtM nicht rechtzeitig beschaffen können.

Dabei muss der Arzt Folgendes dokumentieren:

▪ Name des Patienten,
▪ Name der Apotheke und des kontaktierten Apothekers,
▪ Bezeichnung des BtM,
▪ Angabe der Apotheke, ob oder ab wann das BtM bereitsteht,
▪ Begründung für Ausnahmetatbestand.

Der Apotheker muss dokumentieren:

▪ Datum und Uhrzeit der Abfrage,
▪ Name des Arztes,
▪ Bezeichnung des BtM,
▪ Angabe gegenüber dem Arzt, ob oder ab wann das BtM bereitsteht.

58

Literatur
BtMG § 13

58.25 Für wen sind welche Teile eines BtM-Rezepts? *

Stichworte
- Teil 1 Apotheke
- Teil 2 Krankenversicherung
- Teil 3 Arzt

Antwort
Teil 3 verbleibt beim Arzt, **Teil 2** ist zur Abrechnung bei der Krankenversicherung bestimmt, **Teil 1** verbleibt in der Apotheke. Die Aufbewahrungszeit beim Arzt und in der Apotheke beträgt 3 Jahre.

Literatur
BtMVV § 8

Hügel, Mecking, Kohm. Pharmazeutische Gesetzeskunde

Neukirchen. Pharmazeutische Gesetzeskunde

58.26 Ihnen wird in der Apotheke ein Betäubungsmittelrezept, das mit „N" gekennzeichnet ist, vorgelegt. Dürfen Sie es beliefern? *

Stichworte
- Notfallverordnung
- Nicht beliefern

Antwort
Ein Arzt kann im Notfall ein BtM auch ohne das amtliche BtM-Rezeptformular verordnen. Sie erkennen dies daran, dass die Verordnung mit **„Notfallverordnung"** gekennzeichnet ist.

In solch einem Fall ist der Arzt verpflichtet, unverzüglich ein mit „N" gekennzeichnetes BtM-Rezept an die abgebende Apotheke nachzureichen. Ein mit „N" gekennzeichnetes BtM-Rezept darf also **nicht mehr beliefert** werden, da es schon – allerdings ohne Vorlage eines BtM-Rezeptes – beliefert wurde. Das nachgereichte BtM-Rezept muss zusammen mit der Notfallverschreibung für 3 Jahre aufbewahrt werden.

Literatur
BtMVV § 8

Hügel, Mecking, Kohm. Pharmazeutische Gesetzeskunde

Neukirchen. Pharmazeutische Gesetzeskunde

Welche Kürzel werden auf BtM-Rezepten verwendet?   *

Stichworte

- N: Notfallverschreibung
- K: Kauffahrteischiff-Versorgung
- S: Substitution
- Z: Substitutionsrezept für bis zu 2 Tage
- A: Überschreitung der Grenzen
- T: Substitutionsverschreibung über bis zu 7 bzw. 30 Tage

Antwort

N: Wird im **Notfall** ein BtM von einem Arzt nicht auf ein BtM-Rezept verordnet, so ist dieser verpflichtet, unverzüglich ein BtM-Rezept mit „N" gekennzeichnet an die abgebende Apotheke nachzureichen, d. h. ein mit „N" gekennzeichnetes BtM-Rezept darf nicht mehr beliefert werden.

K: BtM für die Versorgung von **Kauffahrteischiffen** dürfen ausnahmsweise von einer Apotheke zunächst ohne Verschreibung abgegeben werden, wenn der von der Behörde beauftragte Arzt nicht rechtzeitig vor dem Auslaufen des Schiffes erreichbar ist. Es dürfen nur BtM zum Ersatz verbrauchter, unbrauchbar gewordener oder auszutauschender BtM abgegeben werden. Ein mit „K" gekennzeichnetes BtM-Rezept ist der Apotheke unverzüglich nachzureichen.

S: Bei einem mit „S" gekennzeichneten Rezept handelt es sich um eine Verschreibung über ein **Substitutionsmittel**.

Z: Bei einem mit „Z" gekennzeichneten Rezept handelt es sich um ein **Substitutionsmittelrezept**, das dem Patienten vom Arzt ausgehändigt wird für die Einnahme des Substitutionsmittels **für bis zu zwei Tage.**

A: Bei einem mit „A" gekennzeichneten Rezept wurden durch den Arzt die **Grenzen des § 2 Abs. 1 BtMVV überschritten** bezüglich der Zahl der verschriebenen BtM oder der festgesetzten Höchstmengen.

T: Bei einem mit „T" gekennzeichneten Rezept handelt es sich um ein Substitutionsmittelrezept, das dem Patienten vom Arzt ausgehändigt wird für die Einnahme des Substitutionsmittels für bis zu sieben Tage bzw. in begründeten Einzelfällen bis zu 30 Tage.

58

Literatur

BtMVV § 5, 9

Hügel, Mecking, Kohm. Pharmazeutische Gesetzeskunde

Neukirchen. Pharmazeutische Gesetzeskunde

58.28 Was halten Sie von folgendem Rezept?

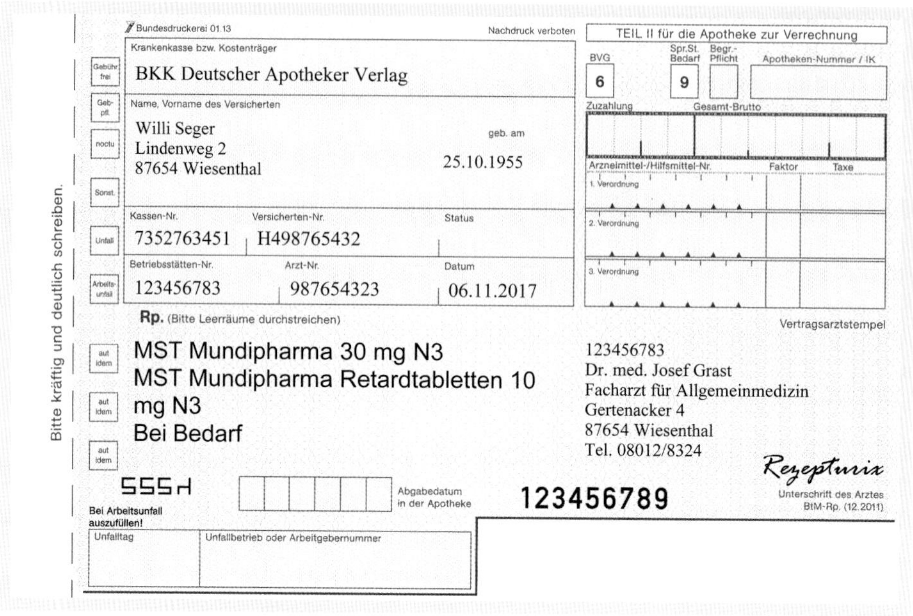

Abb. 58.2 Betäubungsmittelrezept

Stichworte

- Angabe der Menge
- Gebrauchsanweisung

Antwort

Auf dem BtM-Rezept muss die **Menge** der verschriebenen Arzneimittel in Gramm oder Milliliter oder als Stückzahl angegeben sein. N3 reicht hier nicht.

Eine **Gebrauchsanweisung** mit Einzel- und Tagesgabe oder gegebenenfalls der Vermerk „Gemäß schriftlicher Anweisung" muss auf dem Rezept angegeben sein. Die Bezeichnung „Bei Bedarf" ist nicht ausreichend.

Literatur

BtMVV § 9

Hügel, Mecking, Kohm. Pharmazeutische Gesetzeskunde

Neukirchen. Pharmazeutische Gesetzeskunde

58.29 Wie ist die BtM-Bestellung von Stationen im Krankenhaus geregelt?   *

Stichworte

- Betäubungsmittelanforderungsschein

Antwort

Der Arzt fordert Betäubungsmittel mit dreiteiligen, nummerierten, amtlichen Formblättern, den **Anforderungsscheinen**, an. Um über diese Anforderungsscheine zu verfügen, muss er mindestens eine Teileinheit des Krankenhauses leiten oder für das Verschreiben von BtM beauftragt sein.

Literatur

BtMVV § 10

Hügel, Mecking, Kohm. Pharmazeutische Gesetzeskunde

Neukirchen. Pharmazeutische Gesetzeskunde

58.30 Was muss der Abgebende auf einem BtM-Rezept vermerken?

Stichworte

- Apothekenangaben
- Datum, Namensangaben

Antwort

Der Abgebende in der Apotheke muss auf dem BtM-Rezept sofort folgende Angaben vermerken:

- Name und Anschrift der Apotheke,
- Abgabedatum,
- Namenszeichen des Abgebenden.

Literatur

BtMVV § 12

Hügel, Mecking, Kohm. Pharmazeutische Gesetzeskunde

Neukirchen. Pharmazeutische Gesetzeskunde

58

58.31 Muss die Abgabe von Betäubungsmitteln auf Krankenhausstationen und in Altenheimen dokumentiert werden?

Stichworte

- Krankenhaus: Dokumentation in Formblättern
- Altersheim: Patientenbezogene Dokumentation

Antwort

Auf den Stationen eines **Krankenhauses** muss der Verbleib und Bestand von BtM unverzüglich in **amtliche Formblätter** eingetragen werden.

In **Altenheimen** muss der Verbleib der Betäubungsmittel **patientenbezogen dokumentiert** werden.

Literatur

BtMVV § 13

Hügel, Mecking, Kohm. Pharmazeutische Gesetzeskunde

Neukirchen. Pharmazeutische Gesetzeskunde

58.32 Wie und wo dokumentieren Sie die zu Prüfzwecken (Identitätsbestimmung) entnommene Menge einer BtM-Rezeptursubstanz?

Stichworte

- BtM-Karteikarte

Antwort

Die entnommene Menge einer BtM-Rezeptursubstanz wird in der **BtM-Karteikarte** als Abgang zur Identitätsbestimmung dokumentiert.

Literatur

BtMVV §§ 13, 14

Hügel, Mecking, Kohm. Pharmazeutische Gesetzeskunde

Neukirchen. Pharmazeutische Gesetzeskunde

Substitution mit Betäubungsmitteln

58.33 **Wer darf einem Betäubungsmittelabhängigen das Substitutionsmittel aushändigen?**

Stichworte
- Arzt; medizinisches, pharmazeutisches Personal; Personal der Suchtkrankenhilfe

Antwort
Das Substitutionsmittel darf dem Patienten vom behandelnden **Arzt** oder seinem ärztlichen Vertreter zum unmittelbaren Verbrauch überlassen werden. Der Arzt kann auch **medizinisches, pharmazeutisches Personal** oder in anerkannten Einrichtungen der **Suchtkrankenhilfe** tätiges und dafür ausgebildetes Personal damit beauftragen.

Den Patienten, die keine Take-Home- oder „Z"-Verordnung bekommen, darf kein Substitutionsmittel mitgegeben werden, weder vom Arzt oder seinem Personal, noch von der Apotheke. Das Substitutionsmittel darf ihnen nur zum sofortigen Verbrauch gegeben werden.

Literatur
BtMVV § 5

Hügel, Mecking, Kohm. Pharmazeutische Gesetzeskunde

Neukirchen. Pharmazeutische Gesetzeskunde

58.34 **Welche Arzneimittel können zur Substitution verwendet werden?** *

58

Stichworte
- Levomethadon, Methadon, Buprenorphin
- Ausnahme: Codein oder Dihydrocodein

Antwort
Als Substitutionsmittel dürfen nur Zubereitungen aus **Levomethadon, Methadon, Buprenorphin** in bestimmten Fällen Diamorphin oder einem anderen zur Substitution zugelassenen Arzneimittel verordnet werden. In begründeten Ausnahmefällen, z. B. wenn der Patient andere Substitutionsmittel nicht verträgt, dürfen auch **Codein oder Dihydrocodein** verordnet werden.

Literatur
BtMVV § 5

Hügel, Mecking, Kohm. Pharmazeutische Gesetzeskunde

Neukirchen. Pharmazeutische Gesetzeskunde

58.35 Unter welchen Voraussetzungen kann eine Take-Home-Verschreibung erfolgen?   *

Stichworte

- Verschreibung für bis zu 7 bzw. 30 Tage

Antwort

Sobald und solange der Verlauf der Behandlung dies zulässt, kann der Arzt dem Patienten eine **Verschreibung** über die für bis zu 7 **Tagen** benötigte Menge des Substitutionsmittels aushändigen und ihm erlauben, dieses eigenverantwortlich einzunehmen.

In begründeten Einzelfällen kann der Arzt unter Wahrung aller Vorsichtsmaßnahmen eine Verschreibung für bis zu **30 Tage** ausstellen und dem Patienten in einer persönlichen Konsultation aushändigen.

Literatur

BtMVV § 5

Hügel, Mecking, Kohm. Pharmazeutische Gesetzeskunde
Neukirchen. Pharmazeutische Gesetzeskunde

58.36 Darf jeder Arzt Substitutionspatienten behandeln?

Stichworte

- Suchttherapeutische Qualifikation oder Konsiliarius

Antwort

Der Arzt, der Substitutionspatienten behandelt, muss Mindestanforderungen an eine **suchttherapeutische Qualifikation** erfüllen, die von den Ärztekammern nach dem allgemein anerkannten Stand der medizinischen Wissenschaft festgelegt werden.

Wer dies nicht erfüllt, darf höchstens 10 Patienten und nur in Abstimmung mit einem Kollegen, der diese erfüllt (**Konsiliarius**) behandeln. Die Patienten müssen dem Konsiliarius regelmäßig vorgestellt werden.

Literatur

BtMVV § 5

58.37 Was ist eine Substitutionsbescheinigung?

Stichworte

- Bescheinigung beim Wechsel des behandelnden Arztes zur Substitution

Antwort

Wechselt ein Substitutionspatent zeitweilig oder auf Dauer den behandelnden Arzt, so musste der behandelnde Arzt auf einem BtM-Rezept eine Substitutionsbescheinigung ausstellen mit folgenden Angaben:

- Name, Vorname und Adresse des Patienten,
- Ausstellungsdatum,
- verschriebenes Substitutionsmittel und die Tagesdosis,
- Beginn des Verschreibens, der Abgabe und ggf. Beginn der Take-home-Verschreibung,
- Gültigkeit: von/bis,
- Name des ausstellenden Arztes, Berufsbezeichnung und Adresse einschließlich Telefonnummer,
- Unterschrift des ausstellenden Arztes,
- Hinweis: „Nur zur Vorlage beim Arzt".

Teil 1 bekam der Patient, Teil 2 und 3 blieben beim ausstellenden Arzt.

Seit der Änderung der BtMVV im Mai 2017 ist die Substitutionsbescheinigung nicht mehr gesetzlich vorgeschrieben.

Literatur

BtMVV § 5

58.38 Ein auf Methadon eingestellter Patient soll auf L-Polamidon eingestellt werden. Wie muss die Dosis angepasst werden?

Stichworte

- Dosis halbieren

Antwort

Da es sich bei L-Polamidon um das reine Enantiomer von Methadon handelt, muss die **Dosis halbiert** werden.

Literatur

Mutschler et al. Arzneimittelwirkungen
Rote Liste®

58

58.39 Was ist bei der Methadon-Substitution zu beachten?

Stichworte

- Bedingungen
- Wöchentliche Arztkonsultation
- Methadon zum unmittelbaren Verbrauch

Antwort

Allgemein gelten als **Bedingungen** für die Verschreibung eines Substitutionsmittels für einen BtM-abhängigen Patienten, dass ein Substitutionsmittel verschrieben werden kann, wenn und solange

- keine medizinisch anerkannten Gründe dagegensprechen,
- erforderliche psychiatrische, psychotherapeutische oder psychosoziale Behandlungs- und Betreuungsmaßnahmen einbezogen werden,
- der Arzt seine Meldepflicht beim BfArM erfüllt hat,
- Untersuchungen und Erhebungen des Arztes keine Erkenntnisse ergeben haben, dass der Patient bei einem anderen Arzt substituiert wird, die Behandlungs- und Betreuungsmaßnahmen dauerhaft nicht in Anspruch nimmt, substitutionsgefährdende Stoffe konsumiert oder Substitutionsmittel nicht bestimmungsgemäß verwendet.

Der Patient muss in der Regel **wöchentlich den Arzt konsultieren**. Dieser Arzt muss eine suchttherapeutische Qualifikation nachweisen können (Ausnahmen siehe ▸ Frage 58.36).

Das Methadon darf dem Patienten nur zum **unmittelbaren Verbrauch** überlassen werden – durch den Arzt oder durch von diesem beauftragtes medizinisches, pharmazeutisches, pflegerisches oder in anerkannten Einrichtungen der Suchtkrankenhilfe tätiges und dafür ausgebildetes Personal. Eine Ausnahme stellt die Take-Home- ("T"-) und die „Z"-Verordnung dar, ▸ Frage 58.35.

Literatur
BtMVV § 5
Hügel, Mecking, Kohm. Pharmazeutische Gesetzeskunde
Neukirchen. Pharmazeutische Gesetzeskunde

58.40　Wie können Codein und Dihydrocodein verschrieben werden?

Stichworte
- Substitutionsmittel oder ausgenommene Zubereitung

Antwort

Codein und Dihydrocodein dürfen als **Substitutionsmittel** für BtM- oder alkoholabhängige Personen nur auf BtM-Rezept verordnet werden. Für nicht BtM- oder alkoholabhängige Personen, als **ausgenommene Zubereitung,** können sie auf einem normalen Rezept verschrieben sein.

Literatur
BtMG Anlage III
Hügel, Mecking, Kohm. Pharmazeutische Gesetzeskunde
Neukirchen. Pharmazeutische Gesetzeskunde

58.41 Wie kann Flunitrazepam verschrieben werden?   *

Stichworte
- Betäubungsmittel

Antwort
Flunitrazepam war früher bis zu einer Konzentration von 1 mg/Stück eine ausgenommene Zubereitung. Aufgrund des häufigen Missbrauchs insbesondere bei BtM-abhängigen Personen wurde diese Ausnahme aufgehoben. Somit ist Flunitrazepam nun als BtM der Anlage III eingestuft und muss **auf BtM-Rezept** verordnet werden.

Literatur
BtMG Anlage III
Hügel, Mecking, Kohm. Pharmazeutische Gesetzeskunde
Neukirchen. Pharmazeutische Gesetzeskunde

58

59 Umgang mit Gefahrstoffen

59.1 ## Was versteht man unter Gefahrstoffen?

Stichworte

- § 2 Gefahrstoffverordnung

Antwort

Gefahrstoffe im Sinne der **Gefahrstoffverordnung** sind

- gefährliche Stoffe und Zubereitungen (▸ Frage 59.2),
- Stoffe, Zubereitungen und Erzeugnisse, die explosionsgefährlich sind,
- Stoffe, Zubereitungen und Erzeugnisse, aus denen bei der Herstellung oder Verwendung Stoffe gemäß Nr. 1 oder 2 entstehen oder freigesetzt werden,
- Stoffe, die aufgrund physikalisch-chemischer, chemischer oder toxischer Eigenschaften und der Art und Weise, wie sie am Arbeitsplatz vorkommen, die Gesundheit und Sicherheit der Beschäftigten gefährden können und
- alle Stoffe, denen ein Arbeitsplatzgrenzwert zugewiesen wurde.

Literatur

GefStoffV § 2

Hügel, Mecking, Kohm. Pharmazeutische Gesetzeskunde

Neukirchen. Pharmazeutische Gesetzeskunde

59.2 ## Was sind gefährliche Stoffe und Gemische im Sinne der Gefahrstoffverordnung? Welche Gefahrenklassen kennen Sie? *

Stichworte

- § 3 GefStoffV

Antwort

Gefährlich sind Stoffe und Gemische, die eine oder mehrere der im Folgenden aufgeführten Gefährdungen aufweisen und daher in folgende Gefahrenklassen eingestuft werden können (◘ Tab. 59.1).

◻ **Tab. 59.1** Gefahrstoffklassen und Symbole

Gefahrstoffklasse	Symbol
Physikalische Gefahren	
Entzündbare Aerosole Entzündbare Feststoffe Entzündbare Flüssigkeiten Entzündbare Gase Selbsterhitzungsfähige Stoffe und Gemische	
Explosive Stoffe, Gemische und Erzeugnisse mit Explosivstoff Organische Peroxide	
Gase unter Druck	
Korrosiv gegenüber Metallen	
Oxidierende Flüssigkeiten Oxidierende Gase	
Gesundheitsgefahren	
Akute Toxizität	
Aspirationsgefahr Karzinogenität Keimzellmutagenität Reproduktionstoxizität Sensibilisierung der Atemwege oder der Haut Spezifische Zielorgan-Toxizität	
Ätz- bzw. Reizwirkung auf die Haut	
Schwere Augenschädigung bzw. Augenreizung	

59

☐ **Tab. 59.1** Gefahrstoffklassen und Symbole (Fortsetzung)

Gefahrstoffklasse	Symbol
Umweltgefahren	
Gewässergefährdend	
Weitere Gefahren	
Die Ozonschicht schädigend	

Literatur

GefStoffV § 3

Hügel, Mecking, Kohm. Pharmazeutische Gesetzeskunde

Neukirchen. Pharmazeutische Gesetzeskunde

59.3   Ein Kunde möchte 250 ml Aceton zu Reinigungszwecken kaufen: Wie kennzeichnen Sie das Abgabegefäß?

Stichworte

■ Etikett und tastbarer Gefahrenhinweis

Antwort

250 ml Aceton	EG-Kennzeichnung 200-662-2
 Gefahr	Flüssigkeit und Dampf leicht entzündbar. Verursacht schwere Augenreizung. Kann Schläfrigkeit und Benommenheit verursachen. Wiederholter Kontakt kann zu spröder oder rissiger Haut führen. Ist ärztlicher Rat erforderlich, Verpackung oder Kennzeichnung bereithalten. Darf nicht in die Hände von Kindern gelangen. Inhalt/Behälter zugelassenem Entsorger oder kommunaler Sammelstelle zuführen. Von Hitze / Funken / offener Flamme / heißen Oberflächen fernhalten. Nicht rauchen. BEI KONTAKT MIT DEN AUGEN: Einige Minuten lang behutsam mit Wasser spülen. Vorhandene Kontaktlinsen nach Möglichkeit entfernen. Weiter spülen. Behälter dicht verschlossen an einem gut belüfteten Ort aufbewahren.
Gefahren Apotheke, Am Grabesrand 13, 12345 Friedensruh, Tel. 0922 5343	

○ **Abb. 59.1** Etikett für 250 ml Aceton zur Reinigung

Das Etikett muss noch mit einem tastbaren Gefahrenhinweis versehen werden.

Literatur

GefStoffV § 4

Hügel, Mecking, Kohm. Pharmazeutische Gesetzeskunde

Neukirchen. Pharmazeutische Gesetzeskunde

59.4   Wie ist ein Gefahrstoff in der Apotheke zu kennzeichnen?   *

Stichworte

- Deutlich erkennbar, dauerhaft, in deutscher Sprache
- Gefahrenpiktogramme
- Blindentastmarke
- Sicherheitsdatenblatt

Antwort

Die Kennzeichnung von Gefahrstoffen muss **deutlich erkennbar** und **dauerhaft in deutscher Sprache** erfolgen. Sie muss enthalten:

- „Produktidentifikatoren", d.h. Name und Identifikationsnummer (z.B. IUPAC-Bezeichnung und CAS-Nummer),
- Menge des Stoffs,
- Gefahrenpiktogramme,
- Signalwörter („Achtung", „Gefahr"),
- Gefahrenhinweise (H-Sätze),
- Sicherheitshinweise (P-Sätze),
- Name, Anschrift und Telefonnummer der Apotheke,
- ggf. ergänzende Informationen.

Die Darstellung der **Gefahrenpiktogramme** muss schwarz auf weißem Grund mit rotem Rahmen sein. Bei Verpackungen bis 125 ml Inhalt gibt es teilweise Vereinfachungen bei der Kennzeichnung:

- keine Angabe von H- und P-Sätzen z.B. bei bestimmten entzündbaren Flüssigkeiten oder Feststoffen, haut- oder augenreizenden Stoffen, akut oder chronisch gewässergefährdenden Stoffen,
- keine Sicherheitshinweise bei z.B. über Laktation reproduktionstoxisch wirkenden Stoffen.

Bei der Abgabe an Privatpersonen muss auf bestimmte Behältnisse eine **Blindentastmarke** aufgebracht werden.

Bei der Abgabe an gewerbliche Kunden ist bei der ersten Auslieferung eines Gefahrstoffs ein **Sicherheitsdatenblatt,** mit dem Abgabedatum versehen, mitzuliefern.

Seit 01.12.2010 müssen alle Stoffe, seit dem 01.06.2015 alle Gemische zur Abgabe nach der CLP-Verordnung (classification, labelling and packaging of substances and mixtures) mit Gefahrenpiktogrammen in Gestalt eines auf der Spitze stehenden Quadrats sowie mit H- und P-Sätzen gekennzeichnet werden. Übergangsvorschriften galten für Stoffe, die noch bis 01.12.2012 mit alter Kennzeichnung, schwarzem Gefahrensymbol auf orangem Untergrund sowie R- und S-Sätzen, abverkauft werden durften. Seit dem 01.06.2015 müs-

59

sen Gemische mit neuer Kennzeichnung versehen sein, für Lagerbestände galt eine Übergangsvorschrift bis zum 01.06.2017.

Literatur
GefStoffV § 5
Hügel, Mecking, Kohm. Pharmazeutische Gesetzeskunde
Neukirchen. Pharmazeutische Gesetzeskunde
RL 1999/45/EWG
Verordnung (EG) Nr. 1272/2008, Artikel 17, 29
Verordnung (EG) Nr.1272/2008 (CLP-Verordnung)

59.5   Wie sieht ein Gefahrstoffverzeichnis aus?

Stichworte
- Angaben zu Gefahrstoffen, Mengen, Bereichen

Antwort
Das Gefahrstoffverzeichnis muss zu jedem Gefahrstoff des Betriebes enthalten:

- Bezeichnung des Gefahrstoffs,
- Einstufung oder Angaben zu gefährlichen Eigenschaften,
- Angaben zu den im Betrieb verwendeten Mengen,
- Bezeichnung der Arbeitsbereiche, in denen Beschäftigte dem Stoff ausgesetzt sind.

Literatur
GefStoffV § 6

59.6   Welche Maßnahmen fordert die Gefahrstoffverordnung zum Mitarbeiterschutz?

Stichworte
- Qualifizierte Einzelbeurteilung der Gefahrstoffe
- Gefahrstoffverzeichnis
- Gefährdungsbeurteilung
- Notfallmaßnahmen

Antwort
Der Arbeitgeber muss für im Betrieb vorkommende Gefahrstoffe eine **qualifizierte Beurteilung** durchführen hinsichtlich

- ihrer gefährlichen Eigenschaften,
- verfügbarer Informationen zum Gesundheitsschutz und zur Sicherheit, wie z. B. dem Sicherheitsdatenblatt,
- des Ausmaßes, der Art und Dauer der Exposition,
- der physikalisch-chemischen Wirkungen,

- der Möglichkeiten einer Substitution,
- der Arbeitsbedingungen, Verfahren und Arbeitsmittel sowie der Gefahrstoffmenge,
- der Arbeitsplatzgrenzwerte und der biologischen Grenzwerte,
- der Wirksamkeit der ergriffenen oder zu ergreifenden Schutzmaßnahmen,
- der Erkenntnisse von arbeitsmedizinischen Vorsorgeuntersuchungen,
- möglicher Wechselwirkungen mit anderen vorkommenden Stoffen (z. B. Bildung explosiver Gemische).

Nach der Einzelbeurteilung ist unter Berücksichtigung aller Gefahrstoffe am Arbeitsplatz eine Gefährdungsbeurteilung zu erstellen. Alle verwendeten Gefahrstoffe sind in einem **Verzeichnis** mit Hinweis auf die Sicherheitsdatenblätter aufzuführen. Dieses Verzeichnis ist allen betroffenen Beschäftigten zugänglich zu machen.

Im Rahmen der **Gefährdungsbeurteilung** ist vor Aufnahme der Tätigkeit zu dokumentieren (außer bei Tätigkeiten mit geringer Gefährdung):

- Gefährdungen am Arbeitsplatz,
- Ergebnis der Prüfung auf Möglichkeiten der Substitution,
- ggf. Begründung eines Verzichts auf eine mögliche Substitution,
- durchzuführende Schutzmaßnahmen, einschließlich derer bei Überschreitung eines Arbeitsplatzgrenzwerts,
- Begründung bei Abweichungen von wissenschaftlichen Regeln und Erkenntnissen.

Risikoabhängig sind weitere Maßnahmen durchzuführen, wie:

- Gestaltung und Organisation des Arbeitsplatzes,
- Bereitstellung geeigneter Arbeitsmittel und persönlicher Schutzausrüstung,
- Erstellen von Betriebsanweisungen für den Umgang mit Gefahrstoffen,
- Schulungen der Mitarbeiter,
- Begrenzung der Anzahl der Mitarbeiter, die dem Gefahrstoff ausgesetzt sind,
- Begrenzung der Expositionsdauer,
- Vorgabe und Kontrolle geeigneter Hygienemaßnahmen,
- Reduktion der Gefahrstoffe auf das absolut notwendige Maß,
- Bereitstellung technischer Schutzmaßnahmen,
- regelmäßige Messungen der Gefahrstoffkonzentrationen,
- arbeitsmedizinische Untersuchungen,
- Anweisungen hinsichtlich der Aufbewahrung, Lagerung und Entsorgung von Gefahrstoffen u. a.

Für den Fall von Unfällen mit Gefahrstoffen sind **Notfallmaßnahmen** festzulegen und regelmäßig zu üben.

Literatur

GefStoffV §§ 7–16

59.7   Wann ist ein Stoff ein Arzneimittel, wann ein Gefahrstoff?   *

Stichworte
- Arzneimittel: Def. nach § 2 AMG
- Gefahrstoffe: Def. nach GefStoffV

Antwort
Ein Arzneimittel erfüllt die **Definition nach § 2 AMG** (s. Arzneimittelgesetz ▸ Frage 54.2). **Gefahrstoffe im Sinne** der **GefStoffV** sind

- gefährliche Stoffe und Zubereitungen (▸ Frage 59.2),
- Stoffe, Zubereitungen und Erzeugnisse, die explosionsgefährlich sind,
- Stoffe, Zubereitungen und Erzeugnisse, aus denen bei der Herstellung oder Verwendung Stoffe gemäß Nr. 1 oder 2 entstehen oder freigesetzt werden,
- Stoffe, die aufgrund physikalisch-chemischer, chemischer oder toxischer Eigenschaften und der Art und Weise, wie sie am Arbeitsplatz vorkommen, die Gesundheit und Sicherheit der Beschäftigten gefährden können und
- alle Stoffe, denen ein Arbeitsplatzgrenzwert zugewiesen wurde.

Wird ein Gefahrstoff als Arzneimittel abgegeben, so gelten die gefahrstoffrechtlichen Bestimmungen für die Einstufung, Kennzeichnung und Verpackung nicht. Dafür sind die arzneimittelrechtlichen Vorgaben einzuhalten.

Beispiel: Kaliumpermanganat als Rezepturarzneimittel ist also nach Arzneimittelrecht zu kennzeichnen. Kaliumpermanganat ohne arzneiliche Zweckbestimmung ist nach Gefahrstoffrecht zu verpacken und zu kennzeichnen.

Literatur
AMG § 2
ChemG § 2
GefStoffV § 2

59.8   Was steht auf einem Sicherheitsdatenblatt? An wen wird es abgeben?   *

Stichworte
- Angaben des Sicherheitsdatenblatts
- Gewerbliche Kunden

Antwort
Angaben auf dem Sicherheitsdatenblatt:

- Stoff-/Zubereitungsbezeichnung,
- Firmenbezeichnung,
- Zusammensetzung,
- mögliche Gefahren,
- Erste-Hilfe-Maßnahmen,
- Maßnahmen zur Brandbekämpfung,

- Maßnahmen bei unbeabsichtigter Freisetzung,
- Handhabung und Lagerung,
- Expositionsbegrenzung und persönliche Schutzausrüstung,
- physikalische und chemische Eigenschaften,
- Stabilität und Reaktivität,
- Angaben zur Toxikologie,
- Angaben zur Ökologie,
- Hinweise zur Entsorgung,
- Angaben zum Transport,
- Datum.

Das Sicherheitsdatenblatt wird an **gewerbliche Kunden** abgegeben.

Literatur
GefStoffV § 5
Hügel, Mecking, Kohm. Pharmazeutische Gesetzeskunde
Neukirchen. Pharmazeutische Gesetzeskunde
Verordnung (EG) Nr. 1907/2006, i. V. m. Anhang II Artikel 31 und 32

59.9 Was ist die Betriebsanweisung für Gefahrstoffe?

Stichworte
- Arbeitsanweisung zum Umgang mit Gefahrstoffen

Antwort
Die Betriebsanweisung für Gefahrstoffe ist eine Anweisung, in der auf die am Arbeitsplatz vorhandenen oder entstehenden Gefahrstoffe sowie den **Umgang mit den Gefahrstoffen** und die mit diesen verbundenen Gefahren für Mensch und Umwelt hingewiesen wird sowie die erforderlichen Schutzmaßnahmen (z. B. persönliche Schutzausrüstung), Verhaltensregeln, Hygienevorschriften, Verhütung einer Exposition und die sachgerechte Entsorgung festgelegt werden. Außerdem enthält sie Anweisungen über das Verhalten bei Gefahr und über die erste Hilfe. Arbeitnehmer müssen anhand dieser Betriebsanweisung über die auftretenden Gefahren und über Schutzmaßnahmen vor der Beschäftigung und danach mindestens einmal jährlich und immer bei Änderung geschult werden. Inhalt und Zeitpunkt der Unterweisungen müssen dokumentiert werden.

Literatur
GefStoffV § 14
Hügel, Mecking, Kohm. Pharmazeutische Gesetzeskunde
Neukirchen. Pharmazeutische Gesetzeskunde

59

59.10 Wie sind Standgefäße in der Apotheke nach der Gefahrstoff verordnung zu kennzeichnen?

Stichworte

■ Chemische Bezeichnung, Einstufung, Chargenbezeichnung, Informationen über die Gefahren und Sicherheitsmaßnahmen

Antwort

In Apotheken müssen Standgefäße, in denen gefährliche Stoffe und Zubereitungen/Gemische in einer für den Handgebrauch erforderlichen Menge enthalten sind, mindestens mit der Angabe

■ der **chemischen Bezeichnung** des Stoffs oder der Zubereitung und der Bestandteile der Zubereitung,
■ der **Einstufung**,
■ der internen **Chargenbezeichnung**,
■ sowie Informationen über die **Gefahren und Sicherheitsmaßnahmen** gekennzeichnet werden.

Vorzugsweise ist die Kennzeichnung der Verordnung (EG) Nr. 1272/2008 zu wählen (s. Beispiel).

Triamcinolonacetonid	
 Gefahr	Gesundheitsschädlich bei Verschlucken. Gesundheitsschädlich bei Hautkontakt. Kann das Kind im Mutterleib schädigen. Kann vermutlich die Fruchtbarkeit beeinträchtigen.
Vor Handhabung sämtliche Sicherheitsratschläge lesen und verstehen. Vorgeschriebene Schutzausrüstung verwenden.	
Betriebsanweisung lesen! Ch.-B. 12345	

○ **Abb. 59.2** Beispiel für die Kennzeichnung von Standgefäßen

Literatur

GefStoffV § 8
Hügel, Mecking, Kohm. Pharmazeutische Gesetzeskunde
Neukirchen. Pharmazeutische Gesetzeskunde
Verordnung (EG) 1272/2008

59.11 Was ist bei der Lagerung gefährlicher Stoffe zu beachten?

Stichworte

■ Gefahren ausschließen, bestimmte Stoffe unter Verschluss

Antwort

Gefährliche Stoffe sind so aufzubewahren oder zu lagern, dass sie für Mensch und Umwelt **keine Gefahr** darstellen. Ein Missbrauch oder Fehlgebrauch ist dabei durch geeignete Maßnahmen zu verhindern. Bei der Aufbewahrung zur Abgabe oder zur sofortigen Verwendung müssen die mit der Verwendung verbundenen Gefahren erkennbar sein. Gefahrstoffe müssen übersichtlich geordnet und so gelagert sein, dass eine Verwechslung mit Lebensmitteln vermieden wird. Sie dürfen nicht in Lebensmittelbehältnissen und nicht in unmittelbarer Nähe von Arzneimitteln, Lebens- oder Futtermitteln aufbewahrt oder gelagert werden. Als akut toxisch (Kategorie 1, 2 oder 3), spezifisch zielorgantoxisch (Kategorie 1), krebserzeugend (Kategorie 1A oder 1B) oder keimzellmutagen (Kategorie 1A oder 1B) eingestufte Stoffe und Gemische sind **unter Verschluss** oder so aufzubewahren oder zu lagern, dass nur fachkundige und zuverlässige Personen Zugang haben (z. B. Glucocorticoide).

Literatur

GefStoffV § 8
Hügel, Mecking, Kohm. Pharmazeutische Gesetzeskunde
Neukirchen. Pharmazeutische Gesetzeskunde

59.12 Wie ist in der Chemikalienverbotsverordnung (ChemVerbotsV) das Inverkehrbringen von Gefahrstoffen geregelt?   *

Stichworte

■ Sachkundenachweis
■ Keine Selbstbedienung
■ Ausnahmen

Antwort

Das Inverkehrbringen bestimmter Stoffe und Zubereitungen, die in der Anlage der Chemikalienverbotsverordnung aufgelistet sind, ist verboten. Nähere Regelungen über Ausnahmen finden Sie ebenfalls in dieser Anlage. Ausgenommen von diesem Verbot ist zum Beispiel in der Regel das Inverkehrbringen zu Forschungs- oder Analysezwecken. Wer gewerbsmäßig oder selbstständig bestimmte Stoffe in den Verkehr bringt, braucht die Erlaubnis der zuständigen Behörde. Wer die dort genannten Chemikalien in den Verkehr bringen will, muss die **Sachkunde nachweisen** können, die erforderliche Zuverlässigkeit besitzen und mindestens 18 Jahre alt sein. Ausgenommen von der Erlaubnispflicht sind u. a. Apotheken.

Stoffe, die in der Anlage 2 der Verordnung aufgeführt sind, dürfen **nicht in der Selbstbedienung** und auch sonst nur abgegeben werden, wenn

■ dem Abgebenden Name und Anschrift des Erwerbers bekannt sind oder sich dieser ausgewiesen hat,

59

▪ dem Abgebenden bekannt ist oder nachgewiesen wurde, dass der Erwerber im Besitz einer Erlaubnis der Behörde für das Inverkehrbringen dieser Stoffe ist oder der Erwerber als Endabnehmer diese Stoffe in erlaubter Weise verwenden will,

▪ der Erwerber mindestens 18 Jahre alt ist,

▪ der Erwerber, sofern er ein Begasungsmittel nach der Gefahrstoffverordnung erwerben will, die entsprechende Erlaubnis hat,

▪ der Abgebende den Erwerber über die mit der Verwendung des Stoffs verbundenen Gefahren, die notwendigen Vorsichtsmaßnahmen und über die ordnungsgemäße Entsorgung unterrichtet hat.

Dies gilt z. B. auch für Stoffe, die mit Totenkopf (GHS06) gekennzeichnet sind oder teilweise GHS08 gekennzeichnete Stoffe, bestimmte ammoniumnitrathaltige Gemische und Kaliumpermanganat.

Bei der Abgabe von Stoffen und Gemischen, die in Anlage 2 aufgeführt sind, ist außerdem ein Abgabebuch zu führen (▸ Frage 59.13).

In Spalte 3 der Anlage sind ggf. Erleichterungen von diesen Vorschriften genannt, wenn die Stoffe nur an Wiederverkäufer, berufsmäßige Verwender oder öffentliche Forschungs-, Untersuchungs- oder Lehranstalten abgegeben werden.

Diese **Bestimmungen gelten nicht** für

▪ bestimmte Klebstoffe, Härter, Mehrkomponentenkleber und Mehrkomponenten-Reparaturspachtel,

▪ Experimentierkästen für chemische oder ähnliche Versuche (bei der Abgabe an Personen über 18 Jahren),

▪ elektronische Zigaretten und Nachfüllbehälter,

▪ Mineralien für Sammlerzwecke,

▪ Heizöl, bestimmte Sonderkraftstoffe und Dieselkraftstoffe.

Literatur

ChemVerbotsV §§ 3, 5, 8, 9
Hügel, Mecking, Kohm. Pharmazeutische Gesetzeskunde
Neukirchen. Pharmazeutische Gesetzeskunde

59.13 Bei welchen Gefahrstoffen muss die Abgabe gemäß Chemikalienverbotsverordnung dokumentiert werden? In welcher Form? *

Stichworte

▪ Dokumentation im Abgabebuch für Stoffe der Anlage 2 (ChemVerbotsV), z. B. akut toxische Stoffe

Antwort

Über die Abgabe von Gefahrstoffen, die in Anlage 2 der Chemikalienverbotsverordnung (ChemVerbotsV) aufgeführt sind, z. B. Ammoniumnitrat oder verschiedene ammoniumnitrathaltige Gemische, Kaliumnitrat, Kaliumpermanganat oder Natriumnitrat, müssen Sie ein **Abgabebuch** führen. Darin muss dokumentiert sein:

- Art und Menge des Stoffs oder Gemischs,
- Datum der Abgabe,
- Verwendungszweck,
- Name und Anschrift des Erwerbers,
- Name des Abgebenden,
- Unterschrift des Käufers.

Das Abgabebuch ist bis 5 Jahre nach der letzten Eintragung aufzubewahren. Der Abgebende muss mindestens 18 Jahre alt, zuverlässig und sachkundig sein. Der Erwerber muss mindestens 18 Jahre alt sein und sich ausweisen können.

Literatur
ChemVerbotsV § 9

Hügel, Mecking, Kohm. Pharmazeutische Gesetzeskunde

Neukirchen. Pharmazeutische Gesetzeskunde

59.14 Ein Kunde möchte einen giftigen Stoff kaufen. Wie gehen Sie vor? *

Stichworte
- Alter über 18
- Gefahrstoffbuch
- Beratung

Antwort
Der Kunde muss **mindestens 18 Jahre** alt sein und sich ausweisen. Seinen Namen und seine Adresse notieren Sie im **Gefahrstoffbuch**. Nach einer **Beratung** über den Umgang mit dem Gefahrstoff und dessen Gefahren und der Aushändigung einer Gebrauchsanweisung, notieren Sie im Gefahrstoffbuch den Namen und die Menge des Stoffs, das Datum der Abgabe, den Verwendungszweck. Sie müssen sich davon überzeugen, dass die geplante Anwendung des Gefahrstoffs erlaubt ist (s. Chemikalienverbotsverordnung). Tragen Sie Ihren Namen als Abgebender in das Gefahrstoffbuch ein. Vor der Abgabe des giftigen Stoffs muss der Kunde noch unterschreiben.

Literatur
ChemVerbotsV §§ 8, 9

Hügel, Mecking, Kohm. Pharmazeutische Gesetzeskunde

Neukirchen. Pharmazeutische Gesetzeskunde

59.15 Welche Gefahrstoffe dürfen nicht in der Freiwahl angeboten werden?

Stichworte
- Anlage 2 ChemVerbotsV (z.B. GHS06, ggf. GHS 08, GHS03, GHS02), bestimmte ammoniumnitrathaltige oder Phosphorwasserstoff-freisetzende Zubereitungen.

59

Antwort

Stoffe und Gemische, die in der Anlage 2 der Chemikalienverbotsverordnung (ChemVerbotsV) aufgeführt sind, z. B. mit GHS06 (Totenkopf) sowie bestimmte **ammoniumnitrat-haltige** oder **Phosphorwasserstoff-freisetzende Zubereitungen**, dürfen nicht in der Selbstbedienung angeboten werden.

Es gelten die Ausnahmen aus ▸ Frage 59.12.

Literatur

ChemVerbotsV § 8
Hügel, Mecking, Kohm. Pharmazeutische Gesetzeskunde
Neukirchen. Pharmazeutische Gesetzeskunde

59.16 Dürfen Pharmazeuten im Praktikum Gefahrstoffe abgeben?

Stichworte

■ Noch keine Sachkenntnis

Antwort

Nein, denn Pharmazeuten im Praktikum verfügen (noch) **nicht über die nötige Sachkenntnis**. Eine Abgabe von Gefahrstoffen darf nur durch eine in dem Betrieb beschäftigte Person erfolgen, die über die nötige Sachkenntnis verfügt. Diese Sachkenntnis besitzt, wer eine entsprechende Prüfung bei der Behörde abgelegt hat, wer die Approbation als Apotheker besitzt, wer Apothekerassistent, Pharmazieingenieur, PTA, Apothekenassistent, Drogist oder geprüfter Schädlingsbekämpfer ist. Auch wer im Rahmen eines Hochschulstudiums eine entsprechende Prüfung bestanden hat und dies durch Vorlage des Zeugnisses nachweisen kann, kann die Sachkunde anerkannt bekommen. Allerdings muss nach neuer Chemikalienverbotsverordnung regelmäßig alle drei Jahre eine halbtägige bzw. alle sechs Jahre eine eintägige Fortbildung in einer anerkannten Einrichtung durchgeführt werden.

Literatur

ChemVerbotsV § 11
Hügel, Mecking, Kohm. Pharmazeutische Gesetzeskunde
Neukirchen. Pharmazeutische Gesetzeskunde

59.17 Woher wissen Sie, mit welchem Gefahrenpiktogramm bzw. –symbol ein Stoff bzw. ein Gemisch gekennzeichnet werden muss?

Stichworte

■ Sicherheitsdatenblatt

Antwort

Die Gefahrenpiktogramme und Gefahren- und Sicherheitshinweise zur Kennzeichnung von Stoffen und Gemischen gemäß der Verordnung (EG) Nr. 1272/2008 können Sie im **Sicherheitsdatenblatt** finden. Das Sicherheitsdatenblatt wird bei der Lieferung vom

Großhandel an die Apotheke beigelegt bzw. als ganzes Loseblattwerk oder elektronisch geliefert. Weitere übliche Nachschlagewerke im Apothekenbetrieb sind Hörath „Gefährliche Stoffe und Zubereitungen", Hörath/Schulz „Gefahrstoff-Verzeichnis" und Kaufmann/Herold „Gefahrstoffrecht für die Apotheke".

Literatur
EG-Stoffliste
Sicherheitsdatenblatt

59.18 Was ist bei der Lagerung brennbarer Flüssigkeiten zu beachten?

Stichworte
- Verbot bestimmter Lagerorte
- Mengenbegrenzung für Lagerorte und Behältnisse

Antwort
An **bestimmten Orten** ist die Lagerung brennbarer Flüssigkeiten **nicht zulässig**:

- in Durchgängen und Durchfahrten,
- in Treppenräumen,
- in allgemein zugänglichen Fluren,
- auf Dächern von Wohnhäusern, Krankenhäusern, Bürohäusern und ähnlichen Gebäuden sowie in deren Dachräumen,
- in Arbeitsräumen,
- in Gast- und Schankräumen.

Für bestimmte brennbare Flüssigkeiten gelten für **Lagerorte und Lagerbehältnisse Mengenbegrenzungen.**

Literatur
Hügel, Mecking, Kohm. Pharmazeutische Gesetzeskunde
Neukirchen. Pharmazeutische Gesetzeskunde
TRbF 20

59.19 Was sind CMR-Stoffe? Was müssen Sie beim Umgang mit diesen Stoffen in der Apotheke beachten?

Stichworte
- Cancerogen
- Mutagen
- Reproduktionstoxisch

Antwort
CMR-Stoffe sind in der Apotheke z. B. die Zytostatika. Hier müssen gemäß Gefahrstoffverordnung z. B. Gefahrenbereiche abgegrenzt und vor unbefugtem Zutritt geschützt werden, entsprechende Vorsorge- und Schutzmaßnahmen sind ggf. zu ergreifen, wie Betriebsanweisung, Sicherheitswerkbänke, Schutzkleidung.

Eine Gesamtliste aller als krebserzeugend (**cancerogen**), erbgutverändernd (**mutagen**) oder fortpflanzungsgefährdend (**reproduktionstoxisch**) bewerteter Stoffe, Tätigkeiten und Verfahren stellt die Bundesanstalt für Arbeitsschutz und Arbeitsmedizin online zur Verfügung: www.baua.de.

Literatur
GefStoffV § 10
TRGS 905

59.20 Was bedeutet REACH?

Stichworte
- Abkürzung für die europäische Verordnung (EG) 1907/2006

Antwort
REACH ist die Abkürzung für **R**egistration, **E**valuation, **A**uthorisation and **R**estriction of **Ch**emicals. Es wird oft als **Abkürzung für die europäische Verordnung** (EG) 1907/2006 verwendet, die sich mit der Registrierung, Bewertung, Zulassung und Beschränkung von Chemikalien befasst.

Gemäß der Verordnung müssen Hersteller, Importeure und ggf. Anwender ihre Chemikalien registrieren, teilweise zulassen und sind für die sichere Verwendung verantwortlich. Zulassungspflichtig sind dabei besonders problematische Stoffe, die z. B. der Umwelt oder dem Menschen schaden können.

Literatur
VO (EG) 1907/2006

59.21 Was bedeutet CLP? Was bedeutet GHS?

Stichworte
- GHS Verordnung (EG) Nr. 1272/2008
- Europäische Verordnung zur Klassifizierung, Verpackung und Kennzeichnung von Chemikalien

Antwort
Mit der GHS-Verordnung (EG) Nr. 1272/2008 wurde auf europäischer Ebene ein neues System für die Einstufung, Kennzeichnung und Verpackung von Stoffen und Gemischen eingeführt. Dieses System dient der Globalen Harmonisierung der Einstufung, Verpackung und Kennzeichnung (GHS: Globally Harmonized System). CLP steht für Classification, Labelling, Packaging.

Seitdem wurden die bis dahin geltenden Gefahrstoffsymbole (schwarz auf orange) gegen Gefahrenpiktogramme (schwarz auf weiß mit rotem Rand) ausgetauscht, R-Sätze in H-Sätze (hazard statements) und S-Sätze in P-Sätze (Precautionary statements) umgewandelt.

Literatur
Verordnung (EG) Nr. 1272/2008 (CLP-Verordnung)

59.22 Was versteht man unter der Explosivgrundstoffverordnung?

Stichworte

- Verordnung (EU) Nr. 98/2013 über die Vermarktung und Verwendung von Ausgangs-stoffen für Explosivstoffe

Antwort

Aufbauend auf dem „EU-Aktionsplan zur Verbesserung der Sicherheit in Bezug auf Explosivstoffe" von 2008 soll durch die Verordnung der Zugang zu Chemikalien, die als Ausgangsstoffe für Bomben missbraucht werden könnten, eingeschränkt werden. Die Verordnung trifft Apotheken, wenn sie Chemikalien in den Verkehr bringen.

Gemäß dieser Verordnung dürfen

- Nitromethan über 30 % (m/m),
- Salpetersäure über 3 % (m/m),
- Kaliumchlorat, Kaliumperchlorat, Natriumchlorat und Natriumperchlorat über 40 % (m/m) und
- Wasserstoffperoxidlösung über 12 % (m/m)

nicht an private Endverbraucher abgegeben werden. Ausgenommen ist die Abgabe als Arzneimittel aufgrund einer ärztlichen Verschreibung.

Die Abgabe von

- Wasserstoffperoxid, 12 % bis 35 % (m/m),
- Salpetersäure, 3 % bis 10 % (m/m), und
- Nitromethan, 30 % bis 40 % (m/m),

an befugte Abnehmer darf nur erfolgen, nachdem folgende Angaben dokumentiert sind:

- Name, Anschrift, Nummer Personalausweis/Reisepass,
- Bezeichnung und Konzentration des Stoffes,
- beabsichtigte Verwendung,
- Ort, Datum,
- Unterschrift des Kunden.

Für die in Anhang 1 und 2 der Verordnung aufgeführten Stoffe gelten Meldepflichten für verdächtige Transaktionen, bei Abhandenkommen oder Diebstahl (an das jeweilige Landeskriminalamt).

59

Literatur
Verordnung (EU) Nr. 98/2013

60 Arzneimittelverschreibungsverordnung (AMVV)

60.1 Was muss auf einem Rezept stehen, damit es beliefert werden darf?

Stichworte
- Angaben für Humanarzneimittel
- Angaben für Tierarzneimittel

Antwort
Auf dem Rezept über **Humanarzneimittel** muss mindestens angegeben sein:

- der Name, die Berufsbezeichnung, die Anschrift und die Telefonnummer des verschreibenden Arztes, Zahn- oder Tierarztes,
- das Datum der Ausfertigung,
- der Name und das Geburtsdatum des Patienten (bei Tierarzneimitteln der Name des Tierhalters und die Zahl und Art der Tiere),
- die Bezeichnung des Fertigarzneimittels bzw. des Wirkstoffs und die Stärke,
- bei einer Rezeptur/Defektur die Zusammensetzung nach Art und Menge,
- ggf. Darreichungsform,
- abzugebende Menge (sonst kleinste Packung abzugeben),
- Gültigkeitsdauer der Verschreibung (sonst 3 Monate gültig),
- eine Gebrauchsanweisung bei Arzneimitteln, die in der Apotheke hergestellt werden sollen,
- die Unterschrift des verschreibenden Arztes.

Für **Tierarzneimittel** muss zusätzlich angegeben sein:

- Tierart und Zahl der zu behandelnden Tiere,
- Indikation,
- Dosierung pro Tier und Tag,
- Dauer der Anwendung,
- Indikation und Wartezeit bei Arzneimitteln, die für Tiere bestimmt sind, die der Gewinnung von Lebensmitteln dienen.

Literatur
AMVV § 2
Hügel, Mecking, Kohm. Pharmazeutische Gesetzeskunde
Neukirchen. Pharmazeutische Gesetzeskunde

60.2 Ihr Stammkunde, Herr Schneider, sagt Ihnen, er bräuchte dringend sein Herzmedikament, hat aber kein Rezept. Wie verhalten Sie sich? *

Stichworte
- Keine Abgabe ohne Rezept
- Ausnahme: Rücksprache mit dem Arzt

Antwort
Sie dürfen auch Ihrem Stammkunden **kein verschreibungspflichtiges Arzneimittel ohne Rezept** abgeben.

Verschreibungspflichtige Arzneimittel dürfen ohne ärztliches Rezept nur in dringenden Fällen nach **Rücksprache mit dem Arzt** abgegeben werden. Der Arzt muss das Rezept dann unverzüglich schriftlich oder elektronisch nachreichen. Sollten Sie den Arzt telefonisch nicht erreichen, müssen Sie Ihren Patienten zum Bereitschaftsdienst schicken.

Für seinen Eigenbedarf bzw. den seines Tieres braucht der Arzt, Zahn- oder Tierarzt keine schriftliche Verschreibung. Prüfen Sie aber, ob der Betreffende wirklich Arzt ist.

Literatur
AMG § 48
AMVV § 4
Hügel, Mecking, Kohm. Pharmazeutische Gesetzeskunde
Neukirchen. Pharmazeutische Gesetzeskunde

60.3 Sind Homöopathika verschreibungspflichtig?

60

Stichworte
- Von Verschreibungspflicht befreit ab D4

Antwort
Homöopathische Arzneimittel sind dann verschreibungspflichtig, wenn sie Stoffe oder Zubereitungen aus Stoffen enthalten, die in der Anlage zur Verordnung über verschreibungspflichtige Arzneimittel genannt sind, und wenn die **Endkonzentration** dieser Arzneimittel im Fertigprodukt die **vierte Dezimalpotenz übersteigt** (also bis einschließlich D3). Einige Homöopathika fallen unter das Betäubungsmittelgesetz. Hier gelten die in den Anhängen des BtMG genannten Grenzkonzentrationen.

Literatur
AMVV § 5
Hügel, Mecking, Kohm. Pharmazeutische Gesetzeskunde
Neukirchen. Pharmazeutische Gesetzeskunde

60,4   Welche Arzneimittel sind verschreibungspflichtig? Wovon hängt die Verschreibungspflicht ab?   *

Stichworte

■ Potenziell gesundheitsgefährdende oder missbräuchlich verwendete Arzneimittel

Antwort

Arzneimittel, die Stoffe enthalten, die die **Gesundheit** auch bei bestimmungsgemäßem Gebrauch **gefährden können**, wenn sie ohne ärztliche, zahn- oder tierärztliche Überwachung angewendet werden, deren Wirkungen in der medizinischen Wissenschaft nicht allgemein bekannt oder die häufig in erheblichem Umfang **missbräuchlich verwendet** werden, sind der Verschreibungspflicht unterstellt.

Verschreibungspflichtige Arzneimittel sind in einer speziellen Verordnung, der Verordnung über die Verschreibungspflicht von Arzneimitteln, aufgelistet.

Die Verschreibungspflicht eines Arzneimittels kann auch abhängig sein von seiner Packungsgröße, Indikation und Stärke. So ist z. B. Diclofenac zur oralen Anwendung verschreibungspflichtig, ausgenommen zur Behandlung leichter bis mäßig starker Schmerzen und Fieber in einer Dosierung bis 25 mg je abgeteilter Form und einer Tagesdosis von 25 bis maximal 75 mg für eine maximale Anwendungsdauer von drei (Antipyrese) oder vier (Analgesie) Tagen.

Literatur

AMG § 48

AMVV, Anlage

Hügel, Mecking, Kohm. Pharmazeutische Gesetzeskunde

Neukirchen. Pharmazeutische Gesetzeskunde

60.5   Was ist bei der Verschreibung von Lenalidomid, Pomalidomid oder Thalidomid zu beachten?

Stichworte

■ Spezielle Verschreibung
■ 6 Tage gültig
■ Angaben auf der Verschreibung

Antwort

Die Verschreibung von Arzneimitteln mit den Wirkstoffen Lenalidomid, Pomalidomid oder Thalidomid muss auf einem nummerierten, zweiteiligen **amtlichen Vordruck** des BfArM erfolgen. Es gilt für Frauen im gebärfähigen Alter als Höchstmenge der Bedarf für vier Wochen, ansonsten zwölf Wochen. Das Rezept ist bis zu **sechs Tage nach Ausstellung gültig**.

Auf dem Rezept müssen vom Arzt **zusätzlich folgende Angaben** gemacht werden:

- Bestätigung des Arztes, dass die Sicherheitsmaßnahmen gemäß der aktuellen Fachinformation des entsprechenden Fertigarzneimittels eingehalten werden, insbesondere, dass erforderlichenfalls ein Schwangerschafts-Präventionsprogramm durchgeführt wird,
- dass der Patientin oder dem Patienten vor Beginn der medikamentösen Behandlung geeignete medizinische Informationsmaterialien und die aktuelle Gebrauchsinformation des entsprechenden Fertigarzneimittels ausgehändigt wurden,
- Vermerk, ob die Behandlung innerhalb oder außerhalb der zugelassenen Anwendungsgebiete erfolgt.

Die Apotheke muss die Durchschrift der Verschreibung dem BfArM spätestens eine Woche nach Vorlage schicken.

Literatur
AMVV § 3a

60

61 Sonstige Rechtsfragen

61.1 Wie kann eine gleichbleibend hohe Qualität bei der Versorgung der Bevölkerung mit Arzneimitteln und bei der Beratung in der Apotheke gesichert werden? *

Stichworte
- Interne Qualitätskontrolle: QMS in der Apotheke
- Externe Qualitätskontrolle: Zertifizierung, ZL-Ringversuche, Pseudo-Customer

Antwort

Der Apothekenleiter ist verpflichtet, ein Qualitätsmanagement-System entsprechend Art und Umfang der pharmazeutischen Tätigkeiten zu betreiben. Dabei müssen die betrieblichen Abläufe festgelegt und dokumentiert werden. Es muss insbesondere gewährleisten, dass die Arzneimittel nach Stand von Wissenschaft und Technik hergestellt, geprüft und gelagert werden und dass Verwechslungen vermieden werden sowie eine ausreichende Beratungsleistung erfolgt. Der Apothekenleiter muss dafür sorgen, dass regelmäßig Selbstinspektionen durch pharmazeutisches Personal zur Überprüfung der betrieblichen Abläufe vorgenommen werden und erforderlichenfalls Korrekturen erfolgen. Darüber hinaus sollte die Apotheke an regelmäßigen Maßnahmen zu externen Qualitätsüberprüfungen teilnehmen. Die Maßnahmen müssen dokumentiert werden.

Zweck eines **Qualitätsmanagement-Systems (QMS)** ist die Gewährleistung einer gleichbleibend hohen und gesicherten Qualität bei der Versorgung der Bevölkerung mit Arzneimitteln und die Sicherstellung und Verbesserung der Beratungsqualität. Daher ist die Pflicht zur Einführung eines QMS auch Bestandteil der Apothekenbetriebsordnung.

Wichtig ist bei der **internen Qualitätskontrolle** die Dokumentation der einzelnen Abläufe des Apothekenbetriebs von der Herstellung von Arzneimitteln bis zu deren Abgabe und allen Dienstleistungen. Durch regelmäßige Schulungen werden Fehlerquellen in allen Bereichen leichter entdeckt und eingefahrene Arbeitsmuster überdacht und gegebenenfalls geändert. Trotz der anscheinend stark reglementierten Vorgehensweise bleibt ein weiter Gestaltungsspielraum, der individuelle Lösungen für die einzelne Apotheke zulässt. Die verpflichtende interne Qualitätskontrolle wird internes Audit genannt.

Im Rahmen von besonderen Versorgungsformen wie z. B. der integrierten Versorgung können Apotheken Einzelverträge mit Krankenkassen abschließen. Ein QM-System der Apotheke ist dabei für den Vertragspartner Krankenkasse von großer Bedeutung, teilweise sogar gefordert.

Möglichkeiten der **externen Qualitätskontrolle** sind die **Zertifizierung**, die Durchführung externer Audits, die Teilnahme an den **ZL-Ringversuchen** sowie die Kontrolle der Beratungsqualität durch Testkäufe sogenannter **Pseudo-Customer**. Die externe Qualitätskontrolle ist nicht verpflichtend, sollte aber durchgeführt werden.

Literatur
ApBetrO § 2a
Gebler, Kindl. Pharmazie für die Praxis

61.2 Was ist der Unterschied zwischen einem Reimport und einem Parallelimport? *

Stichworte
- Reimport: Herstellung in Deutschland
- Parallelimport: Herstellung im Ausland

Antwort
Reimport: Bei Reimporten handelt es sich um Arzneimittel, die in Deutschland hergestellt und ins (europäische) Ausland exportiert wurden. Sie werden nun wiederum aufgrund der niedrigeren Preise nach Deutschland reimportiert. Die Preise in anderen europäischen Ländern sind häufig niedriger, da die Abgabepreise der Arzneimittelfirmen im Ausland oft günstiger sind als in Deutschland. Häufig werden die Arzneimittelpreise im Ausland staatlich subventioniert und liegen deshalb unter denen des deutschen Marktes.

Der Importeur braucht vor dem Inverkehrbringen in Deutschland eine Zulassung. Das Zulassungsverfahren ist aber stark vereinfacht, da sich der Antragsteller auf die Zulassungsunterlagen des Originalherstellers berufen kann.

Parallelimport: Bei Parallelimporten handelt es sich um Arzneimittel, die den gleichen oder einen sehr ähnlichen Namen und die gleiche Zusammensetzung wie ein in Deutschland zugelassenes Präparat haben. Parallelimporte werden im Ausland hergestellt und nach Deutschland importiert. Deutsche Importeure beziehen die Ware von Herstellern aus anderen EU-Staaten zu Preisen, die niedriger sind als in Deutschland, weil dort zum Beispiel die Löhne, Lohnnebenkosten oder Steuern niedriger sind oder weil dort niedrigere Preise staatlich vorgeschrieben sind. Auch bei Parallelimporten benötigt der Importeur eine Zulassung für das Inverkehrbringen in Deutschland. Wie bei den Reimporten ist das Zulassungsverfahren stark vereinfacht, da der Importeur sich auch hier auf die Zulassung des Originalpräparats berufen kann.

Literatur
Wessinger, Mecking. Vademecum für Pharmazeuten

61

61.3 Was machen Sie, wenn Ihnen ein Kunde ein Arzneimittel mit schlechter Qualität zurückbringt? *

Stichworte
- Arzneimittelkommission der Deutschen Apotheker
- Stufenplan

Antwort

Wenn ein Kunde ein Arzneimittel in die Apotheke zurückbringt, das nach seinen Angaben in der Qualität nicht den Anforderungen entspricht, so überprüfen Sie bzw. der dafür beauftragte Apotheker dies. Kommen Sie zu dem Ergebnis, dass ein Qualitätsmangel vorliegt, der vermutlich vom Hersteller verursacht wurde, füllen Sie einen Meldebogen der **Arzneimittelkommission der Deutschen Apotheker** (AMK) aus und senden ihn zusammen mit dem fraglichen Arzneimittel ein.

Bei der AMK wird das Arzneimittel gegebenenfalls nochmals überprüft und es werden, wenn sich der Qualitätsmangel bestätigt, die Bundesoberbehörde (BfArM, Paul-Ehrlich-Institut), die zuständigen Landesbehörden und der Hersteller informiert.

Das BfArM nimmt Kontakt mit dem betroffenen pharmazeutischen Unternehmen auf und versucht so, die Häufigkeit, die möglichen Ursachen und den Grad der Gefährdung durch den Qualitätsmangel zu ermitteln. Dies entspricht nach **Stufenplan** dem Verfahren nach der sogenannten Gefahrenstufe I.

Wenn sich der Verdacht auf Arzneimittelrisiken nach Prüfung der vorliegenden Unterlagen durch das BfArM als unbegründet erweist, wird das Verfahren auf der Gefahrenstufe I abgeschlossen, ebenso, wenn der pharmazeutische Unternehmer eigenverantwortlich angemessene Maßnahmen zur Abwehr der Risiken ergreift (ggf. Chargenrückruf). Ergibt der Informationsaustausch die Gefahrenstufe I oder ergeben die Meldungen und sonstigen Informationen einen begründeten Verdacht auf ein gesundheitliches Risiko und hat der pharmazeutische Unternehmer keine geeigneten Maßnahmen getroffen, so ist die Gefahrenstufe II erreicht. Das BfArM hält konkrete Maßnahmen zur Gewährleistung der Arzneimittelsicherheit für erforderlich. Dies wird dem pharmazeutischen Unternehmer mitgeteilt und er wird dazu angehört. Im extremsten Fall kann die Rücknahme oder das Ruhen der Zulassung angeordnet werden.

Literatur

AMG §§ 62, 63
ApBetrO § 21
Hügel, Mecking, Kohm. Pharmazeutische Gesetzeskunde
Neukirchen. Pharmazeutische Gesetzeskunde

61.4 Wo finden sich verbindliche Richtlinien zur Werbegestaltung einer Apotheke?

Stichworte
- HWG, LFGB, Werberichtlinien der Landesapothekerkammern, Gesetz gegen unlauteren Wettbewerb

Antwort
Die Werbung für Arzneimittel, Medizinprodukte und andere Mittel, Verfahren, Behandlungen und Gegenstände, soweit sich die Werbeaussagen auf die Erkennung, Beseitigung, Linderung von Krankheiten, Leiden, Körperschäden oder krankhaften Beschwerden beziehen, sowie operative plastisch-chirurgische Eingriffe (ohne medizinische Notwendigkeit) muss dem **Heilmittelwerbegesetz** (HWG) entsprechen.

Lebensmittelwerbung (also auch die Werbung für Nahrungsergänzungsmittel) und die Werbung für Kosmetika ist im **Lebensmittel-, Bedarfsgegenstände- und Futtermittelgesetzbuch** (LFGB) geregelt.

Des Weiteren muss bezüglich der Apothekenwerbung die **Berufsordnung der jeweiligen Landesapothekerkammer** und das **Gesetz gegen den unlauteren Wettbewerb** beachtet werden.

Literatur
Berufsordnung der LAK
Hügel, Mecking, Kohm. Pharmazeutische Gesetzeskunde
HWG
LFGB §§ 19, 20, 27
Neukirchen. Pharmazeutische Gesetzeskunde
UWG §§ 1–8

61.5 Sie wollen ein Schaufenster mit Arzneimitteln gestalten: Dürfen Sie das? Wie muss die Werbung aussehen?   *

Stichworte
- Keine irreführende Werbung
- Ausgeschlossene Krankheiten
- Keine vergleichende Werbung

Antwort
Bei der Schaufensterwerbung mit Arzneimitteln müssen Sie das Heilmittelwerbegesetz (HWG) beachten. Für verschreibungspflichtige Arzneimittel darf außerhalb der Fachkreise, also z. B. im Schaufenster nicht geworben werden. Auch eine Werbung für zulassungspflichtige und nicht zugelassene Arzneimittel (z. B. aus dem Ausland oder außerhalb der zugelassenen Indikationen) ist nicht erlaubt. Sie dürfen **keine irreführende Werbung** betreiben, d. h. Sie dürfen nicht mit Wirkungen werben, die das Arzneimittel nicht hat. Sie dürfen keine falschen Angaben zur Zusammensetzung oder Beschaffenheit des Arzneimittels machen. Außerdem darf die Werbung nicht den Eindruck erwecken, dass das Arzneimittel mit Sicherheit wirkt oder dass bei bestimmungsgemäßem oder längerem

61

Gebrauch keine schädlichen Wirkungen eintreten. Bei Laien darf für Arzneimittel, die psychotrope Wirkstoffe mit der Gefahr der Abhängigkeit enthalten und die dazu bestimmt sind, bei Menschen die Schlaflosigkeit oder psychische Störungen zu beseitigen oder die Stimmungslage zu beeinflussen nicht geworben werden. Dies gilt auch für Arzneimittel zur Notfallkontrazeption. Die Werbung darf sich auf **bestimmte Krankheiten** und Leiden nicht beziehen, wie z. B.

Krankheiten und Leiden beim Menschen:

- nach dem Infektionsschutzgesetz meldepflichtige Erkrankungen oder durch meldepflichtige Krankheitserreger verursachte Infektionen (▶ Frage 61.6),
- bösartige Neubildungen,
- Suchtkrankheiten, ausgenommen Nicotinabhängigkeit,
- krankhafte Komplikationen der Schwangerschaft, der Entbindung und des Wochenbetts.

Krankheiten und Leiden beim Tier:

- anzeige- oder meldepflichtige Seuchen oder Krankheiten,
- bösartige Neubildungen,
- bakterielle Eutererkrankungen bei Kühen, Ziegen und Schafen,
- Kolik bei Pferden und Rindern.

Da sich die Schaufensterwerbung an Laien richtet, dürfen Sie für Arzneimittel z. B. nicht mit Angaben oder Darstellungen, die sich auf eine Empfehlung von Wissenschaftlern, von im Gesundheitswesen tätigen Personen oder anderen Personen, die aufgrund ihrer Bekanntheit zum Arzneimittelverbrauch anregen können, werben. Auch die Wiedergabe von Krankengeschichten, Dankschreiben, Empfehlungsschreiben oder die bildliche Darstellung von Veränderungen des menschlichen Körpers durch Krankheiten oder Verletzungen, wenn diese in missbräuchlicher, abstoßender oder irreführender Weise erfolgen oder durch eine ausführliche Beschreibung oder Darstellung zu einer falschen Selbstdiagnose verleiten kann, sind nicht erlaubt. Eine **vergleichende Werbung**, die nahe legt, dass die Wirkung eines Arzneimittels derjenigen eines anderen Arzneimittels entspricht oder überlegen ist, ist außerhalb der Fachkreise ebenfalls nicht gestattet.

Literatur

Hügel, Mecking, Kohm. Pharmazeutische Gesetzeskunde
HWG §§ 3, 3a, 10, 11, 12
Neukirchen. Pharmazeutische Gesetzeskunde

61.6   Ist eine Schaufensterdekoration zum Thema Grippe erlaubt?

Stichworte

- Grippe: meldepflichtige Erkrankung
- Laienwerbung nur für grippale Infekte

Antwort

Die echte **Grippe**, durch Influenza-Viren verursacht, ist eine **meldepflichtige Erkrankung** und unterliegt damit der Anlage zu § 12 Heilmittelwerbegesetz (HWG). Die Werbung außerhalb der Fachkreise ist damit unzulässig.

Eine entsprechende Werbeanzeige in der Deutschen Apotheker Zeitung wäre zulässig, da dies **keine Laienwerbung** darstellt. Eine Schaufenstergestaltung mit Arzneimitteln gegen **grippale Infekte** wäre ebenfalls zulässig, wenn sie im Rahmen des HWG gestaltet ist.

Literatur

Hügel, Mecking, Kohm. Pharmazeutische Gesetzeskunde
HWG § 12
Neukirchen. Pharmazeutische Gesetzeskunde

61.7 Was ist Laienwerbung?

Stichworte

- Werbung außerhalb der Fachkreise

Antwort

Unter Laienwerbung versteht man die **Werbung außerhalb der Fachkreise**, d. h. die Zielgruppe besteht nicht aus Angehörigen der Heilberufe oder des Heilgewerbes oder aus sonstigen Personen, die mit Arzneimitteln, Medizinprodukten, Verfahren oder Behandlungen erlaubterweise Handel treiben oder sie in Ausübung ihres Berufes anwenden.

Literatur

Hügel, Mecking, Kohm. Pharmazeutische Gesetzeskunde
HWG § 2
Neukirchen. Pharmazeutische Gesetzeskunde

61.8 Ist eine Schaufensterwerbung mit dem Satz „… wir sind immer mit guter Beratung für Sie da!" zulässig?

Stichworte

- Beratungspflicht

Antwort

Jede Apotheke hat nach § 20 der Apothekenbetriebsordnung die **Pflicht zur Information und Beratung** der Kunden und Ärzte. Der besondere Hinweis auf die gute Beratung ist somit eine Werbung mit Selbstverständlichkeiten und gemäß des Gesetzes gegen den unlauteren Wettbewerb (UWG) ein Verstoß gegen gute Sitten. Aus demselben Grund verstößt eine derartige Werbung auch gegen die Berufsordnung der Landesapothekerkammern.

Literatur

ApBetrO § 20
Berufsordnung der LAK
Hügel, Mecking, Kohm. Pharmazeutische Gesetzeskunde
Neukirchen. Pharmazeutische Gesetzeskunde
UWG § 2

61

61.9   Wie bewerten Sie folgenden Apothekenflyer?

Geworben wird für Nahrungsergänzungsmittel, Kosmetika, sowie für Umckaloabo®. Am unteren Rand befinden sich Gutscheine, mit denen der Kunde bestimmte Kosmetika günstiger erwerben kann.

Stichworte
- HWG, UWG

Antwort
Eine Apotheke darf mit einem Flyer mit Gutscheinen werben, solange die Bestimmungen des **HWG** bzw. des **UWG** eingehalten werden (▸ Frage 61.4, ▸ Frage 61.5). Wären auf dem Flyer auch verschreibungspflichtige Arzneimittel, so wäre dies nicht erlaubt. Auch muss der Satz „Zu Risiken und Nebenwirkungen lesen Sie die Packungsbeilage und fragen Sie Ihren Arzt oder Apotheker" deutlich lesbar sein. Die Gutscheine dürfen nicht bei der Abgabe verschreibungspflichtiger Arzneimittel abgerechnet werden, da dies ein Verstoß gegen die Arzneimittelpreisverordnung (AMPreisV) wäre.

Je nach Aufmachung könnte noch ein Verstoß gegen die Berufsordnung vorliegen. Hier wäre die LAK für die Ahndung zuständig.

Literatur
HWG §§ 4, 6, 7, 10, 11

61.10   Darf ein Arzt auf der Rückseite seiner Visitenkarten Werbung für eine Apotheke machen?   *

Stichworte
- ApoG
- Berufsordnung
- UWG

Antwort
Eine derartige Werbung würde zum einen gegen § 11 **ApoG** verstoßen, da es sich um eine unerlaubte Absprache handeln würde. Zum anderen würden sowohl der Arzt als auch der Apotheker gegen ihre **Berufsordnung** verstoßen. Zudem stellt dies einen Verstoß gegen das **UWG** dar.

Literatur
ApoG § 11
UWG § 3

61.11 **Welches Gesetz ist relevant, wenn Sie Thomapyrin® im Schaufenster ausstellen?**

Stichworte
■ Heilmittelwerbegesetz

Antwort
Wenn Sie Thomapyrin® im Schaufenster ausstellen, betreiben Sie Werbung mit Arzneimitteln. Die Werbung mit Arzneimitteln ist im **Heilmittelwerbegesetz** (HWG) geregelt. Die Voraussetzungen für eine derartige Werbung finden Sie in der Antwort zu ▸ Frage 61.5.

Literatur
Hügel, Mecking, Kohm. Pharmazeutische Gesetzeskunde
HWG § 1
Neukirchen. Pharmazeutische Gesetzeskunde

61.12 **Sie sehen in der Deutschen Apotheker Zeitung eine Anzeige für ein Zink-Präparat, das zur Infektionsprophylaxe und zur schnelleren Wundheilung angepriesen wird. Wer überwacht diese Werbungen?**   *

Stichworte
■ Heilmittelwerbegesetz: Regierungspräsidium/Bezirksregierung
■ Gesetz gegen den unlauteren Wettbewerb: Berufsverbände, Landesapothekerkammern

Antwort
Bei diesem Zink-Präparat handelt es sich um ein Arzneimittel. Die Werbung für Arzneimittel ist im **Heilmittelwerbegesetz (HWG)** geregelt. Zuständig für die Überwachung des HWG sind die **Regierungspräsidien/Bezirksregierungen.** Außerdem gilt für jede Art von Werbung das **Gesetz gegen den unlauteren Wettbewerb (UWG)**, das andere Unternehmer als Konkurrenten vor unseriösem Wettbewerb schützen soll. Die Kontrolle übernehmen die **Berufsverbände** und die **Landesapothekerkammern.**

Literatur
Hügel, Mecking, Kohm. Pharmazeutische Gesetzeskunde
HWG § 1
Neukirchen. Pharmazeutische Gesetzeskunde
UWG

61

61.13 Was ist als Zugabe zulässig? Wo finden sich hierzu Richtlinien?

Stichworte
- Berufsordnung
- Geringwertige Zugabe

Antwort
Es gibt keine genauen Grenzen dafür, wie viel eine Zugabe wert sein darf. Es verstößt aber sowohl gegen das HWG, wenn die Zugaben einen „geringen Wert" überschreiten, als auch gegen die **Berufsordnung**, wenn Geschenke gemacht werden, die die freie Apothekenwahl eines Kunden beeinflussen. Es muss sich also um eine **geringwertige Zugabe** handeln (in der Größenordnung von ca. 50 Cent). Werbegaben für Angehörige der Heilberufe sind nur erlaubt, wenn sie von geringem Wert sind und zur Verwendung in der ärztlichen, tierärztlichen oder pharmazeutischen Praxis bestimmt sind. Die Abgabe von Kundenzeitschriften ist erlaubt.

Literatur
Berufsordnung
Hügel, Mecking, Kohm. Pharmazeutische Gesetzeskunde
HWG § 7

61.14 Wer erlässt eine Berufsordnung für Apotheker?
Was wird dort geregelt?   *

Stichworte
- Landesapothekerkammern
- Rechte und Pflichten eines Apothekers

Antwort
Die **Landesapothekerkammern** erlassen jeweils eine Berufsordnung. In dieser Berufsordnung werden die **Rechte und Pflichten eines Apothekers** aufgeführt.
   Beispiele:

- Verpflichtung zur Gewissenhaftigkeit und Verschwiegenheit,
- Verhalten gegenüber anderen Berufsangehörigen,
- Verbote bestimmter Wettbewerbsmaßnahmen, die dem Ansehen des Apothekerberufs schaden.

Literatur
Berufsordnung
Hügel, Mecking, Kohm. Pharmazeutische Gesetzeskunde

61.15 Was steht in der Bundes-Apothekerordnung? Was ist der Unterschied zur Approbationsordnung?

Stichworte
- Bundes-Apothekerordnung: Rahmendaten des Apothekerberufs
- Approbationsordnung: Ablauf der Ausbildung

Antwort
In der **Bundes-Apothekerordnung** werden die **Voraussetzungen, Rechte und Pflichten für die Ausübung des Apothekerberufs** genannt.
Beispiele:

- Aufgabe des Apothekers: Versorgung der Bevölkerung mit Arzneimitteln,
- Voraussetzung für die Ausübung des Apothekerberufs: Approbation oder bei vorübergehender Tätigkeit Genehmigung.

In der **Approbationsordnung** für Apotheker ist der **Ablauf der Ausbildung** geregelt. Sie enthält eine Auflistung der Ausbildungs- und Prüfungsinhalte sowie Regelungen zu den formalen Abläufen der Ausbildung und der Prüfungen.

Literatur
BApO
Hügel, Mecking, Kohm. Pharmazeutische Gesetzeskunde

61.16 Ein 13-jähriges Mädchen kommt in die Apotheke mit einem Zettel von der Mutter auf dem steht: „Bitte geben Sie meinem Kind 10 Paracetamol-Zäpfchen 250 mg." Der Zettel ist versehen mit Datum und Unterschrift der Mutter. Geben Sie dem Kind die Zäpfchen?

Stichworte
- Kein generelles Abgabeverbot an Kinder

Antwort
Bei der Arzneimittelabgabe an Kinder ist Ihr Urteilsvermögen gefragt. Es gibt **kein generelles Abgabeverbot an Kinder**, aber Sie müssen als Apotheker sicherstellen, dass das Kind oder andere nicht gefährdet werden. Bei einem 13-jährigen Mädchen, das zusätzlich noch ein Schreiben der Mutter bei sich hat, muss man nicht grundsätzlich von einer Gefährdung ausgehen. Ihrer Beratungspflicht können Sie nachkommen, indem Sie einen Hinweis beilegen, dass die Packungsbeilage gut beachtet werden sollte. Verpacken Sie das Arzneimittel in eine Tüte, dann können Sie es gut verschlossen mitgeben.

Bei kleineren Kindern oder wenn Sie Zweifel an der Zuverlässigkeit des Kindes haben, müssen Sie die Abgabe gegebenenfalls verweigern.

61

Literatur
ApBetrO § 17
Hügel, Mecking, Kohm. Pharmazeutische Gesetzeskunde
Neukirchen. Pharmazeutische Gesetzeskunde

61.17 Was kann zum Widerruf der Approbation führen?

Stichworte
- Unwürdigkeit, Unzuverlässigkeit, körperliche Gebrechen, Sucht

Antwort
Die Approbation muss widerrufen werden, wenn sich der Apotheker eines Verhaltens schuldig macht, aus dem sich eine **Unwürdigkeit** oder **Unzuverlässigkeit** zur Ausübung des Apothekerberufs ergibt, z. B. durch eine schwerwiegende Straftat im Zusammenhang mit der Arzneimittelversorgung der Bevölkerung. Wenn der Apotheker durch **körperliche Gebrechen**, wegen Schwäche seiner geistigen oder körperlichen Kräfte oder wegen **Sucht** unfähig oder ungeeignet ist, den Apothekerberuf weiter auszuüben, so kann die Approbation widerrufen werden.

Literatur
BApO § 6
Hügel, Mecking, Kohm. Pharmazeutische Gesetzeskunde

61.18 Wozu braucht man eine Approbation als Apotheker?

Stichworte
- Berufsausübung

Antwort
Nach § 2 der Bundes-Apothekerordnung brauchen Sie, wenn Sie in Deutschland den **Apothekerberuf ausüben** wollen, eine Approbation. Wenn Sie nur vorübergehend als Apotheker in Deutschland arbeiten wollen, genügt eine Erlaubnis der Behörde.

Literatur
BApO § 2
Hügel, Mecking, Kohm. Pharmazeutische Gesetzeskunde

61.19 Kann ein Apothekenleiter die Räume einer zweiten Apotheke vermieten? *

Stichworte

- Fester Mietzins
- Kein Einfluss auf die Betriebsführung

Antwort

Ja. Ein Apothekenleiter darf bis zu 4 Apotheken in Deutschland betreiben. Er muss eine dieser Apotheken persönlich leiten. Es spricht aber nichts dagegen, die Räume einer weiteren Apotheke zu vermieten, wenn dabei ein **fester Mietzins** vereinbart wird und der Vermieter **keinen Einfluss auf die Betriebsführung** der vermieteten Apotheke nimmt.

Literatur

ApBetrO § 2
ApoG § 2
Hügel, Mecking, Kohm. Pharmazeutische Gesetzeskunde
Neukirchen. Pharmazeutische Gesetzeskunde

61.20 Was sind Aufbereitungsmonographien? Welchen Stellenwert haben die Aufbereitungsmonographien der ESCOP?

Stichworte

- Stand der Phytotherapie, zusammengestellt durch Fachkommissionen

Antwort

Unter einer Aufbereitungsmonographie versteht man eine wissenschaftliche Monographie, die von **Fachkommissionen** erstellt wurde, um alle relevanten Daten für die Nachzulassung von Arzneimitteln zusammenzustellen. Erstellt wurden diese Aufbereitungsmonographien zum Beispiel von der Kommission E für Phytotherapeutika. Seit 1989 wird diese Arbeit durch die ESCOP (European Scientific Cooperative on Phytotherapy), die Dachorganisation für die nationalen Fachgesellschaften auf europäischer Ebene, übernommen. Die Monographien der ESCOP stellen den **derzeitigen Stand der Phytotherapie** dar und werden sowohl für Zulassungs- als auch Nachzulassungsverfahren eingesetzt. Mit der Einführung der vereinfachten Registrierung für traditionelle Arzneimittel innerhalb der EU wurde 2004 das HMPC (Committee on Herbal Medicinal Products) etabliert. Seine Aufgabe besteht in der Harmonisierung der europäischen Regularien für Phytotherapeutika. Es erarbeitet Monographien für pflanzliche Wirkstoffe u. a. als Entscheidungsgrundlage für Zulassungsbehörden in der EU.

Literatur

Bundesinstitut für Medizinprodukte. www.bfarm.de
DocCheck Flexikon
Gesellschaft für Phytotherapie. www.phytotherapy.org

61

61.21 Nennen Sie Beispiele für Lebensmittel, die eine Arzneibuchmonographie haben?

Stichworte

- Alkohol, Glucose, Pfefferminzblätter, Kamillenblüten

Antwort

Zum Beispiel **Alkohol, Glucose, Pfefferminzblätter** oder **Kamillenblüten** sind zum Teil als Lebensmittel, zum Teil als Arzneimittel im Handel. Wichtig für die Apotheke ist, dass bei einer Verarbeitung oder Abgabe als Arzneimittel die Qualität und Reinheit der Arzneibuchmonographie erfüllt sein muss.

Literatur

Deutsches Arzneibuch
Europäisches Arzneibuch

61.22 Was steht in der Arzneimittelhandelsverordnung? *

Stichworte

- Einrichtung eines Qualitätssicherungssystems
- Qualifiziertes Personal
- Hygieneplan
- Dokumentationspflicht

Antwort

Wer Großhandel mit Arzneimitteln betreiben will, braucht dazu nach § 52a AMG eine Erlaubnis der Behörde. Für diese Erlaubnis muss er sich unter anderem verpflichten, die Vorgaben der Arzneimittelhandelsverordnung einzuhalten.

Die Arzneimittelhandelsverordnung legt fest, dass Betriebe, die Großhandel mit Arzneimitteln betreiben oder Arzneimittelvermittler nach dem AMG sind, die EU-Leitlinien für die Gute Vertriebspraxis von Arzneimitteln verpflichtend einhalten. Hierfür müssen sie ein funktionierendes **Qualitätssicherungssystem einrichten**, um sicherzustellen, dass die Qualität der Arzneimittel nicht nachteilig beeinflusst wird, Verwechslungen vermieden werden und ein ausreichendes System der Rückverfolgung einschließlich der Durchführung eines Rückrufes besteht. Das **Personal** muss ausreichend **fachlich qualifiziert** sein und darf nur entsprechend seiner Qualifikation eingesetzt werden. Ein Verantwortlicher ist zu benennen, der für den ordnungsgemäßen Ablauf und die Einhaltung der gesetzlichen Bestimmungen verantwortlich ist.

Die Betriebsräume und deren Einrichtung müssen für einen ordnungsgemäßen Betrieb geeignet sein. Ein **Hygieneplan** soll vorhanden sein. Über Art und Menge der erworbenen und abgegebenen Arzneimittel (bei Abgabe z. B. an andere Großhandlungen inklusive Chargenbezeichnung) sowie über Lieferanten und Bezieher sind **Aufzeichnungen** zu führen. Bei Blutzubereitungen, Sera aus menschlichem Blut und gentechnisch hergestellten Blutbestandteilen ist zum Zwecke der Rückverfolgbarkeit auch die Chargenbezeichnung bei der Lieferung an Betriebe zur Abgabe an Endverbraucher und das Datum der Abgabe aufzuzeichnen. Ebenso ist das Umfüllen, Abpacken, die Rücknahme und das

Vernichten von Arzneimitteln zu dokumentieren. Eine Verfahrensanweisung für die Durchführung von Rückrufen muss vorhanden sein. Über jeden Verdacht einer Arzneimittelfälschung sind die zuständige Behörde und der Zulassungsinhaber unverzüglich zu informieren.

Literatur

AM-HandelsV §§ 1–9

61.23 Wie heißen Arzneimittel für seltene Krankheiten? Gibt es für diese Arzneimittel Erleichterungen? *

Stichworte

- Orphan drugs/Orphan medicinal products
- Exklusive Vermarktungsrechte
- Günstigere Zulassungsgebühren

Antwort

Arzneimittel zur Behandlung seltener Krankheiten, die bei weniger als fünf von zehntausend Personen auftreten, nennt man **Orphan drugs** oder **Orphan medicinal products** (Orphan = Waise). Es gibt eine europaweit geltende Verordnung über Arzneimittel für diese seltenen Krankheiten.

Da die Entwicklung von Arzneimitteln für derartige Erkrankungen wirtschaftlich nicht sehr rentabel ist, sollen z. B. **exklusive Vermarktungsrechte** für das ausgewiesene therapeutische Anwendungsgebiet über einen Zeitraum von zehn Jahren und **teilweise oder vollständig erlassene Zulassungsgebühren** die Firmen zu mehr Entwicklungsarbeit auf diesen Gebieten animieren. Eine weitere Voraussetzung für diese Vergünstigungen ist, dass bisher in der EU noch keine zufriedenstellende Methode für die Diagnose, Verhütung oder Behandlung der Krankheit zugelassen wurde oder dass das neue Arzneimittel von erheblichem Nutzen für die Krankheit sein wird.

Literatur

Orphan-drug-Verordnung (EG) Nr. 141/2000

61.24 Welche Lagerungsvorschriften gibt es für Rezeptursubstanzen? Wo können Sie nachlesen, wie Sie welche Substanz zu lagern haben?

61

Stichworte

- ApBetrO

Antwort

Nach § 16 **Apothekenbetriebsordnung** müssen auch Ausgangsstoffe übersichtlich und so gelagert werden, dass ihre Qualität nicht nachteilig beeinflusst wird und Verwechslungen vermieden werden. Die Vorschriften der Gefahrstoffverordnung müssen beachtet werden. Die Vorratsbehältnisse müssen gut lesbar und dauerhaft beschriftet sein.

Die Lagerungshinweise des Arzneibuchs sind zu beachten. Bei der Kennzeichnung ist eine gebräuchliche wissenschaftliche Bezeichnung zu verwenden, die den Inhalt eindeutig angibt. Auf den Behältnissen ist das Verfalldatum oder ggf. ein Nachprüfdatum anzugeben.

Literatur
ApBetrO § 16
Hügel, Mecking, Kohm. Pharmazeutische Gesetzeskunde
Neukirchen. Pharmazeutische Gesetzeskunde

61.25 Was ist Inhalt des Transfusionsgesetzes? Was muss in der Apotheke dokumentiert werden? Warum?   *

Stichworte
- Regelung der Gewinnung und Anwendung von Blut und Blutprodukten
- Dokumentation zur Rückverfolgung bei Verdacht auf Infektionsfälle

Antwort
Das Transfusionsgesetz (genauer: Gesetz zur Regelung des Transfusionswesens) **regelt die Gewinnung und die Anwendung von Blut und Blutprodukten** mit dem Ziel der größtmöglichen Sicherheit der Bevölkerung.

Inhalt ist die Regelung der räumlichen und personellen Voraussetzungen für Blutspendeeinrichtungen, der Anforderungen zur Entnahme der Blutspende, der Weiterverarbeitung des Blutes und der Blutprodukte, Dokumentations- und Meldepflichten sowie Qualitätssicherungsmaßnahmen.

Die Apothekenbetriebsordnung fordert eine **Dokumentation zur Rückverfolgung bei Verdacht auf Infektionsfälle** für

- Blutzubereitungen (z. B. Humanalbumin),
- Sera aus menschlichem Blut (z. B. Immunglobuline),
- Zubereitungen aus anderen Stoffen menschlicher Herkunft (z. B. Knochenmaterial),
- gentechnisch hergestellte Plasmaproteine zur Behandlung von Hämostasestörungen (z. B. Gerinnungsfaktor IX).

Es müssen vor der Abgabe folgende Angaben dokumentiert werden:

- Bezeichnung des Arzneimittels,
- Chargenbezeichnung,
- Menge des Arzneimittels,
- Datum des Erwerbs und der Abgabe,
- Name und Anschrift des verordnenden Arztes,
- Name und Anschrift des Lieferanten,
- Name, Vorname, Geburtsdatum und Adresse des Patienten oder bei Praxisbedarf: Name und Anschrift des Arztes.

Die Daten müssen 30 Jahre aufbewahrt werden. Die Rückverfolgung muss über einen so langen Zeitraum gewährleistet sein, falls z. B. neue Krankheitserreger entdeckt werden: Look-Back-Verfahren.

Literatur

ApBetrO § 17, 22

Hügel, Mecking, Kohm. Pharmazeutische Gesetzeskunde

Neukirchen. Pharmazeutische Gesetzeskunde

Transfusionsgesetz § 14

61.26 Welchen Weingeist kann eine Apotheke beziehen?

Stichworte

- Vergällter steuerfreier Ethanol
- Unvergällter steuerfreier Ethanol
- Unvergällter versteuerter Ethanol

Antwort

Vergällter, steuerfreier Ethanol: Der mit Methylenglykol, Toluol oder Pyridin vergällte steuerfreie Ethanol ist nicht für die innerliche Anwendung geeignet. Er wird verwendet für Kosmetika, Desinfektionsmittel, chemische Nachweise/Untersuchungen, Sterilisation von Nahtmaterial, Brennspiritus, Frostschutzmittel u. a.

Franzbranntwein ist mit Menthol und Campher vergällter unversteuerter Alkohol.

Unvergällter steuerfreier Ethanol: Unvergällter steuerfreier Ethanol darf in der Apotheke zur Herstellung von Arzneimitteln verwendet werden. Für die Herstellung einer reinen Ethanol-Wasser-Mischung muss versteuerter Ethanol eingesetzt werden. Das zuständige Hauptzollamt stellt einen Erlaubnisschein zum Bezug des steuerfreien Ethanols aus. Ein Verwendungsbuch muss geführt werden, es sei denn, das Hauptzollamt verzichtet auf diese Aufzeichnungen, wenn pro Jahr weniger als 100 Liter bezogen werden.

Unvergällter versteuerter Ethanol: Der versteuerte Ethanol kann für Rezepturzwecke (auch zur inneren Anwendung), Ethanol-Wasser-Gemische und anderes verwendet werden.

Werden versteuerter und unversteuerter unvergällter Alkohol bezogen, so müssen auch Aufzeichnungen über den Bezug bzw. die Verwendung des versteuerten Alkohols gemacht werden.

Literatur

Spegg. Apothekenbesichtigung

61

61.27 **Was sind Legal Highs?**

Stichworte

- Neue psychoaktive Stoffe

Antwort

„Legal Highs" ist der umgangssprachliche Ausdruck für sogenannte **neue psychoaktive Stoffe** (NPS). Sie werden als Kräutermischungen, Badesalze o. ä. angeboten.

Zur Bekämpfung der Verbreitung dieser NPS trat am 26.11.2016 das Neue-Psychoaktive-Stoffe-Gesetz, NpSG) in Kraft.

Ziel ist die Regulierung psychoaktiver Stoffe, die nicht gemäß den arzneimittelrechtlichen Vorschriften in Verkehr gebracht werden dürfen.

Das NpSG sieht ein weitreichendes Verbot des Erwerbs, Besitzes und Handels mit neuen psychoaktiven Stoffen und eine mögliche Strafverfolgung der Weitergabe dieser Stoffe vor.

Nach dem Gesetz können künftig ganze Stoffgruppen verboten sowie deren Herstellung und Verbreitung unter Strafe gestellt werden. Das betrifft derzeit vor allem synthetische Cannabinoide, Phenethylamine und Cathinone.

Literatur

NpSG

61.28 **Was wird in den Rabattverträgen geregelt? Welche Konsequenzen hat das in der Apotheke?**

Stichworte

- Rabatte auf Arzneimittel

Antwort

Unter Rabattverträgen versteht man Verträge zwischen (gesetzlichen) Krankenkassen und Arzneimittelherstellern über die Abgabe von **Arzneimitteln zu einem rabattierten Preis**. Diese Vereinbarungen beziehen sich entweder auf einzelne Präparate oder auf das Gesamtsortiment eines Herstellers, mit dem Versicherte dann exklusiv beliefert werden. Sie betreffen v. a. verschreibungspflichtige aber auch apothekenpflichtige Arzneimittel für die Indikationen, die noch zu Lasten der GKV verordnet werden dürfen.

Seit April 2007 sind Apotheken im GKV-Bereich dazu verpflichtet, grundsätzlich Rabattarzneimittel abzugeben, sofern der Arzt eine eventuelle Substitution nicht durch Ankreuzen des Aut-idem-Feldes auf dem Rezept ausgeschlossen hat. In begründeten Ausnahmefällen, z. B. aufgrund pharmazeutischer Bedenken oder im Notdienst, darf in der Apotheke ein anderes Arzneimittel abgegeben werden. Die Krankenkassen versprechen sich dadurch große Einsparungen.

Literatur

Rabattverträge

61.29 Was heißt Off-Label-Use? Was ist Off-Label-Use rechtlich gesehen?

Stichworte
- Anwendung außerhalb der durch die Zulassung genehmigten Anwendungsgebiete

Antwort
Unter Off-Label-Use versteht man die **Anwendung** eines zugelassenen Arzneimittels **außerhalb** der von den nationalen oder europäischen Zulassungsbehörden **genehmigten Anwendungsgebiete** (Indikationen). Die Verordnung eines Arzneimittels in einem nicht zugelassenen Anwendungsgebiet kommt in Betracht, wenn es um die Behandlung einer schwerwiegenden Erkrankung geht, keine andere Therapie verfügbar ist und wenn aufgrund der Datenlage Aussicht besteht, dass mit dem Präparat ein Behandlungserfolg erzielt werden kann. Die Verantwortung dafür übernimmt der behandelnde Arzt.

Literatur
Hunnius Pharmazeutisches Wörterbuch

61.30 Wer macht sich strafbar, wenn Nandrolon zu Dopingzwecken missbraucht wird?

Stichworte
- Arzt, Apotheker, Trainer, Sportler

Antwort
Nach dem Gesetz gegen Doping im Sport (Anti-Doping-Gesetz, AntiDopG) ist es verboten, für Menschen Arzneimittel zu Dopingzwecken im Sport herzustellen, mit Ihnen Handel zu treiben, zu veräußern, abzugeben oder sonst in den Verkehr zu bringen, zu verschreiben, bei anderen anzuwenden oder in nicht geringer Menge zu erwerben, zu besitzen oder nach Deutschland zu verbringen.

In der Anlage des Gesetzes sind die betroffenen Wirkstoffe aufgelistet.

Strafbar macht sich somit der **Arzt**, der **Apotheker**, der, der das Mittel bei anderen anwendet (z. B. der **Trainer**) und ggf. der **Sportler** selbst.

Literatur
AntiDopG
Hügel, Mecking, Kohm. Pharmazeutische Gesetzeskunde
Neukirchen. Pharmazeutische Gesetzeskunde

61

62 Institutionen

62.1 Was ist die EMA? Was lässt sie zu?

Stichworte

- Biotechnologische und innovative Arzneimittel

Antwort

Die EMA (European Medicines Agency, Europäische Arzneimittelagentur, Europäische Agentur für die Beurteilung und Überwachung von Arzneimitteln) in London bewertet und überwacht in einem sogenannten zentralisierten Verfahren für alle EU-Staaten **biotechnologische** und **andere innovative Arzneimittel**. Sie spielt eine zentrale Rolle bei der Zulassung von Arzneimitteln, indem sie ihre wissenschaftliche Einschätzung an die Europäische Kommission in Brüssel weiterleitet. Daneben ist sie für die laufende Bewertung und Überwachung aller Human- und Tierarzneimittel zuständig.

Literatur

Europäische Arzneimittelagentur. www.ema.europa.eu
Neukirchen. Pharmazeutische Gesetzeskunde

62.2 Welche Behörden gibt es auf Bundesebene? Welche Aufgaben haben sie? *

Stichworte

- BMG
- BfArM
- RKI
- PEI
- BfR
- BVL

Antwort

Bundesministerium für Gesundheit (BMG). Die Gesundheitsverwaltung auf Bundesebene wird vom **Bundesministerium für Gesundheit (BMG)** organisiert. Dieses ist verantwortlich für Gesetzesentwürfe u. a. auf den Gebieten Humanmedizin, Arzneimittel- und Apothekenwesen (auch Bundes-Apothekerordnung und Approbationsordnung) sowie Betäubungsmittelwesen. Beraten wird das Bundesgesundheitsministerium von einem Sachverständigengremium, dem Bundesgesundheitsrat. Dem Ministerium sind neben der Bundeszentrale für gesundheitliche Aufklärung (BZgA) und dem Deutschen Institut für Medizinische Dokumentation und Information (DIMDI) folgende Gesundheitsbehörden unterstellt:

Bundesinstitut für Arzneimittel und Medizinprodukte (BfArM). Die Aufgaben sind u. a.:

- Bewertung und Zulassung von Arzneimitteln, Registrierung homöopathischer Arzneimittel,
- Überwachung des Verkehrs mit Betäubungsmitteln durch die dem BfArM angegliederte Bundesopiumstelle,
- Genehmigung klinischer Prüfungen mit Arzneimitteln und Medizinprodukten,
- zentrale Risikoerfassung sowie Durchführung von Maßnahmen zur Risikoabwehr bei Arzneimitteln und Medizinprodukten.

Robert Koch-Institut (RKI). Bei diesem Bundesinstitut für Infektionskrankheiten und nicht übertragbare Krankheiten ist die Ständige Impfkommission (STIKO) angesiedelt. Die Aufgaben dieser Behörde sind u. a.:

- Erkennung, Verhütung und Bekämpfung von übertragbaren und nicht übertragbaren Krankheiten,
- epidemiologische Untersuchungen von Krankheiten sowie Dokumentation und Information,
- Erfassung und Bewertung der Gefahrenlagen durch hochpathogene und bioterroristische relevante Krankheitserreger und Toxine,
- Risikoerfassung und -bewertung bei gentechnisch veränderten Organismen und Produkten, Durchführung des Gentechnikgesetzes, Humangenetik.

Paul-Ehrlich-Institut (PEI). Das Bundesamt für Sera und Impfstoffe übernimmt folgende Aufgaben:

- Arzneimittelsicherheit (immun)biologischer Präparate im Human- und Veterinärbereich: u. a. Zulassung, staatliche Chargenprüfung, Genehmigung klinischer Prüfungen, Bewertung von Berichten über unerwünschte Arzneimittelwirkungen, Forschung, Beratung, Durchführung von Inspektionen im Bereich der Sera, Impfstoffe, Blutzubereitungen, Knochenmarkzubereitungen, Gewebezubereitungen, Gewebe, Allergene, Arzneimittel für neuartige Therapien, xenogenen Arzneimittel und gentechnisch hergestellten Blutbestandteile (§ 77 AMG).

Zum Geschäftsbereich des Bundesministeriums für Ernährung und Landwirtschaft (BMEL) zählen folgende Einrichtungen:

Bundesinstitut für Risikobewertung (BfR). Die Aufgaben sind u. a.:

- Lebensmittelsicherheit und gesundheitlicher Verbraucherschutz,
- Handlungsoptionen zur Risikominimierung,

62

■ Beratung der beteiligten Bundesministerien sowie des Bundesamts für Verbraucherschutz und Lebensmittelsicherheit.

Bundesamt für Verbraucherschutz und Lebensmittelsicherheit (BVL). Aufgaben sind u. a.:

■ Zulassung von Tierarzneimitteln,
■ Erteilung von Ausnahmegenehmigungen nach dem LFGB,
■ Zulassung von Zusatzstoffen zu Futtermitteln,
■ Zulassung von Pflanzenschutzmitteln.

Literatur

Hügel, Mecking, Kohm. Pharmazeutische Gesetzeskunde

62.3 Was sind Apothekerkammern? Welche Aufgaben haben sie?   *

Stichworte

■ 17 Kammern als Körperschaften öffentlichen Rechts
■ Pflichtmitgliedschaft aller Apothekerinnen und Apotheker
■ Wahrnehmung der Selbstverwaltung und der Berufsgerichtsbarkeit
■ Vertretung der beruflichen Interessen des Apothekerstands
■ Bundesapothekerkammer

Antwort

Die Kammeraufteilung in **17 Kammerbezirke** entspricht weitestgehend derjenigen der Bundesländer, nur Nordrhein-Westfalen ist in zwei Kammerbezirke aufgeteilt. Wie auch bei anderen freien Berufen sind die Berufsangehörigen **Pflichtmitglieder** ihrer Landesapothekerkammern. Zur Durchführung der Aufgaben existieren zwei Kammerorgane: der Vorstand und die Delegiertenversammlung, die alle vier Jahre gewählt werden.

Rechte und Pflichten der Kammern und ihrer Mitglieder werden in den Satzungen der Apothekerkammer geregelt. Verstöße können von einer eigenen **Berufsgerichtsbarkeit** (▸ Frage 62.4) geahndet werden.

Aufgaben der Kammern sind unter anderem:

■ Fortbildung für das gesamte Apothekenpersonal,
■ Schaffung von Weiterbildungsmöglichkeiten zum Fachapotheker,
■ Beratung der Mitglieder in allen berufsbezogenen Fragen (z. B. Apothekeneröffnung, Personalfragen),
■ Schaffung von Apothekerversorgungswerken zur Altersversorgung der Mitglieder,
■ Überwachung der Ausbildung von pharmazeutisch-kaufmännischen Angestellten.

Die Landesapothekerkammern haben sich auf Bundesebene zur **Bundesapothekerkammer** zusammengeschlossen. Die Aufgaben der BAK sind u. a.:

■ Organisation überregionaler Fortbildungen,
■ **Interessenvertretung der Apothekerschaft** auf Bundesebene,
■ Abstimmung und Austausch unter den Kammern.

Literatur

Neukirchen. Pharmazeutische Gesetzeskunde

62.4   Was ist die Berufsgerichtsbarkeit?

Stichworte

■ Berufsgerichte bestehen neben staatlichen Strafgerichten
■ Strafgerichte haben Vorrang
■ Besetzung des Berufsgerichts: Richter + 2 Apotheker als Beisitzer

Antwort

Berufsgerichte verschaffen dem Standescodex Geltung, während **Strafgerichte** Verletzungen staatlicher Normen ahnden. Dem **staatlichen Verfahren ist Vorrang** eingeräumt, allerdings hindert eine im Strafverfahren ausgesprochene Strafe nicht eine Verhängung im Berufsgerichtsverfahren. Berufsgerichte verhängen keine Strafen, sondern sprechen Maßnahmen disziplinarrechtlicher Art wegen standeswidrigem Verhalten aus (z. B. Absprachen mit Ärzten, unangemessene Werbung).

Die Berufsgerichte sind bei den jeweiligen Kammern angesiedelt und stützen sich auf die entsprechende Berufsordnung. Jedes dieser Gerichte ist mit einem hauptamtlichen **Richter** als Vorsitzendem und **zwei Apothekern** als ehrenamtlichen Beisitzern besetzt. Apotheker können den Richter überstimmen.

Literatur

Berufsordnungen der Kammern
Neukirchen. Pharmazeutische Gesetzeskunde

62.5   Kann ein Berufsgericht die Approbation entziehen?

Stichworte

■ Berufsgerichtliche Maßnahmen von Verweisen bis zum Entzug der Approbation

Antwort

Zur Ahndung von standeswidrigem Verhalten stehen den Berufsgerichten unterschiedliche Maßnahmen zur Verfügung, z. B. Verweise oder **Bußgeldverhängung.**

Die Schwere eines Vergehens kann auch die Unzuverlässigkeit des Apothekers zur Leitung einer Apotheke oder auch zur Ausübung des Apothekerberufs begründen. Dies führt zum **Widerruf der Betriebserlaubnis** oder zum **Widerruf der Approbation.** Wird die Approbation entzogen, entfallen berufsgerichtliche Maßnahmen, weil der Betroffene nicht mehr Kammermitglied ist.

Literatur

Gebler, Kindl. Pharmazie für die Praxis

62

62.6 Was sind Apothekerverbände/-vereine?

Stichworte

- 17 Apothekerverbände/-vereine im Deutschen Apothekerverband
- Eingetragene Vereine
- Freiwillige Mitgliedschaft
- Vertretung der wirtschaftlichen Interessen der Apotheker

Antwort

Im Gegensatz zu den Kammern sind die 17 **Apothekerverbände/-vereine freiwillige Zusammenschlüsse (eingetragene Vereine)** von Apothekern, denen allerdings die überwiegende Mehrheit der Apothekenleiter angehört. Zu den Aufgaben gehören unter anderem:

- Förderung der **wirtschaftlichen Belange** des Apothekerstands,
- betriebswirtschaftliche Beratung,
- Abschlüsse der Arzneilieferungsverträge mit den Verbänden der gesetzlichen Krankenkassen,
- gegebenenfalls Mitwirkung beim Abschluss des Tarifvertrags,
- wirtschaftliche Fortbildung.

Die Apothekerverbände sind auf Bundesebene im **Deutschen Apothekerverband** organisiert. Aufgaben des DAV sind unter anderem:

- Wahrung der wirtschaftlichen und gesellschaftlichen Interessen der Apothekerschaft,
- Abschluss von Arzneilieferungsverträgen auf Bundesebene mit den Verbänden der gesetzlichen Krankenkassen,
- Öffentlichkeitsarbeit,
- Organisation einer jährlichen Wirtschaftstagung.

Literatur

Neukirchen, Pharmazeutische Gesetzeskunde

62.7 Wie ist die ABDA aufgebaut? Welche Aufgaben hat sie? *

Stichworte

- ABDA – Bundesvereinigung Deutscher Apothekerverbände e. V.
- Aufgaben
- Wichtige dazugehörende Institutionen der Apothekerschaft

Antwort

Die **ABDA** ist die Spitzenorganisation der deutschen Apothekerschaft. Mitglieder der ABDA sind die Apothekerkammern und Apothekerverbände. **Aufgaben** der ABDA sind unter anderem:

▦ den Meinungs- und Erfahrungsaustausch zwischen den Mitgliedsorganisationen zu fördern und sie über wichtige Vorgänge, z. B. auf dem Gebiet des Gesundheitswesens oder des Arzneimittelwesens, zu unterrichten,

▦ in Angelegenheiten, deren Bedeutung über den Bereich der Mitgliedsorganisationen hinausgeht, mit Behörden, Einrichtungen und sonstigen Stellen, welche mit Fragen der Arzneiversorgung zu tun haben, zu verhandeln,

▦ Beziehungen zur wissenschaftlichen Pharmazie sowie zu weiteren pharmazeutischen Organisationen des In- und Auslands zu pflegen, die Zusammengehörigkeit aller deutschen Apotheker zu wahren und zu pflegen,

▦ auf einheitliche Grundsätze für die Tätigkeit der Apotheker in den verschiedensten Bereichen hinzuwirken,

▦ den Deutschen Apothekertag vorzubereiten und durchzuführen.

Wichtige dazugehörende Institutionen der Apothekerschaft sind unter anderem:

▦ Mithilfe der Arzneimittelkommission der Deutschen Apotheker (AMK) wird ein Beitrag zur Sicherung der Qualität und Unbedenklichkeit der Arzneimittel geleistet (▸ Frage 62.9).

▦ Das Zentrallaboratorium Deutscher Apotheker (ZL) unterstützt Apotheker bei der Untersuchung und Prüfung von Ausgangssubstanzen und Fertigarzneimitteln (▸ Frage 62.10).

Literatur
Neukichen. Pharmazeutische Gesetzeskunde

62.8   Welche Funktionen und Aufgaben haben die Standesorganisationen der Apotheker?

Stichworte
▦ Landesapothekerkammern
▦ Bundesapothekerkammer
▦ Landesapothekerverbände/-vereine
▦ Deutscher Apothekerverband
▦ ABDA

Antwort
In den 17 **Landesapothekerkammern** sind per Pflichtmitgliedschaft alle approbierten Apotheker organisiert (Pharmazeuten im Praktikum sind freiwillige Mitglieder). Sie übernehmen Aufgaben der Beratung, Fortbildung, Weiterbildung, Überwachung und Altersversorgung (▸ Frage 62.3).

In der **Bundesapothekerkammer** sind die 17 Kammern zusammengeschlossen. Die BAK fördert die Kommunikation der LAKs untereinander, organisiert überregionale Fortbildungen und vertritt die Interessen der Apotheker auf Bundesebene.

In den 17 **Landesapothekerverbänden/-vereinen** sind im Wesentlichen Apothekenleiter auf freiwilliger Basis Mitglied. Die LAVs vertreten wirtschaftliche Interessen, z. B.

62

gegenüber gesetzlichen Krankenkassen und sonstigen Kostenträgern, aber auch nach innen gegenüber den Arbeitnehmern in Apotheken (▸Frage 62.6).

Im **Deutschen Apothekerverband** sind die Apothekerverbände und -vereine zusammengeschlossen. Aufgaben sind Verhandlungen zu Arzneilieferungsverträgen auf Bundesebene, Öffentlichkeitsarbeit, Wahrung der wirtschaftlichen Interessen der Apotheker (▸Frage 62.6).

Mitglieder der **ABDA** sind die Apothekerkammern und Apothekerverbände/-vereine. Als Spitzenorganisation der Apotheker vertritt sie deren Interessen nach außen und fördert deren Zusammenhalt und Kommunikation nach innen (▸Frage 62.7).

Literatur

Neukirchen. Pharmazeutische Gesetzeskunde

62.9 Welche Aufgaben hat die AMK?   *

Stichworte
- Erfassung von Arzneimittelrisiken
- Berichtsbogen
- Stufenplanbeteiligter

Antwort

Die Arzneimittelkommission der Deutschen Apotheker (AMK) ist nach § 62 AMG an der **Erfassung von Arzneimittelrisiken** beteiligt. Sie ist von der ABDA als Informationsübermittler zwischen Behörden und Apotheken zu allen Fragen der Arzneimittelsicherheit eingerichtet.

Apotheker sind per Gesetz verpflichtet, die Bevölkerung ordnungsgemäß mit Arzneimitteln zu versorgen. Das bedeutet auch, dass sie mögliche Risiken von Arzneimitteln, wie Nebenwirkungen, Wechselwirkungen oder Verfälschungen sammeln und weiterleiten. Die Weiterleitung erfolgt mit einem speziellen **Berichtsbogen** der Arzneimittelkommission. Das betroffene Präparat sollte möglichst mitgeschickt werden, denn gegebenenfalls veranlasst die AMK eine weitere Prüfung durch das ZL.

Wichtige Mitteilungen veröffentlicht die AMK wöchentlich in der Fachpresse. Ist eine sofortige Benachrichtigung der Apotheken notwendig, sendet die AMK entsprechende Informationen per Fax an die Pharmagroßhändler, die diese dann den Arzneilieferungen an die einzelnen Apotheken beilegen. Nachzulesen sind die wichtigen Mitteilungen unter anderem unter www.deutsche-apotheker-zeitung.de.

Der Vorsitzende der AMK ist als „**Stufenplanbeteiligter**" Mitglied unterschiedlicher Fachgremien u. a. des BfArM. Des Weiteren wirkt die AMK bei der Klärung pharmazeutisch-ethischer Fragen mit.

Literatur

Hügel, Mecking, Kohm. Pharmazeutische Gesetzeskunde

Was ist das ZL? Was bedeutet das ZL-Prüfzeichen?   *

Stichworte
- Apothekereigenes Unternehmen
- Kontrollen der Prüfzertifikate
- Vergabe des ZL-Prüfzeichens

Antwort
Das Zentrallaboratorium Deutscher Apotheker (ZL) ist ein **apothekereigenes Unternehmen**. Apotheken können sich bei der Qualitätskontrolle von Ausgangsstoffen und Arzneimitteln auf die Prüfzertifikate der Hersteller verlassen, wenn diese § 6 ApBetrO entsprechen (▸ Frage 53.36) und müssen lediglich eine Identitätsbestimmung durchführen. Da die Haftung für die ordnungsgemäße Qualität jedoch weiterhin beim Apotheker liegt, gibt das ZL der Apothekerschaft durch regelmäßige **Kontrollen der Prüfzertifikate** und der **Vergabe des ZL-Prüfzeichens** zusätzliche Sicherheit. Weitere Aufgaben des ZL sind:

- Überprüfung bedenklicher Arzneimittel,
- Untersuchung von in Apotheken selbst hergestellten Arzneimitteln,
- Entwicklung, Prüfung von Vorratsgefäßen und Packmaterialien für Rezeptur und Defektur,
- Unterstützung der Apotheken bei Belangen des QMS,
- Bioäquivalenzuntersuchungen von Fertigarzneimitteln mit identischen Wirkstoffen.

Literatur
Neukirchen. Pharmazeutische Gesetzeskunde

Was ist die Deutsche Pharmazeutische Gesellschaft?

Stichworte
- Wissenschaftliche Gesellschaft der Pharmazie

Antwort
Die Deutsche Pharmazeutische Gesellschaft (DPhG) ist die **wissenschaftliche Gesellschaft der Pharmazie**. Sie vertritt die wissenschaftlichen Interessen der Pharmazeuten und äußert sich zu pharmazierelevanten Themen. Die Zusammenarbeit mit anderen wissenschaftlichen Gesellschaften national und international wird gefördert.

In der Deutschen Pharmazeutischen Gesellschaft sind Mitglieder aus Hochschulen, Apotheken, Industrie, Behörden und anderen öffentlichen Einrichtungen zusammengeschlossen. Bei regelmäßigen Zusammenkünften auf regionaler, nationaler oder internationaler Ebene werden Vorträge gehalten und Wissen ausgetauscht.

Mitglieder erhalten die Zeitschrift „Pharmakon", wissenschaftliches Organ der Gesellschaft ist das „Archiv der Pharmazie".

Literatur
Deutsche Pharmazeutische Gesellschaft. www.dphg.de

62

62.12 Was ist die Berufsgenossenschaft? Wozu dient sie?

Stichworte

- Schutz der Mitarbeiter
- Unfallverhütungsvorschriften
- Arbeitgeber ist Pflichtmitglied
- Versicherungsschutz

Antwort

Die Berufsgenossenschaft für Gesundheitsdienst und Wohlfahrtspflege gehört zu den gesetzlichen Unfallversicherungen und ist eine Vereinigung zum **Schutz der Mitarbeiter** in öffentlichen Apotheken, der pharmazeutischen Industrie und der Krankenhausapotheken. Sie erstellt **Unfallverhütungsvorschriften**, die in der Apotheke jederzeit zugänglich sein müssen. **Apothekenleiter sind Pflichtmitglieder**, aus den Pflichtbeiträgen wird ein **Versicherungsschutz** für alle Mitarbeiter bei Berufskrankheiten und -unfällen gewährt. Ereignet sich in einem Betrieb ein Unfall, muss er im Unfallbuch dokumentiert werden (s. Notfälle und Erste-Hilfe-Maßnahmen ▸ Frage 32.6).

Bei Verordnungen zu Lasten der Berufsgenossenschaften gilt generell, dass auf dem Rezept Unfalldatum und Unfallbetrieb angegeben sein müssen.

Literatur

Cyran, Rotta. Apothekenbetriebsordnung Kommentar

62.13 Wie arbeiten Apothekenrechenzentren?

Stichworte

- Zentrale Abrechnung
- Nur ordnungsgemäß ausgefüllte Verordnungen
- Rechnungen für Krankenkassen und Apotheken
- Statistische Auswertungen

Antwort

Apotheken haben grundsätzlich die Wahl, ob sie ihre Abrechnung direkt mit den Krankenkassen abwickeln möchten (dezentrale Rezeptabrechnung) oder ein Apothekenrechenzentrum einschalten (zentrale Rezeptabrechnung). Entscheidet sich eine Apotheke für die **zentrale Abrechnung**, werden die Rezepte in der Regel zweimal im Monat abgeholt. Dazu werden sie gewogen, die Rezepte mit Beträgen > 500 Euro, BtM-Verordnungen, Sprechstundenbedarfsrezepte separat aufgelegt. Auf das Rezeptpäckchen wird ein Begleitformular gelegt, das Name, Anschrift und Institutionskennzeichen der Apotheke enthält. Angegeben wird das Gewicht der Rezepte und die Anzahl sowie die Einzelbeträge der Rezepte > 500 Euro.

Zur Eingangskontrolle werden die Rezepte im Apothekenrechenzentrum noch einmal gewogen. Nur wenn das Gewicht mit dem angegebenen Gewicht der Apotheke übereinstimmt, werden die Rezepte weiter bearbeitet. Zu beachten ist, dass nur **ordnungsgemäß ausgefüllte Verordnungen** von den Krankenkassen erstattet werden.

Die Krankenkassen erhalten eine **Rechnung** für jede Apotheke sowie eine Zusammenfassung dieser Rechnungen als Sammelrechnung. Apotheken erhalten eine Sammelrechnung aufgeschlüsselt nach Krankenkassen und eine Monatsabrechnung. Nach erfolgter Abrechnung werden die Rezepte den Krankenkassen zugesandt.

Auf Wunsch erstellen die Rechenzentren **statistische Auswertungen**, denen Apothekenleiter z. B. Umsatzentwicklungen der eigenen Apotheke und Betriebsvergleiche zu Durchschnittswerten entnehmen können.

Literatur

Gebler, Kindl. Pharmazie für die Praxis

62.14 Welche Fragen wurden Ihnen gestellt?

Wenn Sie künftige Prüflinge von Ihrer Erfahrung profitieren lassen wollen, dann schicken Sie Ihre Fragen an pruefungstrainer@deutscher-apotheker-verlag.de, wir werden sie in der nächsten Auflage berücksichtigen.

62

Literatur

Weiterführende Literatur

ABDATA Pharma-Daten-Service. Pharmazeutische Stoffliste. Avoxa – Mediengruppe Deutscher Apotheker, Eschborn 2017

Aktories K, Förstermann U, Hofmann F, Starke K. Allgemeine und spezielle Pharmakologie und Toxikologie. 11. Aufl., Elsevier, München 2013

Ammon HPT, Schubert-Zsilavecz M (Hrsg). Hunnius Pharmazeutisches Wörterbuch. 11. Aufl., de Gruyter, Berlin 2014

Banerjea N (Bearb). Scribas Tabelle – der verschreibungspflichtigen Arzneimittel und Medizinprodukte. 107. Aufl., Deutscher Apotheker Verlag, Stuttgart 2017

Barth J (Hrsg). Zytostatika in der Apotheke. 1. Aufl. inkl. 6. Akt.lfg., Deutscher Apotheker Verlag, Stuttgart 2017

Lippold et al. Bauer Frömming Führer Pharmazeutische Technologie – Mit Einführung in Biopharmazie und Biotechnologie, 10. Aufl., Wissenschaftliche Verlagsgesellschaft Stuttgart, Stuttgart 2017

Blaschek W (Hrsg). Wichtl – Teedrogen und Phytopharmaka. Ein Handbuch für die Praxis. 6. Aufl., Wissenschaftliche Verlagsgesellschaft Stuttgart, Stuttgart 2016

Bracher F, Heisig P, Langguth P (Hrsg) et al. Arzneibuch-Kommentar. 1. Aufl. inkl. 56. Akt.lfg., Wissenschaftliche Verlagsgesellschaft Stuttgart, Stuttgart, 2017

Brüchert C, Kaufmann D, Fischer J. Kennzeichnung in der Apotheke. Regeln und praktische Beispiele. 3. Aufl., Deutscher Apotheker Verlag, Stuttgart 2014

Bundesvereinigung Deutscher Apothekerverbände – ABDA (Hrsg). Deutscher Arzneimittel-Codex®/Neues Rezeptur-Formularium® (DAC/NRF). Avoxa – Mediengruppe Deutscher Apotheker, Eschborn 2016

Busch M, Schiffter-Weinle (Hrsg). PKA 26. Das Lehrbuch für Pharmazeutisch-kaufmännische Angestellte. Deutscher Apotheker Verlag, Stuttgart 2017

Cyran W, Rotta C (Hrsg) et al., Apothekenbetriebsordnung Kommentar. 5. Aufl. inkl. 1. Akt.lfg., Deutscher Apotheker Verlag, Stuttgart 2017

Deutsches Arzneibuch 2015 (DAB 2015). Amtliche Ausgabe. 5. Aufl., Deutscher Apotheker Verlag, Stuttgart 2015

Dietlmeier P. Kopfschmerzen und Migräne – Beratungspraxis. Deutscher Apotheker Verlag, Stuttgart 2011

Eisele M, Friese KH, Notter G, Schlumpberger A. Homöopathie für die Kitteltasche, 5. Aufl., Deutscher Apotheker Verlag, Stuttgart 2009

Europäisches Arzneibuch 8. Ausgabe, 8. Nachtrag. Amtliche deutsche Ausgabe (Ph. Eur. 8.8). Deutscher Apotheker Verlag, Stuttgart 2016

Ewering I. Kinderrezepturen. Plausibilität, Herstellung und Abgabe. Deutscher Apotheker Verlag, Stuttgart 2016

Fahr A. Voigt Pharmazeutische Technologie. Für Studium und Beruf. 12. Aufl., Deutscher Apotheker Verlag, Stuttgart 2015

Feiden K, Blasius H. Arzneimittelprüfrichtlinien. Sammlung nationaler und internationaler Richtlinien. Grundwerk inkl. 36. Akt.lfg., Wissenschaftliche Verlagsgesellschaft Stuttgart, Stuttgart 2016

Feiden K, Pabel HJ (Hrsg). Kloesel/Cyran Arzneimittelrecht – Kommentar. 3. Aufl. inkl. 132 Akt.lfg., Deutscher Apotheker Verlag, Stuttgart 2017

Fink E. Ernährung und Diätetik für die Kitteltasche. 2. Aufl., Wissenschaftliche Verlagsgesellschaft Stuttgart, Stuttgart 2008

Framm J, Anschütz M, Framm A et al. Arzneimittelprofile für die Kitteltasche. 5. Aufl., Deutscher Apotheker Verlag, Stuttgart 2014

Frohne D, Pfänder HJ. Giftpflanzen. Ein Handbuch für Apotheker, Ärzte, Toxikologen und Biologen. 5. Aufl., Wissenschaftliche Verlagsgesellschaft Stuttgart, Stuttgart 2005

Frohne D. Heilpflanzenlexikon. 8. Aufl., Wissenschaftliche Verlagsgesellschaft Stuttgart, Stuttgart 2006

Galler C. Herz-Kreislauf-Erkrankungen – Beratungspraxis. Deutscher Apotheker Verlag, Stuttgart 2011

Gebler H, Kindl G (Hrsg). Pharmazie für die Praxis. Lehrbuch für Pharmazeuten im Praktikum Handbuch für die Apotheke. 6. Aufl., Deutscher Apotheker Verlag, Stuttgart 2013

Gehrmann B, Koch WG, Tschirch CO, Brinkmann H. Arzneidrogenprofile für die Kitteltasche. Beratungsempfehlungen für die Pharmazeutische Praxis. 2. Aufl., Deutscher Apotheker Verlag, Stuttgart 2011

Gesenhues S, Gesenhues A, Weltermann B (Hrsg). Praxisleitfaden Allgemeinmedizin. 8. Aufl., Elsevier, München 2017

Grabs S (Bearb), Schöffling U (Begr). Arzneiformenlehre. Ein Lehrbuch der Galenik für Theorie und Praxis 6. Aufl., Deutscher Apotheker Verlag, Stuttgart 2015

Gröber U. Mikronährstoffe für die Kitteltasche. Metabolic Tuning – Prävention – Therapie. 3. Aufl., Wissenschaftliche Verlagsgesellschaft Stuttgart, Stuttgart 2011

Haffner S, Schulz OE, Braun R (Bearb). Normdosen gebräuchlicher Arzneistoffe und Drogen. 22. Aufl., Wissenschaftliche Verlagsgesellschaft Stuttgart, Stuttgart 2017

Hehlmann A. Leitsymptome – Ein Handbuch für Studenten und Ärzte. 7. Aufl., Elsevier, München 2016

Hendschler S. TOP 60 Arzneistoffe Rx. Deutscher Apotheker Verlag, Stuttgart 2017

Hensel A, Cartellieri S, Kupfernagel A. Memopharm. Pharmazeutisches Praxiswissen. 3. Aufl., Deutscher Apotheker Verlag, Stuttgart 2008

Herold H. Gefahrstoffrecht für die Apotheke. Grundlagen und Arbeitshilfen. 6. Aufl., Deutscher Apotheker Verlag, Stuttgart 2014

Herting T. Pharmazeutisches Ringtaschenbuch Bd.18, Ersthelfer in Apotheken. 2. Aufl., Wissenschaftliche Verlagsgesellschaft Stuttgart, Stuttgart 2012

Herzog R. CheckAp Kennzahlen in der Apotheke. 3. Aufl., Deutscher Apotheker Verlag, Stuttgart 2013

Hinneburg I. Diabetes mellitus – Beratungspraxis. 2. Aufl., Deutscher Apotheker Verlag, Stuttgart 2012

Hinneburg I. Schilddrüsenerkrankungen – Beratungspraxis. Deutscher Apotheker Verlag, Stuttgart 2011

Homöopathisches Arzneibuch (HAB 2016). Amtliche Ausgabe, 8. Aufl., Deutscher Apotheker Verlag, Stuttgart 2016

Hügel H, Mecking B, Kohm B. Pharmazeutische Gesetzeskunde. 35. Aufl., Wissenschaftliche Verlagsgesellschaft Stuttgart, Stuttgart 2013

Index Nominum (Hrsg Schweizerischer Apothekerverein). Als Datenbank im Online-Portal Drug-Base, Medpharm

Jaehde U, Radziwill R, Kloft C (Hrsg). Klinische Pharmazie – Grundlagen und Anwendung. 4. Aufl., Wissenschaftliche Verlagsgesellschaft Stuttgart, Stuttgart 2017

Kasper H. Ernährungsmedizin und Diätetik. 12. Aufl., Elsevier, München 2014

Kircher W. Arzneiformen richtig anwenden. Sachgerechte Anwendung und Aufbewahrung der Arzneimittel. 4. Aufl., Deutscher Apotheker Verlag, Stuttgart 2016

Krauß J, Müller P, Unterreitmeier D. Arzneimitteleinnahme für die Kitteltasche. Wann – Wie viel – Womit. 3. Aufl., Wissenschaftliche Verlagsgesellschaft Stuttgart, Stuttgart 2014

Krauß J, Unterreitmeier D, Renz M. Arzneimittelanwendung für die Kitteltasche. Empfehlungen für die lokale und parenterale Applikation. Wissenschaftliche Verlagsgesellschaft Stuttgart, Stuttgart 2005

Lehnen J. Pilzinfektionen – Beratungspraxis. Deutscher Apotheker Verlag, Stuttgart 2013

Lennecke K (Hrsg). Therapie-Profile für die Kitteltasche. Orientierung an den Leitlinien der Fachgesellschaften. 3. Aufl., Wissenschaftliche Verlagsgesellschaft Stuttgart, Stuttgart 2018

Lennecke K, Hagel K. Selbstmedikation für die Kitteltasche. Leitlinien zur pharmazeutischen Beratung. 6. Aufl., Deutscher Apotheker Verlag, Stuttgart 2016

Leonhardt S. Phytopharmaka nano. Wissenschaftliche Verlagsgesellschaft Stuttgart, Stuttgart 2012

Ludewig R, Regenthal R (Hrsg). Akute Vergiftungen. Schnell- und Hintergrundinformationen zu Erkennung, Verlauf, Behandlung und Verhütung. 11. Aufl., Wissenschaftliche Verlagsgesellschaft Stuttgart, 2007

Martin E (Hrsg). Der Asthma-Patient in der Apotheke. Krankheitslehre – Therapie – Pharmazeutische Betreuung. Deutscher Apotheker Verlag, Stuttgart 2003

Mutschler E, Geisslinger G, Kroemer HK et al. Mutschler Arzneimittelwirkungen. Pharmakologie – Klinische Pharmakologie – Toxikologie. 10. Aufl., Wissenschaftliche Verlagsgesellschaft Stuttgart, Stuttgart 2013

Muß K. Stillberatung und Stillförderung. E-Book, Wissenschaftliche Verlagsgesellschaft Stuttgart, Stuttgart 2005

Mutschler E, Geisslinger G, Menzel S et al. Pharmakologie kompakt. Allgemeine und Klinische Pharmakologie, Toxikologie. Wissenschaftliche Verlagsgesellschaft Stuttgart, Stuttgart 2016

NEM-Liste 2010/2011. Nahrungsergänzungsmittel – Ergänzende bilanzierte Diäten – Diätetische Lebensmittel. Wissenschaftliche Verlagsgesellschaft Stuttgart, Stuttgart 2009

Neubeck M. Evidenzbasierte Selbstmedikation 2017/2018. 3. Aufl., Wissenschaftliche Verlagsgesellschaft Stuttgart, Stuttgart 2017

Neue Arzneimittel. Beilage der Deutschen Apotheker Zeitung. Deutscher Apotheker Verlag, Stuttgart

Neukirchen R. Pharmazeutische Gesetzeskunde. Lerntraining kompakt 7. Aufl., Deutscher Apotheker Verlag, Stuttgart 2017

Peuke C, Dreeke-Ehrlich M. Rezeptur für die Kitteltasche. Leitlinien für die Herstellung. 4. Aufl., Deutscher Apotheker Verlag, Stuttgart 2014

Probst W, Vasel-Biergans A. Wundmanagement. Ein illustrierter Leitfaden für Ärzte und Apotheker 2. Aufl., Wissenschaftliche Verlagsgesellschaft Stuttgart, Stuttgart 2009

Pschyrembel Klinisches Wörterbuch. 266. Aufl., De Gruyter, Berlin 2014

Pschyrembel. Handbuch Therapie. 4. Aufl., De Gruyter, Berlin 2009

Rote Liste® 2017. Rote Liste® Service, Frankfurt am Main 2017

Ruß A, Endres S (Hrsg). Arzneimittel pocket plus 2017. 13. Aufl., Börm Bruckmeier, Grünwald 2016

Schäfer C. TOP 60 Hilfsmittel und Medizinprodukte. Deutscher Apotheker Verlag, Stuttgart 2017

Schäfer C, Marschall-Kunz B. Gifte und Vergiftungen – in Haushalt, Garten, Freizeit. 2. Aufl., Wissenschaftliche Verlagsgesellschaft Stuttgart, Stuttgart 2014

Schäfer P (Hrsg). Allgemeinpharmazie – Beratung und pharmazeutische Kompetenz. Wissenschaftliche Verlagsgesellschaft Stuttgart, Stuttgart 2017

Schilcher H (Hrsg). Leitfaden Phytotherapie. 5. Aufl., Elsevier, München 2016

Schrulle H. Säurebedingte Magenerkrankungen – Beratungspraxis. Deutscher Apotheker Verlag, Stuttgart 2013

Schulz A (Bearb), Hörath H (Begr), Hörath Gefährliche Stoffe und Gemische. 8. Aufl., Wissenschaftliche Verlagsgesellschaft Stuttgart, Stuttgart 2016

Schulz A (Bearb), Hörath H (Begr), Hörath Gefahrstoff-Verzeichnis. 10. Aufl., Deutscher Apotheker Verlag, Stuttgart 2017

Schwarz JA. Leitfaden Klinische Prüfungen von Arzneimitteln und Medizinprodukten. 4. Aufl., Editio Cantor-Verlag, Aulendorf 2011

Souci S, Fachmann W, Kraut H. Lebensmitteltabelle für die Praxis. Der kleine Souci/Fachmann/Kraut. 5. Aufl., Wissenschaftliche Verlagsgesellschaft Stuttgart, Stuttgart 2011

Spegg H, Schmidt M. Apothekenbesichtigung. Ein Handbuch zur Selbstkontrolle des Apothekenbetriebs. 24. Aufl. inkl. 1. Aktl.lfg, Deutscher Apotheker Verlag, Stuttgart 2016

Stadelmann I, Wolz D. Ganzheitliche Therapien – in Schwangerschaft, Wochenbett und Stillzeit. Für die Kitteltasche. Deutscher Apotheker Verlag, Stuttgart 2011

Vasel-Biergans A, Eitel-Hirschfeld A. Wilson/Kohm Verbandmittel, Krankenpflegeartikel, Medizinprodukte. 10. Aufl., Deutscher Apotheker Verlag, Stuttgart 2014

Vasel-Biergans A. Wundauflagen für die Kitteltasche. 3. Aufl., Wissenschaftliche Verlagsgesellschaft Stuttgart, Stuttgart 2010

Wessinger S, Mecking B. Vademecum für Pharmazeuten. 19. Aufl., Deutscher Apotheker Verlag, Stuttgart 2017

Wiesenauer M, Kerckhoff A. Homöopathie für die ganze Familie. 11. Aufl., S. Hirzel Verlag, Stuttgart 2013

Wiesenauer M. Phytopraxis, 6. Aufl., Springer, Berlin 2015

Wolf G. Rezepturen. Probleme erkennen, lösen, vermeiden. 4. Aufl., Deutscher Apotheker Verlag, Stuttgart 2014

Ziegler AS. Plausibilitäts-Check Rezeptur – gemäß § 7 ApBetrO. 4. Aufl., Deutscher Apotheker Verlag, Stuttgart 2017

Gesetze und Verordnungen

Arzneimittelpreisverordnung (AMPreisV). Arzneimittelpreisverordnung vom 14. November 1980 (BGBl. I S. 2147), zuletzt geändert durch Artikel 6 des Gesetzes vom 4. Mai 2017 (BGBl. I S. 1050)

Betäubungsmittel-Binnenhandelsverordnung (BtMBinHV). Betäubungsmittel-Binnenhandelsverordnung vom 16. Dezember 1981 (BGBl. I S. 1425), zuletzt geändert durch Artikel 1 der Verordnung vom 17. August 2011 (BGBl. I S. 1754)

Gesetz gegen den unlauteren Wettbewerb (UWG). Gesetz gegen den unlauteren Wettbewerb in der Fassung der Bekanntmachung vom 3. März 2010 (BGBl. I S. 254), zuletzt geändert durch Artikel 4 des Gesetzes vom 17. Februar 2016 (BGBl. I S. 233)

Gesetz gegen Doping im Sport (AntiDopG). Anti-Doping-Gesetz vom 10. Dezember 2015 (BGBl. I S. 2210), geändert durch Artikel 6 Absatz 5 des Gesetzes vom 13. April 2017 (BGBl. I S. 872)

Gesetz über das Apothekenwesen (ApoG). Apothekengesetz in der Fassung der Bekanntmachung vom 15. Oktober 1980 (BGBl. I S. 1993), zuletzt geändert durch Artikel 41 des Gesetzes vom 29. März 2017 (BGBl. I S. 626)

Gesetz über den Verkehr mit Arzneimitteln (AMG). Arzneimittelgesetz in der Fassung der Bekanntmachung vom 12. Dezember 2005 (BGBl. I S. 3394), zuletzt geändert durch Artikel 5 des Gesetzes vom 4. Mai 2017 (BGBl. I S. 1050)

Gesetz über den Verkehr mit Betäubungsmitteln (BtMG). Betäubungsmittelgesetz in der Fassung der Bekanntmachung vom 1. März 1994 (BGBl. I S. 358), zuletzt geändert durch Artikel 1 der Verordnung vom 16. Juni 2017 (BGBl. I S. 1670)

Gesetz über die Werbung auf dem Gebiete des Heilwesens (HWG). Heilmittelwerbegesetz in der Fassung der Bekanntmachung vom 19. Oktober 1994 (BGBl. I S. 3068), zuletzt geändert durch Artikel 12 des Gesetzes vom 20. Dezember 2016 (BGBl. I S. 3048)

Gesetz über Medizinprodukte (MPG). Medizinproduktegesetz in der Fassung der Bekanntmachung vom 7. August 2002 (BGBl. I S. 3146), zuletzt geändert durch Artikel 18 des Gesetzes vom 27. Juni 2017 (BGBl. I S. 1966)

Gesetz zum Schutz vor gefährlichen Stoffen (ChemG). Chemikaliengesetz in der Fassung der Bekanntmachung vom 28. August 2013 (BGBl. I S. 3498, 3991), zuletzt geändert durch Artikel 4 Absatz 97 des Gesetzes vom 18. Juli 2016 (BGBl. I S. 1666)

Gesetz zur Regelung des Transfusionswesens (TFG). Transfusionsgesetz in der Fassung der Bekanntmachung vom 28. August 2007 (BGBl. I S. 2169), geändert durch Artikel 49 des Gesetzes vom 29. März 2017 (BGBl. I S. 626)

Lebensmittel-, Bedarfsgegenstände- und Futtermittelgesetzbuch (LFGB). Lebensmittel- und Futtermittelgesetzbuch in der Fassung der Bekanntmachung vom 3. Juni 2013 (BGBl. I S. 1426), zuletzt geändert durch Artikel 1 des Gesetzes vom 30. Juni 2017 (BGBl. I S. 2147)

Neue-psychoaktive-Stoffe-Gesetz (NpSG). Neue-psychoaktive-Stoffe-Gesetz vom 21. November 2016 (BGBl. I S. 2615), zuletzt geändert durch Artikel 6 Absatz 8 des Gesetzes vom 13. April 2017 (BGBl. I S. 872)

Sozialgesetzbuch (SGB) Fünftes Buch (V). Gesetzliche Krankenversicherung – (Artikel 1 des Gesetzes vom 20. Dezember 1988, BGBl. I S. 2477, 2482), zuletzt geändert durch Artikel 30 des Gesetzes vom 27. Juni 2017 (BGBl. I S. 1966)

Verordnung über das Verschreiben, die Abgabe und den Nachweis des Verbleibs von Betäubungsmitteln (BtMVV). Betäubungsmittel-Verschreibungsverordnung vom 20. Januar 1998 (BGBl. I S. 74, 80), zuletzt geändert durch Artikel 1 der Verordnung vom 22. Mai 2017 (BGBl. I S. 1275)

Verordnung über den Betrieb von Apotheken (ApBetrO). Apothekenbetriebsordnung in der Fassung der Bekanntmachung vom 26. September 1995 (BGBl. I S. 1195), zuletzt geändert durch Artikel 42 des Gesetzes vom 29. März 2017 (BGBl. I S. 626)

Verordnung über den Großhandel und die Arzneimittelvermittlung (AM-HandelsV). Arzneimittelhandelsverordnung vom 10. November 1987 (BGBl. I S. 2370), geändert durch Artikel 47 des Gesetzes vom 29. März 2017 (BGBl. I S. 626)

Verordnung über diätetische Lebensmittel (Diätverordnung). Diätverordnung in der Fassung der Bekanntmachung vom 28. April 2005 (BGBl. I S. 1161), zuletzt geändert durch Artikel 22 der Verordnung vom 5. Juli 2017 (BGBl. I S. 2272)

Verordnung über die Anwendung der Guten Klinischen Praxis bei der Durchführung von klinischen Prüfungen mit Arzneimitteln zur Anwendung am Menschen (GCP-Verordnung – GCP-V) GCP-Verordnung vom 9. August 2004 (BGBl. I S. 2081), zuletzt geändert durch Artikel 8 des Gesetzes vom 19. Oktober 2012 (BGBl. I S. 2192)

Verordnung über die Erfassung, Bewertung und Abwehr von Risiken bei Medizinprodukten (MPSV). Medizinprodukte-Sicherheitsplanverordnung vom 24. Juni 2002 (BGBl. I S. 2131), zuletzt geändert durch Artikel 4 der Verordnung vom 27. September 2016 (BGBl. I S. 2203)

Verordnung über die Verschreibungspflicht von Arzneimitteln (AMVV). Arzneimittelverschreibungsverordnung vom 21. Dezember 2005 (BGBl. I S. 3632), zuletzt geändert durch Artikel 1 der Verordnung vom 27. September 2016 (BGBl. I S. 2178)

Verordnung über Nahrungsergänzungsmittel (NemV). Nahrungsergänzungsmittelverordnung vom 24. Mai 2004 (BGBl. I S. 1011), geändert durch Artikel 11 der Verordnung vom 5. Juli 2017 (BGBl. I S. 2272)

Verordnung über Verbote und Beschränkungen des Inverkehrbringens und über die Abgabe bestimmter Stoffe, Gemische und Erzeugnisse nach dem Chemikaliengesetz (ChemVerbotsV). Chemikalien-Verbotsverordnung vom 20. Januar 2017 (BGBl. I S. 94), geändert durch Artikel 2 der Verordnung vom 20. Januar 2017 (BGBl. I S. 94)

Verordnung zum Schutz vor Gefahrstoffen (GefStoffV). Gefahrstoffverordnung vom 26. November 2010 (BGBl. I S. 1643, 1644), zuletzt geändert durch Artikel 148 des Gesetzes vom 29. März 2017 (BGBl. I S. 626)

Bildnachweis

Abb. 1.1	Deutscher Apotheker Verlag, Stuttgart
Abb. 3.1	© Beratungs-Clips, Deutscher Apotheker Verlag, Stuttgart
Abb. 3.2	© Beratungs-Clips, Deutscher Apotheker Verlag, Stuttgart
Abb. 3.3	© Beratungs-Clips, Deutscher Apotheker Verlag, Stuttgart
Abb. 3.4	© Beratungs-Clips, Deutscher Apotheker Verlag, Stuttgart
Abb. 3.5	Deutscher Apotheker Verlag, Stuttgart
Abb. 3.6	© Beratungs-Clips, Deutscher Apotheker Verlag, Stuttgart
Abb. 3.7	© Beratungs-Clips, Deutscher Apotheker Verlag, Stuttgart
Abb. 3.8	© Beratungs-Clips, Deutscher Apotheker Verlag, Stuttgart
Abb. 3.9	© Beratungs-Clips, Deutscher Apotheker Verlag, Stuttgart
Abb. 3.10	© Beratungs-Clips, Deutscher Apotheker Verlag, Stuttgart
Abb. 3.11	Kircher W. Arzneiformen richtig anwenden. 4. Aufl., Deutscher Apotheker Verlag, Stuttgart 2016
Abb. 3.12	Deutscher Apotheker Verlag, Stuttgart
Abb. 3.13	Rose O, Friedland K. Angewandte Pharmakotherapie. Wissenschaftliche Verlagsgesellschaft Stuttgart, 2015, nach Deutsche Atemwegsliga 2012
Abb. 4.1	© Beratungs-Clips, Deutscher Apotheker Verlag, Stuttgart
Abb. 4.2	Heiko Barth/stock.adobe.com
Abb. 5.1	Deutscher Apotheker Verlag, Stuttgart
Abb. 10.1	Kircher W. Arzneiformen richtig anwenden. 4. Aufl., Deutscher Apotheker Verlag, Stuttgart 2016
Abb. 10.2	Deutscher Apotheker Verlag, Stuttgart
Abb. 10.3	Deutscher Apotheker Verlag, Stuttgart
Abb. 14.1	© Beratungs-Clips, Deutscher Apotheker Verlag, Stuttgart
Abb. 14.2	© Beratungs-Clips, Deutscher Apotheker Verlag, Stuttgart
Abb. 14.3	Deutscher Apotheker Verlag, Stuttgart
Abb. 16.1	Kletr/stock.adobe.com
Abb. 17.1	Deutscher Apotheker Verlag, Stuttgart
Abb. 23.1	Deutscher Apotheker Verlag, Stuttgart
Abb. 23.2	Deutscher Apotheker Verlag, Vordruck 121400212
Abb. 25.1	Robert Koch-Institut, Berlin
Abb. 28.1	Busch M, Schiffter-Weinle M. PKA 26. 26. Aufl., Deutscher Apotheker Verlag, Stuttgart 2017
Abb. 37.1	Deutscher Apotheker Verlag, Stuttgart
Abb. 37.2	Deutscher Apotheker Verlag, Stuttgart
Abb. 39.1	Deutscher Apotheker Verlag, Stuttgart
Abb. 41.1	Nach World Health Organisation (WHO)
Abb. 53.1	Busch M, Schiffter-Weinle M. PKA 26. 26. Aufl., Deutscher Apotheker Verlag, Stuttgart 2017
Abb. 53.2	Deutscher Apotheker Verlag, Stuttgart
Abb. 53.3	Deutscher Apotheker Verlag, Stuttgart
Abb. 53.4	Deutscher Apotheker Verlag, Stuttgart
Abb. 58.1	Deutscher Apotheker Verlag, Stuttgart
Abb. 58.2	Deutscher Apotheker Verlag, Stuttgart
Abb. 59.1	Deutscher Apotheker Verlag, Stuttgart
Abb. 59.2	Deutscher Apotheker Verlag, Stuttgart

Sachregister

A

Aarane® N Dosieraerosol 10

Abasaglar® 55

Abciximab, Blutgerinnungshemmung 44–45

ABDA (Bundesvereinigung
deutscher Apothekerver-
bände)

– Aufbau und Aufgaben 470–
472

ABDA-Datenbank 142

ABDA-Kärtchen 73

ABDA-Leistungskatalog, pharmazeutische Dienstleistungen 284–285

ABDA-Leitlinien zur Qualitätssicherung, Pille danach
260

Abführmittel

– Einsatz 174–175

– hydragog wirkende 175

– osmotisch wirkende 173–
174

– salinische 174

– Wirkeintritt 174–175

– Wirkmechanismus 174–175

Abgabebehältnisse, Rezepturen 191

Abgabebelegverfahren, Betäubungsmittel 413

Abgabebuch, Gefahr-
stoffe 438–439

Abnehmen 251–253

Abrechnung, zentrale 474

Abschlussbericht, klinische
Prüfung 373

Abzug, im Apothekenla-
bor 314

Acarbose, Diabetes mellitus

– Anwendungshinweise 63

– Wirkmechanismus 61

ACC® 81

– 600 86–87

– akut 600 86–87

Accu-Check® 51

Accutrend®, Bestimmung
Gesamtcholesterol 101

ACE-Hemmer

– Bluthochdruck bei Diabetes 65

– Hypertonie 123

ACE-Hemmer-ratio-
pharm® 123

Acerbon® 65, 123

Acetocaustin® 266

Aceton, Kennzeichnung des
Abgabegefäßes 430

Acetylcystein

– als Antidot 234

– Ohrenschmerzen 92–93

– Wirkmechanismus 82

– s. a. ACC®

N-Acetylcystein s. ACC®

β-Acetyldigoxin

– Herzinsuffizienz 112

– Interaktionen 112–113

Acetylsalicylsäure (ASS)

– Blutgerinnungshemmung 44

– Indikationen 230–231

– Interaktionen 231

– Kinder 232–233

– Kontraindikationen 231

– Mandelentzündung 92

– Migräne 155

– Schwangerschaft 231–232,
243

– Unterschied zu Paracet-
amol 234

– Zubereitungen 230–231

Aciclovir, Lippenherpes 110

Aclasta® 182

Actinica® Lotion 247

Activelle® 146

Actonel® 180

Actos®

– Anwendungshinweise 63

– Wirkmechanismus 61

Actraphane® 54–55

Actrapid® 53

Adalat® 123

– Lichtempfindlichkeit 282

– Proteinurie 66

Adalimumab, Rheuma 217

Adaptic® 273

ad capsulas gelatinosas 287

Adipositas, metabolisches Syndrom 67

ad libitum 286

ad manum medice 287

ADP-Hemmstoffe 44

Adrenalin

– anaphylaktischer Schock 6

– Rezeptur Nasensalbe 203

Adsorbenzien 170

ad usum veterinarium 287

ad vitrum guttatorium 287

AEK s. Apothekeneinkaufs-
preis

AeroChamber® 16, 19–20

Aerodur® 12, 18

Aggrastat® 44

Aggrenox® 45

Agiolax® 175

Airless-Pumpe 29

– Augentropfen 29

Akinese, Parkinson-
syndrom 183

Akineton® 28

– cholinerge Reaktion 184

Aknosan® 280

Akrodermatitis chronica atrophicans 104

aktive Medizinprodukte 400

Aktren® 153

– forte 155

Akupressurpflaster, Apothekenbetriebsordnung 306

akuter Husten, Leitlinie 79

Akutversorgung, Antibio-
tika 43

Alasenn® 175

AlCl$_3$-Hexahydrat-haltige
Gele, Herstellung 204–205

Aldactone®, Interaktion mit
Nahrungsmitteln 280

Aldara® 5 % Creme 266

ALDI, freiverkäufliche Arzneimittel 383

Alendronat

– Osteoporose 180–181

– Wirkmechanismus 181

Aleve® 153

Alfatradiol, Haarausfall 108

Alfuzosin, Prostatahyper-
plasie 31

Alginate

– Übergewicht 251

– Wundbehandlung 272

Alkala® T 161

Alka-Seltzer® 230

Die Autorinnen

Dr. Andrea Bihlmayer

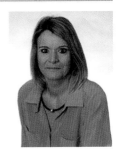

Studium der Pharmazie an der Eberhard-Karls-Universität Tübingen, 1997 Promotion im Fach Pharmakologie für Naturwissenschaftler. Danach Dozentin in der Ausbildung und im Rahmen der Fortbildung von Apothekern und PTAs. Seit 2001 Referentin beim Regierungspräsidium Tübingen. Stellvertretende Leiterin des Referats „Ärztliche und Pharmazeutische Angelegenheiten". Fachapothekerin für Öffentliches Gesundheitswesen. Vertretungen in öffentlichen Apotheken. Seit 2002 Dozentin bei den Begleitenden Unterrichtsveranstaltungen für Pharmazeuten im Praktikum und Prüferin im 3. Staatsexamen.

Kirsten Hagel

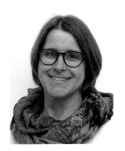

Ausbildung zur medizinisch-technischen Laboratoriumsassistentin an der Lehranstalt für technische Assistenten in der Medizin der Universität Tübingen. Studium der Pharmazie an der Eberhard-Karls-Universität Tübingen. Weiterbildung zur Fachapothekerin für Offizinpharmazie. Angestellt als Apothekerin in der Bahnhof-Apotheke in Kempten. Dozentin am Berufskolleg für PTA in Isny. Seit 1998 als externe Lektorin für den Deutschen Apotheker Verlag. Mitautorin der Bücher „Allgemeinpharmazie", „Selbstmedikation für die Kitteltasche" und „Therapie-Profile für die Kitteltasche" sowie der Karteikarten-Kästen „HV-Trainer" und „Rezept-Trainer".

Dr. Miriam Heinrich

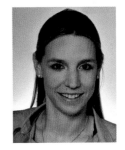

Studium der Pharmazie an der Eberhard-Karls-Universität Tübingen mit Approbation im Jahr 2013. Promotion im Fach Pharmazeutische Technologie in Zusammenarbeit zwischen der Eberhard-Karls-Universität Tübingen und der WALA Heilmittel GmbH. Vertretungen in einer öffentlichen Apotheke. Seit 2017 bei der Firma WALA Heilmittel GmbH als Mitarbeiterin im Bereich Arzneimittelsicherheit/-information tätig.

Dr. Kirsten Lennecke

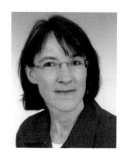

Studium der Pharmazie an der FU-Berlin, 1993 Promotion im Fach Pharmazeutische Chemie zu einem Thema der Neurobiologie. Angestellte der Rosen-Apotheke, Sprockhövel. Dozentin im Dritten Abschnitt der Apothekerausbildung für die Fächer „Patientenberatung in der Apotheke" bzw. „Kommunikation" in Niedersachsen und Westfalen-Lippe. Referentin zahlreicher Vorträge und Seminare im Rahmen der Fortbildung für Apotheker und PTAs. Autorin der Bücher „Das Kundengespräch in Apotheken" und „Zusatzempfehlung – Zusatzverkauf", Autorin von Buchbeiträgen z. B. im „Lehrbuch der Klinischen Pharmazie" und „Pharmazeutische Praxis", Mitautorin der Bücher „Selbstmedikation für die Kitteltasche" und „Therapie-Profile für die Kitteltasche" sowie der Karteikarten-Kästen „HV-Trainer" und „Rezept-Trainer".

Antje Piening

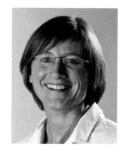

Studium der Pharmazie an der Eberhard-Karls-Universität Tübingen. Tätigkeit in unterschiedlichen Apotheken, seit 1998 Programmplanerin für Pharmazie im Deutschen Apotheker Verlag, Stuttgart. Vertretungen in öffentlichen Apotheken. Seit 2007 Heilpraktikerin.

Das Praxisbuch für PhiPs

Herausgegeben von
Apotheker Patrick Schäfer

XX, 612 Seiten. 173 farbige Abbildungen. 261 Tabellen. Gebunden.
ISBN 978-3-8047-3469-2

E-Book:
PDF: ISBN 978-3-8047-3690-0
EPUB: ISBN 978-3-8047-3691-7

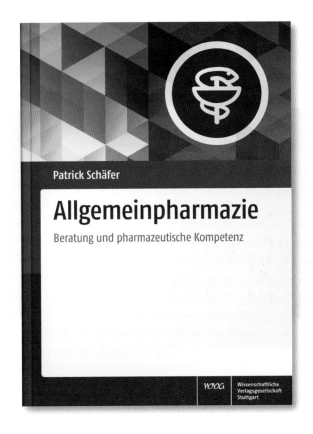

Patrick Schäfer

Allgemeinpharmazie

Beratung und pharmazeutische Kompetenz

woog Wissenschaftliche Verlagsgesellschaft Stuttgart

Starthilfe in der Offizin und Begleiter im Apothekenalltag
Fallbeispiele verknüpfen theoretisches Wissen mit konkreten Beratungssituationen. Praxistipps, Arzneistoffprofile und diverse Kästen unterstützen das schnelle Nachschlagen.

Fundament für das 3. Staatsexamen
Erste-Hand-Wissen erleichtert die Vorbereitung auf das 3. Staatsexamen. Jedes Kapitel endet mit Tipps für PhiPs und ggf. Verknüpfungen
zu den Arbeitsbögen des BAK-Leitfadens für die praktische Ausbildung.

woog Wissenschaftliche Verlagsgesellschaft Stuttgart

www.wissenschaftliche-verlagsgesellschaft.de